《执业药师考试通关题库2000题》系列丛书

执业药师考试通关题库2000题
药学综合知识与技能

主　编　颜建周

副主编　张伶俐　董心月

编　委（按姓氏笔画排序）

吴正红　张伶俐　赵华婷

董心月　颜建周

中国中医药出版社

·北　京·

图书在版编目（CIP）数据

药学综合知识与技能/颜建周主编. —北京：中国中医药出版社，2018.1

（《执业药师考试通关题库 2000 题》系列丛书）

ISBN 978 - 7 - 5132 - 4142 - 7

Ⅰ.①药…　Ⅱ.①颜…　Ⅲ.①药物学 - 资格考试 - 习题集　Ⅳ.①R9 - 44

中国版本图书馆 CIP 数据核字（2017）第 076222 号

中国中医药出版社出版

北京市朝阳区北三环东路 28 号易亨大厦 16 层

邮政编码　100013

传真　010 64405750

肥城新华印刷有限公司印刷

各地新华书店经销

*

开本 787 × 1092　1/16　印张 26　字数 617 千字

2018 年 1 月第 1 版　2018 年 1 月第 1 次印刷

书　号　ISBN 978 - 7 - 5132 - 4142 - 7

*

定价　89.00 元

网址　www.cptcm.com

《执业药师考试通关题库2000题》系列丛书

编 委 会

总主编 吴正红

编 委 （按姓氏笔画排序）

马晓丽　主雪华　江晓春　祁小乐

许海棠　吴正红　吴紫珩　张伶俐

陈海燕　钟　毅　顾　琳　董心月

曾伟民　颜建周

前　言

《执业药师考试通关题库2000题》系列丛书紧紧围绕最新版国家执业药师资格考试大纲要求，严格依据《国家执业药师考试指南》，由资深国家执业药师资格考试辅导专家合力编著而成。

该套丛书旨在帮助广大考生在全面复习教材基础上，通过强化练习，巩固所学教材内容，深入理解重点、难点问题，提高应考技能，达到快速、高效的复习效果。其主要特点如下：

1. 紧扣大纲，力求全面

本书编写过程中，根据新考纲中各章比重和题型新变化，精编试题，基本覆盖所有考点。考生只要把这套习题真正做完，弄懂，通过考试会非常轻松。

2. 针对性强，重点突出

本丛书紧扣大纲，针对大纲要求了解、掌握、熟悉的知识点进行了不同层次的强化训练，有助于考生全面、系统地巩固所学知识，迅速掌握考点，做到有的放矢、胸有成竹。

3. 模拟真题，精准解析

本丛书所载2000题可分为两部分，一部分为真题，另一部分为根据真题出题思路编写的"仿真题"。考生通过做这样的考题才能起到巩固知识，检查复习效果的目的。另外，本丛书所有考题均附有精准的答案和解析，以满足广大考生复习备考需求。

本套丛书凝聚了编者十余年的执业药师考前辅导经验，相信只要大家认真学习，在本丛书的帮助下一定能顺利通过执业药师资格考试。

编　者

2017 年 12 月

目　录

答案与解析

第一章　执业药师与药学服务

A 型题（最佳选择题，每题的备选答案中只有一个最佳答案）

1. 与患者的沟通技巧不包括
   - A. 开放式提问
   - B. 认真聆听
   - C. 尽量使用专业术语
   - D. 注意掌握时间
   - E. 正确使用微笑，手势等肢体语言

2. 药学服务的对象为
   - A. 广大公众
   - B. 患者及家属
   - C. 医护人员
   - D. 卫生工作者
   - E. 药品消费者

3. 药学服务的最基本要素是
   - A 药学知识
   - B. 调配
   - C. 用药指导
   - D. 与药物有关的服务
   - E. 药物信息的提供

4. 药学服务的重要人群不包括
   - A. 患有高血压和糖尿病的患者
   - B. 使用地高辛治疗的心衰患者
   - C. 血肌酐为 300μmol/L 者
   - D. 用 2SHRZ/4HR 方案，规律抗结核治疗 1 个月，低热、乏力、盗汗等症未缓解者
   - E. 青壮年，平素健康，患普通感冒者

5. 以下所列"全球药师追求的目标"中，最正确的是
   - A. 实施全程化药学服务
   - B. 及时保障临床药品供给
   - C. 提高药师在医疗体系中的地位
   - D. 实施以患者为中心的药学服务
   - E. 参与临床用药实践，促进合理用药

6. 属于药师参与临床药物治疗、提供药学服务的重要方式和途径的是
   - A. 处方调剂
   - B. 参与健康教育
   - C. 药物信息服务
   - D. 治疗药物监测
   - E. 药物不良反应监测和报告

7. 关于沟通技能，表述正确的是
   - A. 在患者表述时，对表述不清的问题应随时打断予以询问
   - B. 尽量用封闭式提问，以获得患者的准确回答
   - C. 交谈时，为提高效率，可一边听患者谈，一边查阅相关文献
   - D. 对患者交代越多，谈话时间越长，效果越好
   - E. 对特殊人群应特别详细提示服用药物的方法

8. 以下对"药历"的叙述，最正确的是

    A. 别于病历

    B. 用药档案

    C. 源于病历

    D. 药师建立的用药档案

    E. 药师为参与药物治疗和实施药学服务而为某一患者建立的用药档案

9. 药师应对"患者投诉"，下列说法不正确的是

    A. 保存有形证据

    B. 当事人需要亲自接待

    C. 尽快将投诉人带离现场

    D. 接待者应举止大方，行为端庄

    E. 接待患者地点宜在办公室、会议室等场所

10. 中国药学会医院药学专业委员会推荐的国内药历格式，不包括

    A. 正文　　　　　　　B. 基本情况　　　　　　C. 病历摘要

    D. 用药记录　　　　　E. 用药评价

11. 以下所列术语中，最正确描述"现代药学发展史上的第三阶段的特征"的是

    A. 药物创新　　　　　B. 剂型改革　　　　　　C. 实施药学服务

    D. 参与临床用药　　　E. 保障特殊患者用药

12. 以下所列项目中，不是药历的格式和内容的是

    A. 患者病历　　　　　B. 患者基本情况　　　　C. 患者用药记录

    D. 患者用药结果评价　E. 药师对药物治疗的建设性意见

13. 属于药师参与临床药物治疗、提供药学服务的重要方式和途径的是

    A. 处方调剂　　　　　B. 参与健康教育　　　　C. 药物信息服务

    D. 治疗药物监测　　　E. 药物不良反应监测和报告

14. 书写药历是药师进行规范化药学服务的一项工作，下列内容一般不作为药历内容的是

    A. 患者样本信息　　　B. 用药评价　　　　　　C. 临床诊断要点

    D. 用药记录　　　　　E. 患者知情同意书

B 型题（配伍选择题，备选答案在前，试题在后，每题若干组。每组题均对应同一组备选答案）

[1~2]

    A. 认真聆听　　　　　B. 关注特殊人群　　　　C. 注意掌握时间

    D. 注意语言的表达　　E. 注意非语言的运用

1. 沟通的时间不宜过长，提供信息不宜过多属于

2. 沟通时多使用服务用语、通俗易懂的语言、短句子和开放式提问方式属于

[3~5]

    A. 主治医师签名

    B. 同时合并应用的药品

C. 主要实验室检查数据

D. 对药物治疗的建设性意见

E. 患者生活习惯和联系方式

3. 基本情况包括

4. 归属用药记录的是

5. 归属用药评价的是

[6~8]

A. 能使患者换位思考，在共同基础上达到谅解

B. 一般可由当事人的主管或同事接待

C. 微笑、示坐、倒水等，以取得患者的信任

D. 尽快将患者带离现场，到办公室或会议室等场所

E. 存留处方、清单、病历、药历、微机储存信息等

6. 应对患者投诉的人员

7. 应对患者投诉的适宜地点

8. 工作中应当注意保存有形的证据

[9~11]

A. 处方调配   B. 治疗药物监测   C. 药学信息服务

D. 参与健康教育   E. 药品不良反应监测和报告

9. 此项工作是联系和沟通医、药、患的重要纽带

10. 此项工作是做好药学服务的关键，藉此可促进医、药合作

11. 此项工作是药师参与临床药物治疗、提供药学服务的重要方式和途径

[12~15]

A. 处方调配   B. 治疗药物监测   C. 参与健康教育

D. 药物利用研究和评价   E. 药物不良反应监测和报告

12. 确定药物利用指数属于

13. 测定服用苯妥英钠的癫痫患者的血药浓度属于

14. 与处方逐一核对药品名称、剂量、规格、数量和用法属于

15. 通过咨询、讲座与提供科普教育材料宣传合理用药的基本知识属于

X 型题（多项选择题，每题的备选项中有 2 个或 2 个以上正确答案。少选或多选均不得分）

1. 药学服务的效果体现在提高药物治疗的

A. 适宜性   B. 稳定性   C. 公平性

D. 安全性   E. 有效性

2. 现代药学发展主要经历的三个阶段包括

A. 全程化药学服务阶段

B. 以药品供应为中心的传统阶段

C. 以提供药物信息和知识为中心的药学服务阶段

D. 参与临床用药实践，促进合理用药的临床药学阶段

E. 以患者为中心，强调改善患者生命质量的药学服务阶段

3. 药师从事药学服务的具体工作包括
    A. 开具处方
    B. 处方审核
    C. 处方点评
    D. 健康教育
    E. 药物利用研究和评价

4. 药学服务的主要实施内容正确的是
    A. 协助医护人员制订和实施药物治疗方案
    B. 药学服务只是针对患者个人的
    C. 指导、帮助患者合理使用药物
    D. 定期对药物的使用和管理进行科学评估
    E. 积极参与疾病的预防、治疗和保健

5. 下列药学服务中的投诉应对，正确的是
    A. 应尽可能在现场解决患者投诉的问题
    B. 应由当事人来接待患者
    C. 接待患者投诉时，应保持严肃的态度
    D. 应采用换位思考
    E. 工作中应注意保存证据以应对患者的投诉

6. 药历的作用及意义体现在
    A. 客观记录药师为保证患者合理用药所采取的措施
    B. 发现、分析和解决药物相关问题的技术档案
    C. 开展个体化药物治疗的重要依据
    D. 可作为药师掌握用药情况的资料
    E. 是药师进行规范化药学服务的具体体现

7. 药学服务的能力要求包括
    A. 具有药学专业背景
    B. 了解临床医学基础知识
    C. 具有药学服务工作的实践经验和能力
    D. 具备药学服务相关的药事管理与法规知识
    E. 投诉应对能力和技巧

8. 中国药学会医院药学专业委员会推荐的药历格式包括
    A. 基本情况
    B. 病历摘要
    C. 用药记录
    D. 用药评价
    E. 主诉信息

9. 药历的 SOAP 格式包括
    A. 主诉信息
    B. 体检信息
    C. 评价
    D. 诊疗的介绍
    E. 提出治疗方案

10. 与患者的沟通技巧包括
    A. 开放式提问
    B. 认真聆听
    C. 尽量使用专业术语
    D. 注意掌握时间
    E. 注意观察对方的表情变化

11. 药学服务对象中的重要人群包括
    A. 肝功能不全者
    B. 应用特殊剂型、特殊给药途径患者
    C. 用药后易出现明显的药品不良反应者
    D. 老年人、小儿、妊娠及哺乳期妇女
    E. 用药周期长的慢性病患者，或需长期甚至终生用药者

第二章 药品调剂和药品管理

A 型题（最佳选择题，每题的备选答案中只有一个最佳答案）

1. "四查十对"的内容不包括
   A. 查处方，对科别、姓名、年龄
   B. 查药品，对药名、剂型、规格、数量
   C. 查合理用药，对临床诊断
   D. 查配伍禁忌，对药品性状、用法用量
   E. 查药物相互作用，对药品包装、使用方法

2. 以下叙述中，处方审核结果可判为不规范处方的是
   A. 重复用药　　　　　　　B. 无适应证用药　　　　　　C. 联合用药不适宜
   D. 无正当理由开具高价药　　E. 无特殊情况门诊处方超过 7 日用量

3. 给咳嗽但无感染诊断的患者口服阿奇霉素属于
   A. 无适应证用药　　　　　　B. 超适应证用药　　　　　　C. 有禁忌证用药
   D. 过度治疗用药　　　　　　E. 盲目联合用药

4. 黄体酮用于治疗输尿管结石属于
   A. 无适应证用药　　　　　　B. 超适应证用药　　　　　　C. 有禁忌证用药
   D. 过度治疗用药　　　　　　E. 盲目联合用药

5. 抗胆碱药和抗过敏药用于伴有青光眼、良性前列腺增生症患者属于
   A. 无适应证用药　　　　　　B. 超适应证用药　　　　　　C. 有禁忌证用药
   D. 过度治疗用药　　　　　　E. 盲目联合用药

6. 属于 A 级高危药品的是
   A. 口服降糖药　　　　　　B. 秋水仙碱注射液　　　　　C. 5% 葡萄糖注射液
   D. 20% 葡萄糖注射液　　　E. 0.9% 氯化钠注射液

7. 属于 B 级高危药品的是
   A. 口服降糖药　　　　　　B. 秋水仙碱注射液　　　　　C. 5% 葡萄糖注射液
   D. 20% 葡萄糖注射液　　　E. 0.9% 氯化钠注射液

8. 属于 C 级高危药品的是
   A. 口服降糖药　　　　　　B. 秋水仙碱注射液　　　　　C. 5% 葡萄糖注射液
   D. 20% 葡萄糖注射液　　　E. 0.9% 氯化钠注射液

9. 符合书写处方药品用量要求的是
   A. 以罗马数字书写药品剂量
   B. 按照药品说明书用量
   C. 书写药品用量必须使用统一单位

　　D. 以阿拉伯数字书写药品剂量

　　E. 超剂量用药不能超过药品说明书中的用量

10. 根据《中华人民共和国药典临床用药须知》，在注射前必须做皮肤药敏试验的药物不包括

　　A. 降纤酶注射剂　　　　　B. 肾上腺素注射剂　　　　　C. 白喉抗毒素注射剂

　　D. 青霉素 V 钾片　　　　　E. α－糜蛋白酶注射剂

11. 以下项目与内容中，属于完整处方的是

　　A. 医院名称、就诊科室和就诊日期

　　B. 处方前记、处方正文和处方后记

　　C. 患者姓名、性别、年龄和临床诊断

　　D. 医师、配方人、核对人与发药人签名

　　E. 药品名称、剂型、规格、数量和用法

12. 医嘱：万古霉素 0.5g 溶解至 100mL 生理盐水中，滴注时间不得少于 75 分钟。已知所用输液器的滴系数为 15，试问每分钟滴数最多是

　　A. 15 滴　　　　　　　　　B. 20 滴　　　　　　　　　C. 23 滴

　　D. 26 滴　　　　　　　　　E. 30 滴

13. 依据"处方"的含义及其重要意义，属于处方的其他医疗文书是

　　A. 临床诊断书　　　　　　B. 药品出库单　　　　　　C. 病区领药单

　　D. 病区用药医嘱单　　　　E. 患者化验报告单

14. 以下药品中，由权威性文献规定或提示应该做皮肤敏感试验的是

　　A. 红霉素　　　　　　　　B. 氨苄西林　　　　　　　C. 克林霉素

　　D. 维生素 K　　　　　　　E. 万古霉素

15. 以下关于调剂资格的叙述，正确的是

　　A. 具有中专（药学专业）以上学历即可从事处方调剂

　　B. 具有专科（药学或相关专业）以上学历即可从事处方调剂

　　C. 具有本科（药学或相关专业）以上学历即可从事处方调剂

　　D. 具有执业药师资格或取得药学专业技术职务任职资格者可从事处方调剂

　　E. 具有执业医师资格者从事处方调剂

16. 处方按性质可分为

　　A. 法定处方、医师处方

　　B. 法定处方、协定处方

　　C. 普通处方、麻醉药品处方

　　D. 医师处方、协定处方

　　E. 普通处方、协定处方

17. 《中华人民共和国药典》收载的处方属于

　　A. 法定处方　　　　　　　B. 医师处方　　　　　　　C. 协定处方

　　D. 急诊处方　　　　　　　E. 普通处方

18. 儿科处方的颜色为

  A. 淡绿色   B. 淡黄色   C. 淡红色

  D. 白色   E. 深红色

19. 处方审核"四查十对"中"四查"不包括

  A. 药品   B. 处方   C. 药品成本

  D. 配伍禁忌   E. 用药合理性

20. 医师开具处方应当使用

  A. 通用名、商标名

  B. 药品通用名称、复方制剂药品名称

  C. 通用名、卫生部公布的药品习惯名称

  D. 商标名、新活性化合物的专利药品名称

  E. 通用名、新活性化合物的专利药品名称

21. 处方中常见外文缩写'Sig.'，其含义是

  A. 立即   B. 溶液   C. 必要时

  D. 软膏剂   E. 标明用法

22. 处方中常见外文缩写"bid."，其含义是

  A. 立即   B. 溶液   C. 必要时

  D. 软膏剂   E. 每日 2 次

23. po. 表示

  A. 饭后   B. 双眼   C. 口服

  D. 每日   E. 生理盐水

24. 处方书写时，"隔日 1 次"可缩写为

  A. Ac.   B. qn.   C. bid.

  D. qs.   E. qod.

25. "每日用药"的外文缩写是

  A. qh.   B. qs.   C. qod.

  D. qd.   E. qn.

26. 以下联合用药中，依据"作用相加或增加疗效"机制的是

  A. 阿托品联用吗啡   B. 阿托品联用氯磷定   C. 阿托品联用普萘洛尔

  D. 普萘洛尔联用硝苯地平 E. 普萘洛尔联用硝酸酯类

27. 以下联合用药中，属于"药理作用拮抗"的是

  A. 肝素钠联用阿司匹林 B. 庆大霉素联用呋塞米 C. 青蒿素联用乙胺嘧啶

  D. 硫酸亚铁联用维生素 C E. 甲苯磺丁脲联用氢氯噻嗪

28. 由于药物相互作用影响药物分布的临床用药实例是

  A. 抗酸药合用四环素类

  B. 磺胺类药与青霉素合用

  C. 同服甲氧氯普胺或丙胺太林

  D. 阿司匹林合用磺酰脲类降糖药

  E. 苯巴比妥或西咪替丁合用普伐他汀

29. 吗啡中毒用纳洛酮或纳曲酮解救的机制是
    A. 敏感化作用　　　　　　B. 协同作用　　　　　　C. 减少不良反应
    D. 非竞争性拮抗作用　　　E. 竞争性拮抗作用

30. 阿莫西林/克拉维酸钾组方的原理是
    A. 竞争性拮抗　　　　　　B. 作用于不同的靶点　　　C. 促进机体的利用
    D. 保护药品免受破坏　　　E. 延缓或降低抗药性

31. 联合用药可使异烟肼失去抗菌作用的中成药为
    A. 昆布片（碘）
    B. 麝香保心丸
    C. 防风通圣丸（麻黄碱）
    D. 蛇胆川贝液（哌替啶）
    E. 丹参片（丹参酚）

32. 以下配伍用药中，可导致毒性增加的配伍用药是
    A. 丙磺舒＋青霉素
    B. 普萘洛尔＋美西律
    C. 甲氧氯普胺＋硫酸镁
    D. 磺胺异噁唑＋甲氧苄啶
    E. 链霉素＋依他尼酸

33. 下列药物相互作用中，可以促进前者吸收，增加疗效的是
    A. 硫酸阿托品与解磷定联用
    B. 铁剂与维生素 C 联合应用
    C. 肝素钙与阿司匹林联用
    D. 呋塞米与强心苷联用
    E. 阿托品与吗啡合用

34. 下列中药与化学药联合应用，属于降低药品毒副作用的是
    A. 金银花与青霉素联合应用
    B. 丙谷胺与甘草、白芍、冰片一起治疗消化性溃疡
    C. 大蒜素与链霉素联用
    D. 甘草与氢化可的松联用
    E. 甘草酸与链霉素联用

35. 与呋塞米合用，可增加耳毒性和肾毒性、听力损害可能发生的是
    A. 四环素类　　　　　　　B. 青霉素类　　　　　　　C. 氨基糖苷类
    D. 头孢菌素类　　　　　　E. 多黏菌素类

36. 以下使用抗菌药物的处方中，归属于过度治疗用药的是
    A. 超范围应用抗菌药　　　B. 超剂量应用抗菌药　　　C. 治疗咳嗽给予抗菌药
    D. 治疗流感给予抗菌药　　E. 滥用抗菌药

37. 以下使用抗菌药物的处方中，归属于不适宜联合用药的是
    A. 轻度感染给予广谱或最新抗菌药

B. 患者咳嗽，无感染诊断，给予阿奇霉素治疗

C. Ⅰ类手术切口应用第三代头孢菌素

D. 在不了解抗菌药物的药动学参数等信息情况下用药

E. 对单一抗菌药物已能控制的感染应用2～3个抗菌药

38. 青霉素钠注射剂的皮肤敏感试验药物浓度应为

  A. 100U/mL　　　　　　B. 250U/mL　　　　　　C. 500U/mL

  D. 750U/mL　　　　　　E. 1000U/mL

39. 青霉素钾注射剂皮试液的量是

  A. 10U　　　　　　　　B. 25U　　　　　　　　C. 50U

  D. 75U　　　　　　　　E. 100U

40. 青霉素钠的皮试药液浓度为500U/mL，皮试剂量应为

  A. 0.02mL　　　　　　B. 0.03mL　　　　　　C. 0.05mL

  D. 0.1mL　　　　　　　E. 0.2mL

41. 60岁以上的老年人用药剂量应酌减，一般给予成人剂量的

  A. 3/4　　　　　　　　B. 1/2～1/3　　　　　　C. 4/5

  D. 1/4～1/5　　　　　　E. 1/2

42. 以下叙述中，处方审核结果可判为超常处方的是

  A. 字迹难以辨认　　　　B. 使用"遵医嘱"字句　　　C. 联合用药不适宜

  D. 无正当理由超说明书用药　E. 中药饮片未单独开具处方

43. 以下叙述中，处方审核结果可判为"超常处方"的是

  A. 使用"遵医嘱"字句

  B. 无正当理由开具高价药的

  C. 有配伍禁忌或者不良相互作用的

  D. 化学药、中成药与中药饮片未分别开具处方的

  E. 处方后记无审核、调配及核对发药药师签名

44. 下列关于处方调配的说法，错误的是

  A. 仔细阅读处方，按照药品顺序逐一调配

  B. 对贵重药品及麻醉药品等分别登记账卡

  C. 如果患者诊断结果一致，可同时调配两张处方

  D. 对需要特殊保存的药品加贴醒目的标签提示患者注意

  E. 调配或核对后签名或盖名章

45. 调配处方时，对需要特殊条件保存（如2℃～10℃）的药品应该

  A. 加贴标签　　　　　　B. 分别包装　　　　　　C. 分别发放

  D. 采用特别包装　　　　E. 加贴醒目标签

46. 影响药品质量的环境因素不包括

  A. 空气　　　　　　　　B. 日光　　　　　　　　C. 库房温度

  D. 包装车间湿度　　　　E. 药品包装材料

47. 最容易吸湿的药品是

A. 甘油　　　　　　　　B. 叶酸　　　　　　　　C. 乙醇

D. 鱼肝油乳　　　　　　E. 维生素 D

48. 下列因素中，归属影响药品质量的人为因素的是

A. 包装材料　　　　　　B. 药品剂型　　　　　　C. 包装车间湿度

D. 药品贮存时间　　　　E. 药品质量监督管理情况

49. 以下哪项是进行药品外观质量检查的技术依据和标准

A. 对照比较法

B. 合格品与样品对照比较法

C. 合格品与标准对照比较法

D. 合格品与不合格品对照比较法

E. 合格品与产品对照比较法

50. 以下有关项目中，可作为药品外观质量检查的主要内容是

A. 药品性状　　　　　　B. 药品外包装　　　　　C. 药品中包装

D. 药品内包装　　　　　E. 药品有效期

51. 《中国药典》规定"凉暗处"除遮光外，温度不应超过

A. 4℃　　　　　　　　B. 10℃　　　　　　　　C. 15℃

D. 20℃　　　　　　　E. 30℃

52. 重组人促红素的需要特殊贮存条件是

A. 密闭　　　　　　　　B. 低温　　　　　　　　C. 遮光

D. 不宜振摇　　　　　　E. 15℃以上

53. "冷处"所指的环境是

A. -4℃~0℃　　　　　B. 2℃~10℃　　　　　C. 不超过20℃

D. 不超过30℃　　　　　E. 不超过20℃，遮光

54. 药品贮存的"阴凉处"是指

A. 不超过20℃　　　　　B. 不超过15℃　　　　　C. 不超过20℃，遮光

D. 不超过15℃，遮光　　E. 10℃~30℃

55. 下列药品中，应该贮存在棕色玻璃瓶内的药品是

A. 硫酸镁　　　　　　　B. 硫糖铝片　　　　　　C. 狂犬疫苗

D. 硝酸甘油片　　　　　E. 脂肪乳

56. 不能受潮的药物是

A. 叶酸　　　　　　　　B. 维生素 D　　　　　　C. 碘化钾片

D. 鱼肝油乳　　　　　　E. 布洛芬胶囊

57. 下列维生素类药品中，最应该在凉暗处贮存的是

A. 维生素 C 片　　　　　B. 维生素 B₁ 片　　　　C. 维生素 B₆ 片

D. 复合维生素 B 片　　　E. 维生素 AD 制剂

58. 不容易受湿度影响而变质的药品是

A. 阿卡波糖　　　　　　B. 胃蛋白酶　　　　　　C. 阿司匹林片

D. 氨苄西林胶囊　　　　E. 过氧化氢溶液

59. 以下所列药物中，容易氧化的是
    A. 明矾　　　　　　　　B. 硫酸钠　　　　　　　　C. 青霉素
    D. 氯霉素　　　　　　　E. 盐酸氯丙嗪

60. 以下所列药物中，容易水解的是
    A. 安乃近　　　　　　　B. 阿朴吗啡　　　　　　　C. 水杨酸钠
    D. 肾上腺素　　　　　　E. 头孢菌素类

61. 在运输中应避免振荡的药品是
    A. 促甲状腺素　　　　　B. 绒促性素　　　　　　　C. 卡莫司汀注射液
    D. 结合雌激素　　　　　E. 重组人促红素

62. 运动员参赛时禁用的药品是
    A. 雷尼替丁　　　　　　B. 人促红素　　　　　　　C. 氨氯地平
    D. 多潘立酮　　　　　　E. 青霉素

63. 下列药品中，属于易制毒化学品的兴奋剂是
    A. 麻黄碱　　　　　　　B. 可待因　　　　　　　　C. 芬太尼
    D. 螺内酯　　　　　　　E. 哌替啶

64. 运动员禁用的兴奋剂不包括
    A. 麻黄碱　　　　　　　B. 芬太尼　　　　　　　　C. 普萘洛尔
    D. 可待因　　　　　　　E. 奥美拉唑

65. 运动员参赛时非禁用的药物是
    A. 利尿药　　　　　　　B. 蛋白同化激素　　　　　C. 钙离子通道阻滞剂
    D. 麻醉药品　　　　　　E. 药品类易制毒化学品

66. 会使运动员情绪高涨、斗志昂扬，还能产生欣快感，能忍受竞技造成的伤痛，并
    提高攻击力的药物是
    A. 异戊巴比妥　　　　　B. 可卡因　　　　　　　　C. 阿米替林
    D. 利血平　　　　　　　E. 艾司唑仑

67. 某患者需要注射维生素 B_{12}，每次肌肉注射量为 50μg，B_{12} 注射剂的规格为每支
    0.1mg，请换算此患者应注射几支维生素 B_{12}
    A. 1/2 支　　　　　　　B. 3/4 支　　　　　　　　C. 1 支
    D. 3/2 支　　　　　　　E. 2 支

68. 一位巨幼细胞贫血患儿肌内注射维生素 B_{12}（0.5mg/mL），一次适宜剂量为 25 ~
    50μg，应抽取的药液是
    A. 0.05 ~ 0.10mL　　　B. 0.049 ~ 0.20mL　　　C. 0.15 ~ 0.30mL
    D. 0.25 ~ 0.40mL　　　E. 0.025 ~ 0.05mL

69. 某溶液的浓度为 1∶100，其含义为
    A. 100g 溶液中含有 1g 溶质
    B. 100mL 溶液中含有 1g 溶质
    C. 100mL 溶液中含有 1mL 溶质
    D. 1L 溶液中含有的溶质为 0.1mol

E. 100mL 的溶液中含有的溶质为 1mol

70. 若需要 70% 的乙醇 1000mL，现有 95% 的乙醇应如何配制
    A. 取 263.2mL95% 的乙醇，加水稀释至 1000mL
    B. 取 263.2mL95% 的乙醇，加 1000mL 水
    C. 取 736.8mL95% 的乙醇，加水稀释至 1000mL
    D. 取 736.8mL95% 的乙醇，加 1000mL 水
    E. 取 666.7mL95% 的乙醇，加水稀释至 1000mL

71. 配置 10% 葡萄糖注射液 500mL，现用 50% 和 5% 的葡萄糖注射液混合，需要
    A. 50% 葡萄糖注射液 56mL 和 5% 葡萄糖注射液 444mL
    B. 50% 葡萄糖注射液 72mL 和 5% 葡萄糖注射液 428mL
    C. 50% 葡萄糖注射液 85mL 和 5% 葡萄糖注射液 415mL
    D. 50% 葡萄糖注射液 94mL 和 5% 葡萄糖注射液 406mL
    E. 50% 葡萄糖注射液 106mL 和 5% 葡萄糖注射液 394mL

72. 已知 1%（g/mL）枸橼酸钠溶液的冰点降低值为 0.185℃，计算其等渗溶液的百分比浓度是
    A. 2.4%（g/mL）　　　　B. 2.6%（g/mL）　　　　C. 2.8%（g/mL）
    D. 3.0%（g/mL）　　　　E. 3.2%（g/mL）

73. 已知 1%（g/mL）盐酸麻黄碱溶液冰点降低值为 0.16，已知 1g 盐酸麻黄碱氯化钠等渗当量为 0.28，应用冰点降低数据法计算配制 2%（g/mL）盐酸麻黄碱滴鼻剂 500mL 需要氯化钠的量是
    A. 1.7g　　　　　　　　B. 1.78g　　　　　　　　C. 1.83g
    D. 1.88g　　　　　　　　E. 1.93g

74. 根据"1%（g/mL）氯化钠溶液冰点降低值为 0.58"，应用冰点降低数据法计算氯化钠等渗溶液的浓度是
    A. 0.86%（g/mL）　　　B. 0.87%（g/mL）　　　C. 0.88%（g/mL）
    D. 0.89%（g/mL）　　　E. 0.90%（g/mL）

75. 1g 盐酸普鲁卡因的氯化钠等渗当量为 0.21g，将其 1% 溶液注射液 1000mL 调整为等渗溶液需要氯化钠的量为
    A. 3.45g　　　　　　　　B. 3.75g　　　　　　　　C. 4.12g
    D. 5.50g　　　　　　　　E. 6.90g

76. 0.9% 氯化钠注射液（摩尔质量为 58.5）的摩尔浓度是
    A. 0.052mol/L　　　　　B. 0.015mol/L　　　　　C. 0.154mol/L
    D. 1.538mol/L　　　　　E. 1.540mol/L

77. 已知 1%（g/mL）碳酸氢钠溶液的冰点降低值为 0.381℃，计算其等渗溶液的浓度是
    A. 1.36%（g/mL）　　　B. 1.38%（g/mL）　　　C. 1.40%（g/mL）
    D. 1.42%（g/mL）　　　E. 1.46%（g/mL）

78. 已知 1%（g/mL）盐酸普鲁卡因溶液的冰点降低值为 0.12℃，计算将其 1%（g/mL）

溶液注射液 1000mL 调整为等渗溶液所需添加氯化钠的量为

　A. 6.5g 　　　　　　　B. 6.7g 　　　　　　　C. 6.9g

　D. 7.1g 　　　　　　　E. 7.3g

79. 青霉素常采用的剂量单位是

　A. IU 　　　　　　　　B. mg 　　　　　　　　C. g

　D. μg 　　　　　　　　E. ng

80. 以下所列审查处方结果中，可判定为"用药不适宜处方"的是

　A. 字迹难以辨认

　B. 无适应证用药

　C. 临床诊断缺项或书写不全

　D. 未使用药品规范名称

　E. 无正当理由不首选国家基本药物

81. 以下使用抗菌药物的处方中，归属于盲目联合用药的是

　A. 轻度感染给予广谱或最新抗菌药

　B. 无依据或凭经验应用广谱抗菌药

　C. 2～3 个抗菌物联用或超剂量、超范围应用抗菌药

　D. 在不了解抗菌药物的药动学参数等信息情况下用药

　E. 对单一抗菌药物已能控制的感染应用 2～3 个抗菌药

82. "简化治疗方案"是提高患者依从性的有效方法，以下方案中最符合此原则的是

　A. 少用药的方案

　B. 短疗程的方案

　C. 注射给药方案

　D. 给予每天给药一次的长效制剂、缓释或控释制剂

　E. 给予单剂量的普通包装或一日量特殊包装的药品

83. 小儿呼吸道感染可服用琥乙红霉素颗粒，剂量为 30～50mg/（kg·d），分 3～4 次服用，一位体重为 20kg 的儿童一次剂量应为

　A. 175～250mg 或 125～225mg

　B. 200～333mg 或 150～250mg

　C. 215～350mg 或 175～270mg

　D. 225～375mg 或 200～300mg

　E. 250～375mg 或 225～325mg

84. 有关用药差错的叙述，正确的是

　A. 用药差错是指用药使用过程中出现的任何不可预防事件

　B. 用药差错的医务人员因素只涉及医师和药师

　C. 用药差错可出现于处方、医嘱、药品标签与包装、药品名称、药品混合、配方、发药、给药、用药指导、监测以及应用等整个用药过程中

　D. 用药差错等同于药物不良反应

　E. 用药差错一般不会导致患者受损

85. 需要在服药时多饮水的药物不包括
    A. 降糖药　　　　　　　　B. 平喘药　　　　　　　　C. 抗痛风药
    D. 氨基糖苷类抗生素　　　E. 利胆药

86. 关于药品服用，下列说法错误的是
    A. 选择适宜的服药时间可以提高药物疗效
    B. 选择适宜的服药时间可以降低给药剂量，节约医药资源
    C. 选择适宜的服药时间可以减少和规避药品不良反应
    D. 肾上腺皮质激素类药物宜采用早晨一次给药或隔日早晨一次给药
    E. 降脂药宜清晨服药

87. 以下关于处方调配的说法，错误的是
    A. 调配药品时应注意药品的有效期，以确保用药安全
    B. 对处方所列药品不得擅自更改或代用
    C. 对有配伍禁忌或者超剂量的处方，应当拒绝调配
    D. 必须详细询问患者的病史及用药史
    E. 必要时经处方医师更正或重新签字，方可调配

88. 下列"提高患者依从性的方法"中，最有效的是
    A. 简化治疗方案
    B. 改进药品包装
    C. 每天给药一次
    D. 发放《用药指导》等宣传材料
    E. 药师加强与患者沟通和宣传教育

89. 以下使用抗菌药物的处方中，归属于过度治疗用药的是
    A. 超范围应用抗菌药　　　B. 超剂量应用抗菌药　　　C. 治疗咳嗽给予抗菌药
    D. 治疗流感给予抗菌药　　E. 滥用抗菌药物

90. 下列有关"给药时间是依据生物钟规律而设定"的叙述中，最正确的是
    A. 清晨服用驱虫药
    B. 睡前服用血脂调节药
    C. 餐前服用氢氧化铝凝胶
    D. 餐后服用非甾体抗炎药
    E. 早晚餐中服用熊去氧胆酸

91. 在调配处方的整个过程中，"监测药师调配处方差错"的措施是
    A. 药师审核　　　　　　　B. 医师审核　　　　　　　C. 临床药师核对
    D. 药师双人复核制　　　　E. 护士双人核对制

92. 以下有关联合用药的叙述中，最合理的是
    A. 给病人无根据地使用多种药物
    B. 为减少药物不良反应而联合用药
    C. 合用含有相同活性成分的复方制剂
    D. 多名医师给同一病人开具相同的药物

E. 提前续开处方造成同时使用相同的药物

93. 以下不同病症的患者中，最适宜口服给药的患者是

    A. 病情危重的患者　　　　　B. 吞咽困难的老人　　　　　C. 胃肠反应大的患者

    D. 慢性病或轻症患者　　　　E. 吞咽能力差的婴幼儿

94. 人体肾上腺皮质激素的分泌率最高出现的时间在

    A. 夜间 4 时　　　　　　　　B. 早晨 6 时　　　　　　　　C. 上午 8 时

    D. 上午 11 时　　　　　　　E. 夜间 12 时

95. 以下所列药品中，进餐时服用可减少脂肪吸收的是

    A. 苯扎贝特　　　　　　　　B. 吉非贝齐　　　　　　　　C. 阿昔莫司

    D. 奥利司他（减肥药）　　　E. 非诺贝特

96. 以下所列给药途径中，通常临床治疗不轻易应用

    A. 外用给药　　　　　　　　B. 口服给药　　　　　　　　C. 皮内注射

    D. 肌内注射　　　　　　　　E. 静脉滴注

97. 下列有关药物使用方法的叙述，正确的是

    A. 肠溶胶囊可以将胶囊拆开服用

    B. 缓释片剂可以鼻饲给药

    C. 泡腾片剂可以直接服用或口含

    D. 渗透泵片可以嚼服

    E. 透皮贴剂不宜贴在皮肤的褶皱处、四肢下端或紧身衣服下

98. 用体重计算年长儿童的剂量时，一般应选择

    A. 剂量的下限　　　　　　　B. 剂量的上限　　　　　　　C. 剂量的 1/2

    D. 剂量的 1/3　　　　　　　E. 剂量的 2/3

99. 某药的成人给药剂量为 30mg/kg，那么一个 8 岁儿童按照体重计算每日的给药剂量应为

    A. 234mg　　　　　　　　　B. 210mg　　　　　　　　　C. 230mg

    D. 570mg　　　　　　　　　E. 720mg

100. 下列有关剂型的使用叙述，不正确的是

    A. 滴丸剂多用于病情急重者，如冠心病、心绞痛等

    B. 滴丸剂在保存中不宜受热

    C. 泡腾片剂可迅速崩解和释放药物

    D. 泡腾片剂宜用凉开水或温水浸泡，待完全溶解或气泡消失后再饮用

    E. 泡腾片剂可以直接服用或口含

101. "每隔一日用药"的外文缩写是

    A. qh.　　　　　　　　　　　B. qs.　　　　　　　　　　　C. qod.

    D. qd.　　　　　　　　　　　E. qn.

102. 下列中药、化学药联合应用，不存在重复用药的是

    A. 新癀片 + 吲哚美辛胶囊

    B. 曲克芦丁片 + 维生素 C 片

    C. 脉君安片 + 氢氯噻嗪片

    D. 消渴丸 + 格列本脲片

    E. 珍菊降压片 + 氢氯噻嗪片

103. 在处方适宜性审核时，应特别注意是否有潜在临床意义相互作用和配伍禁忌。下列药物合用会有不良相互作用的是

    A. 阿莫西林和克拉维酸钾　B. 头孢哌酮和舒巴坦　　　C. 苄丝肼和左旋多巴

    D. 甲氧氯普胺和氯丙嗪　　E. 亚胺培南和西司他丁钠

104. 下列药物属于肝药酶诱导剂的是

    A. 环丙沙星　　　　　　　B. 胺碘酮　　　　　　　　C. 氟康唑

    D. 卡马西平　　　　　　　E. 西咪替丁

105. 下列药品宜冷处贮藏，但不应冷冻的是

    A. 氯化钠注射液　　　　　B. 双歧三联活菌制剂　　　C. 卡前列甲酯栓剂

    D. 甘露醇注射剂　　　　　E. 葡萄糖注射液

106. 不宜选择葡萄糖注射液作为溶剂的药物是

    A. 青霉素　　　　　　　　B. 红霉素　　　　　　　　C. 磷霉素

    D. 环丙沙星　　　　　　　E. 甲硝唑

107. 可导致心脏停搏，切忌直接静脉推注的药品是

    A. 尼可刹米　　　　　　　B. 洛贝林　　　　　　　　C. 甲氧氯普胺

    D. 呋塞米　　　　　　　　E. 氯化钾

108. 可与茶叶中的鞣酸结合产生沉淀，饮茶会影响其吸收的药物是

    A. 硫酸亚铁　　　　　　　B. 地西泮　　　　　　　　C. 对乙酰氨基酚

    D. 硝苯地平　　　　　　　E. 二甲双胍

B 型题（配伍选择题，备选答案在前，试题在后，每题若干组。每组题均对应同一组备选答案）

[1 ~ 2]

    A. 无适应证用药　　　　　B. 超适应证用药　　　　　C. 有禁忌证用药

    D. 过度治疗用药　　　　　E. 盲目联合用药

1. 头孢呋辛用于治疗流行性感冒属于

2. 坦洛新用于降压属于

[3 ~ 4]

    A. 1 日用量　　　　　　　B. 3 日用量　　　　　　　C. 5 日用量

    D. 7 日用量　　　　　　　E. 15 日用量

3. 门诊处方药品用量一般不宜超过

4. 急诊处方药品用量一般不宜超过

[5 ~ 7]

    A. 敏感化作用　　　　　　B. 拮抗作用　　　　　　　C. 减少药品不良反应

    D. 增强疗效　　　　　　　E. 无关

5. 甲苯磺丁脲的降糖作用被氢氯噻嗪降低属于

6. 氢氯噻嗪与地高辛合用导致心律失常属于

7. 吗啡用于胆绞痛合用阿托品使镇痛作用增强属于

[8~9]

  A. 促甲状腺素   B. 绒促性素   C. 破伤风人免疫球蛋白

  D. 结合雌激素   E. 重组人促红素

8. 在运输过程中应冷链储存并避免冻结的药品是

9. 在运输过程中应冷链储存并避免震荡的药品是

[10~11]

  A. 无适应证用药   B. 超适应证用药   C. 有禁忌证用药

  D. 过度治疗用药   E. 盲目联合用药

10. 脂肪乳用于脂质骨髓炎属于

11. 单一抗菌药已能控制的感染，选用2~3种联合使用属于

[12~13]

  A. 栓剂   B. 片剂   C. 软膏剂

  D. 注射剂   E. 静脉输液

12. 重症、急救治疗时，要求药物迅速起效，适宜选择

13. 轻症、慢性疾病治疗时，因用药持久，适宜选用

[14~16]

  A. 法律性   B. 有效性   C. 技术性

  D. 经济性   E. 稳定性

14. 医师无权调配处方属于

15. 药师应对处方进行审核，依照处方准确、快速地调配属于

16. 处方是医院药品消耗及药品经济收入结账的凭证和原始依据属于

[17~18]

  A. 是医院药剂科与临床药师根据日常医疗用药的需要，共同制订的处方

  B. 是医师为患者诊断、治疗和预防用药所开具的处方

  C. 主要指中国药典、局颁标准收载的处方

  D. 该类处方仅限于在本单位使用

  E. 该类处方便于控制药品的品种和数量，提高工作效率

17. 医师处方

18. 法定处方

[19~20]

  A. 医疗机构名称   B. 临床诊断   C. 开具日期

  D. 用法用量   E. 药品金额

19. 属于处方正文的内容为

20. 属于处方后记的内容为

[21~23]

  A. 白色   B. 淡黄色   C. 淡绿色

D. 淡红色　　　　　　　　　E. 淡蓝色

21. 第二类精神药品处方印刷用纸为

22. 急诊处方印刷用纸为

23. 麻醉药品处方印刷用纸为

[24～26]

A. 非适应证用药　　　　　B. 过度治疗用药　　　　　C. 超适应证用药

D. 超剂量用药　　　　　　E. 适当的联合用药

24. 流感患者应用抗病毒药＋抗生素属于

25. 食管癌患者应用顺铂＋氟尿嘧啶＋多柔比星＋依托泊苷属于

26. 老年性骨质疏松症患者应用钙制剂＋维生素D＋阿仑膦酸钠属于

[27～29]

A. 可乐定　　　　　　　　B. 氯苯那敏　　　　　　　C. 格列本脲

D. 氢氯噻嗪　　　　　　　E. 咖啡因

27. 扑感片（中成药）中所含的西药成分为

28. 消糖灵胶囊（中成药）中所含的西药成分为

29. 降压避风片（中成药）中所含的西药成分为

[30～33]

A. 非适应证用药　　　　　B. 超适应证用药　　　　　C. 有禁忌证用药

D. 过度治疗用药　　　　　E. 盲目联合用药

30. 头孢呋辛用于治疗流行性感冒属于

31. 黄体酮用于治疗输尿管结石症属于

32. 双氯芬酸用于治疗有消化道溃疡的患者镇痛属于

33. Ⅰ类手术切口应用第三代头孢菌素属于

[34～37]

A. 保护药物免受破坏　　　B. 促进机体利用　　　　　C. 敏感化作用

D. 拮抗作用　　　　　　　E. 增加毒性作用

34. 铁剂与维生素C合用属于

35. 排钾利尿剂可使血浆钾离子浓度降低，此时应用强心苷类药物，容易发生心律失常属于

36. 纳洛酮与吗啡合用属于

37. 氨基糖苷类抗生素与万古霉素合用属于

[38～41]

A. 阿司匹林与抗凝血药合用

B. 辛伐他汀与环孢素合用

C. 丙磺舒与青霉素合用

D. 碳酸氢钠与氢化可的松合用

E. 含有钙、镁、铝等离子的抗酸药与四环素合用

38. 影响药物吸收的合用为

39. 影响药物分布的合用为

40. 影响药物代谢的合用为

41. 影响药物排泄的合用为

[42~45]

    A. 作用相反，互相降低药效

    B. 抑制呼吸，易致呼吸衰竭

    C. 抑制后者吸收，降低疗效

    D. 增加毒性，出现药物中毒

    E. 发生中和反应，降低疗效

42. 氢氧化铝与山楂丸合用

43. 复方氢氧化铝与丹参片合用

44. 阿托品与小活络丹合用

45. 舒肝丸与甲氧氯普胺合用

[46~47]

    A. 阿司匹林 + 甲苯磺丁脲

    B. 维生素 C + 硫酸亚铁

    C. 阿莫西林 + 克拉维酸钾

    D. 磺胺甲噁唑 + 甲氧苄啶

    E. 氢溴酸山莨菪碱 + 盐酸哌替啶

46. 可保护药物免受酶破坏，从而提高疗效的药品组合是

47. 由于血浆蛋白结合置换作用而可能危及安全的药品组合是

[48~50]

    A. 氨基糖苷类抗生素联用依他尼酸

    B. 甲氧氯普胺联用吩噻嗪类抗精神病药

    C. 肝素钙联用右旋糖苷

    D. 山莨菪碱联用盐酸哌替啶

    E. 普萘洛尔联用硝酸酯类

48. 增加出血危险的配伍用药是

49. 加重锥体外系反应的配伍用药是

50. 可增加耳毒性和肾毒的配伍用药是

[51~53]

    A. 拮抗作用   B. 协同作用   C. 增加毒性或 ADR

    D. 敏感化作用   E. 减少不良反应

51. 普萘洛尔联用阿托品是为了

52. 氢氯噻嗪减弱甲苯磺丁脲的降糖作用的机制是

53. 排钾利尿药使心脏对强心苷感受性增强的作用是

[54~55]

    A. 抗酸药   B. 氢氯噻嗪   C. 多潘立酮

D. 水合氯醛　　　　　　　　E. 灰黄霉素

54. 不宜与四环素同服的药物是

55. 不宜与阿托品合用的药物是

[56~59]

A. 利福平　　　　　　　B. 丙磺舒　　　　　　　C. 酮康唑

D. 多潘立酮　　　　　　E. 依他尼酸

56. 药酶的活性可被部分药品所增强或灭活，能增强肝药酶活性的药品是

57. 可使血浆中游离型抗凝血药浓度升高的药品是

58. 可抑制细胞色素酶 CYP3A4 活性，增加他汀类药物血药浓度的药品是

59. 可减少青霉素自肾小管排泄，延长其血浆半衰期的药品是

[60~62]

A. 拮抗作用　　　　　　B. 敏感化作用　　　　　C. 减少不良反应

D. 作用相加或增加疗效　E. 增加毒性或不良反应

60. 氢氯噻嗪和强心苷合用属于

61. 氢氯噻嗪与甲苯磺丁脲合用属于

62. 氢溴酸山莨菪碱与盐酸哌替啶合用属于

[63~65]

A. 日光　　　　　　　　B. 空气　　　　　　　　C. 湿度

D. 温度　　　　　　　　E. 时间

63. 紫外线加速一些药品的氧化、分解的影响因素是

64. 一些药品吸收二氧化碳发生碳酸化的影响因素是

65. 各国药典对药品都规定了相应的有效期，根据的影响因素是

[66~67]

A. 青霉素　　　　　　　B. 硝酸甘油　　　　　　C. 硫酸阿托品

D. 胃蛋白酶　　　　　　E. 松节油搽剂

66. 易风化的药物是

67. 易引湿的药物是

[68~71]

A. 易风化的药品　　　　B. 易吸湿的药品　　　　C. 易水解的药品

D. 易氧化的药品　　　　E. 易挥发的药品

68. 青霉素属于

69. 胃蛋白酶属于

70. 硫酸阿托品属于

71. 浓氨溶液属于

[72~74]

A. 片剂　　　　　　　　B. 胶囊剂　　　　　　　C. 糖浆剂

D. 软膏剂　　　　　　　E. 颗粒剂

72. 主要检查性状一致、色泽均匀、片面光滑、无毛糙起孔现象的是

73. 主要检查外形、大小、气味、口感和溶化性的是

74. 主要检查均匀度、细腻度、有无异臭酸败的是

[75～76]

    A. 低精蛋白胰岛素注射剂   B. 脂肪乳   C. 利福平片

    D. 胰酶片   E. 巴曲酶注射剂

75. 需密闭，控制温度，保存中不能受潮的药品为

76. 需2℃～10℃冷处保存，并避免冻结的药品为

[77～80]

    A. 不超过20℃   B. 遮光且不超过20℃   C. 2℃～10℃

    D. 10℃～30℃   E. 遮光且2℃以下

77. 冷处为

78. 室温为

79. 阴凉处为

80. 凉暗处为

[81～84]

    A. 用棕色或黑色纸包裹的玻璃器包装

    B. 可贮存于严密的药箱内

    C. 根据不同性质要求，分别存放在阴凉处、凉暗处或冷处

    D. 可用玻璃瓶软木塞塞紧、蜡封，外加螺旋盖盖紧

    E. 应密封置于阴凉干燥处

81. 易受湿度影响而变质的药品

82. 易挥发的药品

83. 易受光线影响而变质的药品

84. 易受温度影响而变质的药品

[85～87]

    A. β受体阻断剂   B. 蛋白同化激素   C. 精神刺激剂

    D. 利尿剂   E. 麻醉药品

85. 可卡因属于

86. 可待因属于

87. 苯丙酸诺龙属于

[88～91]

    A. 呋塞米   B. 格列美脲   C. 阿司匹林

    D. 普伐他汀   E. 甲氧氯普胺

88. 宜于清晨服用的药品是

89. 宜于餐前服用的药品是

90. 宜于餐后服用的药品是

91. 宜于睡前服用的药品是

[92 ~ 93]

    A. 甘露醇   B. 尿素   C. 硫酸镁

    D. 乳酸钠   E. 门冬氨酸钾镁

92. 静脉注射可降压和对抗惊厥，外敷可消除肢水肿的药品是

93. 静脉滴注用于脑水肿、降低颅内压，冲洗用于经尿道前列腺切除术的药品是

[94 ~ 95]

    A. 联合用药不适宜

    B. 无正当理由超说明书用药

    C. 有配伍禁忌或者不良相互作用

    D. 无正当理由不首选国家基本药物

    E. 单张门急诊处方超过 5 种药品

94. 属于超常处方的是

95. 属于不规范处方的是

[96 ~ 99]

    A. 老人剂量的换算   B. 儿童剂量的换算   C. 百分浓度表示法

    D. 维生素质量单位的换算   E. 抗生素质量单位的换算

96. 根据体表面积计算剂量最为合理

97. 维生素 E 6mg 等于生育酚当量 10U

98. 链霉素、土霉素、红霉素以纯游离碱 $1\mu g$ 作为 1IU

99. 一般给予成人常用量的 3/4，初始剂量为成人常用量的 1/2 ~ 1/3

[100 ~ 102]

    A. 不饮酒   B. 少食盐   C. 少食醋

    D. 不吸烟   E. 适当多食脂肪类

100. 服用脂溶性维生素时宜

101. 应用抗生素头孢哌酮时宜

102. 应用麻醉药利多卡因时宜

[103 ~ 105]

    A. 超剂量用药   B. 非适应证用药   C. 过度治疗用药

    D. 超适应证用药   E. 有目的联合用药

103. 高血压患者应用抗高血压药 + 利尿剂属于

104. 感染性腹泻患者应用小檗碱 + 鞣酸蛋白属于

105. 普通感冒患者应用抗病毒药 + 抗生素属于

[106 ~ 107]

    A. 苯溴马隆   B. 苯妥英钠   C. 左旋多巴

    D. 琥珀酸亚铁   E. 甲氨蝶呤

106. 服药期间宜多喝水的药物为

107. 服药期间不宜喝茶的药物为

[108 ~ 111]

    A. 解除胆管痉挛   B. 消除水肿   C. 降低颅脑内压
    D. 抗惊厥   E. 导泻

108. 硫酸镁溶液外敷可

109. 硫酸镁溶液（33%）口服可

110. 硫酸镁溶液（50%）口服可

111. 尿素静脉滴注可

[112 ~ 115]

    A. 脑水肿、颅内高压和青光眼
    B. 经尿道作前列腺切除术
    C. 外用杀菌剂
    D. 治疗阴道炎
    E. 治疗宫颈糜烂

112. 醋酸氯己定水溶液可用于

113. 醋酸氯己定醇溶液可用于

114. 甘露醇注射液可用于

115. 甘露醇冲洗剂可用于

[116 ~ 119]

    A. 滴丸剂   B. 泡腾片剂   C. 透皮贴剂
    D. 膜剂   E. 缓、控释制剂

116. 一般应整片或整丸吞服的制剂为

117. 可供口服或黏膜外用的制剂为

118. 可迅速崩解和释放药物的制剂为

119. 多用于病情急重者的制剂为

[120 ~ 121]

    A. 阿司匹林   B. 替硝唑   C. 口服降糖药
    D. 地西泮   E. 氟尿嘧啶、甲氨蝶呤等抗肿瘤药

120. 服用饮酒抑制乙醛脱氢酶，以致使呈现"双硫仑样反应"的药物是

121. 饮酒干扰胆碱的合成、可致使肝毒性、神经毒性增加的药物是

[122 ~ 124]

    A. 苯妥英钠   B. 利血平   C. 卡马西平
    D. 维生素 B_1、维生素 B_2 E. 抗痛风药（别嘌醇）

122. 饮酒可使其吸收明显减少的药物是

123. 饮酒可使其代谢加快、药效减弱的药物是

124. 饮酒可导致患者对该药的耐受性降低的是

[125 ~ 127]

    A. 钙剂   B. 促胃动力药   C. 驱虫药
    D. 灰黄霉素（脂肪餐）   E. 非甾体抗炎药

125. 适宜餐前服的药物是

126. 适宜餐中服的药物是

127. 适宜早晨空腹服的药物是

[128~130]

A. 阿司匹林	B. 西咪替丁	C. 丙胺太林
D. 丙磺舒	E. 西沙必利	

128. 可减少或减慢同服药物的代谢的药物是

129. 可延缓胃排空，影响同服药物吸收的药物是

130. 可增加胃肠蠕动，影响同服药物吸收的药物是

[131~133]

A. 对症用药	B. 非适应证用药	C. 盲目联合用药
D. 超适应证用药	E. 过度治疗用药	

131. 无效果地应用肿瘤辅助治疗药属于

132. 罗非昔布用于预防结肠、直肠癌属于

133. 应用2种或2种以上一药多名的药物属于

[134~135]

A. 体内吸收	B. 体内分布	C. 肝脏代谢
D. 肾脏排泄	E. 肠道排泄	

134. 联合用药葡萄糖酸钙片主要影响米诺环素的

135. 联合用药罗红霉素主要干扰辛伐他汀的

[136~139]

A. 复方铝酸铋片	B. 二甲双胍片	C. 甲氧氯普胺片
D. 瑞舒伐他汀片	E. 维生素	

136. 餐中服用，可以减少对胃肠道刺激的药品是

137. 睡前服用，可使抑制肝脏合成胆固醇效果更好的药品是

138. 餐前服用，可以充分附着于胃壁黏膜的药品是

139. 餐前服用，可以促进胃排空的药品是

[140~143]

A. 早晨	B. 餐前	C. 餐中
D. 餐后	E. 睡前	

140. 氨氯地平片的适宜服用时间是

141. 双氯芬酸片的适宜服用时间是

142. 艾司唑仑片的适宜服用时间是

143. 普伐他汀片的适宜服用时间是

[144~145]

A. 咀嚼片	B. 舌下片	C. 泡腾片
D. 阴道栓	E. 控释片	

144. 用药后30分钟内不宜进食或者饮水的剂型是

145. 用药后 2 小时内尽量不排尿或局部冲洗的剂型是

[146 ~ 148]

    A. 泡腾片　　　　　　　　B. 咀嚼片　　　　　　　　C. 含漱剂

    D. 缓释片　　　　　　　　E. 控释片

146. 用药后不宜即刻饮水或者进食的剂型是

147. 宜整片吞服，不宜嚼碎或者掰碎服用的剂型是

148. 宜用温水浸泡，不宜直接服用或者口含的剂型是

[149 ~ 151]

    A. 葡萄柚汁　　　　　　　B. 咖啡　　　　　　　　　C. 食醋

    D. 高蛋白　　　　　　　　E. 高脂肪

149. 服用左旋多巴不宜同食

150. 服用环孢素不宜同食

151. 服用磺胺甲噁唑不宜同食

[152 ~ 155]

    A. im　　　　　　　　　　B. H　　　　　　　　　　C. iv

    D. iv gtt　　　　　　　　E. po

152. 口服给药的外文缩写是

153. 肌内注射给药的外文缩写是

154. 静脉注射给药的外文缩写是

155. 静脉滴注给药的外文缩写是

[156 ~ 159]

    A. CYP3A4 抑制剂　　　　B. CYP3A4 诱导剂　　　　C. CYP2C19 底物药物

    D. CYP1A2 底物药物　　　E. CYP2D6 抑制剂

156. 茶碱属于

157. 红霉素属于

158. 利福平属于

159. 奥美拉唑属于

[160 ~ 162]

    A. 清晨　　　　　　　　　B. 餐前　　　　　　　　　C. 餐中

    D. 餐后　　　　　　　　　E. 睡前

160. 糖皮质激素适宜给药时间是

161. 促胃肠动力药适宜给药时间是

162. α - 糖苷酶抑制剂适宜给药时间是

[163 ~ 164]

    A. 微生态制剂　　　　　　B. 胃黏膜保护剂　　　　　C. 磺胺类药物

    D. 头孢菌素类药物　　　　E. 抗高血压药

163. 服药后要多饮水的药品是

164. 服药后 1 小时内限制饮水的药品是

C 型题（综合分析选择题。每题的备选答案中只有一个最佳答案）

[1～4]

处方用药须与临床诊断密切相符，医师开具的处方在病情与诊断栏中明确记录对患者的诊断。药师应审查处方用药与临床诊断的相符性，以加强合理用药的监控。

1. "坦洛新用于一位 65 岁女性高血压患者降压"的处方，应评判为

 A. 无适应证用药

 B. 有禁忌证用药

 C. 无正当理由超适应证用药

 D. 无正当理由过度治疗用药

 E. 联合用药不适宜且无明确指证

2. 一位患者咳嗽几日、无发热等症状，"给予阿奇霉素、口服"，此处方中应评判为

 A. 过度治疗用药　　　　　B. 无适应证用药　　　　　C. 有禁忌证用药

 D. 联合用药不适宜　　　　E. 无正当理由超适应证用药

3. 下列处方用药中，应该评判为"禁忌证用药"的是

 A. 福辛普利用于降压

 B. 老年女性补钙给予阿托伐他汀钙

 C. 1 类手术切口应用第三代头孢菌素

 D. 脂肪乳用于急性肝损伤、脂质肾病、脑卒中

 E. 小檗碱片、八面体蒙脱石散用于细菌感染性腹泻

4. 以下、评判为"过度治疗用药"的处方用药中，正确的是

 A. 滥用糖皮质激素、白蛋白

 B. 忽略药品说明书的提示用药

 C. 病因未明而应用两种以上的药物

 D. 美扑伪麻片用于伴有青光眼的感冒患者

 E. 抗过敏药用于伴有良性前列腺增生症患者

[5～7]

药物相互作用是双向的，既可能产生对患者有益的结果，使疗效协同或毒性降低，也可能产生对患者有害的结果，使疗效降低和毒性增强，有时会带来严重后果，甚至危及生命。

5. 以下联合用药的事例中，药物相互作用致使毒性增强的是

 A. 阿托品联用吗啡　　　　B. 铁剂联用维生素 C　　　　C. 山莨菪碱联用哌替啶

 D. 阿托品联用普萘洛尔　　E. 普萘洛尔联用硝酸酯类

6. 纳洛酮或纳曲酮能够用于解救吗啡中毒的机制是

 A. 协同作用　　　　　　　B. 敏感化作用　　　　　　C. 减少不良反应

 D. 竞争性拮抗作用　　　　E. 非竞争性拮抗作用

7. 心律失常患者同时服用氢氯噻嗪与地高辛、出现心律失常的机制是

 A. 竞争性拮抗作用　　　　B. 致使毒性增加　　　　　C. 减少不良反应

 D. 敏感化作用　　　　　　E. 协同作用

[8~11]

处方是医疗活动中关于药品调剂的重要书面文件。处方按其性质分为法定处方和医师处方。《处方管理办法》还将处方分为麻醉药品处方、急诊处方、儿科处方、普通处方等。印刷用纸根据实际需要用颜色区分，并在处方右上角以文字注明。

8. 临床用药涉及的"处方"种类诸多，以下处方按处方性质分类的是

    A. 门诊处方和住院处方   B. 中药处方和西药处方   C. 医师处方和法定处方

    D. 专用处方和普通处方   E. 法定处方和专用处方

9. 根据"处方"的含义及其重要意义，属于处方的其他医疗文书是

    A. 临床诊断书   B. 药品出库单   C. 病区领药单

    D. 病区用药医嘱单   E. 患者化验报告单

10.《处方管理办法》规定"急诊处方"处方笺的颜色为

    A. 淡红色   B. 淡橙色   C. 淡黄色

    D. 淡绿色   E. 淡蓝色

11. 以下对几种处方特征的描述中，正确的是

    A. 中药处方印刷用纸为白色，右上角标注"中"

    B. 儿科处方印刷用纸为淡黄色，右上角标注"儿科"

    C. 二类精神药品处方印刷用纸为白色，右上角标注"精二"

    D. 麻醉药品处方印刷用纸为淡红色，右上角标注"麻醉"

    E. 一类精神药品处方印刷用纸为淡橙色，右上角标注"精一"

[12~15]

处方审核是处方调配中的重要环节，药师应确定处方内容正确无误方可进行药品调配。处方审核结果分为合理处方和不合理处方。不合理处方包括不规范处方、用药不适宜处方及超常处方。

12. 以下所列审查处方结果中，可判定"不规范处方"的是

    A. 有配伍禁忌

    B. 无适应证用药

    C. 未使用药品规范名称

    D. 用法、用量或联合用药不适宜

    E. 无正当理由不首选国家基本药物

13. 以下叙述中，处方审核结果可判为"用药不适宜处方"的是

    A. 重复用药   B. 无适应证用药   C. 联合用药三种

    D. 无正当理由开具高价药   E. 无特殊情况门诊处方超过 7 日用量

14. 以下所列审查处方结果中，可判定为"用药不适宜处方"的是

    A. 字迹难以辨认

    B. 无适应证用药

    C. 未使用药品规范名称

    D. 临床诊断缺项或书写不全

    E. 无正当理由不首选国家基本药物

15. 以下叙述中，处方审核可判定为"超常处方"的是
    A. 字迹难以辨认
    B. 联合用药不适宜
    C. 使用"遵医嘱"字句
    D. 无正当理由超说明书用药
    E. 中药饮片未单独开具处方

[16~19]

药物相互作用有发生在体内的药动学、药效学方面的作用；亦有发生在体外的配无变化，如引起理化反应使药品出现混浊、沉淀、变色和活性降低。

16. 以下药物中，能够减少或减慢同服药物代谢的是
    A. 丙磺舒   B. 西沙必利   C. 阿司匹林
    D. 丙胺太林   E. 西咪替丁

17. 下列药物中，可能加快或增多同服药物代谢的是
    A. 异烟肼   B. 利福平   C. 红霉素
    D. 伊曲康唑   E. 环丙沙星

18. 以下临床用药的事例中，药物相互作用影响药物分布的是
    A. 抗酸药合用四环素类
    B. 磺胺类药与青霉素合用
    C. 阿司匹林合用格列美脲
    D. 用药时同服用氧氯普胺
    E. 西咪替丁合用普伐他汀

19. 以下联合用药中，用药机制依据药动学的是
    A. 铁剂联用维生素 C 增加铁吸收
    B. 青蒿素联用乙胺嘧啶提高抗疟效果
    C. 阿莫西林 – 克拉维酸钾片抗菌作用增强
    D. 普萘洛尔联用硝苯地平提高抗高血压效果
    E. "注射青霉素 + 口服丙磺舒"以延长青霉素半衰期

[20~21]

处方是指由注册的执业医师和执业助理医师（以下简称医师）在诊疗活动中为患者开具的、由执业药师或取得药学专业技术职务任职资格的药学专业技术人员（以下简称药师）审核、调配、核对，并作为患者用药凭证的医疗文书。

20. 以下关于处方的颜色，说法错误的是
    A. 急诊印刷用纸为淡黄色，右上角标注"急诊"
    B. 儿科处方印刷用纸为淡绿色，右上角标注"儿科"
    C. 麻醉药品和第一类精神药品处方印刷用纸为淡红色，右上角标注"麻、精一"
    D. 第二类精神药品处方印刷用纸为白色，右上角标注"精二"
    E. 普通处方印刷用纸为蓝色

21. 以下常用处方的缩写词，错误的是

   A. 餐前：Ac   B. 每日：qd.   C. 每 4 小时：q4h.

   D. 每日 3 次：bid.   E. 肌肉注射：im.

X 型题（多项选择题，每题的备选项中有 2 个或 2 个以上正确答案。少选或多选均不得分）

1. 以下对各类处方的描述中，正确的是

   A. 普通处方印刷用纸为白色，右上角无标注

   B. 二类精神药品处方印刷用纸为白色，右上角标注"精二"

   C. 儿科处方印刷用纸颜色为淡绿色，右上角标注"儿科"

   D. 麻醉药品处方印刷用纸颜色为淡红色，右上角标注"麻醉"

   E. 急诊处方印刷用纸颜色为淡黄色、右上角标注"急诊"

2. 根据《中华人民共和国药典临床用药须知》，在注射前必须做皮肤药敏试验的药物是

   A. 降纤酶注射剂   B. 抑肽酶注射剂   C. 白喉抗毒素注射剂

   D. 青霉素 V 钾片   E. α - 糜蛋白酶注射剂

3. 下列处方书写的基本要求，正确的是

   A. 每张处方只限于一名患者的用药

   B. 药品名称应当使用药品商品名

   C. 中药饮片应当单独开具处方

   D. 每张西药处方不超过 5 种药品

   E. 非特殊情况无需注明临床诊断

4. 属于影响药物代谢的合用为

   A. 辛伐他汀与环孢素合用   B. 洛伐他汀与酮康唑合用   C. 阿司匹林与肝素合用

   D. 阿司匹林与青霉素合用   E. 苯巴比妥与环孢素合用

5. 处方的正文可包括

   A. 自然项目   B. 用法用量   C. 医师签字

   D. 药品规格、数量   E. 临床诊断

6. 处方前记不包括

   A. 临床诊断   B. 发药日期   C. 药品金额

   D. 患者的姓名、性别和年龄 E. 门诊或住院病历号

7. 对于处方格式说法，正确的是

   A. 处方需记载患者一般情况，临床诊断应清晰并与病历记载相一致

   B. 处方应由各医疗机构按规定的格式统一印刷，如急诊处方、儿科处方、普通处方等

   C. 处方一律用规范的中文或英文名称书写

   D. 处方的印刷用纸应根据实际需要用颜色区分

   E. 处方格式由前记、正文和后记三部分组成

8. 处方管理办法中处方书写规则有

   A. 患者一般情况、临床诊断填写应清晰完整并与病历记载一致

B. 西药、中成药可以分别开具处方，也可以开具一张处方

C. 患者为新生儿、婴幼儿时写日月龄

D. 特殊情况需要超剂量用药时，应当注明原因，由药师签名

E. 开具处方后的空白处划一斜线，以示处方完毕

9. 左眼在处方中可缩写为

A. OS.　　　　　　　B. OD.　　　　　　　C. OL.

D. OU.　　　　　　　E. qs.

10. 处方的用药适宜性的审核包括

A. 审核药物的剂量、用法

B. 审核药物的剂型和给药途径

C. 审核处方用药与临床诊断的相符性

D. 审核处方是否有重复给药现象

E. 审核处方中对规定必须做皮试的药物，处方医师是否注明过敏试验及结果的判定

11. 下列药物应用属于超适应证用药的是

A. 阿奇霉素用于治疗流感病毒感染

B. 口服坦洛新用于降压

C. 阿托伐他汀钙用于补钙

D. 使用黄体酮治疗输尿管结石

E. 体温高于38.5℃使用非甾体解热镇痛药物降温

12. 属于重复用药的合用包括

A. 消渴丸与格列本脲

B. 谷海生与格列齐特

C. 三黄片与硝苯地平

D. 维 C 银翘片与对乙酰氨基酚

E. 活胃散与法莫替丁

13. 下列中西药合用具有协同作用，能使疗效增强的是

A. 碳酸锂与白及、姜半夏、茯苓等合用

B. 磺胺甲噁唑与黄连、黄柏合用

C. 链霉素与大蒜素合用

D. 青霉素与金银花合用

E. 链霉素与甘草酸合用

14. 有关重复用药的叙述，正确的是

A. 重复用药是指两种或两种以上同类药物，同时或序贯应用，导致药物作用重复

B. 重复用药易发生药品不良反应和用药过量

C. 一药多名现象是导致重复用药的原因之一

D. 西药与中成药合用不会发生重复用药现象

E. 西药与中成药合用会发生重复用药现象

15. 下列药品中，如果合用血脂调节药普伐他汀等同类药品，可能使其代谢减少或减慢，以致出现肌肉疼痛等严重不良反应的药品是
    A. 红霉素　　　　　　　B. 环丙沙星　　　　　　C. 利福平
    D. 西咪替丁　　　　　　E. 伊曲康唑

16. 下列药品中，可能与青霉素竞争自肾小管排泄、致使青霉素血浆浓度增大，半衰期延长的药品是
    A. 丙磺舒　　　　　　　B. 格列喹酮　　　　　　C. 阿司匹林
    D. 吲哚美辛　　　　　　E. 磺胺异噁唑

17. 不宜与苯巴比妥同服用的中成药是
    A. 散痰宁糖浆　　　　　B. 蛇胆川贝液　　　　　C. 虎骨酒
    D. 舒筋活络酒　　　　　E. 天一止咳糖浆

18. 可能与氢氧化铝、碳酸氢钠等碱性药物发生配伍禁忌的中成药是
    A. 乌梅丸　　　　　　　B. 保和丸　　　　　　　C. 香连片
    D. 丹参片　　　　　　　E. 黄连上清丸

19. 联合用药使药物作用相加或增加疗效的机制是
    A. 促进吸收　　　　　　B. 保护药品免受破坏　　C. 减少不良反应
    D. 作用不同的靶点　　　E. 延缓或降低抗药性

20. 下列药品中，如果合用抗凝血药，可使抗凝血药血药浓度增高的药物是
    A. 水合氯醛　　　　　　B. 卡那霉素　　　　　　C. 头孢哌酮
    D. 阿司匹林　　　　　　E. 依他尼酸

21. 以下属于肝药酶诱导剂的是
    A. 苯巴比妥　　　　　　B. 西咪替丁　　　　　　C. 苯妥英钠
    D. 异烟肼　　　　　　　E. 利福平

22. 以下叙述中，处方审核结果可判为"不规范处方"的是
    A. 重复用药
    B. 字迹难以辨认
    C. 中药饮片未单独开具处方
    D. 无特殊情况门诊处方超过 7 日用量
    E. 剂量、规格、数量、单位等书写不清楚

23. 以下叙述中，处方审核结果可判为"用药不适宜处方"的是
    A. 适应证不适宜
    B. 有不良相互作用
    C. 联合用药不适宜
    D. 使用"遵医嘱"字句
    E. 处方后记无审核、调配及核对发药药师签名

24. 以下处方审核结果可判为"不规范处方"的是
    A. 联合用药不适宜
    B. 使用"遵医嘱"字句

　　C. 适应证不适宜

　　D. 有不良相互作用

　　E. 处方后记无审核、调配及核对发药药师签名

25. 影响药品质量的环境因素有

　　A. 日光　　　　　　　　B. 湿度　　　　　　　　C. 水解

　　D. 震荡　　　　　　　　E. 氧化

26. 下述药品变化的事例中，其主要影响因素属于温度的是

　　A. 胃蛋白酶结块

　　B. 维生素 C 注射剂变色

　　C. 脊髓灰质炎疫苗室温放置失效

　　D. 牛痘菌苗放置期间冻结或析出沉淀

　　E. 阿托品在干燥空气中逐渐失去结晶水，影响剂量准确性

27. 空气为对药物质量影响很大的环境因素，主要是因为空气中含有

　　A. 氧气　　　　　　　　B. 二氧化碳　　　　　　C. 氮气

　　D. 二氧化硫　　　　　　E. 二氧化氮

28. 易风化的药品包括

　　A. 可待因　　　　　　　B. 甘油　　　　　　　　C. 硫酸镁

　　D. 胃蛋白酶　　　　　　E. 硫酸阿托品

29. 贮存中不宜冷冻的药品有

　　A. 胰岛素笔芯　　　　　B. 甘露醇　　　　　　　C. 双歧三联活菌制剂

　　D. 卡前列甲酯栓　　　　E. 脂肪乳

30. 应避光保存的药品有

　　A. 硝普钠　　　　　　　B. 维生素 C　　　　　　C. 头孢拉定

　　D. 硝酸甘油　　　　　　E. 对氨基水杨酸钠

31. 以下所列药品中，需要在冷处贮存的常用药品是

　　A. 胰蛋白酶　　　　　　B. 胰岛素制剂　　　　　C. 双歧三联活菌

　　D. 降钙素鼻喷雾剂　　　E. 亚硝酸异戊酯吸入剂

32. 影响中药材变质的原因主要包括

　　A. 温度　　　　　　　　B. 湿度　　　　　　　　C. 时间

　　D. 日光　　　　　　　　E. 昆虫和微生物的侵蚀

33. 属于运动员禁用的药物包括

　　A. 哌替啶　　　　　　　B. 甲睾酮　　　　　　　C. 可待因

　　D. 生长激素　　　　　　E. 普萘洛尔

34. 可刺激骨骼、肌肉和组织的生长发育，故运动员禁用的是

　　A. 人促红素　　　　　　B. 人生长激素　　　　　C. 普萘洛尔

　　D. 呋塞米　　　　　　　E. 促性腺激素

35. 不需要密度可以进行浓度之间换算的有

　　A. 重量比重量百分浓度和重量比体积百分浓度

    B. 重量比体积百分浓度和体积比体积百分浓度

    C. 重量比体积百分浓度和比例浓度

    D. 重量比体积百分浓度和摩尔浓度

    E. 重量比重量百分浓度和摩尔浓度

36. 下列说法正确的是

    A. 天然抗生素、半合成抗生素及全合成抗生素都可以用效价单位来表示

    B. 抗生素的理论效价是指其纯品的质量与效价单位的折算比率

    C. 由于抗生素原料药在实际生产中混有极少的但质量标准许可的杂质，所以其实际效价不高于理论效价

    D. 维生素 A 的计量常以视黄醇当量（RE）表示

    E. 维生素 E 的计量单位可以用视黄醇当量（RE）表示

37. 抗生素的理论效价指纯品的质量与效价单位的折算比率。以纯游离碱 $1\mu g$ 作为 1IU 抗生素是

    A. 土霉素   B. 红霉素   C. 链霉素

    D. 盐酸四环素   E. 硫酸依替米星

38. 以下所列药品保管方法中，适于保管受湿度影响而变质药品的是

    A. 设置除湿机、排风扇

    B. 控制室温不超过 20℃

    C. 控制药库湿度

    D. 不得与其他药品同库贮存

    E. 门、窗粘贴黑纸、悬挂黑布帘

39. 以下给予抗菌药的处方中，用药与临床诊断不相符的是

    A. 肺炎   B. 尿道炎   C. Ⅰ度冻伤

    D. 流行性感冒   E. 中度寻常痤疮

40. 以下有关联合用药的事例中，药物相互作用影响临床药动学的是

    A. 纳洛酮解救吗啡中毒

    B. 磷霉素联用抗菌药物作用相加

    C. 甲氧氯普胺、多潘立酮、西沙必利影响同服药物吸收

    D. 苯巴比妥、苯妥英钠合用由肝药酶代谢的药物，应增加剂量

    E. 硫酸阿托品联用解磷定或氯磷定解救有机磷中毒，可减少阿托品用量

41. 属于重复用药的合用包括

    A. 消渴丸与格列本脲

    B. 清开灵与格列齐特

    C. 三黄片与硝苯地平

    D. 维 C 银翘片与对乙酰氨基酚

    E. 活胃散与法莫替丁

42. 关于剂型的说法，正确的是

    A. 药物为适应治疗和预防的需要而制成药物的应用形式称为药物剂型

B. 同一药物剂型不同，其作用一定相同

C. 同一药物剂型不同，其作用持续时间可以不同

D. 同一药物剂型不同，其副作用相同

E. 适宜的剂型能完全改变某些药物的作用

43. 计算小儿用药剂量可用下列哪些方法

A. 根据小儿身高计算

B. 根据小儿体重计算

C. 一般为成人剂量的 1/2

D. 根据小儿体表面积计算

E. 根据小儿年龄计算

44. 有关缓、控释制剂的叙述，正确的是

A. 所有的药物都可制成缓、控释制剂

B. 药物的外文药名中如带有 SR、ER 时，则属于缓、控释制剂

C. 缓、控释制剂一般应整片或整丸吞服

D. 缓、控释制剂的服药时间宜固定

E. 缓、控释制剂可以一日 3 次给药

45. 关于泡腾片剂的叙述，正确的是

A. 供口服的泡腾片剂一般宜用 100～150mL 凉开水或温开水浸泡

B. 泡腾片剂可迅速崩解和释放药物

C. 泡腾片剂可以让幼儿自行服用

D. 泡腾片剂可咀嚼服用

E. 泡腾片剂用水浸泡后如出现不溶物、沉淀、絮状物时不宜服用

46. 关于滴丸剂的描述，正确的是

A. 只能口服

B. 多用于病情急重者

C. 冠心病、心绞痛等患者可以服用滴丸剂

D. 滴丸剂可以大剂量服用

E. 滴丸剂在保存中不宜受热

47. 对于依从性的叙述，正确的是

A. 依从性并不限于药物治疗，还包括对饮食、吸烟、运动及家庭生活等多方面指导的顺从

B. 患者如对药物治疗缺乏依从性则可能会导致药物治疗失败

C. 在新药临床试验中不会涉及药物依从性问题

D. 简化药物治疗方案可提高患者用药的依从性

E. 改进药品包装可提高患者用药的依从性

48. 药师对患者进行用药指导的作用有

A. 可在最大程度上提高患者的治疗效果，提高患者用药的依从性

B. 可减少药品不良反应发生的几率

    C. 可节约医药资源

    D. 可指导合理用药，优化药物治疗方案

    E. 可提高药师在社会和公众心目中的位置

49. 以下所列药品中，适宜清晨服用的是

    A. 呋塞米　　　　　　B. 泼尼松龙　　　　　　C. 比沙可啶

    D. 帕罗西汀　　　　　E. 沙丁胺醇

50. 正确服用咀嚼片的方法是

    A. 在口腔内咀嚼的时间要充分

    B. 咀嚼后可用少量温开水送服

    C. 置药片于舌根部，贴近咽喉黏膜

    D. 咀嚼时间一般控制在 5 分钟左右

    E. 中和胃酸时，宜在餐后 1～2 小时服用

51. 化学药与中成药联合应用具有的优点为

    A. 可具协同作用，增强疗效

    B. 可降低药品的毒副作用和不良反应

    C. 可减少给药剂量，缩短给药疗程

    D. 可减少禁忌证，扩大适应证范围

    E. 西医和中医治法可互相取长补短

52. 饮酒期间不宜服用的药物为

    A. 苯妥英钠　　　　　B. 利血平　　　　　　　C. 电解质

    D. 镇静药　　　　　　E. 琥珀酸亚铁

53. 服药期间宜多喝水的药物包括

    A. 抗痛风药　　　　　B. 氨基糖苷类抗生素　　C. 磺胺类药物

    D. 平喘药　　　　　　E. 利胆药

54. 关于吸烟与药物相互关系的描述，正确的是

    A. 烟草中含有大量的多环芳香烃类化合物，可抑制肝药酶的活性，减少对药物的代谢

    B. 吸烟可破坏维生素 C 的结构，使血液中维生素 C 的浓度降低

    C. 烟草中的烟碱可降低呋塞米的利尿作用

    D. 烟草中的烟碱可增加氨茶碱的排泄，使其平喘作用减退

    E. 吸烟可促使儿茶酚胺释放，增加对胰岛素的吸收并提高其作用

55. 饮酒期间不宜服用的药物有

    A. 苯妥英钠　　　　　B. 利血平　　　　　　　C. 卡马西平

    D. 苯巴比妥　　　　　E. 格列本脲

56. 关于食物对药品疗效的影响叙述，正确的是

    A. 乙醇、茶叶、咖啡、醋、食盐都可以影响药物的疗效

    B. 脂肪和蛋白质不会影响药物的疗效

    C. 服药期间饮酒可以降低药物的疗效以及增加药物不良反应发生的几率

  D. 茶叶中含有的儿茶酚可以和药物中的多种金属离子结合发生沉淀，而影响药物的吸收

  E. 长期饮酒或饮用过量，会造成肝脏损害，使其对药物代谢迟缓

57. 宜在睡前服用的药物包括

  A. 咪达唑仑   B. 辛伐他汀   C. 螺内酯

  D. 格列本脲   E. 沙丁胺醇

58. 宜在清晨服用的药物有

  A. 苯海拉明   B. 泼尼松   C. 呋塞米

  D. 氟西汀   E. 沙丁胺醇

59. 宜在餐前服用的药物包括

  A. 多潘立酮   B. 格列本脲   C. 阿司匹林

  D. 噻氯匹定   E. 复方三硅酸镁

60. 用药前需要做皮试的药物包括

  A. 细胞色素 C 注射液   B. 注射用青霉素钠   C. 破伤风抗毒素注射剂

  D. 肾上腺素注射液   E. 地塞米松注射液

第三章　用药教育与咨询

A 型题（最佳选择题，每题的备选答案中只有一个最佳答案）

1. 下列哪项为二级信息源的药学文献

   A. 药学杂志　　　　　　B. 中国药学文摘　　　　　C. 药物信息手册

   D. 中国国家处方集　　　E. 中华人民共和国药典

2. 下列有关剂型的使用，不正确的是

   A. 滴丸剂多用于病情急重者，如冠心病、心绞痛等

   B. 滴丸剂在保存中不宜受热

   C. 泡腾片剂可迅速崩解和释放药物

   D. 泡腾片剂宜用凉开水或温水浸泡，待完全溶解或气泡消失后再饮用

   E. 泡腾片剂可以直接服用或口含

3. 服用期间饮酒可导致低血糖反应的药品是

   A. 格列本脲　　　　　　B. 硫酸亚铁　　　　　　　C. 维生素 D

   D. 西咪替丁　　　　　　E. 左旋多巴

4. 服用期间饮茶可降低疗效的药品是

   A. 格列本脲　　　　　　B. 硫酸亚铁　　　　　　　C. 维生素 D

   D. 西咪替丁　　　　　　E. 左旋多巴

5. 服用期间进食高脂肪可促进吸收的药品是

   A. 格列本脲　　　　　　B. 硫酸亚铁　　　　　　　C. 维生素 D

   D. 西咪替丁　　　　　　E. 左旋多巴

6. 用药期间禁止饮酒，否则会出现面部潮红、头痛、眩晕等“双硫仑样反应”的药物是

   A. 青霉素钾　　　　　　B. 克林霉素　　　　　　　C. 庆大霉素

   D. 头孢哌酮　　　　　　E. 阿米卡星

7. 氢溴酸山莨菪碱与盐酸哌替啶合用为

   A. 拮抗作用　　　　　　B. 敏感化作用　　　　　　C. 减少不良反应

   D. 作用相加或增加疗效　E. 增加毒性或不良反应

8. 下列有关药物使用方法叙述，正确的是

   A. 肠溶胶囊可以将胶囊拆开服用

   B. 缓释片剂可以鼻饲给药

   C. 泡腾片剂可以直接服用或口含

   D. 渗透泵片可以嚼服

   E. 透皮贴剂不宜贴在皮肤的褶皱处、四肢下端或紧身衣服下

9. 以下一级信息源特点的叙述，不正确的是
   A. 一级信息源提供的信息比二级和三级信息源的内容更新
   B. 使用一级信息源可以看到有关研究的具体细节
   C. 如果是单一临床试验得到的信息，其结果或结论有可能是错误的，可能会误导读者
   D. 读者可以自己对文献进行评价，免受他人观点的影响
   E. 内容广泛，使用方便

10. 作为信息源，药学专业期刊登载的研究论文属于
    A. 一级文献　　　　　B. 二级文献　　　　　C. 三级文献
    D. 四级文献　　　　　E. 药学专著

11. 属于二级文献资料的是
    A. 美国药典药物信息
    B. Clarke 药物和毒物分析
    C. 药学学报
    D. 医师案头参考（PDR）
    E. 万方数据资源系统

12. 下列关于二级信息源的优点叙述，最正确的是
    A. 读者能自己评价信息，免受他人观点影响
    B. 有的还能提供疾病与药物治疗的基本知识
    C. 对一个具体问题提供的信息全面、翔实
    D. 可提供丰富的信息
    E. 提供的信息最新

13. 中国药典属于几级信息源
    A. 一级　　　　　　　B. 二级　　　　　　　C. 三级
    D. 四级　　　　　　　E. 五级

14. 属于"药物综合信息"的三级信息源是
    A. 《日本药局方》
    B. 《梅氏药物副作用》
    C. 《医师案头参考》（PDR）
    D. 《Stockley 药物相互作用》
    E. 《妊娠期和哺乳期用药》

15. 有关三级文献资料特点的叙述中，最正确的是
    A. 很方便地对所需要的一级信息资料进行筛选
    B. 能看到研究细节如试验设计、数据处理等
    C. 提供的信息丰富、翔实
    D. 内容广泛，使用方便
    E. 内容全面、细致

16. 服用含有盐酸伪麻黄碱的抗感冒药后，可导致的不良反应是

A. 蛋白尿   B. 血压升高   C. 栓塞

D. 胃出血   E. 血糖

17. 药师需要主动向患者提供咨询的情况不包括
A. 使用需要进行血药浓度监测（TDM）的药物时
B. 患者使用剂量明确、疗效确切的非处方药时
C. 当同一种药品有多种适应证或用法用量复杂时
D. 患者所用药品近期药品说明书有修改时
E. 患者所用药品近期发现严重不良反应时

18. 可增加患者出现高血糖或低血糖症隐患的药品是
A. 头孢哌酮   B. 拉氧头孢   C. 利巴韦林

D. 加替沙星   E. 尼美舒利

19. 可导致心脏停搏，切忌直接静脉注射的药物是
A. 尼可刹米   B. 头孢曲松钙   C. 甲氧氯普胺

D. 氯化钠   E. 氯化钾

20. 不宜选择葡萄糖注射液作为溶剂的药物是
A. 青霉素   B. 红霉素   C. 磷霉素

D. 环丙沙星   E. 甲硝唑

21. 氯化钾注射液的正确给药方法是
A. 直接静脉注射   B. 稀释后静脉滴注   C. 直接肌内注射

D. 鞘内注射给药   E. 小壶冲入给药

22. 与头孢曲松钠注射液混合可产生肉眼难以观测到白色细微沉淀的注射液是
A. 氯化钠注射液   B. 葡萄糖注射液   C. 葡萄糖氯化钠注射液

D. 乳酸钠林格注射液   E. 氯化钾注射液

23. 静脉滴注两性霉素 B 50mg，滴注时间应控制在
A. 0.5 小时以上   B. 1 小时以上   C. 2 小时以上

D. 4 小时以上   E. 6 小时以上

24. 以下可以选用氯化钠注射剂溶解的药品是
A. 青霉素   B. 洛铂   C. 氟罗沙星

D. 两性霉素 B   E. 红霉素

25. 以下所列药品中，进餐时服用可减少脂肪吸收的是
A. 苯扎贝特   B. 吉非贝齐   C. 阿昔莫司

D. 奥利司他（减肥药）   E. 非诺贝特

26. 下列有关"给药时间是依据生物钟规律而设定"的叙述中，最正确的是
A. 清晨服用驱虫药
B. 睡前服用血脂调节药
C. 餐前服用氢氧化铝凝胶
D. 餐后服用非甾体抗炎药
E. 早晚餐前服用熊去氧胆酸

27. 关于药品服用，下列说法错误的是
    A. 选择适宜的服药时间可以提高药物疗效
    B. 选择适宜的服药时间可以降低给药剂量，节约医药资源
    C. 选择适宜的服药时间可以减少和规避药品不良反应
    D. 肾上腺皮质激素类药物宜采用早晨一次给药或隔日早晨一次给药
    E. 降脂药宜清晨服药

28. 适用于夜间服用的药物是
    A. 他汀类   B. 利尿剂   C. 氨基糖苷类
    D. 糖皮质激素   E. 维生素 B_2

29. 适于进餐时服用，可减少脂肪吸收率的药品是
    A. 多潘立酮   B. 奥利司他   C. 甲氧氯普胺
    D. 氢氧化铝   E. 鞣酸蛋白

30. 维生素 B_2 的特定吸收部位在小肠上部，故其最适宜服用的时间是
    A. 清晨   B. 餐前   C. 餐中
    D. 餐后   E. 睡前

31. 糖皮质激素分泌的昼夜节律性表现为分泌高潮在
    A. 上午 7~8 时   B. 傍晚 7~8 时   C. 夜间 1~3 时
    D. 下午 1~3 时   E. 上午 7~10 时

32. 脂溶性维生素 A 宜餐后服用的原理是
    A. 减少被胃酸破坏
    B. 餐后胃酸分泌增多有利于吸收
    C. 利用油脂增加其溶解
    D. 延长在胃肠道滞留时间
    E. 使其快速地通过胃肠道

33. 泡腾片的使用，正确的是
    A. 150~200mL 的冷水中浸泡
    B. 50~100mL 的热水中浸泡
    C. 100~150mL 的凉开/温水中浸泡
    D. 幼儿可自行服用
    E. 可以直接服用或口含

34. 需要在服药时多饮水的药物不包括
    A. 降糖药   B. 平喘药   C. 抗痛风药
    D. 氨基糖苷类抗生素 E. 利胆药

35. 使尿液呈碱性，可增加抗菌活性，减轻肾毒性，食醋则会加重其毒性作用的是
    A. 林可霉素类   B. 氨基糖苷类   C. 头孢菌素类
    D. 大环内酯类   E. 碳青霉烯类

36. 在治疗痛风时，应用排尿酸药过程中，应多饮水，一日尿量宜保持在
    A. 500mL 以上   B. 1000mL 以上   C. 1500mL 以上

D. 2000mL 以上　　　　　　E. 2500mL 以上

37. 抽烟可降低呋塞米的利尿作用，其主要原因是烟草中含有

　　A. 醛类成分　　　　　　B. 烟碱　　　　　　C. 焦油

　　D. 咖啡因　　　　　　　E. 氢氰酸

38. 服药时应限制饮水的药品是

　　A. 熊去氧胆酸　　　　　B. 苯溴马隆　　　　C. 口服补液盐

　　D. 阿仑磷酸钠　　　　　E. 硫糖铝

39. 以下药物服用后不宜立即大量饮水的是

　　A. 二羟丙茶碱　　　　　B. 硫糖铝　　　　　C. 磺胺甲噁唑

　　D. 阿仑膦酸钠　　　　　E. 维生素 C

B 型题（配伍选择题，备选答案在前，试题在后，每题若干组。每组题均对应同一组备选答案）

［1～3］

　　A. 早晨　　　　　　　　B. 餐前　　　　　　C. 餐中

　　D. 餐后　　　　　　　　E. 睡前

1. 氨氯地平片的适宜服用时间是

2. 双氯芬酸片的适宜服用时间是

3. 普伐他汀片的适宜服用时间是

［4～5］

　　A. 微生态制剂　　　　　B. 胃黏膜保护剂　　C. 磺胺类药物

　　D. 头孢菌素类药　　　　E. 抗高血压药

4. 服药后宜多饮水的药品是

5. 服药后 1 小时内限制饮水的药品是

［6～8］

　　A. 泡腾片　　　　　　　B. 咀嚼片　　　　　C. 含漱剂

　　D. 缓释片　　　　　　　E. 滴丸

6. 用药后不宜即刻饮水或进食的剂型

7. 宜整片吞服，不宜嚼碎或掰碎服用的剂型

8. 宜用温水浸泡，不宜直接服用或口含的剂型

［9～11］

　　A. 葡萄柚汁　　　　　　B. 咖啡　　　　　　C. 食醋

　　D. 高蛋白　　　　　　　E. 高脂肪

9. 服用左旋多巴不宜同食

10. 服用环孢素不宜同食

11. 服用磺胺甲噁唑不宜同食

［12～14］

　　A. 研究论文　　　　　　B. 药学网络　　　　C. 三级文献源

　　D. 二级文献　　　　　　E. 一级文献

12. 即原始文献，是重要的参考文献源

13. 包括索引、文摘和题录等，查阅非常方便

14. 是归纳、综合、整理后的出版物，使用最为广泛

[15～16]

    A.《国际药学文摘》

    B.《中国药学文摘》

    C.《中文科技资料目录：中草药》

    D.《中国新药》

    E.《药物信息手册》

15. 属于一级文献的是

16. 属于三级文献的是

[17～18]

    A. 药品标准　　　　　　B. 药物相互作用　　　　　C. 药品不良反应

    D. 药物综合信息　　　　E. 配伍禁忌与稳定性

17.《药物事实与比较》属于

18.《注射药物手册》属于

[19～21]

    A. PDR　　　　　　　　B. BNF　　　　　　　　　C. USPDI

    D. USP – NF　　　　　　E. AHFSDI

19.《美国药典药物信息》

20.《医师案头参考》

21.《英国国家处方集》

[22～23]

    A. www. nhfpc. gov. cn　　B. www. cfda. gov. cn　　C. www. cpa. org. cn

    D. www. clp. gov. cn　　　E. www. guideline. gov

22. 国家卫生和计划生育委员会网站

23. 国家食品药品监督管理总局的网址是

[24～25]

    A. 青霉素　　　　　　　B. 两性霉素 B　　　　　　C. 维生素 K

    D. 盐酸万古霉素　　　　E. 硫酸庆大霉素

24. 在配制静脉输液时，不宜用葡萄糖注射液溶解的药品是

25. 在配制静脉输液时，不宜用氯化钠注射液溶解的药品是

[26～28]

    A. 抗菌药物的合理使用

    B. 减肥、补钙、补充营养素

    C. 一种药品有多种适应证或用药剂量范围较大

    D. 栓剂、滴眼剂和气雾剂等外用剂型的正确使用方法

    E. 处方中用法用量非药品说明书中指示的用法、用量、适应证

26. 属于患者用药咨询的内容是

27. 属于公众用药咨询的内容是

28. 属于医师用药咨询的内容是

[29~32]

    A. 宜睡前服用　　　　　　B. 宜清晨服用　　　　　　C. 宜餐后服用

    D. 宜餐前服用　　　　　　E. 宜餐中服用

29. 辛伐他汀

30. 呋塞米

31. 格列本脲

32. 复方铝酸铋

[33~35]

    A. 沙丁胺醇　　　　　　　B. 维生素 B_1　　　　　　C. 噻氯匹定

    D. 硫酸镁　　　　　　　　E. 奥利司他

33. 应在清晨服用,可迅速在肠道发挥作用的盐类泻药是

34. 应在睡前服用,疗效较好的是

35. 应在餐中服用,可减少脂肪吸收率的是

[36~39]

    A. 清晨　　　　　　　　　B. 餐前　　　　　　　　　C. 餐中

    D. 餐后　　　　　　　　　E. 睡前

以下药品适宜服用的时间

36. 比沙可啶

37. 二甲双胍

38. 平喘药

39. 硫酸镁

[40~43]

    A. 糖皮质激素　　　　　　B. 洛伐他汀　　　　　　　C. 甲氧氯普胺

    D. 阿卡波糖　　　　　　　E. 维生素 B_2

40. 宜于清晨服用的药品是

41. 宜于餐中服用的药品是

42. 宜于餐后服用的药品是

43. 宜于睡前服用的药品是

[44~47]

    A. 泼尼松龙　　　　　　　B. 奥利司他　　　　　　　C. 氟伐他汀

    D. 多潘立酮　　　　　　　E. 吲哚美辛

44. 适宜清晨服用的是

45. 适合睡前服用的是

46. 适宜餐中服用的是

47. 适合餐前服用的是

[48～51]

　　A. 复方铝酸铋片　　　　　　B. 二甲双胍片　　　　　　C. 甲氧氯普胺片

　　D. 瑞舒伐他汀片　　　　　　E. 维生素 C

48. 餐中服用，可以减少对胃肠道刺激的药品是

49. 睡前服用，可使抑制肝脏合成胆固醇效果更好的药品是

50. 餐前服用，可以充分附着于胃壁黏膜的药品是

51. 餐前服用，可以促进胃排空的药品是

[52～55]

　　A. 滴丸剂　　　　　　　　　　B. 泡腾片剂　　　　　　　C. 透皮贴剂

　　D. 膜剂　　　　　　　　　　　E. 缓、控释制剂

52. 一般应整片或整丸吞服的制剂是

53. 可供口服或黏膜外用的制剂是

54. 可迅速崩解和释放药物的制剂是

55. 多用于病情急重者的制剂是

[56～59]

　　A. 泡腾片剂　　　　　　　　　B. 舌下片　　　　　　　　C. 吸入粉雾剂

　　D. 透皮贴剂　　　　　　　　　E. 缓、控释制剂

56. 宜整片或整丸吞服，严禁嚼碎和研碎服用的剂型是

57. 严禁直接服用或口含的剂型是

58. 服用后 30 分钟内不宜进食或饮水的剂型是

59. 使用后需用温水漱口的剂型是

[60～61]

　　A. 咀嚼片　　　　　　　　　　B. 舌下片　　　　　　　　C. 泡腾片

　　D. 阴道栓　　　　　　　　　　E. 控释片

60. 用药后 30 分钟内不宜进食或者饮水的剂型是

61. 用药后 2 小时内尽量不排尿或局部冲洗的剂型是

[62～65]

　　A. 产生有利的药物相互作用

　　B. 抑制乙醛脱氢酶

　　C. 造成听神经和肾功能不可逆损害

　　D. 抑制氧化代谢反应

　　E. 抑制肾肽酶

62. 利血平＋氢氯噻嗪可

63. 乙醇＋呋喃唑酮可

64. 葡萄柚汁＋非洛地平可

65. 亚胺培南＋西司他丁钠可

[66～69]

　　A. 酒中的乙醇　　　　　　　　B. 茶叶中的鞣酸　　　　　C. 食醋中的醋酸

D. 食盐中的氯化钠　　　　　E. 烟中的烟碱

66. 可以与多种金属离子结合发生沉淀，影响药物吸收的是

67. 可以增加肝药酶的活性，加快对药物代谢速度的是

68. 能与胃蛋白酶、胰酶、淀粉酶中的蛋白结合，减弱其助消化药效的是

69. 可造成肝脏损害，形成肝硬化或脂肪肝，减弱对药物代谢速度的是

[70~71]

　　A. 苯溴马隆　　　　　　　B. 苯妥英钠　　　　　　　C. 左旋多巴
　　D. 琥珀酸亚铁　　　　　　E. 甲氨蝶呤

70. 服药期间宜多喝水的药物

71. 服药期间不宜喝茶的药物

[72~74]

　　A. 不饮酒　　　　　　　　B. 少食盐　　　　　　　　C. 少食醋
　　D. 不吸烟　　　　　　　　E. 适当多食脂肪类

72. 服用脂溶性维生素时宜

73. 应用抗生素头孢哌酮时宜

74. 应用麻醉药利多卡因时宜

[75~78]

　　A. 硝苯地平　　　　　　　B. 四环素　　　　　　　　C. 特非那定
　　D. 地西泮　　　　　　　　E. 灰黄霉素

75. 使用时不宜饮酒的药品是

76. 使用时不宜饮茶的抗生素类药物是

77. 使用时可适当多食脂肪的药物是

78. 用药时不宜抽烟的药品是

[79~80]

　　A. 阿司匹林　　　　　　　B. 替硝唑　　　　　　　　C. 口服降糖药
　　D. 地西泮　　　　　　　　E. 氟尿嘧啶、甲氨蝶呤等抗肿瘤药

79. 服用饮酒抑制乙醛脱氢酶，以致使呈现"双硫仑样反应"的药物是

80. 饮酒干扰胆碱的合成、可致使肝毒性、神经毒性增加的药物是

[81~82]

　　A. 食盐　　　　　　　　　B. 脂肪　　　　　　　　　C. 食醋
　　D. 蛋白质　　　　　　　　E. 咖啡

81. 食入何种物质对抗高血压药有影响

82. 食入何种物质对磺胺药、抗痛风药、氢氧化铝、红霉素有影响

[83~85]

　　A. 饮茶　　　　　　　　　B. 高盐饮食　　　　　　　C. 咖啡
　　D. 吸烟　　　　　　　　　E. 葡萄柚汁

83. 溃疡或胃酸过多的人不宜饮用

84. 有肾炎、风湿病伴有心脏损害、高血压患者不宜

85. 应用他汀类药物时不宜服用

[86～88]

  A. 胰岛素   B. 氨茶碱   C. 地西泮

  D. 呋塞米   E. 维生素 C

86. 吸烟可增加其排泄，使其作用减弱的是

87. 吸烟可影响肝药酶活性，使其疗效降低的是

88. 吸烟可促使儿茶酚胺释放，减少其吸收的是

[89～92]

  A. 别嘌醇   B. 多西环素   C. 特非那定

  D. 西咪替丁   E. 灰黄霉素

89. 服用时不宜饮酒的抗痛风药是

90. 服用时不宜饮茶的抗生素类药物是

91. 服用时可适当多食脂肪的药物是

92. 用药时不宜抽烟的药品是

[93～95]

  A. 甲硝唑   B. 双氯芬酸   C. 磺胺甲噁唑

  D. 西咪替丁   E. 环孢素

93. 可抑制乙醛脱氢酶活性，干扰乙醇代谢出现"双硫仑样反应"的药品是

94. 葡萄柚汁可升高口服该药物的 AUC 和 Cmax，对静脉给该药物的影响不明显，该
  药物为

95. 食醋可使药物溶解度降低、析出结晶，对尿路产生刺激性的药品是

[96～97]

  A. 作用相悖，加快心率，引起失眠

  B. 酸化尿，易在尿道中形成结晶

  C. 肠内产生大量氨基酸，阻碍吸收

  D. 刺激胃肠黏膜，增加发生胃溃疡或出血的危险

  E. 酸化尿、排泄慢、减弱活性、加重毒性

96. 服用吲哚美辛期间饮酒，会出现

97. 服用抗心律失常药期间喝茶，会出现

[98～100]

  A. 宜少饮水   B. 宜多饮水   C. 忌用热水送服

  D. 禁吸烟   E. 宜多食脂肪

98. 服用磺胺甲噁唑时

99. 服用抗利尿药时

100. 服用小儿麻痹症糖丸时

[101～104]

  A. 格列本脲   B. 硫酸亚铁   C. 维生素 D

  D. 西咪替丁   E. 左旋多巴

101. 服药期间饮酒可引起低血糖反应的是

102. 服药期间饮茶可降低疗效的药品是

103. 服药期间进食高脂肪可促进吸收的药品是

104. 服药期间进食高蛋白食物可阻碍吸收的药品是

[105 ~ 107]

　　A.《新编药物学》

　　B.《药物治疗学》

　　C.《中华人民共和国药典》

　　D.《药物流行病学》

　　E.《注射药物手册》

药师在提供药物信息咨询用药时常需查阅各种资料。除药品说明书之外，还可查询多种常用药物信息资料

105. 查询药物质量检验标准可首选的书籍是

106. 查询输液剂的配伍禁忌可首选的书籍是

107. 查询妊娠及哺乳期用药可首选的书籍是

[108 ~ 110]

　　A. 0.9%氯化钠注射液　　　B. 5%葡萄糖注射液　　　C. 50%葡萄糖注射液

　　D. 复方氯化钠注射液　　　E. 低分子右旋糖酐注射液

108. 静脉滴注两性霉素B的适宜溶媒是

109. 静脉滴注阿昔洛韦的适宜溶媒是

110. 静脉滴注青霉素的适宜溶媒是

[111 ~ 113]

　　A. 清晨　　　　　　　　B. 餐前　　　　　　　　C. 餐中

　　D. 餐后　　　　　　　　E. 睡前

111. 格列齐特片的适宜服药时间是

112. 阿卡波糖片的适宜服药时间是

113. 比沙可啶片的适宜服药时间是

[114 ~ 116]

　　A. 阿仑膦酸钠　　　　　B. 去氨加压素　　　　　C. 硫酸亚铁

　　D. 阿莫西林　　　　　　E. 辛伐他汀

114. 服药后应保持上身直立的药物是

115. 饮茶可减少其吸收的药物是

116. 与葡萄柚汁同服可能升高血药浓度的药物是

C型题（综合分析选择题。每题的备选答案中只有一个最佳答案）

[1 ~ 3]

现代医学研究证实，很多药物的作用和毒性、不良反应与人体的生物节律（生物钟）有着极其密切的关系。同一种药物在同等剂量可因给药时间不同，而产生不同的作用和疗效。而执业药师运用时辰药理学知识来制订合理的给药方案，按时辰规律给药能准确及时

地将药物送达病灶，使给药时间与人体生理节律同步，使用药更加科学、有效、安全、经济。

1. 依据生物钟规律，适宜清晨服药的是

    A. 平喘药   B. 抗过敏药   C. 抗抑郁药

    D. 调节血脂药   E. 抗结核药

2. 依据生物钟规律，适合睡前服用的是

    A. 泼尼松龙   B. 奥利司他   C. 氟伐他汀

    D. 多潘立酮   E. 吲哚美辛

3. 依据生物钟规律，糖皮质激素最适宜的服用时间为

    A. 清晨   B. 餐前   C. 餐中

    D. 餐后   E. 睡前

[4~6]

人的生物钟规律即指在人体内调控某些生化、生理和行为现象有节奏地出现的生理机制。很多药物的作用和毒性、不良反应与人体的生物节律（生物钟）有着极其密切的关系。同一种药物在同等剂量可因给药时间不同，而产生不同的作用和疗效。

4. 人体肝脏合成胆固醇主要是在

    A. 下午8时   B. 凌晨4时   C. 上午8时

    D. 中午12时   E. 夜间

5. 根据生物钟规律，适宜清晨服药的是

    A. 平喘药   B. 抗过敏药   C. 抗抑郁药

    D. 调节血脂药   E. 长效 β 受体阻断剂

6. 下列"依据生物钟规律而设定的给药时间"中，最正确的是

    A. 清晨服用驱虫药   B. 睡前服用助眠药   C. 清晨服用泼尼松

    D. 清晨服用利尿剂   E. 睡前服用缓泻药

[7~10]

若空腹服药，则胃排空快，药物在短时间内进入十二指肠与小肠；餐后服用可延缓胃排空，使药物在胃中较充分地吸收，且能够减少或避免药物对胃黏膜的刺激。因此，一般药品适宜餐后服用。

7. 非甾体抗炎药双氯芬酸适宜的服药时间是

    A. 清晨服用   B. 餐前服用   C. 餐中服用

    D. 餐后服用   E. 睡前服用

8. 为了减少胃黏膜刺激，二甲双胍适宜的服用时间是

    A. 清晨服用   B. 餐前服用   C. 餐中服用

    D. 餐后服用   E. 睡前服用

9. 为了充分附着胃黏膜形成屏障，应餐前服用的是

    A. 维生素 C   B. 阿卡波糖   C. 西咪替丁

    D. 普伐他汀   E. 米索前列醇

10. 为了快速显效与减少干扰，阿莫西林等抗生素服用的时间是

A. 清晨服用   B. 餐前服用   C. 餐中服用

D. 餐后服用   E. 睡前服用

[11~14]

药物信息按照其最初来源通常分为三级，即以期刊发表的原创性论著为主的一级信息源、引文和摘要服务为主的二级信息源以及参考书和数据库为主的三级信息源。

11. 以下有关一级文献资料特点的叙述中，最正确的是

     A. 提供的信息最新

     B. 内容广泛、使用方便

     C. 很方便地对所需要的信息资料进行筛选

     D. 查阅时需要利用所提供参考文献去验证

     E. 有的还能提供疾病与药物治疗的基本知识

12. 在药学信息服务中，三级信息源资料的最突出的优势是

     A. 内容全面、细致

     B. 内容广泛、使用方便

     C. 提供的信息丰富、翔实

     D. 能看到研究细节如实验设计、数据处理等

     E. 很方便地对所需要的一级信息资料进行筛选

13. 以下评价二级信息源的标准中，不正确的是

     A. 索引的完备程度   B. 检索路径及费用   C. 出版或更新的频率

     D. 引用参考文献的质量   E. 收载杂志的数量、专业种类

14. 下列评价三级信息的标准中，不正确的是

     A. 所提供的内容是否更新

     B. 作者是否为该领域的专家

     C. 是否提供相关信息的引文或链接

     D. 提供的信息内容有无偏倚或明显的差错

     E. 评价重点是其中的"研究对象"和"研究方法"

[15~18]

在现代社会，药学信息的收集已不困难，但很容易出现信息量大但杂乱无章和重复的现象。药师必须通过专业的药学信息检索，对众多良莠不齐的药学信息进行客观、合理的分析评价。去伪存真，挑出有专业证据的高质量信息，指导临床合理用药。

15. 在临床用药实践中，使用最为广泛的药物信息源是

     A. 一级信息源   B. 二级信息源   C. 三级信息源

     D. 四级信息源   E. 五级信息源

16. 以下三级信息源药物信息中，应用最多、最广泛的是

     A. 医学信息   B. 药品标准   C. 药物相互作用

     D. 药品不良反应   E. 药物综合信息

17. 在"药物综合信息类"三级信息源中，世界最著名的大型药物参考工具书是

     A. 医师案头参考   B. 药物事实与比较   C. 马丁代尔药物大典

D. 美国药典药物信息　　　　E. Stockley 药物相互作用

18. 在中国，具有"规范处方行为和指导合理用药的法规性和专业性文件"属性的药物信息源是

    A. 新编药物学　　　　　　B. 药物不良反应　　　　　C. 中国国家处方集

    D. 国际基本药物处方集　　E. 中华人民共和国药典

[19 ~ 22]

酒的主要成分为乙醇，饮用后人体先是兴奋，随之对中枢神经出现抑制，并扩张血管，刺激或抑制肝药酶代谢系统；另外，有些药也可延迟酒的代谢和分解。总体上，药与酒的相互作用结果有两个：一是降低药效；二是增加发生不良反应的几率。

19. 服用头孢曲松、甲硝唑、氯丙嗪等药物期间，应该禁用的是

    A. 盐　　　　　　　　　　B. 醋　　　　　　　　　　C. 茶

    D. 糖　　　　　　　　　　E. 酒

20. 服用格列本脲期间饮酒，可能引起的不良反应是

    A. 血糖不降　　　　　　　B. 过敏反应　　　　　　　C. 血压升高

    D. 低血糖反应　　　　　　E. 双硫仑样反应

21. 用药期间应禁止饮酒，否则可出现面部潮红、头痛、眩晕等反应的药品是

    A. 呋喃唑酮　　　　　　　B. 克林霉素　　　　　　　C. 庆大霉素

    D. 依替米星　　　　　　　E. 青霉素 G – K

22. 在服用别嘌醇期间，饮酒可能引起的不良反应是

    A. 嗜睡　　　　　　　　　B. 血压升高　　　　　　　C. 出现蛋白尿

    D. 痛风急性发作　　　　　E. 双硫仑样反应

[23 ~ 26]

用药咨询是药师应用所掌握的药学知识和药品信息，承接公众对药物治疗和合理用药的咨询服务，对临床合理用药有关键性作用。根据药物咨询对象的不同，可以将其分为患者、医师、护士和公众的用药咨询。

23. 下列药师承接的用药咨询内容中，多由患者提出的是

    A. 自我保健　　　　　　　B. 新药信息　　　　　　　C. 药品适应证

    D. 治疗药物监测　　　　　E. 注射剂配置溶媒、浓度

24. 在下述药师承接的用药咨询内容中，多由药师提出的是

    A. 合理用药信息

    B. 注射剂配置溶媒、浓度

    C. 服药后预计起效时间即维持时间

    D. 首次剂量、维持剂量以及用药间隔

    E. 所用的药品近期药品说明书有相关修改

25. 药师应告知医师"血药浓度监测是安全实施该治疗的重要措施"的事例是

    A. 利巴韦林可致畸与肿瘤

    B. 阿昔洛韦可致急性肾衰竭

    C. 替加色罗存在心绞痛风险

D. 地高辛用于肾功能不全患者

E. 含钆造影剂用于肾功能不全者

26. 药师应告知护士"静脉滴注两性霉素 B 的时间应该控制 6 小时以上"的机制是避免

    A. 引发静脉炎   B. 出现过敏反应   C. 出现急性肾衰竭

    D. 出现红人综合征   E. 引起心室颤动和心脏骤停

[27~28]

药物信息咨询服务药学服务中的一项重要内容，也是药师在工作中必备的基本技能。核心是以循证药学的理念为临床提供高质量、高效率的用药相关信息，帮助解决患者的实际问题。

27. 属于二级文献资料的是

    A. 美国药典药物信息   B. Clarke 药物和毒物分析   C. 药学学报

    D. 医师案头参考（PDR）   E. 万方数据资源系统

28. 在临床用药实践中，使用最为广泛的药物信息源是

    A. 一级文献   B. 二级文献   C. 三级文献

    D. 专业期刊   E. 学术会议论文集

X 型题（多项选择题，每题的备选项中有 **2** 个或 **2** 个以上正确答案。少选或多选均不得分）

1. 属于一级信息源的是

    A. 《中国药学杂志》   B. 《中国药房》   C. 《中国药典》

    D. 《化学文摘》   E. 《马丁代尔药物大典》

2. 药物信息的二级文献包括

    A. 《药典》   B. 《新编药物学》   C. 《药品不良反应》

    D. 《医学索引》   E. 《医学文摘》

3. 常用的药学文献检索工具有

    A. 《中国药学文摘》

    B. 《国际药学文摘》

    C. 《化学文摘》《生物学文摘》

    D. 《医学文摘》

    E. 《医学索引》

4. 下列药物信息源中，归属三级文献资料的是

    A. 中国药学杂志

    B. 中国药学文摘

    C. 医师案头参考（PDR）

    D. 中华人民共和国药典

    E. 中国药典临床用药须知

5. 二级信息进行评价的标准包括

    A. 收载杂志数量   B. 受试体数量   C. 临床诊断标准

D. 出版或更新频率　　　　　E. 检索路径数量

6. 对三级信息源的评价可以从以下哪几个方面来考虑

　　A. 作者是否为该领域的专家

　　B. 提供的内容是否是最新的

　　C. 提供的信息内容是否有参考文献的支持

　　D. 信息中是否有相应的引文或链接

　　E. 信息内容有无偏倚或明显的差错

7. 评价网站信息的标准有

　　A. 权威性　　　　　　　B. 新颖性　　　　　　　C. 合理性

　　D. 归因性　　　　　　　E. 补充性

8. "药物信息的管理"的形式包括

　　A. 信息网络管理

　　B. 信息管理软件

　　C. 传统的剪辑式摘录

　　D. 传统的卡片式摘录

　　E. 药物信息资料计算机管理

9. 下列对患者提供咨询服务时需要特别关注的问题，错误的是

　　A. 尽可能不要使用任何医学术语

　　B. 应多使用数字

　　C. 对用药依从性不好的患者应提供书面材料

　　D. 应保护患者隐私

　　E. 应有效利用资源，用较少的时间回答问题

10. 下列哪些情况下，应对患者进行提示

　　A. 合并用药较多

　　B. 既往有不良反应史

　　C. 使用特殊管理药品的患者

　　D. 使用临近效期的药品

　　E. 药品被重新分装，而包装的标识物不清

11. 患者用药咨询的内容包括

　　A. 药品名称　　　　　　B. 适应证　　　　　　　C. 药品价格

　　D. 药品的鉴定辨识　　　E. 有否替代药品或其他疗法

12. 药师对患者进行用药指导的作用有

　　A. 可在最大程度上提高患者的治疗效果，提高患者用药的依从性

　　B. 可减少药品不良反应发生的几率

　　C. 可节约医药资源

　　D. 可指导合理用药，优化药物治疗方案

　　E. 可提高药师在社会和公众心目中的位置

13. 长期应用可与维生素 K 竞争性结合谷氨酸 - γ 羟化酶，导致出血的药品有

A. 利巴韦林   B. 头孢美唑   C. 拉氧头孢

D. 人促红素   E. 头孢米诺

14. 下列属于医师用药咨询内容的是

     A. 新药临床评价   B. 国内外新药动态   C. 药物不良反应

     D. 药物相互作用   E. 药物适宜溶剂

15. 下列哪些是用药咨询中医师通常咨询的问题

     A. 合理用药信息   B. 治疗药物监测   C. 药品不良反应

     D. 禁忌证   E. 输液药物的稳定性

16. 下列药品服用时间描述，正确的是

     A. 调节血脂药物宜在睡前服用

     B. 利尿剂宜在清晨服用

     C. 肾上腺皮质激素宜在睡前服用

     D. 多数平喘药物宜在临睡前服用

     E. 维生素 B_2 宜餐前服用

17. 宜在餐前服用的药物包括

     A. 多潘立酮   B. 格列本脲   C. 阿司匹林

     D. 噻氯匹定   E. 氢氯噻嗪

18. 宜在清晨服用的药物有

     A. 苯海拉明   B. 泼尼松   C. 呋塞米

     D. 氟西汀   E. 沙丁胺醇

19. 宜在睡前服用的药物包括

     A. 咪达唑仑   B. 辛伐他汀   C. 螺内酯

     D. 格列本脲   E. 沙丁胺醇

20. 以下所列药品中，适宜清晨服用的是

     A. 呋塞米   B. 泼尼松龙   C. 比沙可啶

     D. 帕罗西汀   E. 沙丁胺醇

21. 以下所列药品中，适宜睡前服用的是

     A. 螺内酯   B. 甲苯达唑   C. 格列美脲

     D. 二羟丙茶碱   E. 沙丁胺醇

22. 适于餐中服用的药品有

     A. 维生素 B_2 B. 氢氯噻嗪   C. 二甲双胍

     D. 吡罗昔康   E. 复方三硅酸镁

23. 宜在餐前服用的药物包括

     A. 多潘立酮   B. 格列本脲   C. 阿司匹林

     D. 噻氯匹定   E. 复方三硅酸镁

24. 关于滴丸剂的描述，正确的是

     A. 只能口服

     B. 多用于病情急重者

C. 冠心病、心绞痛等患者可以服用滴丸剂

D. 滴丸剂可以大剂量服用

E. 滴丸剂在保存中不宜受热

25. 关于泡腾片剂的叙述，正确的是

    A. 供口服的泡腾片剂一般宜用 100～150mL 凉开水或温开水浸泡

    B. 泡腾片剂可迅速崩解和释放药物

    C. 泡腾片剂可以让幼儿自行服用

    D. 泡腾片剂可咀嚼服用

    E. 泡腾片剂用水浸泡后如出现不溶物、沉淀、絮状物时不宜服用

26. 关于咀嚼片的叙述，正确的是

    A. 咀嚼片常用于维生素类、解热药和治疗胃部疾患的氢氧化铝、硫糖铝等制剂

    B. 咀嚼片咀嚼后可以用少量的温开水送服

    C. 咀嚼片直接吞咽与咀嚼后吞咽的效果一样

    D. 咀嚼片服用后 30 分钟内不宜吃东西或饮水

    E. 用于中和胃酸的咀嚼片宜在餐后 1～2 小时服用

27. 使用气雾剂时的注意事项包括

    A. 使用前应尽量将痰液咳出，口腔内的食物咽下

    B. 使用前气雾剂需摇匀

    C. 使用气雾剂应准确掌握剂量，明确一次给药揿压几下

    D. 使用气雾剂给药后应屏住呼吸 10～15 秒

    E. 含激素类制剂用温水漱口

28. 有关缓、控释制剂的叙述，正确的是

    A. 所有的药物都可制成缓、控释制剂

    B. 药物的外文药名中如带有 SR、ER 时，则属于缓、控释制剂

    C. 缓、控释制剂一般应整片或整丸吞服

    D. 缓、控释制剂的服药时间宜固定

    E. 缓、控释制剂可以一日 3 次给药

29. 何种剂型须注明"连用 3 日，症状未缓解，应停用就诊"

    A. 滴耳剂   B. 滴鼻剂   C. 含漱剂

    D. 透皮贴剂   E. 滴眼剂

30. 下列关于透皮贴剂的叙述，正确的有

    A. 定期更换或遵医嘱

    B. 为了促进吸收，可以热敷

    C. 不要贴在皮肤的皱褶处

    D. 用前将需贴敷的部位洗净并稍晾干

    E. 应贴于皮肤破损、溃烂或红肿部位

31. 咀嚼片的服用方法，错误的是

    A. 服用后 30 分钟内不宜饮食

B. 咀嚼时间一般控制在 10 分钟以上

C. 在口腔内咀嚼的时间宜充分

D. 咀嚼后可用少量水（温开水）送服

E. 中和胃酸时，宜在餐后立即服用

32. 服药时需多喝水的药物包括

    A. 格列本脲   B. 氨茶碱   C. 阿仑膦酸钠

    D. 苯溴马隆   E. 磺胺嘧啶

33. 关于食物对药品疗效的影响叙述，正确的是

    A. 乙醇、茶叶、咖啡、醋、食盐都可以影响药物的疗效

    B. 脂肪和蛋白质不会影响药物的疗效

    C. 服药期间饮酒可以降低药物的疗效以及增加药物不良反应发生的几率

    D. 茶叶中含有的儿茶酚可以和药物中的多种金属离子结合发生沉淀，而影响药物的吸收

    E. 长期饮酒或饮用过量，会造成肝脏损害，使其对药物代谢迟缓

34. 关于吸烟与药物相互关系的描述，正确的是

    A. 烟草中含有大量的多环芳香烃类化合物，可抑制肝药酶的活性，减少对药物的代谢

    B. 吸烟可破坏维生素 C 的结构，使血液中维生素 C 的浓度降低

    C. 烟草中的烟碱可降低呋塞米的利尿作用

    D. 烟草中的烟碱可增加氨茶碱的排泄，使其平喘作用减退

    E. 吸烟可促使儿茶酚胺释放，增加对胰岛素的吸收并提高其作用

35. 以下有关饮酒对药物的不良影响的叙述中，正确的是

    A. 可破坏维生素 C

    B. 阻碍左旋多巴的吸收

    C. 使茶碱缓释片失去缓释作用

    D. 增强催眠药对中枢神经的抑制作用

    E. 降低抗痛风药别嘌醇抑制尿酸生成作用

36. 服药后不宜食醋的药物有

    A. 碳酸氢钠   B. 胰酶   C. 链霉素

    D. 磺胺药   E. 红霉素

37. 不宜与脂肪或蛋白质同服的药物为

    A. 灰黄霉素   B. 脂溶性维生素   C. 左旋多巴

    D. 异烟肼   E. 糖皮质激素

38. 不宜与食醋同时服用的药物为

    A. 磺胺   B. 碳酸氢钠   C. 呋塞米

    D. 维生素 B_1 E. 氨基糖苷类抗生素

39. 饮酒期间不宜服用的药物为

    A. 甲硝唑   B. 格列本脲   C. 电解质

  D. 苯巴比妥　　　　　　　E. 呋喃唑酮

40. 服用后不要立即饮水的药品包括

  A. 氨茶碱　　　　　　　　B. 硫糖铝　　　　　　　　C. 丙磺舒

  D. 川贝止咳糖浆　　　　　E. 胶体果胶铋

41. 提高患者用药依从性的措施包括

  A. 针对不同患者人群，制订个体化治疗方案

  B. 简化治疗方案

  C. 扩大药品适应证

  D. 使用通俗、简洁的言语向患者介绍

  E. 对于记忆力差的老年患者可使用分时药盒

42. 重复服用阿司匹林可能导致的后果有

  A. 出血　　　　　　　　　B. 胃溃疡　　　　　　　　C. 胃痛

  D. 体温降低　　　　　　　E. 血尿酸升高

43. 药师面向护士的用药咨询内容包括

  A. 药物的适宜溶剂　　　　B. 药物的稀释容积　　　　C. 药物的滴注速度

  D. 药物的配伍禁忌　　　　E. 替代治疗方案

44. 合用他汀类药品，可能使其代谢减慢以致出现肌痛等严重不良反应的药品是

  A. 红霉素　　　　　　　　B. 异烟肼　　　　　　　　C. 利福平

  D. 西咪替丁　　　　　　　E. 伊曲康唑

45. 对患者提供咨询服务时需要特别关注的问题，错误的是

  A. 尽可能不要使用任何医学术语

  B. 应多使用数字

  C. 对用药依从性不好的患者应提供书面材料

  D. 应保护患者隐私

  E. 应有效利用资源，用较少的时间回答问题

46. 与头孢曲松钠注射液混合可产生肉眼难以观测到白色细微沉淀的注射液是

  A. 氯化钠注射液　　　　　B. 葡萄糖酸钙注射液　　　C. 复方氯化钠注射液

  D. 乳酸钠林格注射液　　　E. 复方乳酸钠葡萄糖注射液

47. 二级信息进行评价的标准包括

  A. 收载杂志数量　　　　　B. 受试体数量　　　　　　C. 临床诊断标准

  D. 出版和更新频率　　　　E. 检索路径数量

48. 长期应用可与维生素 K 竞争性结合谷氨酸 - γ 羟化酶导致出血的药品有

  A. 利巴韦林　　　　　　　B. 头孢美唑　　　　　　　C. 拉氧头孢

  D. 人促红素　　　　　　　E. 头孢米诺

49. 需要在服药时多饮水的药物包括

  A. 降糖药　　　　　　　　B. 平喘药　　　　　　　　C. 抗痛风药

  D. 氨基糖苷类抗生素　　　E. 利胆药

第四章 用药安全

A 型题（最佳选择题，每题的备选答案中只有一个最佳答案）

1. 药物警戒的概念为

   A. 研究药物的安全性

   B. 一种学术上的探讨

   C. 可以了解药害发生的规律，从而减少和杜绝药害，保证用药安全

   D. 有关不良作用或任何可能与药物相关问题的发现、评估、理解与防范的科学与活动

   E. 评价用药的风险效益比

2. 药物警戒的意义不包括

   A. 加强用药及所有医疗干预措施的安全性，优化患者的医疗质量

   B. 改进用药安全，促进公众健康

   C. 药品使用的利弊、药品的有效性和风险性进行评价，促进合理用药

   D. 促进对药物安全的理解、宣传教育和临床培训，推动与公众的有效交流

   E. 制订和执行药品保管制度

3. 大规模研究试验显示，近年上市的环氧酶 2 抑制剂中，因可导致心血管不良反应风险而退市的药品是

   A. 塞来昔布   B. 罗非昔布   C. 吡罗昔康

   D. 阿司匹林   E. 对乙酰氨基酚

4. 药品不良反应监测的目的和意义不包括

   A. 弥补药品上市前研究的不足

   B. 减少 ADR 的危害

   C. 促进新药的研制开发

   D. 促进临床合理用药

   E. 药品上市后风险评估

5. 不良反应的评价结果有 6 级，即肯定、很可能、可能、可能无关、待评价、无法评价，以下情况可判定为肯定的是

   A. ADR 与用药时间相关性不密切

   B. 反应表现与已知该药 ADR 不相吻合

   C. 患疾病发展同样可能有类似的临床表现

   D. 用药与反应发生时间关系密切，但引发 ADR 的药品不止一种

   E. 用药及反应发生时间顺序合理，且停药以后反应停止，再次使用，反应再现

6. 应报告药品引起的严重、罕见或新的不良反应的是

A. 上市 5 年以内的药品　　　B. 国家重点监测的药品　　　C. 上市 5 年以上的药品

D. 上市 3 年以内的药品　　　E. 上市 3 年以上的药品

7. 我国药品不良反应报告原则为

A. 药品与不良反应的关系肯定后由医院呈报

B. 药品与不良反应的关系肯定后由药品生产企业呈报

C. 药品与不良反应的关系肯定后由药品经营企业呈报

D. 患者向医师报告

E. 可疑即报

8. 以下"ADR 因果关系评价肯定的依据"中，不正确的是

A. 有合理的时间关系

B. 撤药后不良反应症状消除

C. 再次使用再次出现同样反应

D. 有其他原因或混杂因素干扰

E. 有所用药物 ADR 的报道和评述

9. 用二甘醇替代丙二醇所致的假药事件是

A. "欣弗事件"　　　B. "亮菌甲素事件"　　　C. "关木通事件"

D. "鱼腥草事件"　　　E. "达菲事件"

10. "关木通事件"，关木通会导致严重的肾毒性，是因为

A. 其含有马兜铃酸　　　B. 其含有刺五加　　　C. 其含有二甘醇

D. 其含有甲氨蝶呤　　　E. 其含有苯丙素

11. 羟甲戊二酰辅酶 A 还原抑制剂（他汀类）所致的药源性损伤为

A. 胃肠道损害　　　B. 肝损害　　　C. 肾损害

D. 肺损害　　　E. 神经损害

12. 可能导致癫痫发作的药物是

A. 麻黄碱　　　B. 白消安　　　C. 利血平

D. 氟哌啶醇　　　E. 甲氧氯普胺

13. 可引起溶血性贫血的药物是

A. 氯丙嗪　　　B. 氯霉素　　　C. 地塞米松

D. 阿糖胞苷　　　E. 硫酸亚铁

14. 下列可能导致局部缺血性结肠炎的药物是

A. 丙米嗪　　　B. 利血平　　　C. 阿洛司琼

D. 依他尼酸　　　E. 维生素 D

15. 一般不呈现"药源性胃肠道损害"的药物是

A. 吲哚美辛　　　B. 阿司匹林　　　C. 呋塞米

D. 维生素 D　　　E. 对乙酰氨基酚

16. 出血是肝素最常见的不良反应，对明显出血者选用的特异性拮抗药是

A. 氟马西尼　　　B. 鱼精蛋白　　　C. 地塞米松

D. 烯丙吗啡　　　E. 酚磺乙胺

17. 治疗药源性疾病的方法如下，最先采用的是
    A. 对症治疗　　　　　　　　B. 停用致病药物　　　　　　C. 拮抗致病药物
    D. 调整治疗方案　　　　　　E. 排除体内残留的致病药物

18. 美国国家用药错误报告及预防协调委员会制订的用药错误分级标准中"发生差错但未发给患者，或已发给患者但未使用"的情况属于
    A. A 级　　　　　　　　　　B. B 级　　　　　　　　　　C. C 级
    D. D 级　　　　　　　　　　E. E 级

19. 分娩前应用氯霉素可引起新生儿
    A. 腹泻　　　　　　　　　　B. 核黄疸　　　　　　　　　C. 灰婴综合征
    D. 肺炎　　　　　　　　　　E. 呼吸窘迫综合征

20. 妊娠 5 个月后用何种药物会使婴儿牙釉质发育不全，牙齿黄染
    A. 氟喹诺酮类　　　　　　　B. 四环素类　　　　　　　　C. 大环内酯类
    D. 青霉素　　　　　　　　　E. 氨基糖苷类

21. 下列关于药物对孕妇的影响，错误的是
    A. 孕妇不应过量服用含咖啡因的饮料
    B. 孕妇患有结核、糖尿病应绝对避免药物治疗以防胎儿畸形
    C. 受精后半个月内，几乎见不到药物的致畸作用
    D. 受精后 3 周至 3 个月接触药物，最易发生先天畸形
    E. 妊娠 3 个月至足月除神经系统或生殖系统外，其他器官一般不致畸

22. 下列哪种不属于已知致畸的药物
    A. 辛伐他汀　　　　　　　　B. 对乙酰氨基酚　　　　　　C. 利巴韦林
    D. 炔诺酮　　　　　　　　　E. 甲氨蝶呤

23. 下列药品中，妊娠期妇女禁用的是
    A. 硝苯地平　　　　　　　　B. 环丙沙星　　　　　　　　C. 拉贝洛尔
    D. 葡萄糖酸钙　　　　　　　E. 双八面体蒙脱石

24. 妊娠期妇女用药应该格外谨慎，在不同孕期药物对胚胎和胎儿的影响不同，一般情况下，用药后不会出现畸形胎儿的时间是在受精后
    A. 18 天之内　　　　　　　　B. 21 天之内　　　　　　　　C. 28 天之内
    D. 3 个月之后　　　　　　　E. 6 个月之后

25. 妊娠期间，药物致畸的高敏感期是
    A. 妊娠 3 天　　　　　　　　B. 妊娠 18 天　　　　　　　　C. 受精后 3 周至 3 个月
    D. 受精后 3 周以内　　　　　E. 妊娠后期 3 个月内

26. 药物对妊娠的危险性分级中属于 X 级的是
    A. 奥美拉唑　　　　　　　　B. 甲氨蝶呤　　　　　　　　C. 链霉素
    D. 阿卡波糖　　　　　　　　E. 氯化钾

27. 在乳汁中含量低的抗菌药物是
    A. 万古霉素　　　　　　　　B. 四环素类　　　　　　　　C. 大环内酯类
    D. 氟喹诺酮类　　　　　　　E. β－内酰胺类

28. 以下所列药物中，使用不当可能导致新生儿发生核黄疸的是
    A. 磺胺类药　　　　　　　B. 吲哚美辛　　　　　　　C. 维生素 C
    D. 苯妥英钠　　　　　　　E. 新生霉素

29. 乳儿禁用的药物不包括下列哪种药物
    A. 卡那霉素　　　　　　　B. 水杨酸钠　　　　　　　C. 氯霉素
    D. 吲哚美辛　　　　　　　E. 青霉素

30. 乳汁中药物的浓度与下列哪种因素无关
    A. 脂溶性
    B. 药物剂型
    C. 母体中的药物浓度
    D. 药物与母体血浆蛋白结合率
    E. 药物的酸碱度

31. 哺乳妇女患病，应选择对母亲有利、婴儿危害或影响小的药物，例如：患泌尿道感染时，替代磺胺类药的药物应选择
    A. 磺胺类　　　　　　　　B. 红霉素　　　　　　　　C. 氧氟沙星
    D. 阿米卡星　　　　　　　E. 氨苄西林

32. 容易在乳汁中排泄的药物的理化特性主要是
    A. 弱酸性　　　　　　　　B. 分子量小于 200　　　　C. 在水中容易溶解
    D. 在脂肪中极易溶解　　　E. 与母体血浆蛋白结合极强

33. 下列药品中，新生儿局部应用过多可能导致中毒的是
    A. 硼酸　　　　　　　　　B. 炉甘石　　　　　　　　C. 氧化锌
    D. 滑石粉　　　　　　　　E. 甘油溶液

34. 以下有关新生儿用药特点的叙述中，正确的是
    A. 新生儿的药物半衰期短
    B. 新生儿皮下注射用药吸收快
    C. 药物在新生儿脑脊液中分布较少
    D. 新生儿局部用药透皮吸收较成人少
    E. 新生儿体表面积与体重之比较成人大

35. 以下注射给药途径中，最常用于新生儿的是
    A. 动脉注射　　　　　　　B. 静脉注射　　　　　　　C. 肌内注射
    D. 腹腔注射　　　　　　　E. 皮下注射

36. 新生儿体内水溶性药物排出较慢、容易中毒，其主要机制是患儿总体液量占体重的
    A. 40%～45%　　　　　　　B. 50%～55%　　　　　　　C. 60%～65%
    D. 70%～75%　　　　　　　E. 75%～80%

37. 以下对新生儿用药特点的叙述，不正确的是
    A. 新生儿总体液量相对成人高，所以水溶性药物在细胞外液稀释后浓度降低，排出也较慢

B. 新生儿的酶系统尚不成熟和完备，用药应考虑肝酶的成熟情况

C. 新生儿体表面积相对成人大，皮肤角质层薄，局部用药应防止吸收中毒

D. 胃肠道吸收可因个体差异或药物性质不同而有很大差别

E. 因新生儿吞咽困难，一般采用皮下或肌内注射的方法给药

38. 可影响幼儿软骨发育，导致承重关节损伤的药物是

    A. 阿米卡星   B. 诺氟沙星   C. 头孢唑林

    D. 米诺环素   E. 阿莫西林

39. 某药的成人给药剂量为30mg/kg，每日给药3次，8岁儿童按照体重计算每日的给药剂量应为

    A. 234mg   B. 210mg   C. 230mg

    D. 570mg   E. 720mg

40. 用体重计算年长儿童的剂量时，一般应选择

    A. 剂量的下限   B. 剂量的上限   C. 剂量的1/2

    D. 剂量的1/3   E. 剂量的2/3

41. 小儿呼吸道感染可服用琥乙红霉素颗粒，剂量为30~50mg/（kg·d），分3~4次服用，一位体重为20kg的儿童一次剂量应为

    A. 175~250mg 或 125~225mg

    B. 200~333mg 或 150~250mg

    C. 215~350mg 或 175~270mg

    D. 225~375mg 或 200~300mg

    E. 250~375mg 或 225~325mg

42. 已知对乙酰氨基酚成人剂量一次400mg。一个体重10kg的11个月的婴儿感冒发热，按体表面积计算该患儿处方剂量应为

    A. 50mg   B. 75mg   C. 90mg

    D. 100mg   E. 200mg

43. 计算儿童用药剂量的方法中，比较合理的是

    A. 根据儿童年龄计算   B. 根据儿童体重计算   C. 根据儿童病情计算

    D. 根据体表面积计算   E. 根据成人剂量折算

44. 以下抗菌药物中，适宜用于儿童患者的是

    A. 四环素   B. 青霉素   C. 万古霉素

    D. 氟喹诺酮类   E. 氨基糖苷类

45. 关于老年人患病，下列哪项叙述是错误的

    A. 老年人症状和体征往往表现不典型

    B. 老年人患多种疾病，若治疗上存在矛盾时，应忽略不良反应，保证药物治疗的全面性

    C. 老年人各种器官功能减退，机体适应能力下降，故一旦发病，病情常迅速恶化

    D. 老年人由于组织器官老化和生理功能减退，容易罹患多种慢性疾病

    E. 老年人医源性疾病的最常见原因是不适当用药

46. 下列影响老年人血药浓度的因素中，叙述错误的是
    A. 心、肝、肾及胃肠等主要器官功能在不断下降
    B. 常规剂量连续给药就有可能引起蓄积性中毒
    C. 对药物的代谢、排泄减慢，血浆半衰期延长
    D. 与血浆蛋白结合率增加，使游离型药物减少
    E. 即使在常规剂量下，也可能出现血药浓度增高而造成毒性反应

47. 下列药品中，与血浆蛋白结合率高、分布容积随年龄增长而降低，容易造成老年人血药浓度升高而致中毒的是
    A. 巴比妥   B. 地西泮   C. 碳酸钙
    D. 维生素 C   E. 水杨酸钠

48. 关于老年人的药动学特点，叙述错误的是
    A. 老年人的胃酸分泌减少，对一些酸性药物分解增多，吸收减少
    B. 老年人肝脏代谢药物能力下降，药物血浆半衰期延长
    C. 老年人肾小球滤过率降低，肾血流量明显减少，肾小管功能减退
    D. 老年人的血浆蛋白含量降低，使游离型药物增加
    E. 老年人的胃肠道功能变化对主动转运方式吸收的药物几乎没有影响

49. 由于老年人胃肠道功能变化，而导致按主动转运方式吸收减少的药品是
    A. 维生素 B$_1$ B. 阿司匹林   C. 对乙酰氨基酚
    D. 苯巴比妥   E. 磺胺甲噁唑

50. 下列关于老年人的药效学特点，哪项不正确
    A. 对中枢神经系统的敏感性增高
    B. 对抗凝血药的敏感性增高
    C. 对利尿药、抗高血压药的敏感性增高
    D. 对肾上腺素 β 受体激动药的敏感性降低
    E. 对肾上腺素 β 受体拮抗药的敏感性增高

51. 下列药物中，即使肝功能不全的病人也可使用原剂量的是
    A. 氯霉素   B. 青霉素   C. 洋地黄毒苷
    D. 苯妥英钠   E. 苯巴比妥

52. 对于肝功能不全时药动学和药效学特点的叙述，错误的是
    A. 肝脏疾病时，肝脏内在清除率下降
    B. 肝脏疾病时，药物的肝脏的首过效应减弱
    C. 肝脏疾病时，具有活性的游离型药物浓度增加
    D. 肝脏疾病时，药物代谢加快
    E. 对于某些前体药物，肝脏疾病时，药效降低

53. 以下有关肝功能不全病人用药原则的叙述中，不正确的是
    A. 避免或减少使用对肝脏毒性大的药物
    B. 特别应避免与肝毒性的药物合用
    C. 定期检查肝功能，及时调整治疗方案

    D. 选用从肝脏排泄的药物

    E. 明确诊断，合理选药

54. 肝病患者慎用的药品不包括

    A. 氯丙嗪   B. 对乙酰氨基酚   C. 多黏菌素

    D. 甲氨蝶呤   E. 四环素

55. 肾功能不全者的用药原则不包括

    A. 避免或减少使用肾毒性大的药物

    B. 避免与有肾毒性的药物联合使用

    C. 肾功能不全而肝功能正常者可选用双通道（肝肾）排泄的药物

    D. 定期监测肾功能，及时调整给药剂量

    E. 避免或减少使用肝毒性大的药物

56. 下列关于透析患者使用磷结合剂的叙述，错误的是

    A. 高磷血症会导致心脏、血管的钙化

    B. 透析患者服用磷结合剂的钙剂，目的是为了补钙

    C. 透析患者服用钙剂必须在进食的同时服用

    D. 透析患者服用钙剂量大时易出现高钙血症

    E. 磷不能通过透析充分被清除

57. 下列药物中，即使肾功能不全的病人也可使用原剂量或略减少的是

    A. 多黏菌素   B. 氨苄西林   C. 卡那霉素

    D. 庆大霉素   E. 万古霉素

58. 肾功能重度损害时，抗菌药每日剂量分别减低至正常剂量的

    A. $2/3 \sim 1/2$ B. $1/2 \sim 1/5$ C. $1/5 \sim 1/10$

    D. $1/10 \sim 1/15$ E. $1/15 \sim 1/20$

59. 应用透析方法不能从人体内清除的药品是

    A. 庆大霉素   B. 苯巴比妥   C. 头孢唑林

    D. 万古霉素   E. 甲基多巴

60. 下列哪种药没有使驾驶员出现视力模糊或辨色困难的不良反应

    A. 布洛芬   B. 东莨菪碱   C. 二氢麦角碱

    D. 苯噻啶   E. 硝酸甘油

61. 可引起驾驶员定向力障碍的药品是

    A. 雷尼替丁   B. 苯妥英钠   C. 喷托维林

    D. 多潘立酮   E. 呋塞米

62. 驾驶员工作时不宜服用的药品是

    A. 阿司匹林   B. 维生素 C   C. 阿莫西林

    D. 氯苯那敏   E. 对乙酰氨基酚

63. 驾驶员患过敏疾病时可在工作期间选用的药物是

    A. 氯雷他定   B. 苯海拉明   C. 异丙嗪

    D. 氯苯那敏   E. 赛庚啶

64. 哺乳期妇女禁用的药品是

    A. 尼美舒利　　　　　　B. 骨化三醇　　　　　　C. 阿司匹林

    D. 头孢克洛　　　　　　E. 阿莫西林

65. 阿昔洛韦能引起

    A. 肠蠕动减慢甚至肠麻痹

    B. 锥体外系反应

    C. 粒细胞减少症

    D. 肝功能异常、中毒性肝炎、肝衰竭

    E. 肾衰竭

66. 多塞平能引起

    A. 肠蠕动减慢甚至肠麻痹

    B. 锥体外系反应

    C. 粒细胞减少症

    D. 肝功能异常、中毒性肝炎、肝衰竭

    E. 肾衰竭

67. 左旋多巴能引起

    A. 肠蠕动减慢甚至肠麻痹

    B. 锥体外系反应

    C. 粒细胞减少症

    D. 肝功能异常、中毒性肝炎、肝衰竭

    E. 肾衰竭

68. 酮康唑能引起

    A. 肠蠕动减慢甚至肠麻痹

    B. 锥体外系反应

    C. 粒细胞减少症

    D. 肝功能异常、中毒性肝炎、肝衰竭

    E. 肾衰竭

69. 可引起幻觉、定向力障碍而影响驾驶安全的抑酸药是

    A. 卡马西平　　　　　　B. 利培酮　　　　　　C. 西咪替丁

    D. 吲哚美辛　　　　　　E. 对乙酰氨基酚

70. 可引起视物模糊，耳鸣、复视的非甾体抗炎药是

    A. 卡马西平　　　　　　B. 利培酮　　　　　　C. 西咪替丁

    D. 吲哚美辛　　　　　　E. 对乙酰氨基酚

71. ADR 因果关系评定为"很可能"的依据中，与"肯定"的依据不同的是

    A. 有文献资料佐证

    B. 用药及反应发生时间顺序合理

    C. 排除原患疾病等其他混杂因素影响

    D. 停药后反应停止，再次使用反应再现，并明显加重

E. 无重复用药史，基本可排除合并用药导致的可能性

72. 药物在乳汁中排泄不受下列哪种因素影响
    A. 药物分子量
    B. 药物剂型
    C. 药物的解离度
    D. 药物与母体血浆蛋白结合率
    E. 药物的酸碱度

73. 肾功能中度损害时，抗菌药减低至正常剂量的
    A. 1/2 ~ 1/5　　　　　B. 1/5 ~ 1/7　　　　　C. 1/5 ~ 1/10
    D. 3/4 ~ 3/5　　　　　E. 2/3 ~ 1/2

74. 一些药物的副作用是嗜睡、眩晕、视力模糊或定向力障碍等，为安全起见驾驶员应该
    A. 开车前 2 小时服用　　B. 开车前 2 小时慎用　　C. 开车前 4 小时服用
    D. 开车前 4 小时慎用　　E. 开车前 6 小时勿用

75. 为避免引起新生儿循环障碍和灰婴综合征，孕妇分娩前应禁用的抗生素是
    A. 青霉素　　　　　　　B. 红霉素　　　　　　　C. 氯霉素
    D. 阿奇霉素　　　　　　E. 头孢菌素

76. 依据 CTP 评分，肝功能不全 A 级患者用药剂量为正常患者剂量的
    A. 80% 维持剂量　　　　B. 70% 维持剂量　　　　C. 60% 维持剂量
    D. 50% 维持剂量　　　　E. 40% 维持剂量

77. 儿科用药中，最方便、最安全、最经济的给药途径是
    A. 口服给药　　　　　　B. 静脉注射　　　　　　C. 静脉滴注
    D. 肌内注射　　　　　　E. 直肠给药

78. 抗过敏药可以治疗荨麻疹，可是驾车、高空作业、精密机械操作者服用后应休息
    A. 3 小时以上　　　　　B. 4 小时以上　　　　　C. 5 小时以上
    D. 6 小时以上　　　　　E. 7 小时以上

79. 药用炭可以用于治疗细菌感染性腹泻，不适用的人群有
    A. 儿童　　　　　　　　B. 老年人　　　　　　　C. 成年女性
    D. 学龄前儿童　　　　　E. 3 岁以下儿童

80. 以下治疗咳嗽的药物中，白天工作的驾驶员可以选用的非处方药是
    A. 氨溴索　　　　　　　B. 可待因　　　　　　　C. 苯丙哌林
    D. 羧甲司坦　　　　　　E. 右美沙芬

81. 有心功能不全史的患者应当慎用布洛芬解热镇痛，其机制是用药后可能发生
    A. 过敏反应　　　　　　B. 重度肝损伤　　　　　C. 急性肾衰竭
    D. 尿潴留和水肿　　　　E. 电解质平衡失调

82. 可造成儿童呼吸抑制，故 5 岁以下儿童不宜应用的是
    A. 右美沙芬　　　　　　B. 喷托维林　　　　　　C. 苯丙哌林
    D. 可待因　　　　　　　E. 右美沙芬复方制剂

83. 易经乳汁分泌的药物的特性是
    A. 蛋白结合率高　　　　B. 弱酸性　　　　　　C. 脂溶性大
    D. 分子量大　　　　　　E. 极性大

84. 下列关于肾功能不全患者给药方案调整方法，错误的是
    A. 肾功能不全者首选肝胆代谢和排泄的药物
    B. 肾功能不全而肝功能正常者，可选用双通道（肝肾）消除的药物
    C. 肾功能不全又必须使用明显肾毒性的药物时，可以延长给药间隔或减少给药剂量
    D. 肾功能不全又必须使用明显肾毒性的药物时，可以同时服用碳酸氢钠来碱化尿液，以促进药物排泄，防止药源性疾病
    E. 使用治疗窗窄的药物，应进行血药浓度监测，设计个体化给药方案

85. 老年人服用含有盐酸伪麻黄碱的抗感冒药后，可致的不良反应是
    A. 蛋白尿　　　　　　　B. 血压升高　　　　　　C. 肺栓塞
    D. 胃出血　　　　　　　E. 低血糖

86. 可干扰酒精代谢过程，导致双硫仑样反应的药品是
    A. 甲硝唑　　　　　　　B. 咪康唑　　　　　　　C. 氟康唑
    D. 酮康唑　　　　　　　E. 伊曲康唑

87. 儿童高热首选的药品是
    A. 美洛昔康　　　　　　B. 尼美舒利　　　　　　C. 对乙酰氨基酚
    D. 塞来昔布　　　　　　E. 依托考昔

B 型题（配伍选择题，备选答案在前，试题在后，每题若干组。每组题均对应同一组备选答案）

[1~3]
    A. 确认的信号　　　　　B. 部分确认信号　　　　C. 尚不确定的信号
    D. 驳倒的信号　　　　　E. 零风险信号

药物警戒信号通过评价后，将事前检出的信号归类

1. 提示有明确的风险，有必要采取措施以降低风险的信号属于

2. 提示有潜在的风险，需要继续密切监测的信号属于

3. 提示并不存在风险，目前不需采取措施的信号属于

[4~6]
    A. 罗非昔布　　　　　　B. 加替沙星　　　　　　C. 己烯雌酚
    D. 阿托伐他汀　　　　　E. 亮甲菌素/二甘醇

4. 导致心脑血管事件的是

5. 导致血糖异常、糖尿病的是

6. 导致横纹肌溶解症13万多例的是

[7~8]
    A. 药源性肾损害　　　　B. 药源性血损害　　　　C. 药源性肝损害
    D. 药源性神经损害　　　E. 药源性胃肠道损害

7. 酮康唑、氟康唑、伊曲康唑可导致

8. 茶碱、咖啡因、可卡因等容易引起癫痫发作，属于

[9～10]

　　A. 直接肾毒性　　　　　　B. 肾小管阻塞　　　　　C. 肾间质纤维化

　　D. 不可逆性肾小管坏死　　E. 前列腺素合成障碍

9. 大剂量或连续使用顺铂可导致

10. 含马兜铃酸的中药可导致

[11～12]

　　A. 酮康唑　　　　　　　　B. 阿米卡星　　　　　　C. 氯化钾

　　D. 新霉素　　　　　　　　E. 比沙可啶

11. 较易导致肾损伤的药品是

12. 较易导致中毒性肝炎、肝衰竭的药品是

[13～16]

　　A. 锥体外系反应　　　　　B. 癫痫发作　　　　　　C. 听神经障碍

　　D. 再生障碍性贫血　　　　E. 血小板减少

13. 哌甲酯可引起

14. 氯霉素可引起

15. 庆大霉素可引起

16. 左旋多巴可引起

[17～18]

　　A. 胰岛素　　　　　　　　B. 氮芥类　　　　　　　C. 甲巯咪唑

　　D. 青霉素类　　　　　　　E. 氨基糖苷类

17. 妊娠期妇女使用可导致胎儿永久性耳聋的药品是

18. 妊娠期妇女使用可导致胎儿甲状腺功能低下的药品是

[19～21]

　　A. 氮芥类　　　　　　　　B. 孕激素　　　　　　　C. 雄激素

　　D. 沙利度胺　　　　　　　E. 甲氨蝶呤

19. 可能导致胎儿肢体、耳、内脏畸形的是

20. 可能导致胎儿颅骨和面部畸形、腭裂等的是

21. 可能导致胎儿泌尿生殖系异常、指（趾）畸形的是

[22～24]

　　A. A 级　　　　　　　　　B. B 级　　　　　　　　C. C 级

　　D. D 级　　　　　　　　　E. X 级

22. 在有对照组的早期妊娠妇女中未显示对胎儿有危险（并在中、晚期妊娠中亦无危险的证据），可能对胎儿的伤害极小为

23. 在动物生殖试验中并未显示对胎儿的危险，但无孕妇的对照组，或对动物生殖试验显示有不良反应（较不育为轻），但在早孕妇女的对照组中并不能肯定其不良反应（并在中、晚期妊娠亦无危险的证据）为

24. 对人类胎儿的危险有肯定的证据，仅在对孕妇肯定有利时，方予应用（如生命垂危或疾病严重而无法应用较安全的药物或药物无效）为

[25~27]

    A. A 级   B. B 级   C. C 级

    D. D 级   E. X 级

25. 使用维生素 A 对胎儿的危险性属于

26. 使用青霉素对胎儿的危险性属于

27. 使用洛伐他汀对胎儿的危险性属于

[28~29]

    A. 四环素   B. 替硝唑   C. 磺胺药

    D. 氯霉素   E. 头孢氨苄

28. 红细胞缺乏葡萄糖 - 6 - 磷酸脱氢酶的孕妇，临产期使用可引起新生儿溶血的药品是

29. 妊娠 5 个月后应用可引起新生儿牙齿黄染，牙釉质发育不全，骨生长障碍的药品是

[30~31]

    A. 沙利度胺   B. 阿司匹林   C. 乳酸菌素

    D. 硫糖铝   E. 头孢拉定

30. 妊娠初始 3 个月妇女禁用的药品是

31. 妊娠中晚期妇女禁用的药品是

[32~34]

    A. 呈弱碱性

    B. 呈弱酸性

    C. 脂溶性高

    D. 在脂肪与水中都有一定溶解度

    E. 血浆蛋白结合率高

32. 华法林较少进入乳汁的机制是华法林

33. 青霉素较难在乳汁中出现的机制是青霉素

34. 地西泮可分布在乳汁中的机制是地西泮

[35~36]

    A. 四环素   B. 红霉素   C. 磺胺类药物

    D. 氯霉素   E. 华法林

35. 易于在乳汁中排出的弱碱性抗生素是

36. 在乳汁中较难排泄的弱酸性抗生素是

[37~38]

    A. 核黄疸   B. 灰婴综合征   C. 新生儿溶血

    D. 高胆红素血症   E. 耳、肾毒性

37. 新生儿应用氯霉素可引起

38. 早产儿应用卡那霉素可引起

[39 ~ 41]

    A. 药物代谢   B. 药物排泄   C. 药物中毒

    D. 药物吸收   E. 药物分布

39. 血浆蛋白结合力低,游离型药物比例大可影响

40. 药物代谢酶系不成熟或分泌不足,2 周后肝功能趋于完备可影响

41. 肾脏有效循环血量与肾小球滤过率较成人低 30% ~40% 可影响

[42 ~ 45]

    A. 氯霉素   B. 阿奇霉素   C. 米诺环素

    D. 庆大霉素   E. 左氧氟沙星

42. 可引起牙齿黄染及牙釉质发育不全的是

43. 可引起动物承重关节发育不良的是

44. 可引起耳蜗神经损伤及耳毒性的是

45. 因体内肝酶不足,易发生灰婴综合征的是

[46 ~ 47]

    A. 皮下注射   B. 静脉给药   C. 口服给药

    D. 局部给药   E. 肌内注射

46. 针对儿童,最方便、最安全、最经济的给药途径为

47. 儿童病情危重抢救时,多采用

[48 ~ 50]

    A. 一般无须调整剂量

    B. 须谨慎使用,必要时减量给药

    C. 尽可能避免使用

    D. 需增加给药剂量

    E. 需在增加剂量的同时给予其他药物防治可能的不良反应

48. 主要经肝脏清除,肝功能减退时清除明显减少,但并无明显毒性反应发生的药物

49. 经肝或相当药量经肝清除,肝功能减退时其清除或代谢物形成减少,可致明显毒性反应的药物在有肝病时

50. 经肾排泄的药物,在肝功能障碍时

[51 ~ 54]

    A. 肾小管重吸收增加   B. 肾血流量减少   C. 肾小球滤过减少

    D. 肾小管分泌减少   E. 肾小管重吸收减少

51. 有机酸排出减少

52. 弱酸性药物离子化减少

53. 心衰导致药物经肾排泄减少

54. 氨基糖苷类抗生素排泄减慢

[55 ~ 57]

    A. 1/2 ~ 1/5   B. 1/5 ~ 1/7   C. 1/5 ~ 1/10

D. 3/4 ~ 3/5　　　　　　　　E. 2/3 ~ 1/2

55. 肾功能轻度损害时，抗菌药减低至正常剂量的

56. 肾功能中度损害时，抗菌药减低至正常剂量的

57. 肾功能重度损害时，抗菌药减低至正常剂量的

[58 ~ 60]

A. 乳果糖　　　　　　　　B. 铁剂　　　　　　　　C. 对乙酰氨基酚

D. 阿法骨化醇　　　　　　E. 维生素 B/C

58. 腹膜透析患者容易丢失的水溶性维生素是

59. 服用何种药物可以减轻透析患者出现骨和关节的疼痛或头痛

60. 可消除便秘，避免腹腔感染和腹膜透析液引流不畅的药物是

[61 ~ 63]

A. 阿米卡星　　　　　　　B. 青霉素　　　　　　　C. 酮康唑

D. 顺铂　　　　　　　　　E. 法莫替丁

61. 血液和腹膜透析均可清除的药物是

62. 能由血液透析清除但不能由腹膜透析清除的药物是

63. 不能由透析清除的药物是

[64 ~ 66]

A. 布洛芬　　　　　　　　B. 金刚烷胺　　　　　　C. 西咪替丁

D. 硝酸甘油　　　　　　　E. 吲达帕胺

64. 服后有幻觉、精神错乱、眩晕、嗜睡、视力模糊的药物是

65. 服后出现多汗、多尿或尿频的药物是

66. 少数人用后可出现视力降低和辨色困难的药物是

[67 ~ 68]

A. 阿托品　　　　　　　　B. 西咪替丁　　　　　　C. 氨苯蝶啶

D. 苯噻啶　　　　　　　　E. 右美沙芬

67. 可使驾驶员视物模糊或辨色困难的药物是

68. 可引起驾驶员定向力障碍的药物是

[69 ~ 71]

A. 东莨菪碱　　　　　　　B. 氯苯那敏　　　　　　C. 阿米洛利

D. 阿司匹林　　　　　　　E. 亚叶酸钙

69. 可致驾驶员瞳孔变大、视物不清的是

70. 可致驾驶员嗜睡、神志低沉的是

71. 可致驾驶员排尿增多、视力改变的是

[72 ~ 73]

A. 患者的因素　　　　　　B. 药物因素　　　　　　C. 给药方法

D. 工作和生活环境　　　　E. 生活和饮食习惯

72. 青霉素的代谢产物青霉烯酸可导致过敏为

73. 妇女妊娠期、哺乳期用药必须注意对胎儿、乳儿的影响为

[74~76]

　　A. 米诺环素　　　　　　　B. 头孢唑林　　　　　　C. 磺胺甲噁唑

　　D. 克林霉素　　　　　　　E. 左氧氟沙星

74. 引起牙釉质发育不良和牙齿黄染的抗菌药物是

75. 可影响幼儿软骨发育,导致承重关节损伤的药物是

76. 可导致新生儿脑性核黄疸的药物是

[77~78] 肝功能不全患者用药

　　A. 须减量应用

　　B. 尽可能避免使用

　　C. 一般无须调整剂量

　　D. 须谨慎使用,必要时减量给药

　　E. 需谨慎或减量,以防肝肾综合征的发生

77. 经肝肾两种途径清除的药物

78. 无肾毒性、经肾排泄的药物

[79~81]

　　A. 胃肠道疾病　　　　　　B. 肌病　　　　　　　　C. 神经系统疾病

　　D. 血液系统疾病　　　　　E. 心血管系统疾病

79. 他汀类药物引起的典型药源性疾病是

80. 非甾体抗炎药引起的典型药源性疾病是

81. 氨基糖苷类药物引起的典型药源性疾病是

[82~84]

　　A. 阿莫西林　　　　　　　B. 葡萄糖　　　　　　　C. 万古霉素

　　D. 沙利度胺　　　　　　　E. 卡马西平

根据药物对胎儿的危害,美国 FDA 讲妊娠用药分为 A、B、C、D、X 五个类别

82. 属于 A 级的药物是

83. 属于 B 级的药物是

84. 属于 X 级的药物是

[85~87]

　　A. 吗啡　　　　　　　　　B. 木糖醇　　　　　　　C. 乳酶生

　　D. 硫酸镁　　　　　　　　E. 乳果糖

85. 治疗老年人便秘,慎用的泻药是

86. 治疗糖尿病患者便秘,慎用的泻药是

87. 可能会导致便秘的药品是

C 型题 (综合分析选择题。每题的备选答案中只有一个最佳答案)

[1~3]

药品不良反应按照程度分为轻度、中度、重度三级。

1. 轻度药品不良反应是指

　　A. 没有临床症状,无需治疗

    B. 指轻微的反应或疾病，症状不发展，一般无需治疗

    C. 指不良反应症状不明显，重要器官或系统功能有轻度损害

    D. 指不良反应症状明显，重要器官或系统功能有中度损害

    E. 指重要器官或系统功能有严重损害，缩短或危及生命

2. 中度药品不良反应是指

    A. 没有临床症状，无需治疗

    B. 指轻微的反应或疾病，症状不发展，一般无需治疗

    C. 指不良反应症状不明显，重要器官或系统功能有轻度损害

    D. 指不良反应症状明显，重要器官或系统功能有中度损害

    E. 指重要器官或系统功能有严重损害，缩短或危及生命

3. 重度药品不良反应是指

    A. 没有临床症状，无需治疗

    B. 指轻微的反应或疾病，症状不发展，一般无需治疗

    C. 指不良反应症状不明显，重要器官或系统功能有轻度损害

    D. 指不良反应症状明显，重要器官或系统功能有中度损害

    E. 指重要器官或系统功能有严重损害，缩短或危及生命

[4~6]

美国国家用药错误报告及预防协调委员会制订的分级标准，即根据用药错误发生程度和发生后可能造成危害的程度，将用药错误分为 A 至 I 九级。

4. 客观环境或条件可能引发差错（差错隐患）的情况属于

    A. A 级   B. B 级   C. C 级

    D. D 级   E. E 级

5. 发生差错但未发给患者，或已发给患者但未使用的情况属于

    A. A 级   B. B 级   C. C 级

    D. D 级   E. E 级

6. 差错造成患者暂时性伤害，需要采取预防措施的情况属于

    A. A 级   B. B 级   C. C 级

    D. D 级   E. E 级

[7~10]

药源性疾病是由药物诱发的疾病，是指在预防、诊断、治疗或调节生理功能过程中出现与用药有关的人体功能异常或组织损伤所引起的一系列临床症状。引起药源性疾病的因素主要有患者因素、药物因素。

7. "输液中颗粒物引起肺部异物肉芽肿"的主要致病因素是

    A. 药理作用   B. 药物的使用   C. 药物制剂因素

    D. 药动学相互作用   E. 药效学相互作用

8. 庆大霉素的神经肌肉阻滞作用与其血药浓度有关，直接静脉注射庆大霉素，则易引起呼吸抑制。这种致病因素属于

    A. 药理作用   B. 药物的使用   C. 药物制剂因素

D. 药动学相互作用　　　　　　E. 药效学相互作用

9. 下列药源性疾病中，其诱因主要是"性别因素"的是

　　A. 口服避孕药致阿米替林清除率下降

　　B. 服用阿司匹林出现哮喘、慢性荨麻疹等

　　C. 氯霉素在新生儿体内蓄积呈现灰婴综合征

　　D. 肾病患者服用呋喃妥因可引起周围神经炎

　　E. 老年人应用普萘洛尔可诱发头痛、低血压等

10. 下列药源性疾病中，其诱因主要是"病理因素"的是

　　A. 慢乙酰化者服异烟肼半衰期延长至 2～4.5 小时

　　B. 假胆碱酯酶遗传性缺陷者应用琥珀胆碱出现呼吸暂停

　　C. 肝硬化患者应用利多卡因，可引起严重中枢神经系统疾病

　　D. 月经期服用常规剂量的避孕药和地西泮，药理效应增强

　　E. 羟化酶缺乏者服用一半剂量的苯妥英钠可能引起神经毒性

[11～14]

妊娠早期是胚胎器官和脏器的分化时期，最易受外来药物的影响引起胎儿畸形。胎儿形成期，器官形成过程已经大体完成并继续发育，某些药物可导致胎儿发育异常。

11. 妊娠早期用药需谨慎，因为药物致畸的高敏感期是

　　A. 妊娠 1～2 周　　　　　B. 妊娠 1～3 周　　　　　C. 妊娠 3～4 周
　　D. 妊娠 3～5 周　　　　　E. 妊娠 4～6 周

12. 妊娠期应用四环素，可使婴儿牙齿黄染、牙釉质发育不全，尤其是在

　　A. 妊娠 1～2 个月　　　　B. 妊娠 1～3 个月　　　　C. 妊娠 3～4 个月
　　D. 妊娠 3～5 个月　　　　E. 妊娠 5 个月后

13. 妊娠妇女不宜选用的抗菌药物是

　　A. 青霉素　　　　　　　　B. 头孢菌素　　　　　　　C. 碳青霉烯类
　　D. 氟喹诺酮类　　　　　　E. β - 内酰胺酶抑制剂/β - 内酰胺类抗生素

14. 妊娠用药后期，导致胎儿严重出血，甚至死胎的药物是

　　A. 磺胺类　　　　　　　　B. 氯霉素　　　　　　　　C. 华法林
　　D. 四环素　　　　　　　　E. 氯苯那敏

[15～17]

老年增龄导致机体内环境改变，肝肾功能下降，药物在体内的吸收、分布、代谢、排泄及药效发生一系列变化，一些药物的治疗剂量与中毒剂量更加接近，药物的不良反应发生率增高。

15. 由于老年人胃肠道功能变化，而导致按主动转运方式吸收减少的药物是

　　A. 维生素 B_1　　　　　　B. 阿司匹林　　　　　　　C. 苯巴比妥
　　D. 磺胺异噁唑　　　　　　E. 对乙酰氨基酚

16. 因老年人代谢改变，导致某些药物敏感性减弱的是

　　A. 抗生素　　　　　　　　B. 利尿剂　　　　　　　　C. 抗凝血药
　　D. 镇静催眠药　　　　　　E. β 受体阻断剂

17. 因老年人肝功能减弱，导致一些药物的敏感性异常增加，例如

    A. 青霉素   B. 利尿剂   C. 氯霉素

    D. 喹诺酮类   E. 口服抗凝血药

[18～21]

用药错误定义为药物在临床使用全过程中出现的、任何可以防范的用药不当。临床用药的过程一般是指开写处方、转抄医嘱、药师调剂发药、护士或患者给药以及检测用药结果等。

18. 分析以下用药错误的事例，评判为"认知缺失"的是

    A. 调剂室狭小、杂乱

    B. 计算机医嘱系统缺陷

    C. 患者自行选购药品、误用劣药

    D. 老年、精神病、痴呆患者发生用药错误

    E. 药师缺乏足够的时间教育患者如何用药

19. 以下用药错误的事例中，属于"管理缺失"的是

    A. 药品包装外观相似

    B. 同种药物不同规格

    C. 医生非主观意愿的诊断错误

    D. 处方或医嘱书写导致辨认错误

    E. 护士对新购入药品的知识缺乏培训

20. "操作失误"酿成用药错误的事例是

    A. 工作环境嘈杂

    B. 药品位置凌乱

    C. 患者经济拮据

    D. 计算机医嘱系统缺陷

    E. 静脉用药的浓度计算错误

21. "产品缺陷"引发的用药错误的事例是

    A. 新手值班   B. 药品位置凌乱   C. 药品包装外观相似

    D. 患者自行选购药品   E. 儿科用药浓度计算错误

[22～25]

美国食品药品监督管理局（FDA）根据药物对胎儿的危害将妊娠用药分为 A、B、C、D、X 五个级别，并要求制药企业应在药品说明书上标明等级。A～X 级致畸系数递增。有些药物有两个不同的危险度等级，一个是常用剂量的等级，另一个是超常计量等级。

22. 以下药物中，属于妊娠危险性 A 级药物的是

    A. 炔诺酮   B. 咪康唑   C. 米非司酮

    D. 戈舍瑞林   E. 枸橼酸钾

23. 下属药物中，属于妊娠危险性 X 级药物的是

    A. 青霉素   B. 门冬胰岛素   C. 维生素 C

    D. 非那雄胺   E. 二甲双胍

24. 下列药物中，属于妊娠危险性 B 级药物的是
    - A. 红霉素
    - B. 氯化钾
    - C. 卡马西平
    - D. 奥美拉唑
    - E. 复合维生素 B

25. 以下药物中，属于妊娠危险性 D 级药物的是
    - A. 青霉素
    - B. 链霉素
    - C. 氯霉素
    - D. 红霉素
    - E. 克林霉素

[26～29]

常见药源性疾病有药源性胃肠道疾病、肝脏疾病、肾脏疾病、血液疾病、神经系疾病、高血压。

26. 异烟肼与利福平所导致的药源性损害是
    - A. 肺
    - B. 肝脏
    - C. 肾脏
    - D. 胃肠系统
    - E. 神经系统

27. 可能引起肠蠕动减慢，甚至肠麻痹（药源性胃肠道系统）的药物是
    - A. 呋塞米
    - B. 利血平
    - C. 阿洛司琼
    - D. 阿米替林
    - E. 维生素 D

28. 可能导致锥体外系反应（药源性神经系统疾病）的药物是
    - A. 茶碱
    - B. 可卡因
    - C. 麻黄碱
    - D. 哌甲酯
    - E. 甲基多巴

29. 以下氨基糖苷类抗生素中，肾毒性最大的药物是
    - A. 新霉素
    - B. 链霉素
    - C. 妥布霉素
    - D. 奈替米星
    - E. 庆大霉素

X 型题（多项选择题，每题的备选项中有 2 个或 2 个以上正确答案。少选或多选均不得分）

1. 实现药物警戒的途径包括
   - A. 发现新的严重不良反应提出新信号
   - B. 监测药品不良反应的动态和发生率
   - C. 确定风险因素，探讨不良反应机制
   - D. 对药物的风险/效益进行定量评估和分析
   - E. 建立药物警戒的法规体系

2. 遇到可疑 ADR 时，应通过以下哪些因素来判定是否属于 ADR
   - A. 用药时间与不良反应出现的时间有无合理的先后关系
   - B. 可疑 ADR 是否符合药物已知的 ADR 类型
   - C. 所怀疑的 ADR 是否可用患者的病理状态、并用药、并用疗法的影响来解释
   - D. 停药或减少剂量后，可疑 ADR 是否都减轻或消失
   - E. 再次接触可疑药物是否再次出现同样反应

3. 应报告药品引起的所有可疑不良反应的是
   - A. 上市 5 年以内的药品
   - B. 国家重点监测的药品
   - C. 上市 5 年以上的药品
   - D. 上市 3 年以内的药品
   - E. 上市 3 年以上的药品

4. 引起药源性疾病的患者因素包括

    A. 年龄因素   B. 药物因素   C. 性别因素

    D. 遗传因素   E. 不良生活方式

5. 引起药源性疾病的药物因素包括

    A. 药物配伍变化

    B. 药品不良反应

    C. 药效学的相互作用

    D. 药品的赋形剂、溶剂、稳定剂或染色剂

    E. 药物使用不当

6. 引起药源性疾病的因素包括

    A. 遗传因素   B. 药物因素   C. 性别因素

    D. 年龄因素   E. 不良生活习惯

7. 可导致药源性肝损害的药物是

    A. 氟康唑   B. 辛伐他汀   C. 利福平

    D. 对乙酰氨基酚   E. 青霉素

8. 由于产生结晶沉积而引起肾损害的药物为

    A. 阿米卡星   B. 去甲肾上腺素   C. 磺胺甲噁唑

    D. 顺铂   E. 阿昔洛韦

9. 可能导致听神经障碍的药物包括

    A. 氯喹   B. 水杨酸类   C. 依他尼酸

    D. 氨基糖苷类   E. 两性霉素 B

10. 下列药物中，可能导致粒细胞减少症的是

    A. 氯霉素   B. 氯氮平   C. 异烟肼

    D. 甲硫氧嘧啶   E. 维生素 K

11. 可致药源性肝损害的药物有

    A. 头孢唑啉   B. 青霉素   C. 对乙酰氨基酚

    D. 洛伐他汀   E. 多黏菌素

12. 可引起锥体外系反应的药物有

    A. 氯丙嗪   B. 甲基多巴   C. 左旋多巴

    D. 氨基糖苷   E. 奎宁

13. 能引起药源性神经损害的药物包括

    A. 奎宁   B. 氯丙嗪   C. 甲基多巴

    D. 咖啡因   E. 奥美拉唑

14. 临床实践证明，可能引起再生障碍性贫血的药物包括

    A. 甲氨蝶呤   B. 保泰松   C. 吲哚美辛

    D. 卡比马唑   E. 环磷酰胺

15. 以下引起药源性肾病的药物中，具有直接肾毒性的是

    A. 新霉素   B. 利福平   C. 阿米卡星

D. 庆大霉素　　　　　　　E. 妥布霉素

16. 药源性疾病的诊断方法包括
   A. 追溯用药史
   B. 流行病学调查
   C. 必要的实验室检查
   D. 排除药物以外的因素
   E. 确定用药时间、用药剂量和临床症状发生的关系

17. 下列易引起药源性血液系统疾病的药物为
   A. 吲哚美辛　　　　　　B. 青霉素　　　　　　C. 磺胺异噁唑
   D. 维生素 C　　　　　　E. 维生素 K

18. 下列易引起药源性消化系统疾病的药物为
   A. 阿司匹林　　　　　　B. 糖皮质激素　　　　C. 维生素 B_1
   D. 青霉素　　　　　　　E. 氟尿嘧啶

19. 对于药源性疾病的治疗叙述，正确的是
   A. 首先停用治病药物，停药后药源性疾病均可自行恢复
   B. 可以使用拮抗致病药物，因为及时应用拮抗剂可治疗或缓解症状
   C. 如必须继续使用致病药物，宜权衡利弊，调整治疗方案，如延长给药间隔时间、减少给药剂量等
   D. 对于药源性疾病所致的器质性损伤，可按相应疾病的常规方法处理
   E. 停止使用致病药物后，可采用输液、利尿、导泻等措施加速体内残留药物的排出，清除病因

20. 为预防或减少不良反应的发生，用药时应注意
   A. 了解患者及家族的药物和食物等过敏史
   B. 注意特殊人群用药
   C. 避免不必要的重复或联合用药
   D. 对于儿童、妊娠期妇女及老年人应慎用新药
   E. 使用对器官功能有损害的药物时，需按规定检查器官功能

21. 为预防用药错误，以下管理措施正确的是
   A. 取消手写处方
   B. 禁止处方使用缩写
   C. 淘汰和不购入药名读音相似、包装相似的药品
   D. 规范操作流程，定期检查落实
   E. 使用药物评估系统，对收集数据的可靠性和用药错误报告进行评估，制订药品质量改进和安全使用的计划

22. 儿童用药剂量的根据有
   A. 儿童的年龄　　　　　B. 儿童的体重　　　　C. 儿童的身高
   D. 儿童的体表面积　　　E. 按成人剂量折算

23. 儿童时期是机体处于不断生长发育的阶段，因此表现出的基本特点有

    A. 个体差异大

    B. 性别差异大

    C. 年龄差异大

    D. 对疾病造成损伤的恢复能力较强

    E. 自身防护能力较强

24. 对于葡萄糖－6－磷酸脱氢酶缺乏者临产期使用可引起溶血的有

    A. 抗疟药　　　　　　　　B. 磺胺药　　　　　　　　C. 硝基呋喃类

    D. 氨基比林　　　　　　　E. 大剂量脂溶性维生素 K

25. 下列关于妊娠期妇女用药的叙述，哪些是正确的

    A. 凡属临床验证的新药、疗效不肯定的药物都不要用于孕妇

    B. 应用抗生素之前最好进行药敏实验

    C. 妊娠前 3 个月不宜应用甲硝唑

    D. 疑为真菌感染，应做真菌培养

    E. 分娩前不宜使用氯霉素

26. 属于妊娠危险性 A 级的药物是

    A. 维生素 C　　　　　　　B. 美罗培南　　　　　　　C. 氯化钾

    D. 枸橼酸钾　　　　　　　E. 多潘立酮

27. 属于妊娠危险性 B 级的药物是

    A. 青霉素　　　　　　　　B. 美洛西林　　　　　　　C. 多黏菌素 B

    D. 阿卡波糖　　　　　　　E. 红霉素

28. 属于妊娠危险性 C 级的药物是

    A. 咪康唑　　　　　　　　B. 美洛西林　　　　　　　C. 伏立康唑

    D. 万古霉素　　　　　　　E. 氟伐他汀

29. 属于妊娠危险性 D 级的药物是

    A. 卡托普利　　　　　　　B. 卡马西平　　　　　　　C. 链霉素

    D. 万古霉素　　　　　　　E. 伏立康唑

30. 属于妊娠危险性 X 级的药物是

    A. 缩宫素　　　　　　　　B. 非那雄胺　　　　　　　C. 甲氨蝶呤

    D. 维生素 A　　　　　　　E. 阿莫西林

31. 哺乳期用药对策包括

    A. 权衡利弊用药

    B. 选用适当药物

    C. 关注婴儿乳汁摄取的药量

    D. 加强用药指导

    E. 哺乳期间避免使用任何药物

32. 以下对"可在乳汁中排泄的药物的特性"的叙述中，正确的是

    A. 弱碱性　　　　　　　　B. 分子量小于 200　　　　C. 极易在水中溶解

    D. 脂溶性较高　　　　　　E. 在母体血浆中处于游离状态

33. 可促进新生儿黄疸或核黄疸发生的药物有
    A. 安钠咖
    B. 吲哚美辛
    C. 维生素 K
    D. 青霉素
    E. 地西泮

34. 基于新生儿体内药物分布特异而容易导致的不良反应是
    A. 吲哚美辛导致核黄疸
    B. 苯巴比妥中毒
    C. 脂溶性药物中毒
    D. 磺胺类导致核黄疸
    E. 新生霉素致高胆红素血症

35. 下列关于老年人的生理变化对药动学的影响，哪些是正确的
    A. 地高辛的分布容积随年龄的增长而降低
    B. 老年人对于一些药物分解的首过效应能力降低，所以使用利多卡因应减量
    C. 阿司匹林的吸收会减少，但对钙剂的吸收几乎无影响
    D. 老年人使用地高辛、氨基糖苷类抗生素应注意查肾功能
    E. 胃排空时间延迟、肠道有效吸收面积减少

36. 以下所列药物中，老年人对其药理作用敏感性增高的是
    A. 利尿药
    B. 抗凝血药
    C. 抗高血压药
    D. 镇静催眠药
    E. 肾上腺素

37. 下列指标中属于肝功能受损评价指标的有
    A. 碱性磷酸酶
    B. 丙氨酸转移酶
    C. 肌酐清除率
    D. 门冬氨酸氨基转移酶
    E. γ-谷氨酰转移酶

38. 肝功能不全患者用药原则包括
    A. 明确诊断，合理选药
    B. 避免或减少使用对肝脏毒性大的药物
    C. 初始剂量宜小，必要时进行 TDM，做到给药方案个体化
    D. 定期监测肝功能，及时调整治疗方案
    E. 注意药物相互作用，特别应避免与肾毒性的药物合用

39. 下列肝病患者应慎用的药物是
    A. 氯丙嗪
    B. 对乙酰氨基酚
    C. 灰黄霉素
    D. 甲基多巴
    E. 甲氨蝶呤

40. 下列关于肾功能不全患者用药原则叙述，正确的有
    A. 明确诊断，合理选药
    B. 避免或减少使用肾毒性大的药物
    C. 设计个体化给药方案，必要时进行 TDM
    D. 注意药物相互作用，特别应避免与肝毒性的药物合用
    E. 肾功能不全且肝功能异常者可选用双通道（肝肾）排泄的药物

41. 下列因素中，哪些影响药物通过透析膜
    A. 透析膜组成成分

    B. 透析膜的孔径大小

    C. 透析膜的滤过面积

    D. 透析液流速

    E. 血液成分阻力及透析液成分阻力

42. 透析患者用药时，错误的用法是

    A. 透析患者服用钙剂同时服用铁剂

    B. 透析患者每天补充维生素

    C. 透析患者服用阿司匹林，不能使用对乙酰氨基酚

    D. 腹膜透析患者使用抗高血压药时，不需调整剂量

    E. 腹膜透析患者如近期内做牙齿或上呼吸道检查操作时，需使用抗生素以预防

       感染

43. 腹膜透析患者所急需的维生素是

    A. 叶酸　　　　　　　　B. 维生素 C　　　　　　C. 维生素 A

    D. 维生素 B_1　　　　　E. 维生素 B_6

44. 下列药物中，透析患者日常需要使用的药物是

    A. 非甾体抗炎药　　　　B. 维生素 B　　　　　　C. 维生素 C

    D. 维生素 D　　　　　　E. 钙结合剂

45. 透析患者服用铁剂时，应注意的事项有

    A. 宜在进食时服用

    B. 宜在晨起时服用

    C. 宜在两餐间服用

    D. 不宜与钙剂同时服用

    E. 不要在服药的同时饮用茶水

46. 血液和腹膜透析均可清除的药物有

    A. 阿米卡星　　　　　　B. 链霉素　　　　　　　C. 氨曲南

    D. 米诺地尔　　　　　　E. 硝普钠

47. 可引起驾驶员嗜睡的药物有

    A. 所有镇静催眠药　　　B. 抗过敏药　　　　　　C. 奥美拉唑

    D. 苯噻啶　　　　　　　E. 卡马西平

48. 以下所列药物中，可能导致驾驶员定向力障碍的是

    A. 哌替啶　　　　　　　B. 哌唑嗪　　　　　　　C. 雷尼替丁

    D. 吲达帕胺　　　　　　E. 阿司匹林

49. 可能引起驾驶员视力模糊或辨色困难的药物是

    A. 阿托品　　　　　　　B. 吲哚美辛　　　　　　C. 苯妥英钠

    D. 硝酸甘油　　　　　　E. 二氢麦角碱

50. 驾驶员禁用的药物有

    A. 依那普利　　　　　　B. 右美沙芬　　　　　　C. 奥美拉唑

    D. 金刚烷胺　　　　　　E. 双嘧达莫

51. 关于驾驶员用药防范措施，下列叙述正确的是
    A. 开车前 2 小时慎用所有影响人反应能力的药物，或服后休息 6 小时再开车
    B. 宜产生嗜睡的药物，服用的最佳时间为睡前半小时
    C. 过敏时选用对中枢神经抑制作用小的抗过敏药如咪唑斯汀、氯雷他定
    D. 感冒时用不含镇静药和抗过敏药的日片
    E. 注射胰岛素和服用降糖药后稍事休息

52. 下列关于老年人的生理变化对药动学的影响，哪些是正确的
    A. 地高辛的分布容积随年龄的增长而降低
    B. 老年人对于一些药物分解的首过效应能力降低，所以使用利多卡因应减量
    C. 阿司匹林的吸收会减少，但对钙剂的吸收几乎无影响
    D. 老年人使用地高辛、氨基糖苷类抗生素应注意查肾功能
    E. 胃排空时间延迟、肠道有效吸收面积减少

53. 以下药物中，属于妊娠危险性 X 级的是
    A. 雌二醇　　　　　　　B. 华法林钠　　　　　　C. 米非司酮
    D. 利巴韦林　　　　　　E. 阿昔洛韦

54. 因老年人代谢改变，导致某些药物敏感性增强的是
    A. 镇静药　　　　　　　B. β 受体阻断剂　　　　C. 抗凝药
    D. 利尿剂　　　　　　　E. 助消化药

55. 可能导致听神经障碍的药物包括
    A. 氯喹　　　　　　　　B. 水杨酸类　　　　　　C. 依他尼酸
    D. 氨基糖苷类　　　　　E. 两性霉素 B

56. 以下维生素中，腹膜透析患者所急需的是
    A. 叶酸　　　　　　　　B. 维生素 B　　　　　　C. 维生素 B_6
    D. 维生素 C　　　　　　E. 维生素 A

57. 药物警戒信号的来源有
    A. 被动监测
    B. 主动监测
    C. 专业刊物发表的病例报道
    D. 病例登记
    E. 病例随访

58. 可能影响儿童骨骼钙盐代谢的药物有
    A. 四环素　　　　　　　B. 苯妥英钠　　　　　　C. 维生素 D
    D. 糖皮质激素　　　　　E. 骨化三醇

59. 以下药物中，血液透析与腹膜透均能清除的药物是
    A. 异烟肼　　　　　　　B. 卡那霉素　　　　　　C. 氟胞嘧啶
    D. 阿司匹林　　　　　　E. 磺胺甲噁唑

60. 以下有关麻黄碱使用的注意事项中，正确的是
    A. 糖尿病患者慎用

    B. 不宜合用氯丙嗪

    C. 滴鼻剂久用可致药物性鼻炎

    D. 禁用于妊娠、哺乳妇女

    E. 服用或滴药后 4 小时内不宜从事工作

61. 开展药品不良反应报告与检测的目标和意义有

    A. 减少 ADR 的危害

    B. 促进药品的开发

    C. 促进临床合理用药

    D. 为医疗事故鉴定和诉讼提供证据

    E. 弥补上市前的研究不足

62. 属于药品质量缺陷的情况有

    A. 注射用水字迹不清

    B. 腺苷钴胺糖衣片色泽不匀

    C. 精蛋白锌胰岛素注射液外观可见沉淀物

    D. 对乙酰氨基酚片为白色

    E. 维生素 C 注射液外观为澄明微黄色

63. 可使丙氨酸氨基转移酶（ALT）升高的药品有

    A. 伊曲康唑   B. 灰黄霉素   C. 琥乙红霉素

    D. 联苯双酯   E. 氟伐他汀

64. 儿童禁用的用药情况有

    A. 地西泮用于 6 个月以下幼儿

    B. 阿司匹林用于 2～14 岁儿童

    C. 尼美舒利用于 14 岁以下儿童

    D. 布洛芬用于 14 岁以下儿童

    E. 吗啡用于 1 岁以下幼儿

第五章　药品的临床评价方法与应用

A 型题（最佳选择题，每题的备选答案中只有一个最佳答案）

1. 上市后药品再评价阶段属于
   - A. Ⅰ 期临床试验
   - B. Ⅱ 期临床试验
   - C. Ⅲ 期临床试验
   - D. Ⅳ 期临床试验
   - E. Ⅵ 期临床试验

2. Ⅰ 期临床试验阶段，试验样本数为多少例
   - A. 小于 10 例
   - B. 20～30 例
   - C. 200～300 例
   - D. 1000～3000 例
   - E. 大于 2000 例

3. Ⅱ 期临床试验需要多中心试验，即进行试验的医院的数目必须是
   - A. 在 1 个及 1 个以上
   - B. 在 2 个及 2 个以上
   - C. 在 3 个及 3 个以上
   - D. 在 4 个及 4 个以上
   - E. 在 5 个及 5 个以上

4. Ⅳ 期临床试验是在广泛使用条件下，考察药品疗效和不良反应，样本数常见病不少于
   - A. 100 例
   - B. 300 例
   - C. 1000 例
   - D. 2000 例
   - E. 3000 例

5. 药品临床评价具有"公正性和科学性"是基于
   - A. 应用医药学理论和实践的前沿知识
   - B. 药品临床评价重在实践
   - C. 在多学科新进展基础上进行
   - D. 药品临床评价采用多中心、大样本、随机、双盲、对照的方法，经数理统计得出结论
   - E. 药品临床评价将疗效、不良反应、给药方案和价格一并进行比较

6. Ⅱ 期临床试验是对治疗作用的初步评价，多发病例应不少于
   - A. 20～30 例
   - B. 100 例
   - C. 200 例
   - D. 300 例
   - E. 500 例

7. 根据循证医学研究，与利尿剂和 β 受体阻滞剂相比，硝苯地平可有效降低血压，但可能增加何种危险
   - A. 心肌梗死和死亡
   - B. 心动过缓
   - C. 肾衰竭
   - D. 肝功能不全
   - E. 骨髓抑制

8. 药品上市前的安全性信息不包括
   - A. 毒理学
   - B. 致癌、致畸
   - C. 不良反应
   - D. 禁忌证
   - E. 药物相互作用

9. 药物治疗的效果不以货币为单位表示，而是用其他量化的方法表达。治疗目的药

物经济学评价方法是

A. 最小成本法　　　　　B. 最大成本法　　　　　C. 成本 – 效果分析

D. 成本 – 效益分析　　　E. 成本 – 效用分析

10. 可以为总体医疗费用的控制和医疗资源优化配置提供基本信息的经济学研究评价是

A. 最小成本法　　　　　B. 最大成本法　　　　　C. 成本 – 效果分析

D. 成本 – 效益分析　　　E. 成本 – 效用分析

11. 一个安全、有效、稳定、经济的药品，其基本前提必须是

A. 临床急需　　　　　　B. 有明确适应证　　　　C. 质量合格

D. 有明确使用对象　　　E. 由权威机构研发

12. 药物经济学研究的 4 种方法主要差别在于

A. 用药成本的不同测量上

B. 计算不同类型的成本

C. 对于用药结果的不同测量

D. 所采用的实验研究方法不同

E. 研究对象不同

13. 在考虑患者主观满意程度的基础上，比较不同治疗方案的经济合理性，应选用的药物经济学研究方法是

A. 成本 – 效益分析　　　B. 成本 – 效果分析　　　C. 成本 – 效用分析

D. 最小成本分析　　　　E. 最大效益分析

14. 以下有关"循证医学的证据分级"的叙述中，正确的是

A. A 级为不确定的结论

B. B 级为 V 级临床研究的结论或任何级别多个研究有矛盾或不确定的结论

C. C 级为 IV 级临床研究的结论或 II、III 级临床研究的推论

D. D 级为结果一致的 II、III 级临床研究结论或 I 级临床研究的推论

E. E 级为结果一致的 I 级临床研究结论

15. 循证医学的证据分级中，"结果一致的 II、III 级临床研究结论或 I 级临床研究的推论"，为几级证据

A. A 级　　　　　　　　B. B 级　　　　　　　　C. C 级

D. D 级　　　　　　　　E. E 级

16. "自从一权威文献报道盲目使用白蛋白可导致死亡病例之后，临床医师开始改变滥用白蛋白的行为。"此例属于

A. 药品利用研究应用　　B. 循证医学实践应用　　C. 药物经济学研究应用

D. 药物不良反应研究应用　E. 药物流行病学研究应用

17. I 期临床试验样本数是

A. ≥300 例　　　　　　　B. 20 ~ 30 例　　　　　　C. 主要病种≥300 例

D. 常见病≥2000 例　　　E. 多发病≥300 例，其中主要病种≥100 例

18. II 期临床试验样本数是

A. ≥300 例   B. 20～30 例   C. 主要病种≥300 例

D. 常见病≥2000 例   E. 多发病≥300 例，其中主要病种≥100 例

19. Ⅳ期临床试验样本数是

    A. ≥300 例   B. 20～30 例   C. 主要病种≥300 例

    D. 常见病≥2000 例   E. 多发病≥300 例，其中主要病种≥100 例

20. 治疗药物评价的内容，一般不包括的项目是

    A. 有效性   B. 安全性   C. 经济型

    D. 依从性   E. 药品质量

B 型题（配伍选择题，备选答案在前，试题在后，每题若干组。每组题均对应同一组备选答案）

[1～2]

    A. Ⅰ期临床试验   B. Ⅱ期临床试验   C. Ⅲ期临床试验

    D. Ⅳ期临床试验   E. 临产前试验

1. 上市后药品临床在评价阶段是

2. 观察人体对新药的耐受程度和药动学评价阶段是

[3～4]

    A. 20～30 例

    B. 主要病种≥100 例

    C. ≥300 例

    D. 多发病≥300 例，其中主要病种≥100 例

    E. 常见病≥2000 例

3. Ⅱ期临床试验样本数为

4. Ⅳ期临床试验样本数为

[5～7]

    A. 管理漏洞   B. 观察时间短   C. 考察不全面

    D. 病例数目少   E. 研究对象有局限

5. 上市前临床试验观测的指标限于实验设计内容，其他临床指标容易被忽视，属于

6. Ⅱ期临床试验排除老人、孕妇、婴幼儿和未成年人以及肝、肾功能不全人群，属于

7. Ⅱ期临床试验很难发现"低于1%发生频率"的不良反应，属于

[8～10]

    A. 以患者为给药对象

    B. 以特殊人群为给药对象

    C. 以健康志愿者为给药对象

    D. 以目标适应证患者为给药对象

    E. 以普通或特殊人群患者为给药对象

8. Ⅰ期临床试验

9. Ⅱ期临床试验

10. Ⅲ期临床试验

［11～12］

    A. 特殊人群　　　　　　　B. 健康志愿者　　　　　　C. 目标适应证患者

    D. 患病白鼠或家兔　　　　E. 普通或特殊人群患者

11. Ⅰ期临床试验对象是

12. Ⅲ期临床试验对象是

［13～14］

    A. 最小效果分析　　　　　B. 最小效益分析　　　　　C. 成本－效益分析

    D. 成本－效用分析　　　　E. 成本－效果分析

13. 效果转化为货币表示

14. 效果以主观指标表示，如患者对治疗结果的满意程度、舒适程度和生命质量

X 型题（多项选择题，每题的备选项中有 2 个或 2 个以上正确答案。少选或多选均不得分）

1. 以下正确描述循证医学的三个要素的是

    A. 临床证据

    B. 临床研究最佳证据

    C. 诚心诚意服务于患者

    D. 患者对诊治方案的特殊选择和需要

    E. 医师、药师个人长期积累的临床经验

2. 药品上市后的安全性评价包括

    A. 特殊人群用药　　　　　B. 药物相互作用　　　　　C. 药物过量

    D. 人种间安全性差异　　　E. 特定目标人群用药

3. 新药临床评价的局限性包括

    A. 病例数目少　　　　　　B. 观察时间短　　　　　　C. 特殊人群未纳入

    D. 管理有漏洞　　　　　　E. 考察不全面

4. 药品上市前要经过临床评价阶段有

    A. Ⅰ期临床试验　　　　　B. Ⅱ期临床试验　　　　　C. Ⅲ期临床试验

    D. Ⅳ期临床试验　　　　　E. Ⅴ期临床试验

5. "上市前药物临床评价阶段"的正确叙述是

    A. Ⅰ期临床试验：初步的临床药理学及人体安全性评价试验阶段

    B. Ⅱ期临床试验：治疗作用的初步评价

    C. Ⅲ期临床试验：新药获得批准试生产后的扩大的临床试验

    D. Ⅳ期临床试验：上市前药品临床再评价阶段

    E. 生物等效性实验：为临床疗效提供直接证明

6. 药品临床评价的两个阶段是

    A. 上市前药理学评价阶段

    B. 上市前药效学评价阶段

    C. 上市前药物临床评价阶段

    D. 上市后药物临床评价阶段

    E. 上市后临床药物使用评价阶段

7. 药物经济学研究的方法有

    A. 成果 – 效能分析法   B. 成本 – 效果分析法   C. 成本 – 效用分析法

    D. 最小成本分析法   E. 差别成本分析法

8. 下列药物经济学研究方法中，以货币为单位表示结果的有

    A. 成本 – 效益分析   B. 成本 – 效用分析   C. 最小成本分析

    D. 成本 – 效果分析   E. 成本 – 效果比值分析

9. 循证医学的核心是在医疗决策中将哪些要素相结合

    A. 临床证据   B. 患者的实际状况和意愿   C. 个人经验

    D. 临床疗效   E. 医师专业水平

第六章 药物治疗基础知识

A 型题（最佳选择题，每题的备选答案中只有一个最佳答案）

1. 下列需要"治疗药物监测"的药物中，属于"体内过程个体差异大"的是
   A. 茶碱　　　　　　　　B. 顺铂　　　　　　　　C. 地高辛
   D. 苯妥英钠　　　　　　E. 阿米替林

2. 下列药物中，有效治疗浓度范围与中毒浓度范围相接近的是
   A. 四环素　　　　　　　B. 阿托品　　　　　　　C. 氯噻嗪
   D. 苯妥英钠　　　　　　E. 阿司匹林

3. 根据患者生化指标制订个体化给药方案
   A. 血清肌酐法
   B. 稳态一点法
   C. Bayesian 反馈法
   D. 重复一点法预测维持剂量
   E. PK/PD 参数法指导抗菌药物使用

4. 下列程序中，实施给药个体化的第一个步骤是
   A. 设计给药方案　　　　B. 选好给药途径　　　　C. 采集血样标本
   D. 测定血药浓度　　　　E. 明确诊断疾病

5. 药物方案制订的一般原则不包括
   A. 安全性　　　　　　　B. 有效性　　　　　　　C. 规范性
   D. 经济性　　　　　　　E. 科学性

6. 以下用于制订给药方案的方法中，最适宜肾功能不全患者的是
   A. 比例法　　　　　　　B. 血清肌酐法　　　　　C. 重复一点法
   D. 一点法预测维持剂量　E. Bayesian 反馈法

B 型题（配伍选择题，备选答案在前，试题在后，每题若干组。每组题均对应同一组备选答案）

[1～4]
制订给药方案的方法
   A. 比例法　　　　　　　B. 重复一点法　　　　　C. 血清肌酐法
   D. Bayesian 反馈法　　　E. 一点法预测维持剂量

1. 适宜主要由肾小球滤过排泄的药物

2. 需要建立全面的多中心的药动学研究成果数据库

3. 初次和第二次给药后，同一时间取血样，求出两个参数 K 和 Vd

4. 可先初步确定患者的药动学参数，按比例调整，得到较为合理的给药方案

[5~7]

肝功能受损患者的个体化给药原则

    A. 定期检查肝功能

    B. 戒除烟酒嗜好

    C. 随时监测和观察（如黄疸、肝大、肝区叩痛等）

    D. 尽量避免使用对肝脏有损害的药物

    E. 治疗必需，则应减少剂量或延长给药间隔，不要长期服用

5. 服用对乙酰氨基酚达到退热效果后就可停用

6. 慢性肝炎患者应用较小剂量的麻醉药或镇痛药（有肝毒性）亦可诱发肝性脑病

7. 结核病患者使用异烟肼，在用药前、用药中与用药后都应检查肝功能

[8~10]

治疗药物监测的原则

    A. 采用非常规给药方案

    B. 特殊人群用药

    C. 治疗指数低、安全范围窄、毒副作用强的药物

    D. 具有非线性药动学特征的药物

    E. 体内过程个体差异大的药物

8. 一患者 Scr 为 $177\mu mol/L$，使用普鲁卡因胺抗心律失常，属于

9. 苯妥英钠剂量增加到一定程度，再稍有增加即可引起很大的变化，属于

10. 地高辛治疗浓度范围为 $0.9\sim2.0ng/mL$，潜在中毒浓度 $>2.4ng/mL$，属于

X 型题（多项选择题，每题的备选项中有 2 个或 2 个以上正确答案。少选或多选均不得分）

1. 根据患者生化指标制订个体化给药方案

    A. 血清肌酐法   B. 患者剂量体重   C. 药物基因组学

    D. 患者体表面积法   E. 国际标准化比值（INR）

2. 药物基因组学研究表明，药物效应基因大致可分为以下三类

    A. 药物诱导酶   B. 药物代谢酶   C. 药物抑制酶

    D. 药物作用靶点   E. 致病相关基因

3. 在选用抗菌药物制订治疗方案时，应遵循的原则为

    A. 应根据病原菌种类及药敏结果选用抗菌药物

    B. 治疗重症感染时如菌血症、感染性心内膜炎等可以超出治疗剂量范围给药

    C. 轻症感染可接受口服给药者，应选用口服吸收完全的药物

    D. 应尽量避免抗菌药物的局部应用

    E. 应根据药动学和药效学相结合的原则确定给药次数

4. 以下是合理应用维生素的举措，正确的是

    A. 餐后服用

    B. 针对病因积极治疗

    C. 严格掌握剂量和疗程

D. 避免与其他药物同时服用

E. 区分治疗性用药和补充摄入量不足的预防性用药

5. 以下临床应用糖皮质激素的原则中，正确的是

    A. 因人因病而异   B. 有明确的指征   C. 治疗过程随访

    D. 小剂量、短疗程   E. 依据昼夜节律性给药

6. 调整给药方案的途径包括

    A. 改变每日剂量   B. 改变给药间隔   C. 改变给药时间

    D. 改变给药途径   E. 同时改变每日剂量与给药间隔

7. 药物方案制订的一般原则包括

    A. 安全性   B. 有效性   C. 规范性

    D. 经济性   E. 科学性

第七章　常用医学检查指标的解读

A 型题（最佳选择题，每题的备选答案中只有一个最佳答案）

1. WHO 提议，在钩虫病、血吸虫病高发区和贫血孕妇应该常规补充的元素是
   A. 钙　　　　　　　　　　B. 锌　　　　　　　　　　C. 硒
   D. 钾　　　　　　　　　　E. 铁

2. 下列白细胞计数中不正常的是
   A. 成人静脉血 $4.3 \times 10^9/L$
   B. 成人末梢血 $8.0 \times 10^9/L$
   C. 成人静脉血 $3.0 \times 10^9/L$
   D. 新生儿 $16 \times 10^9/L$
   E. 6 个月到 2 岁婴幼儿 $11 \times 10^9/L$

3. 有关尿液隐血及尿液白细胞的叙述，正确的是
   A. 尿液中如混合有 0.01% 以上血液时，肉眼可以观察到血尿
   B. 尿液隐血即反映尿液中的血红蛋白和肌红蛋白，正常人尿液中不能测出
   C. 正常人的尿液中不含有白细胞
   D. 白细胞尿中多为炎症感染时出现的嗜酸性粒细胞，已发生退行性改变，又称为脓细胞
   E. 尿沉渣白细胞是指晨尿中尿沉淀物中白细胞的数量

4. 代表乙型肝炎病毒表面抗原的是
   A. HBcAb　　　　　　　　B. HBeAb　　　　　　　　C. HBsAb
   D. HBeAg　　　　　　　　E. HBsAg

5. 代表乙型肝炎病毒 e 抗原的是
   A. HBcAb　　　　　　　　B. HBeAb　　　　　　　　C. HBsAb
   D. HBeAg　　　　　　　　E. HBsAg

6. 代表乙型肝炎病毒 e 抗体的是
   A. HBcAb　　　　　　　　B. HBeAb　　　　　　　　C. HBsAb
   D. HBeAg　　　　　　　　E. HBsAg

7. 在人体血白细胞群体中，中性粒细胞（DC）的正常比例范围是
   A. 0.50 ~ 0.70　　　　　　B. 0.20 ~ 0.40　　　　　　C. 0.03 ~ 0.08
   D. 0.01 ~ 0.05　　　　　　E. 0 ~ 0.01

8. 痛风时尿沉渣结晶为
   A. 草酸盐结晶　　　　　　B. 尿酸盐结晶　　　　　　C. 磷酸盐结晶
   D. 酪氨酸结晶　　　　　　E. 胆红素结晶

9. 可作为急性胰腺炎诊断指标的是
   A. 淀粉酶降低　　　　　　B. 淀粉酶升高　　　　　　C. 磷酸肌酶降低
   D. 磷酸肌酶升高　　　　　E. 尿激酶增高

10. 糖皮质激素对血液成分产生的影响
    A. 血红蛋白含量降低　　　B. 血小板减少　　　　　　C. 嗜酸性粒细胞增多
    D. 中性粒细胞减少　　　　E. 淋巴细胞减少

11. 以下肝功能检查项目的标识符号中，代表血清天门冬氨酸氨基转移酶的是
    A. ALT　　　　　　　　　B. ASP　　　　　　　　　C. ALP
    D. GST　　　　　　　　　E. AST

12. 成人（末梢血）白细胞（WBC）的正常值参考范围是
    A. $(3.5 \sim 10.0) \times 10^9/L$　　B. $(4.0 \sim 10.0) \times 10^9/L$　　C. $(5.0 \sim 10.0) \times 10^9/L$
    D. $(5.0 \sim 12.0) \times 10^9/L$　　E. $(15.0 \sim 20.0) \times 10^9/L$

13. 可根据监测国际标准化比值来调整用药剂量的是
    A. 氯吡格雷　　　　　　　B. 噻氯匹定　　　　　　　C. 华法林钠
    D. 西洛他唑　　　　　　　E. 阿司匹林

14. 患者，男，体检发现血清尿素氮升高，血肌酐升高，其他生化指标正常，该患者最可能患有
    A. 心脏疾病　　　　　　　B. 肝脏疾病　　　　　　　C. 肾脏疾病
    D. 血液疾病　　　　　　　E. 感染性疾病

15. 接种乙型肝炎疫苗后，血清免疫学检查可呈阳性反应的指标是
    A. 乙型肝炎病毒表面抗原
    B. 乙型肝炎病毒表面抗体
    C. 乙型肝炎病毒 e 抗原
    D. 乙型肝炎病毒 e 抗体
    E. 乙型肝炎病毒核心抗体

16. 以下所列血清检查项目与结果中，最能够判断肾脏疾病的是
    A. 血肌酐（Cr）　　　　　B. 血肌酐（Cr）增高　　　C. 尿素氮（BUN）
    D. 尿素氮（BUN）减少　　E. 碱性磷酸酶（ALP）增高

17. 糖化血红蛋白检查结果可显示糖尿病患者过去 3~4 周的血糖水平，正常值为
    A. 4% ~6%　　　　　　　B. 48% ~60%　　　　　　　C. 4.8% ~6.0%
    D. 3.8% ~4.0%　　　　　E. 2.8% ~4.0%

18. 有关血小板的叙述，正确的是
    A. 血小板是由血液中成熟巨核细胞的胞浆脱落而来
    B. 血小板的寿命可长达 140 天
    C. 血小板在一日内不同的时间测定，其数值基本相同
    D. 血小板的正常值范围为 110 ~150g/L
    E. 血小板可通过黏附、聚集和释放反应，在伤口处形成白色血栓而止血

19. 有关血红蛋白的叙述，正确的是

    A. 血红蛋白承担着机体向器官组织运输氧气和运出二氧化碳的功能

    B. 血红蛋白常被称为"血色素"，是组成血液的主要成分

    C. 缺铁性贫血时红细胞计数的减少程度较血红蛋白减少程度明显

    D. 血红蛋白减少是诊断贫血的重要指标，并能确定贫血类型

    E. 男性血红蛋白的正常值范围为 $110 \sim 150 g/L$

20. 米泔水样便常见于

    A. 肠蠕动亢进，水分吸收不充分所致，可见于各种肠道感染和非感染性腹泻

    B. 由于肠道受刺激分泌过多黏液所致，可见于小肠炎症和大肠炎症等

    C. 由于肠道受刺激分泌大量水分所致，可见于霍乱和副霍乱等

    D. 为下段肠道疾病的表现，主要见于细菌性痢疾

    E. 为脂肪和酪蛋白消化不良的表现，常见于消化不良

21. 有关尿尿酸及尿淀粉酶的叙述，正确的是

    A. 尿酸为体内嘌呤类代谢分解的产物

    B. 人体尿酸主要来自食物的分解代谢

    C. 急性胰腺炎发作期可引起尿淀粉酶增高

    D. 尿酸增高即代表有病理性病变

    E. 尿酸具有酸性，主要以钙、镁盐的形式从尿液排出

22. 有关尿酮体和尿肌酐的叙述，正确的是

    A. 尿酮体包括乙酰乙酸、β-丁酸、丙酮，是体内糖氧化的中间产物

    B. 酮体在肾脏产生，在血液中循环

    C. 如酮体产生的速度小于组织的利用速度，则血液中酮体增加出现酮血症

    D. 尿肌酐是体内肌酸代谢的最终产物，是脱水缩合物

    E. 人体每日的肌酐排出量变化较大

23. 下列药物中，最可能导致碱性磷酸酶（ALP）升高的药物是

    A. 异丙嗪   B. 阿莫西林   C. 苯妥英钠

    D. 苯巴比妥   E. HMG-CoA 还原酶抑制剂

24. 以下有关磷酸激酶检查值升高的临床意义中，最正确的是

    A. 诊断痛风   B. 诊断恶性贫血   C. 诊断心肌梗死

    D. 诊断急慢性白血病   E. 诊断红细胞增多症

25. 以下所列病症中，依据"血液生化检查结果中淀粉酶超过正常值"可以诊断的是

    A. 高血压   B. 高脂血症   C. 肾病综合征

    D. 急性胰腺炎   E. 消化系统溃疡

26. 以下维生素类药物中，可能导致尿液酸碱度降低的是

    A. 维生素 E   B. 维生素 D   C. 维生素 C

    D. 维生素 B   E. 维生素 A

27. 在病理情况下，粪隐血可见于

    A. 骨折   B. 痛风   C. 胰腺炎

    D. 消化道溃疡   E. 脂肪或酪蛋白食物消化不良

28. 糖尿病患者一旦出现尿酮体阳性，可以提示患者
    A. 病情尚未控制   B. 胰岛素分泌过度   C. 伴甲状腺功能亢进
    D. 生长激素分泌过度   E. 伴活动性肢端肥大症

29. 以下有关淋巴细胞减少的临床因素中，正确的是
    A. 麻疹   B. 结核病   C. 血液病
    D. 肾移植术后排斥反应   E. 各种中性粒细胞增多症

30. 以下病症中，最常呈现人体白细胞计数高于正常值参考范围的是
    A. 病毒感染
    B. 疟原虫感染
    C. 革兰阴性菌感染
    D. 结核分枝杆菌感染
    E. 金黄色葡萄球菌、肺炎链球菌等化脓菌感染

31. 有关血清丙氨酸氨基转移酶的叙述，正确的是
    A. 丙氨酸氨基转移酶是一组催化氨基酸之间氨基转移反应的酶类
    B. 丙氨酸氨基转移酶（ALT）与谷丙转氨酶（GPT）是两个反映肝脏功能的指标
    C. 丙氨酸氨基转移酶只存在于肝脏中
    D. 血清丙氨酸氨基转移酶增高的程度与肝细胞被破坏的程度成正比
    E. 正常人的 ALT 应小于等于 50U/L

32. 关于粪胆原和粪隐血的叙述，正确的是
    A. 一般情况下，粪便中可见红细胞，但检测结果通常为阴性
    B. 只有在消化道出现溃疡的情况下，才会粪隐血呈阳性
    C. 粪胆原大部分以原型的形式经直肠被排出体外
    D. 正常情况下，粪便中粪胆原检查呈阳性反应
    E. 通过粪胆原检测，可以直接有效鉴别黄疸的性质

33. 有关尿沉渣管型和尿沉渣结晶的叙述，正确的是
    A. 尿沉渣管型是尿液中的沉渣在肾小管内聚集而成，尿液中出现管型是肾实质性病变的证据
    B. 常见的尿沉渣管型有透明细胞管型、白细胞管型、红细胞管型、上皮细胞管型等
    C. 尿沉渣中的无机物沉渣主要为结晶体，多来自食物代谢的结果
    D. 正常人尿沉渣中的磷酸盐、尿酸盐、草酸盐最为常见
    E. 尿沉渣结晶检测结果临床意义不大

34. 关于尿蛋白和尿葡萄糖的叙述，正确的是
    A. 当人体肾脏的肾小球通透能力下降，会出现蛋白尿
    B. 出现蛋白尿时即表明机体出现病理性变化
    C. 正常情况下，人体尿液中的尿蛋白含量和尿葡萄糖含量都极微
    D. 尿液中出现葡萄糖只取决于血糖水平的高低
    E. 一般的定性检测方法可以检测出正常人的尿蛋白和尿葡萄糖

35. 关于嗜酸性粒细胞的叙述，正确的是
    A. 嗜酸性粒细胞无吞噬功能
    B. 嗜酸性粒细胞可释放组胺酶
    C. 支气管哮喘患者的嗜酸性粒细胞减少
    D. 嗜酸性粒细胞不能吞噬抗原抗体复合物
    E. 嗜酸性粒细胞具有变形运动，并在免疫过程中起重要作用

36. 下列叙述，正确的是
    A. 白细胞均是有粒细胞
    B. 单核细胞为有粒细胞
    C. 淋巴细胞为有粒细胞
    D. 有粒细胞根据其颗粒的嗜好可分为中性、嗜酸性、嗜碱性三种
    E. 正常白细胞中嗜酸性粒细胞的比例最高

37. 关于血清尿素氮和血肌酐的叙述，正确的是
    A. 血清尿素氮主要经肾小管分泌而随尿液排出体外
    B. 当肾实质受损害时，可使血液中血清尿素氮的水平降低
    C. 通过测定尿素氮可了解肾小球的滤过功能
    D. 血肌酐的浓度会受到饮食、高分子代谢等肾外因素的影响
    E. 血肌酐浓度可在一定程度上准确反映肾小管分泌功能的损害程度

38. 关于血清总蛋白、白蛋白和球蛋白的叙述，正确的是
    A. 血清总蛋白、γ球蛋白、β球蛋白均由肝脏细胞合成，总蛋白为球蛋白和白蛋白之和
    B. 白蛋白为急性时相蛋白，在维持血浆胶体渗透压、体内运输、营养方面均起着非常重要的作用
    C. 球蛋白是多种蛋白质的混合物，增高主要以β球蛋白增高为主
    D. A/G 比值大于 1，提示有慢性肝炎、肝硬化、肝实质性损害、肾病综合征等病变
    E. 正常人 A/G 比值的正常范围在 1∶1.5 ~ 1∶2.5

39. 关于血清天门冬氨酸氨基转移酶的叙述，正确的是
    A. 天门冬氨酸氨基转移酶（AST）与谷丙转氨酶（GPT）是同一概念
    B. 天门冬氨酸氨基转移酶主要存在于心肌、肝肾、骨骼肌、胰腺等组织细胞中，同时也存在于正常人的血浆、胆汁、脑脊液及唾液中
    C. 天门冬氨酸氨基转移酶的测定值只反映肝脏的功能
    D. 在慢性肝炎尤其是肝硬化时，AST 升高的幅度不如 ALT
    E. AST/ALT 的数值可以鉴别黄疸的性质

40. 在血常规检查结果中，白细胞（WBC）计数增大，须考虑
    A. 寄生虫感染   B. 接触放射线   C. 病毒感染
    D. 各种细菌感染   E. 各种病毒感染

41. 医学指标血清尿素氮（BUN）增高，提示病人罹患

    A. 休克   B. 急性肝萎缩   C. 糖尿病

    D. 心力衰竭   E. 严重的肾盂肾炎

42. 评价肾功能的可靠指标是

    A. 尿素氮   B. 尿液肌酐   C. 血清肌酐

    D. 尿液酸碱度   E. 尿胆红素

43. 医学指标血肌酐（Cr）增高，提示病人可能患

    A. 黄疸   B. 高血压   C. 糖尿病

    D. 肾损害   E. 中毒性肝炎

44. 血清白蛋白（A）与球蛋白（G）比值的正常值范围是

    A. ＞1   B. 2.5∶1   C. 2.0∶1

    D. 1.5∶1   E. 1.5∶1～2.5∶1

45. 能提示患者大量或长期应用广谱抗生素的粪便细胞显微镜检出物是

    A. 上皮细胞   B. 真菌   C. 红细胞

    D. 吞噬细胞增多   E. 白细胞增多

46. 一般不会出现中性粒细胞增多的中毒事例是

    A. 汞中毒   B. 乙醇中毒   C. 铅中毒

    D. 催眠药中毒   E. 有机磷中毒

47. 能提示动脉硬化与高脂血症的血液生化检查结果是

    A. 血清 TC 升高、TG 降低或 LDL – Ch 升高

    B. 血清 TC 升高、TG 升高或 LDL – Ch 降低

    C. 血清 TC 升高、TG 降低或 HDL 升高

    D. 血清 TC 升高、TG 升高或 HDL – Ch 升高

    E. 血清 TC 升高、TG 升高或 HDL – Ch 降低

48. 一般不会改变血红蛋白正常值的药物是

    A. 伯氨喹   B. 维生素 B   C. 硝酸甘油

    D. 维生素 K   E. 对氨基水杨酸钠

49. 最可能引起白细胞增多的疾病是

    A. 疟原虫感染   B. 金葡菌感染   C. 病毒感染

    D. 结核分枝杆菌感染 E. 革兰阴性菌感染

50. 判断"大三阳"区别于"小三阳"的主要项目是

    A. HBeAg（＋）   B. HBsAg（＋）   C. 抗 – HBs（＋）

    D. 抗 – HBc（＋）   E. 抗 – HBe（＋）

51. 正常男性红细胞沉降率检查值的正常范围是

    A. 13mm/h   B. 16mm/h   C. 17mm/h

    D. 21mm/h   E. 22mm/h

52. 药师在指导合理用药时应正确地交代给药途径和给药方法，下列交代的内容错误的是

    A. 活菌制剂不能用超过 40℃的水送服

B. 肠溶片要整体吞服，不宜咀嚼服用

C. 栓剂是外用制剂，不可口服

D. 泡腾片可以溶解于温开水后服用，也可以作为咀嚼片服用

E. 骨架型缓释片服用后，会随粪便排除类似完整的药品制剂骨架，告知患者不用疑惑

53. 出现粪便黑色，有光泽，且粪便潜血试验呈阳性症状时，首先考虑的疾病是

A. 阿米巴痢疾

B. 过敏性肠炎

C. 痔疮、肛裂

D. 胃、十二指肠溃疡伴出血

E. 抗生素相关性腹泻

B 型题（配伍选择题，备选答案在前，试题在后，每题若干组。每组题均对应同一组备选答案）

[1~2]

A. A/G 值低于 1

B. γ-谷氨酰转移酶升高

C. 血清碱性磷酸酶升高

D. 丙氨酸氨基转移酶升幅很高

E. 天门冬氨酸氨基转移酶升高

1. 可提示肝硬化、慢性肝炎的是

2. 可提示肝内或肝后胆管梗阻者的是

[3~4]

A. 红细胞/血红蛋白减少

B. 中性粒细胞增多

C. 嗜酸性粒细胞增多

D. 血小板增多

E. 嗜碱性粒细胞减少

3. 细菌感染患者可出现

4. 过敏性疾病患者可出现

[5~7]

A. 180~190g/L B. (5.0~12.0)×10g/L C. (15.0~20.0)×10^9/L

D. (4.0~4.5)×10^{12}/L E. (6.0~7.0)×10^{12}/L

5. 血红蛋白（HGB）正常值参考范围是

6. 白细胞（WBC）计数正常值参考范围是

7. 红细胞（RBC）计数正常值参考范围是

[8~11]

A. 速率法：成人 <40U/L

B. 速率法：成人 <50U/L

  C. 速率法：男性＜40U/L

  D. 速率法：男性≤50U/L

  E. 速率法：1～12岁＜500U/L

8. 碱性磷酸酶正常值参考范围是

9. γ-谷氨酰转移酶正常值参考范围是

10. 丙氨酸氨基转移酶正常值参考范围是

11. 天门冬氨酸氨基转移酶正常值参考范围是

［12～14］

  A. 0～0.01   B. 0.01～0.05   C. 0.03～0.08

  D. 0.20～0.40   E. 0.50～0.70

12. 淋巴细胞正常值参考范围是

13. 单核细胞正常值参考范围是

14. 嗜碱性粒细胞正常值参考范围是

［15～18］

  A. 溶血性黄疸   B. 阻塞性黄疸   C. 急性胰腺炎

  D. 细菌性痢疾   E. 胃及十二指肠溃疡

15. 可引起粪隐血阳性的是

16. 可引起粪胆原增加的是

17. 常引起粪便白细胞增多的是

18. 可引起粪便红细胞增多的是

［19～21］

  A. 稀糊状或水样粪便 B. 米泔水样便   C. 黏液便

  D. 冻状便   E. 细条便

19. 过敏性肠炎、慢性菌痢等可引起

20. 各种肠道感染性或非感染性腹泻，或急性胃肠炎可引起

21. 直肠癌可引起

［22～25］

  A. 中性粒细胞   B. 嗜酸性粒细胞   C. 嗜碱性粒细胞

  D. 淋巴细胞   E. 单核细胞

22. 具有变形运动和吞噬功能，可吞噬抗原抗体复合物或细菌的细胞为

23. 具有活跃的变形运动和强大的吞噬功能，并且能活化T、B细胞，在特异性免疫中起重要作用的细胞为

24. 为血液中的主要吞噬细胞，在白细胞中所占比例最高，且在急性感染中起重要作用的细胞为

25. 无吞噬功能，但细胞颗粒中含有许多生物活性物质如肝素、组胺、慢反应物质等的细胞为

［26～29］

  A. 血清总胆固醇   B. 三酰甘油酯   C. 低密度脂蛋白胆固醇

D. 极低密度脂蛋白胆固醇　　E. 高密度脂蛋白胆固醇

26. 是一种抗动脉粥样硬化的脂蛋白，可将胆固醇从肝外组织转运到肝脏进行代谢的为

27. 是人体储存能量的形式，直接参与胆固醇和胆固醇酯合成的为

28. 是空腹血浆中的主要脂蛋白，可将胆固醇运输到肝外组织的为

29. 可运输内源性脂肪的是

[30 ~ 33]

A. HBcAb　　　　　　B. HBeAb　　　　　　C. HBsAb

D. HBeAg　　　　　　E. HBsAg

30. 代表乙型肝炎病毒表面抗原的是

31. 代表乙型肝炎病毒表面抗体的是

32. 代表乙型肝炎病毒 e 抗原的是

33. 代表乙型肝炎病毒核心抗体的是

[34 ~ 37]

A. 血小板减少　　　　B. 中性粒细胞减少　　　　C. 血红蛋白量增多

D. 嗜酸性粒细胞减少　　E. 嗜碱性粒细胞减少

34. 抗真菌药可致

35. 硝酸甘油可致

36. 甲基多巴可致

37. 阿司匹林可致

[38 ~ 40]

A. 血白细胞增多　　　　B. 血清血红蛋白升高　　　　C. 血清总胆固醇升高

D. 血清碱性磷酸酶升高　　E. 粪便细胞显微镜检查检出真菌

38. 口服避孕药可能导致

39. 服用他汀类血脂调节药可能导致

40. 大量或长期使用抗生素可能导致

C 型题（综合分析选择题。每题的备选答案中只有一个最佳答案）

[1 ~ 3]

肾脏功能主要是分泌和排泄尿液、废物、毒物和药物，调节和维持体液容量和成分，维持机体内环境（血压、内分泌）的平衡。变态反应、感染、肾血管病变、代谢异常、先天性疾病、全身循环和代谢性疾病、药物、毒素对肾脏的损害，均可影响肾功能。

1. 就以下疾病种类而言，医学指标血肌酐（Cr）增高，则提示病人可能患

A. 黄疸　　　　　　B. 糖尿病　　　　　　C. 高血压

D. 中毒性肝炎　　　　E. 急慢性肾小球肾炎

2. 以下所列医学指标中，可判断肾功能受损的检查项目是

A. 尿素氮　　　　　　B. 血清肌酐　　　　　　C. 血肌酸激酶

D. 血清尿素氮　　　　E. 血清尿素氮与血清肌酐

3. 1 个月 ~ 1 岁婴儿的血清肌酐的检测值正常区间是

A.　$53 \sim 97 \mu mol/L$　　　B.　$45 \sim 84 \mu mol/L$　　　C.　$27 \sim 62 \mu mol/L$

D.　$18 \sim 35 \mu mol/L$　　　E.　$59 \sim 104 \mu mol/L$

[4～7]

肝脏具有十分重要和复杂的生理功能。首先是人体内各种物质代谢和加工的中枢，其次是有生物转化和解毒功能，所有进入人体的药物或毒物，都会在肝脏发生氧化、还原、水解、结合等化学反应，最后以还原或代谢物的形式排出体外。

4. 通常，在用药后 10～12 天出现"肝大、黄疸、AST 或 ALT 升高等胆汁淤积表现"的抗生素是

A.　四环素　　　　　　　　B.　利福平　　　　　　　　C.　氨苄西林

D.　头孢菌素　　　　　　　E.　红霉素类的酯化物

5. 下列药物中，最可能导致碱性磷酸酶（ALP）升高的药物是

A.　异丙嗪　　　　　　　　B.　辛伐他汀　　　　　　　C.　阿莫西林

D.　苯巴比妥　　　　　　　E.　苯妥英钠

6. 一患者的肝功能检查结果是：ALT 与 AST 均超过正常值，且 AST/ALT 大于 1。此结果提示病人可能患

A.　肝硬化　　　　　　　　B.　糖尿病　　　　　　　　C.　急性胰腺炎

D.　缺铁型贫血　　　　　　E.　肾病综合征

7. 成人男性 γ - 谷氨酰转移酶的正常值参考范围是

A.　$<11U/L$　　　　　　　B.　$<32U/L$　　　　　　　C.　$\leq 50U/L$

D.　$7 \sim 32U/L$　　　　　　E.　$11 \sim 50U/L$

[8～11]

血液具有输送营养、氧气、抗体、激素和排泄废物及调节水分、体温、渗透压、酸碱度等功能。成人的血液占体重的 8%～9%。血液中的成分分为血浆（无形成分）和细胞（有形成分）两大部分。在正常情况下，血细胞主要包括红细胞、白细胞、粒细胞、淋巴细胞、血小板等。

8. 下列白细胞计数中，属于不正常的是

A.　新生儿 $16.0 \times 10^9/L$

B.　成人末梢血 $8.0 \times 10^9/L$

C.　成人静脉血 $3.0 \times 10^9/L$

D.　成人静脉血 $4.3 \times 10^9/L$

E. 6 个月～2 岁婴儿 $11.2 \times 10^9/L$

9. 正常情况下，人血白细胞群体中占比例最少的分类细胞是

A.　淋巴细胞　　　　　　　B.　单核细胞　　　　　　　C.　中性粒细胞

D.　嗜碱性粒细胞　　　　　E.　嗜酸性粒细胞

10. 对于女性成人而言，下列红细胞沉降率检查值属于不正常的是

A.　$14mm/h$　　　　　　　B.　$16mm/h$　　　　　　　C.　$18mm/h$

D.　$20mm/h$　　　　　　　E.　$22mm/h$

11. 血红蛋白检查结果低于正常值即指示贫血。下列检测值可提示"极重度贫血"

的是

A. <30g/L B. >90g/L C. 31~60g/L

D. 61~90g/L E. 90~110g/L

[12~15]

尿液是人体泌尿系统排除的代谢废物，正常人每日排出尿液 1000~3000mL，其中 97% 为水分，而在 3% 的固体物质中，主要含有有机物（尿素、尿酸、肌酐等蛋白质代谢产物）和无机物（氯化钠、磷酸盐、硫酸盐、铵盐等）。

12. 导致病理性蛋白尿的因素很多，氨基糖苷类抗生素引起的是

A. 肾毒性蛋白尿 B. 溢出性蛋白尿 C. 组织性蛋白尿

D. 肾小管性蛋白尿 E. 肾小球性蛋白尿

13. 以下药物中，可能使尿液酸碱度降低的是

A. 氯化钾 B. 氯化钠 C. 氯化铵

D. 硫酸镁 E. 硫酸钠

14. 在检查尿沉渣的项目中，最能提示"肾实质性病变"的阳性结果是

A. 尿沉渣管型 B. 尿沉渣结晶 C. 尿沉渣磷酸盐

D. 尿沉渣白细胞 E. 尿沉渣胆红素结晶

15. "血糖正常性糖尿"的临床意义是

A. 心肌梗死 B. 肝脏疾病 C. 肢端肥大症

D. 肾性肾小球肾炎 E. 甲状腺功能亢进

[16~18]

乙型肝炎血清免疫学检查（表面抗原、表面抗体、e 抗原、e 抗体、核心抗体）对乙型肝炎病毒的感染、复制及转归，肝炎的诊断、鉴别、预后，以及用药后效果均有较大的参考价值。

16. 下列哪项是诊断急性乙型肝炎和判断病毒复制的指标

A. 抗－HBs 阳性 B. 抗－HBe 阳性 C. HBsAg 阳性

D. 抗 HBc－IgM 阳性 E. 抗 HBc－IgG 阳性

17. 下列哪项指标是判断"大三阳"区别于"小三阳"的主要检查项目

A. HBsAb 阳性 B. HBeAb 阳性 C. HBcAb 阳性

D. HBsAg 阳性 E. HBeAg 阳性

18. 一新生儿被确诊感染乙型肝炎病毒，提示其母亲妊娠期间血清免疫学检查结果应是

A. HBsAg 阳性

B. HBeAg 阳性

C. HBsAg、HBeAg 均呈阳性

D. HBsAb、HBeAg 均呈阳性

E. HBsAg、HBeAb 均呈阳性

X 型题（多项选择题，每题的备选项中有 2 个或 2 个以上正确答案。少选或多选均不得分）

1. 以下项目中，属于肾功能中、重度受损的评价指标的是
   A. 肾素（Renin）　　　　　B. 尿蛋白（PRO）　　　　　C. 尿素氮（BUN）
   D. 血清肌酐（Scr）　　　　E. 肌酐清除率（Clcr）

2. 可使丙氨酸氨基转移酶（ALT）升高的药品有
   A. 伊曲康唑　　　　　　　B. 灰黄霉素　　　　　　　C. 利福平
   D. 联苯双酯　　　　　　　E. 阿昔洛韦

3. 服用 HMG – CoA 还原酶抑制剂，可引起检查异常的医学检查项目是
   A. 血清碱性磷酸酶
   B. 血清白蛋白
   C. 血清丙氨酸氨基转移酶
   D. 血清天门冬氨酸氨基转移酶
   E. 血清 γ – 谷氨酰转移酶

4. 临床称为"大三阳"的乙型肝炎患者血清学检查呈阳性的标志物有
   A. 乙型肝炎病毒 e 抗体（HBeAb）
   B. 血清 γ – 谷氨酰转移酶（γ – GT）
   C. 乙型肝炎病毒 e 抗原（HBeAg）
   D. 乙型肝炎病毒表面抗原（HBsAg）
   E. 乙型肝炎病毒核心抗体（HBcAb）

第八章　常见病症的自我治疗

A 型题（最佳选择题，每题的备选答案中只有一个最佳答案）

1. 下列病原体中，可导致沙眼的是
   A. 大肠杆菌　　　　　　　B. 变形杆菌　　　　　　C. 脲解支原体
   D. 沙眼衣原体　　　　　　E. 沙眼支原体

2. 下列抗手足浅表性真菌感染的治疗药物中，尤其适用于角化皲裂型足癣的口服处方药是
   A. 苯甲酸　　　　　　　　B. 尿素　　　　　　　　C. 依沙吖啶
   D. 十一烯酸　　　　　　　E. 特比萘芬

3. 下列治疗蛔虫病的药物中，以对神经肌肉阻滞作用显效的是
   A. 噻嘧啶　　　　　　　　B. 噻苯达唑　　　　　　C. 阿苯达唑
   D. 甲苯咪唑　　　　　　　E. 枸橼酸哌嗪

4. 以下用于治疗寻常痤疮的药物中，属于非处方药的是
   A. 维胺酯　　　　　　　　B. 阿达帕林　　　　　　C. 异维 A 酸
   D. 过氧化苯酰　　　　　　E. 葡萄糖酸锌

5. 病毒性腹泻可使用
   A. 环丙沙星　　　　　　　B. 阿昔洛韦　　　　　　C. 硝苯地平
   D. 山莨菪碱片　　　　　　E. 洛哌丁胺

6. 急、慢性功能性腹泻首选
   A. 环丙沙星　　　　　　　B. 阿昔洛韦　　　　　　C. 硝苯地平
   D. 山莨菪碱片　　　　　　E. 洛哌丁胺

7. 腹泻伴腹痛剧烈时可服
   A. 环丙沙星　　　　　　　B. 阿昔洛韦　　　　　　C. 硝苯地平
   D. 山莨菪碱片　　　　　　E. 洛哌丁胺

8. 对细菌感染的急性腹泻可选用
   A. 环丙沙星　　　　　　　B. 阿昔洛韦　　　　　　C. 硝苯地平
   D. 山莨菪碱片　　　　　　E. 洛哌丁胺

9. 适宜用于儿童紧急退热的是
   A. 贝诺酯　　　　　　　　B. 布洛芬　　　　　　　C. 阿司匹林
   D. 对乙酰氨基酚　　　　　E. 20% 安乃近溶液

10. 对胃肠道的刺激性最低的解热镇痛药是
    A. 贝诺酯　　　　　　　　B. 布洛芬　　　　　　　C. 阿司匹林
    D. 对乙酰氨基酚　　　　　E. 20% 安乃近溶液

11. 作为退热首选药，适用于老年人和儿童的是
    A. 贝诺酯
    B. 布洛芬
    C. 阿司匹林
    D. 对乙酰氨基酚
    E. 20% 安乃近溶液

12. 抗蠕虫药不宜长时间应用，如果长时间应用将
    A. 影响蛋白代谢
    B. 影响脂肪代谢
    C. 影响糖吸收
    D. 影响糖代谢
    E. 影响体内蛋白吸收

13. 选择性地作用于骨性关节，有直接抗炎作用的处方药是
    A. 可待因
    B. 阿司匹林
    C. 塞来昔布
    D. 硫酸氨基葡萄糖
    E. 双氯芬酸钠缓释片

14. 患者男，63 岁，上腹痛、腹泻、消瘦。大便常规检查见有大量脂肪球，X 线腹平片显示上腹中部多发钙化点。医师开方选用的药品是
    A. 干酵母
    B. 硫糖铝
    C. 乳酶生
    D. 胰蛋白酶
    E. 复方阿嗪米特肠溶片

15. 下列属于脂溶性维生素的是
    A. 叶酸
    B. 维生素 B_2
    C. 维生素 B_6
    D. 维生素 C
    E. 维生素 D

16. 下列治疗痤疮的药物中，患者在治疗期间及治疗结束后 1 个月应避免献血的是
    A. 红霉素
    B. 异维 A 酸
    C. 克林霉素
    D. 过氧甲苯酰
    E. 米诺环素

17. Q – T 间期延长的荨麻疹患者不宜选用的抗过敏药是
    A. 氯苯那敏
    B. 色甘酸钠
    C. 苯海拉明
    D. 异丙嗪
    E. 依巴斯汀

18. 维 A 酸联合过氧苯甲酰治疗寻常痤疮的正确用法是
    A. 将两药的凝胶或乳膏充分混合后应用
    B. 两药的凝胶或乳膏间隔 2 小时交替使用
    C. 睡前应用维 A 酸凝胶或乳膏，晨起洗漱后应用过氧苯甲酰凝胶
    D. 晨起洗漱后应用维 A 酸凝胶或乳膏，睡前应用过氧苯甲酰凝胶
    E. 前额、颜面部应用维 A 酸凝胶或乳膏，胸背上部应用过氧苯甲酰凝胶

19. 在治疗蛔虫病的药物中，可能引起"蛔虫游走而口吐蛔虫"的是
    A. 噻嘧啶
    B. 三苯双脒
    C. 甲苯咪唑
    D. 枸橼酸哌嗪
    E. 复方阿苯达唑（含双羟噻嘧啶）

20. 以下肠内营养剂不需消化液或极少消化液便即可吸收的是
    A. 氨基酸型
    B. 短肽型
    C. 整蛋白型
    D. 脂肪乳剂
    E. 碳水化合物制剂

21. 使用抗过敏药治疗荨麻疹的患者，拟进行变应原皮试的时间是在
    A. 停用所用药物之后
    B. 停用抗过敏药之后
    C. 停用抗过敏药 12 ~ 24 小时后

D. 停用抗过敏药 36～48 小时后

E. 停用抗过敏药 48～72 小时后

22. 以下解热镇痛药中，用于治疗疼痛应首选的非处方药是

    A. 布洛芬　　　　　　　　B. 贝诺酯　　　　　　　　C. 阿司匹林

    D. 苯妥英钠　　　　　　　E. 对乙酰氨基酚

23. 患者女，22 岁，既往有胃溃疡史，因焦虑、手颤就诊。体征和实验室检查：甲状腺素（T_3 和 T_4）水平增高，心率 102 次/分。服用抗甲状腺药丙硫氧嘧啶和卡比马唑 2 个月后，监测到白细胞和粒细胞计数急剧下降，白细胞计数为 $3.1 \times 10^9/L$，除停药外，应考虑选用救治的药品是

    A. 利血生　　　　　　　　B. 左甲状腺素　　　　　　C. 维生素 B_2

    D. 地高辛　　　　　　　　E. 黄体酮

24. 为避免服用特拉唑嗪时发生"首剂现象"，应注意首次日剂量不宜超过

    A. 1mg　　　　　　　　　B. 2mg　　　　　　　　　C. 4mg

    D. 8mg　　　　　　　　　E. 16mg

25. 长期大量服用维生素 D，可能引起的不良反应是

    A. 出血倾向　　　　　　　B. 皮肤干燥　　　　　　　C. 骨硬化

    D. 体重增加　　　　　　　E. 视物模糊

26. 与青年人相比，老年人应用后敏感性增高易引起"晨起跌倒"的药物是

    A. 美洛西林　　　　　　　B. 地西泮　　　　　　　　C. 沙美特罗

    D. 克伦特罗　　　　　　　E. 罗红霉素

27. 解热镇痛药用于镇痛一般不超过 5 天；应用对乙酰氨基酚缓解疼痛，连续用药时间可以延长至

    A. 7 天　　　　　　　　　B. 8 天　　　　　　　　　C. 10 天

    D. 12 天　　　　　　　　E. 15 天

28. 以下所列病痛中，不适宜应用解热抗炎镇痛药治疗的是

    A. 牙痛　　　　　　　　　B. 肠绞痛　　　　　　　　C. 肌肉痛

    D. 关节痛　　　　　　　　E. 神经痛

29. 下列"发热的指标"的叙述中，错误的是

    A. 腋下温度超过 37.0℃　　B. 口腔温度超过 37.3℃　　C. 腋下温度超过 37.6℃

    D. 直肠温度超过 37.6℃　　E. 昼夜体温波动超过 1℃

30. "低热"者的体温是

    A. 37℃ 以上　　　　　　B. 37.4℃～38℃　　　　C. 39.1℃～41℃

    D. 41℃ 以上　　　　　　E. 38.1℃～39℃

31. 有心功能不全史的患者慎用布洛芬，用药后可能引发

    A. 过敏反应　　　　　　　B. 尿潴留和水肿　　　　　C. 急性肾衰竭

    D. 重度肝损伤　　　　　　E. 电解质平衡失调

32. "解热镇痛药用于解热一般不超过 3 日，症状未缓解应及时就诊或向医师咨询"的最主要依据为

A. 以免引起肝肾脏损伤

B. 以免引起胃肠道的损伤

C. 退热属对症治疗，可能掩盖病情，影响疾病诊断

D. 引起外周血管扩张皮肤出汗，以致脱水

E. 发生血管性水肿哮喘等反应

33. 解热镇痛药用于退热，2 次用药的间隔时间应为

A. 2 ~4 小时　　　　B. 4 ~6 小时　　　　C. 6 ~8 小时

D. 3 ~5 小时　　　　E. 5 ~7 小时

34. 特异体质者应当慎用解热镇痛药，其原因是用药后可能发生

A. 出血　　　　B. 虚脱　　　　C. 惊厥

D. 过敏反应　　　　E. 电解质平衡失调

35. 作为退热药的首选，对乙酰氨基酚的优势是

A. 可作用缓和而持久

B. 大剂量对肝脏有损害

C. 正常剂量下较为安全有效

D. 解热作用强，镇痛作用较弱

E. 对中枢神经系统前列腺素合成的抑制作用强

36. 作为退热药，阿司匹林的劣势是

A. 解热镇痛作用较强

B. 口服吸收迅速而完全

C. 婴幼儿发热用阿苯片

D. 作用于下丘脑体温调节中枢

E. 儿童用药可引起 Reye 综合征，尤其是病毒性感染引起的发热

37. 作为退热药，布洛芬的优势是

A. 镇痛作用较强

B. 可诱发变态反应

C. 具有解热镇痛消炎作用

D. 对胃肠道的不良反应较轻

E. 退热作用与阿司匹林相似但较持久

38. 治疗发热成人服对乙酰氨基酚，每隔 4 ~6 小时重复用药 1 次；1 日用量不得超过

A. 2.5g　　　　B. 3.0g　　　　C. 4.0g

D. 4.5g　　　　E. 5.0g

39. 老年人退热服用贝诺酯，1 日 3 次，1 日用量不得超过

A. 1.5g　　　　B. 2.0g　　　　C. 2.5g

D. 3.0g　　　　E. 3.5g

40. "不宜同时应用两种以上的解热镇痛药"的主要原因是

A. 可能引发哮喘

B. 可能导致酸中毒

C. 可能导致血管性水肿

D. 可能导致血小板减少症

E. 可能引起肝、肾、胃肠道的损伤

41. 用于疼痛治疗，镇痛作用明显的非处方药是

    A. 谷维素   B. 布洛芬   C. 阿司匹林

    D. 对乙酰氨基酚   E. 双氯芬酸钠二乙胺乳胶剂

42. 用于疼痛治疗，耐受性最好的非甾体抗炎药是

    A. 布洛芬   B. 贝诺酯   C. 塞来昔布

    D. 阿司匹林   E. 双氯芬酸钠

43. 适用于缓解肌肉、软组织和关节轻中度疼痛的非处方药是

    A. 谷维素   B. 布洛芬   C. 对乙酰氨基酚

    D. 氢溴酸山莨菪碱   E. 双氯芬酸钠二乙胺乳胶剂

44. 适用于急性疼痛、骨关节炎的处方药是

    A. 可待因   B. 阿托品   C. 塞来昔布

    D. 硫酸氨基葡萄糖   E. 双氯芬酸钠缓释片

45. 适用于对轻度及长期治疗疼痛的处方药是

    A. 可待因   B. 塞来昔布   C. 阿司匹林

    D. 对乙酰氨基酚   E. 双氯芬酸钠缓释片

46. 下列病痛中，不适宜应用解热镇痛药治疗的是

    A. 牙痛   B. 关节痛   C. 肌肉痛

    D. 肠绞痛   E. 神经痛

47. 视疲劳所呈现的显著的临床特征是

    A. 复视   B. 泪液减少   C. 视物时症状加重

    D. 眼睑沉重、痉挛   E. 近距离视物出现视力模糊

48. 在治疗沙眼的药物中，对沙眼衣原体有强大的抑制作用的是

    A. 红霉素眼膏   B. 金霉素眼膏   C. 酞丁安滴眼剂

    D. 硫酸锌滴眼剂   E. 磺胺醋酰钠滴眼剂

49. 以下治疗沙眼的药物中，属于处方药的是

    A. 2%硝酸银   B. 红霉素眼膏   C. 酞丁安滴眼剂

    D. 硫酸锌滴眼剂   E. 磺胺醋酰钠滴眼剂

50. 以下药品中，最适宜治疗沙眼和流行性急性结膜炎的是

    A. 红霉素眼膏   B. 酞丁安滴眼剂   C. 硫酸锌滴眼剂

    D. 色甘酸钠滴眼剂   E. 磺胺醋酰钠滴眼剂

51. 连续应用抗菌药物/糖皮质激素眼用制剂的时间不宜超过

    A. 3 天   B. 5 天   C. 7 天

    D. 10 天   E. 15 天

52. 以下眼疾中，不得应用抗菌药物/糖皮质激素眼用制剂的是

    A. 沙眼   B. 细菌性结膜炎   C. 流行性结膜炎

    D. 过敏性结膜炎   E. 流行性出血性结膜炎

53. 一般情况下，为治疗感冒连续服用抗感冒药的时间不应该超过

    A. 3 日   B. 5 日   C. 7 日

    D. 9 日   E. 14 日

54. 病毒神经氨酸酶抑制剂（扎那米韦、奥司他韦）使用的最佳时间是

    A. 在流感症状初始时

    B. 在流感症状严重时

    C. 在流感症状严重 24 小时内

    D. 在流感症状初始 48 小时内

    E. 在流感症状初始 72 小时内

55. 抗感冒药中具有"使鼻黏膜血管收缩、解除鼻塞症状"作用的成分是

    A. 天麻素   B. 金刚烷胺   C. 伪麻黄碱

    D. 双氯芬酸   E. 对乙酰氨基酚

56. 以下复方抗感冒药的组分中，呈现改善体液局部循环作用的是

    A. 咖啡因   B. 伪麻黄碱   C. 金刚烷胺

    D. 解热镇痛药   E. 菠萝蛋白酶

57. 季节性过敏性鼻炎主要的诱因是

    A. 冷   B. 热   C. 花粉

    D. 食物   E. 精神紧张

58. 局部给药治疗鼻塞的处方药是

    A. 麻黄碱滴鼻剂

    B. 羟甲唑啉鼻喷雾剂

    C. 布地奈德鼻喷雾剂

    D. 复方萘甲唑啉鼻喷雾剂

    E. 丙酸倍氯米松鼻喷雾剂

59. 以下治疗咳嗽的药物中，白天工作的驾驶员可选用止咳的非处方药是

    A. 氨溴索   B. 可待因   C. 苯丙哌林

    D. 羧甲司坦   E. 右美沙芬

60. 治疗咳嗽依据咳嗽的频率和程度，剧咳者宜首选止咳的非处方药是

    A. 吗啡   B. 可待因   C. 苯丙哌林

    D. 右美沙芬   E. 喷托维林

61. 下列药物中，患胸膜炎伴胸痛的咳嗽患者宜选用的止咳药物是

    A. 可待因   B. 羧甲司坦   C. 苯丙哌林

    D. 喷托维林   E. 右美沙芬

B 型题（配伍选择题，备选答案在前，试题在后，每题若干组。每组题均对应同一组备选答案）

    [1~2]

    A. 右美沙芬   B. 喷托维林   C. 苯丙哌林

  D. 可待因   E. 右美沙芬复方制剂

1. 夜间咳嗽宜选用的非处方药是

2. 适用于胸膜炎伴胸痛的咳嗽患者的药物是

[3~5]

  A. 硝基咪康唑栓   B. 甲硝唑栓剂   C. 庆大霉素

  D. 聚甲酚磺醛栓剂   E. 曲古霉素

3. 真菌引起的阴道炎宜选用

4. 滴虫引起的阴道炎宜选用

5. 滴虫、细菌、真菌引起的混合感染阴道炎宜选用

[6~8]

  A. 红霉素滴眼液   B. 双氯芬酸   C. 克霉唑滴眼液

  D. 阿昔洛韦滴眼液   E. 醋酸可的松

6. 对由细菌感染引起的急性卡他性结膜炎宜选择

7. 流行性出血性结膜炎宜选用

8. 过敏性结膜炎宜选

[9~10]

  A. 异丙嗪   B. 赛庚啶   C. 苯海拉明

  D. 氯苯那敏   E. 薄荷酚洗剂

9. 具止痒和收敛作用的是

10. 适合伴随血管性水肿者的是

[11~12]

  A. 对乙酰氨基酚

  B. 氯苯那敏

  C. 含伪麻黄碱的复方制剂

  D. 阿司匹林

  E. 含可待因的复方制剂

11. 伴有高血压的患者应慎用的是

12. 反复应用可引起药物依赖性的是

[13~14]

  A. 小檗碱   B. 阿苯达唑   C. 乳果糖

  D. 干酵母   E. 硫酸铝

13. 消化不良患者宜选用

14. 细菌感染性腹泻患者宜选用

[15~17]

  A. 维生素 A   B. 复合维生素 B   C. 维生素 C

  D. 维生素 E   E. 维生素 K_1

15. 可用于紫癜辅助治疗的药物是

16. 可用于治疗夜盲症的药物是

17. 可用于治疗口腔溃疡，大剂量服用后，尿液可能呈黄色的药物是

[18～19]

    A. 维生素 AD　　　　　　B. 维生素 C　　　　　　　C. 复合维生素 B

    D. 葡萄糖酸钙　　　　　　E. 硫酸亚铁

18. 孕妇过量服用可诱发新生儿坏血病的药物是

19. 可减慢肠蠕动，引起便秘并排黑便的药物是

[20～21]

    A. 复方角莱酸酯栓　　　　B. 克霉唑栓　　　　　　　C. 阿达帕林凝胶

    D. 复方苯甲酸酊　　　　　E. 炉甘石洗剂

20. 治疗真菌性阴道炎可选用

21. 治疗急性湿疹可选用

[22～23] 抗感冒药的组方

    A. 碘苷　　　　　　　　　B. 硫酸锌　　　　　　　　C. 酞丁安

    D. 色甘酸钠　　　　　　　E. 磺胺醋酰钠

22. 过敏性结膜炎者宜选用的滴眼剂是

23. 春季卡他性结膜炎宜选用

[24～27]

    A. 左氧氟沙星　　　　　　B. 氯霉素　　　　　　　　C. 磷霉素

    D. 万古霉素　　　　　　　E. 甲硝唑

24. 对胎儿骨骼发育可能产生不良反应，妊娠期妇女避免使用的药品是

25. 在乳汁中分泌量较高，主要用于治疗厌氧菌感染的药品是

26. 对胎儿及母体均无明显影响，也无致畸作用，妊娠期感染时可选用的的药品是

27. 对母体及胎儿有一定的耳、肾毒性，仅在有明确指征时方可使用，并应进行治疗药物监测的治疗耐药革兰阳性菌所致严重感染的药品是

[28～29]

    A. 地塞米松　　　　　　　B. 可的松　　　　　　　　C. 泼尼松

    D. 泼尼松龙　　　　　　　E. 氢化可的松

28. 因可抑制患儿的生长和发育，小儿应避免使用的长效糖皮质激素是

29. 无需在肝脏代谢，严重肝功能不全者宜选用的中效糖皮质激素是

[30～33]

    A. 多柔比星　　　　　　　B. 拓扑替康　　　　　　　C. 甲氨蝶呤

    D. 雷帕霉素　　　　　　　E. 奥沙利铂

30. 属于蒽醌类抗生素的抗肿瘤药是

31. 属于抗代谢药的抗肿瘤药是

32. 属于植物来源的半合成生物碱的抗肿瘤药是

33. 属于铂类化合物的抗肿瘤药是

[34～35]

    A. 卡维地洛　　　　　　　B. 氢氯噻嗪　　　　　　　C. 呋塞米

    D. 比索洛尔　　　　　　　　E. 地高辛

34. 患者心力衰竭症状加重而发生水钠潴留时，应选用的利尿剂是

35. 患有轻度液体潴留，伴高血压而肾功能正常的心力衰竭患者，应选用的利尿剂是

[36 ~ 38]

    A. 心脏毒性（折返心率和传导阻滞）

    B. 肺毒性（间质性肺炎）

    C. 血液毒性（骨髓造血功能障碍）

    D. 耳毒性（耳聋）

    E. 肾毒性（血肌酐升高）

36. 抗心律失常药胺碘酮可致的主要用药风险是

37. 抗心力衰竭药地高辛可致的主要用药风险是

38. 抗排异药环孢素可致的主要用药风险是

[39 ~ 40]

    A. 谷氨酸钠　　　　　　　B. 头孢呋辛酯　　　　　C. 米诺环素

    D. 麦角新碱　　　　　　　E. 阿莫西林

39. 可引起子宫收缩导致胎儿窒息，妊娠期妇女须禁用的药品是

40. 可分泌到乳汁中导致婴儿引起肝毒性，哺乳期妇女须禁用的药品是

[41 ~ 42]

    A. 乳果糖　　　　　　　　B. 比沙可啶　　　　　　C. 聚乙二醇粉

    D. 欧车前亲水胶　　　　　E. 开塞露/甘油栓

41. 可致容积性排便，降低老年人粪块嵌塞发生率的是

42. 可刺激肠壁感受神经末梢，增强肠反射性蠕动而排便的是

[43 ~ 44]

    A. 水杨酸　　　　　　　　B. 红霉素　　　　　　　C. 咪康唑

    D. 氧氟沙星　　　　　　　E. 肾上腺皮质激素制剂

43. 在体、股癣尚未根治前，禁止应用的是

44. 治疗体、股癣需连续 1 ~ 4 周，足癣 1 个月，甲癣 6 个月的是

[45 ~ 47]

    A. 布洛芬　　　　　　　　B. 谷维素　　　　　　　C. 地西泮

    D. 卡马西平　　　　　　　E. 麦角胺咖啡因片

45. 三叉神经痛者首选的是

46. 推荐反复性偏头痛者服用的是

47. 推荐长期精神紧张、紧张性头痛者应用的是

[48 ~ 50]

    A. 布洛芬　　　　　　　　B. 贝诺酯　　　　　　　C. 阿司匹林

    D. 对乙酰氨基酚　　　　　E. 20% 安乃近溶液

48. 晚期妊娠及哺乳期妇女不宜用，可以延长孕期的是

49. 尤其适于老年人和儿童退热的是

50. 适于 5 岁以下儿童高热时紧急退热的是

[51~53]

    A. 不宜超过 1 日　　　　　　B. 不宜超过 2 日　　　　　　C. 不宜超过 3 日

    D. 不宜超过 5 日　　　　　　E. 不宜超过 7 日

51. 解热镇痛药治疗痛经

52. 内服麻黄素治疗鼻黏膜肿胀

53. 使用地塞米松粘贴片治疗口腔溃疡

[54~55]

    A. 脑出血　　　　　　　　　B. 动脉瘤　　　　　　　　　C. 脑肿瘤

    D. 脑膜炎　　　　　　　　　E. 颈内动脉病变或损伤

54. 头痛伴颈部僵硬、恶心、发热和全身痛，可能有

55. 一只眼突然失明，伴头痛、头晕，提示有

[56~57]

下列伴有发热症状的疾病

    A. 伤寒　　　　　　　　　　B. 化脓性感染　　　　　　　C. 麻疹

    D. 肺炎　　　　　　　　　　E. 流行性腮腺炎

56. 有间歇发作的寒战、高热，继之大汗可能是

57. 持续高热，居高不下，伴随寒战、胸痛、咳嗽、吐铁锈色痰可能是

[58~59]

    A. 金霉素眼膏

    B. 0.1% 酞丁安

    C. 多黏菌素 B、磺苄西林滴眼剂

    D. 1% 泼尼松滴眼剂

    E. 两性霉素 B、克霉唑滴眼剂

58. 铜绿假单胞菌（绿脓杆菌）性结膜炎常用

59. 真菌性结膜炎宜用

[60~61]

关于足癣

    A. 间擦型　　　　　　　　　B. 水疱型　　　　　　　　　C. 鳞屑型

    D. 角化型　　　　　　　　　E. 体癣型

60. 损害以鳞屑为主，伴有稀疏而干的小水疱，属于

61. 常发生在足跟、足跖、足旁部，皮肤干燥粗厚、角化过度、纹理增粗，属于

[62~65]

关于荨麻疹的药物治疗

    A. 盐酸异丙嗪　　　　　　　B. 氯苯那敏　　　　　　　　C. 薄荷酚

    D. 赛庚啶　　　　　　　　　E. 氯雷他定

62. 对抗组胺过敏作用超过异丙嗪和苯海拉明，且对中枢神经系统的抑制作用较弱
    的是

63. 对伴随血管性水肿的荨麻疹可选用

64. 局部用药可选择具止痒和收敛作用的洗剂

65. 对病情严重者推荐口服第二代抗组胺处方药

[66~69]

 A. 不宜超过1日   B. 不宜超过2日   C. 不宜超过3日
 D. 不宜超过5日   E. 不宜超过7日

66. 镇咳药治疗咳嗽

67. 缓泻药治疗便秘

68. 解热镇痛药治疗发热

69. 麻黄素滴鼻剂治疗鼻黏膜肿胀

[70~72]

痛经的药物治疗

 A. 谷维素片   B. 氨酚待因片   C. 肌内注射青霉素
 D. 肌内注射黄体酮   E. 氢溴酸山莨菪碱片

70. 镇痛宜用

71. 解痉宜用

72. 调节内分泌宜用

[73~75]

 A. 抗病毒作用   B. 退热、缓解头痛   C. 改善体液局部循环
 D. 使鼻黏膜血管收缩   E. 拮抗抗组胺药的嗜睡作用

73. 抗感冒药中咖啡因的作用是

74. 抗感冒药中伪麻黄碱的作用是

75. 抗感冒药中菠萝蛋白酶的作用是

[76~78]

常见症状与疾病的主要症状

 A. 连续打喷嚏   B. 毛囊周围炎症   C. 有脓疱和脓痂
 D. 鼻黏膜充血(鼻塞)   E. 大量清水样鼻涕

76. 脓疱疮

77. 寻常痤疮

78. 鼻黏膜肿胀

[79~81]

常见症状与疾病的主要病因

 A. 感冒

 B. 创伤

 C. 性激素

 D. 物理因素如冷、热、光等

 E. 体外环境因素作用导致的鼻腔黏膜免疫反应

79. 荨麻疹

80. 过敏性鼻炎

81. 鼻黏膜肿胀

[82~83]

    A. 解除鼻塞症状

    B. 减少打喷嚏和鼻腔溢液

    C. 增加解热镇痛药的疗效、对抗嗜睡作用

    D. 退热、缓解头痛和全身痛

    E. 改善体液局部循环，促进药物对病灶的渗透和扩散

感冒药的组方中

82. 含有双氯芬酸是为了

83. 含有氯苯那敏是为了

[84~85]

| A. 比沙可啶 | B. 甘油栓 | C. 硫酸镁 |
| D. 羧甲基纤维素钠 | E. 乳果糖 | |

84. 急性便秘可选

85. 痉挛性便秘可选

[86~88]

| A. 比沙可啶 | B. 甘油栓 | C. 硫酸镁 |
| D. 羧甲基纤维素钠 | E. 乳果糖 | |

86. 功能性便秘可选

87. 急慢性便秘或习惯性便秘可选

88. 低张力性便秘可选

[89~92]

| A. 氧氟沙星 | B. 阿昔洛韦 | C. 硝苯地平 |
| D. 山莨菪碱片 | E. 洛哌丁胺 | |

89. 病毒性腹泻可使用

90. 激惹性腹泻可使用

91. 急、慢性功能性腹泻首选

92. 腹泻伴腹痛剧烈时可选

[93~96]

| A. 胰酶和碳酸氢钠 | B. 双八面蒙脱石 | C. 胃蛋白酶 |
| D. 微生态制剂 | E. 黄连素 | |

93. 对痢疾、大肠杆菌感染的轻度急性腹泻应首选

94. 对摄食脂肪过多者可服用

95. 对摄食蛋白质而致消化性腹泻者宜服

96. 因化学刺激引起的腹泻可使用

[97~99]

    A. 霍乱或副霍乱

B. 菌痢

C. 肠道梗阻，吸收不良综合征

D. 阿米巴痢疾

E. 金葡菌性食物中毒

97. 脂肪泻和白陶土色便见于

98. 黄水样便见于

99. 米泔水样便见于

[100~103]

A. 菌痢

B. 嗜盐菌性食物中毒

C. 肠道梗阻、吸收不良综合征

D. 阿米巴痢疾

E. 小肠性腹泻

100. 粪便呈稀薄水样且量多为

101. 脓血便或黏液便见于

102. 暗红色果酱样便见于

103. 血水或洗肉水样便见于

[104~105]

A. 痢疾样腹泻   B. 慢性腹泻   C. 水泻

D. 阿米巴痢疾   E. 结核性腹泻

104. 有黏膜破坏，频频排脓血性粪便，并伴有腹痛、里急后重为

105. 不含红细胞、脓细胞，不伴有腹痛、里急后重为

[106~108]

A. 胰酶片   B. 维生素 B_1 C. 六味安消散

D. 胃蛋白酶合剂   E. 多潘立酮

106. 对食欲缺乏者可服用非处方药

107. 对由于胃肠、肝胆疾病引起的消化酶不足者可选用

108. 对进食蛋白食物过多者可用

[109~110]

A. 右美沙芬   B. 喷托维林   C. 苯丙哌林

D. 可待因   E. 右美沙芬复方制剂

109. 感冒所伴随的咳嗽常选用

110. 对频繁、剧烈无痰干咳及刺激性咳嗽可应用

C 型题（综合分析选择题。每题的备选答案中只有一个最佳答案）

[1~3]

发热的人们在高热骤然降下时，有可能引起虚脱；儿童、老年人或体弱者在应用解热镇痛药退热时，应严格掌握用量，避免滥用。

1. WHO 建议，禁止使用任何退热西药的婴儿的"年龄"是

    A. 1 个月以内　　　　　　B. 2 个月以内　　　　　　C. 3 个月以内

    D. 4 个月以内　　　　　　E. 6 个月以内

2. WHO 建议，发热儿童可以适当服用退热药的情况是

    A. 体温达到 38℃以上

    B. 体温达到 39℃以上

    C. 体温达到 38.0℃经物理降温无效时

    D. 体温达到 38.5℃经物理降温无效时

    E. 体温达到 39.0℃经物理降温无效时

3. WHO 建议，如果发热儿童需要服用退热药，则最好选用的是

    A. 含布洛芬的滴剂

    B. 含布洛芬的混悬液

    C. 含阿司匹林的滴剂

    D. 含对乙酰氨基酚的滴剂

    E. 含布洛芬的混悬液或含对乙酰氨基酚的滴剂

[4~7]

    正常人的体温在 37℃左右，但各个部位的温度不尽相同，内脏温度最高，头部次之，皮肤和四肢末端的温度最低。发热是指人体体温升高，超过正常范围。发热是人体对致病因子的一种全身性防御反应，是患病时要表现的一种症状。

4. 以下体温计示值中，正确表示患者"发热"的是

    A. 直肠温度超过 37.3℃　　B. 口腔温度超过 37.3℃　　C. 口腔温度超过 37.0℃

    D. 腋下温度超过 37.6℃　　E. 昼夜温度差超过 2.0℃

5. 发热的程度按体温状况分级，"中等度热"者的体温是

    A. 37℃以上　　　　　　B. 41℃以上　　　　　　C. 37.4℃~38℃

    D. 38.1℃~39℃　　　　E. 39.1℃~41℃

6. 解热镇痛药用于解热属于对症治疗。两次用药的间隔时间应该是（　）小时，且一般不宜超过（　）天

    A. 2~4 小时，2 日　　　B. 4~6 小时，3 日　　　C. 3~5 小时，4 日

    D. 5~7 小时，5 日　　　E. 6~8 小时，7 日

7. "解热镇痛药用于解热一般不超过 3 日，症状未缓解应及时就诊或向医师咨询"的依据主要是

    A. 退热用药可能导致肝、肾脏损伤

    B. 退热用药可能引起胃肠道的损伤

    C. 退热用药可能发生皮疹、哮喘等反应

    D. 退热属对症治疗，可能掩盖病情，影响疾病诊断

    E. 退热可能引起外周血管扩张、皮肤出汗以致脱水

[8~11]

    患儿，女，4 岁半，身高 110cm，体重 15kg，一天前发热（39℃），咽喉痛，无咳嗽、吐血，家长主诉在家中应用退热药治疗，发病 1 日左右出现腹泻，2~5 次大便，量少，黄

色黏液便，呕吐一次。体格检查：T 38.8℃，P 118 次/分，R 28 次/分。咽微充血，出现轻脱水症状。双肺呼吸音清，腹平软，肝脾未触及，肠鸣音活跃，实验室检查：WBC：5×10^{12}/L［参考值（4.0～10）$\times 10^{12}$/L］，粪便可见红白细胞。

8. 该患者的临床表现及实验室检查结果常见于

    A. 动力性腹泻　　　　　　　B. 消化不良性腹泻　　　　　C. 感染性腹泻

    D. 分泌性腹泻　　　　　　　E. 出血坏死性腹泻

9. 患者腹泻治疗过程中不应选择的药物是

    A. 小檗碱　　　　　　　　　B. 洛哌丁胺　　　　　　　　C. 药用炭

    D. 鞣酸蛋白　　　　　　　　E. 口服补液盐

10. 关于该患儿腹泻用药注意事项的说法，错误的是

    A. 药用炭可吸附细菌和毒素，可与抗生素同时服用

    B. 腹泻可致电解质丢失，故须特别注意补充

    C. 小檗碱和鞣酸蛋白不宜同时服用

    D. 首选口服补液，必要时静脉补液

    E. 实施使用生态制剂

11. 关于该患儿腹泻家庭用药教育的说法，错误的是

    A. 每次腹泻后均要少量多次喂水，直至腹泻停止

    B. 若患儿腹泻加重，可口服自制补液盐进行补液

    C. 若症状不能改善，及时加用诺氟沙星

    D. 应给予少量、多次、清淡饮食

    E. 若患儿出现粪便带血等症状，必须及时就医

［12～15］

鼻腔黏膜上有丰富的血管、黏液腺的纤毛，鼻中隔前下部也有纤密的毛细胞血管网，当受到刺激、过敏、感染时，鼻黏膜血管迅速扩张和肿胀，出现鼻塞。其常见病因有：感冒、慢性单纯性鼻炎、慢性鼻窦炎、过敏性鼻炎等。

12. 抗感冒药中，具有"使鼻黏膜血管收缩、解除鼻塞症状"作用的成分是

    A. 天麻素　　　　　　　　　B. 金刚烷胺　　　　　　　　C. 伪麻黄碱

    D. 双氯芬酸　　　　　　　　E. 氯苯那敏

13. 局部给药治疗鼻塞的处方药是

    A. 麻黄碱滴鼻剂　　　　　　B. 羟甲唑啉鼻喷雾剂　　　　C. 布地奈德鼻喷雾剂

    D. 萘甲唑啉鼻喷雾剂　　　　E. 复方薄荷脑鼻用吸入剂

14. 口服给药治疗鼻塞的非处方药是

    A. 泼尼松　　　　　　　　　B. 氯雷他定　　　　　　　　C. 氯苯那敏

    D. 伪麻黄碱　　　　　　　　E. 普萘洛尔

15. 口服给药治疗过敏性鼻炎的首选非处方药是

    A. 赛庚啶　　　　　　　　　B. 酮洛芬　　　　　　　　　C. 氯苯那敏

    D. 伪麻黄碱　　　　　　　　E. 氯雷他定

[16~20]

根据病原体、传播和症状的不同分为上呼吸道感染（上感）和流行性感冒（流感）。上感和流感在一年四季均可发病，尤以冬、春季较为多见。

16. 感冒初，出现卡他症状，如鼻黏膜充血、打喷嚏、流涕、流泪等，宜服用的药品是
    A. 非甾体抗炎药
    B. 含苯海拉明的制剂
    C. 含氢溴酸右美沙芬的制剂
    D. 含中枢兴奋药咖啡因的制剂
    E. 含伪麻黄碱、氯苯那敏的制剂

17. 口服奥司他韦治疗流感应该及时用药，较为有效的用药时间是症状出现的
    A. 48 小时以内　　　　B. 72 小时以内　　　　C. 96 小时以内
    D. 108 小时以内　　　E. 120 小时以内

18. 在复方抗流感药的组分中，能够改善体液局部循环作用的是
    A. 咖啡因　　　　　　B. 溶菌酶　　　　　　C. 伪麻黄碱
    D. 糜蛋白酶　　　　　E. 菠萝蛋白酶

19. 老年伴前列腺增生症的感冒患者服用含有氯苯那敏的抗感冒药后，可引起的严重不良反应是
    A. 急性尿潴留　　　　B. 严重高血压　　　　C. 慢性荨麻疹
    D. 急性胰腺炎　　　　E. 血管性水肿

20. 老年伴高血压患者服用含有伪麻黄碱的抗感冒药后，可引起的不良反应是
    A. 血糖升高　　　　　B. 牙龈肿胀　　　　　C. 严重高血压
    D. 膀胱颈梗阻　　　　E. 血管性水肿

[21~23]

排便在一日内超过3次，或粪便中脂肪成分增多，或带有未消化的食物、黏液、脓血者称为腹泻。腹泻是由多种不同病因所致，在应用止泻药治疗的同时，实施对因治疗不可忽视。

21. 以下药品中，不属于治疗肠道菌群失调性腹泻的微生态制剂的是
    A. 双歧杆菌胶囊　　　B. 地衣芽孢活杆菌　　C. 复方嗜酸乳杆菌片
    D. 双歧三联活菌胶囊　E. 复方阿嗪米特肠溶片

22. 以下药物中，用于治疗细菌感染性腹泻应首选的非处方药是
    A. 天麻素　　　　　　B. 谷维素　　　　　　C. 黄连素
    D. 磷霉素　　　　　　E. 麻黄素

23. 以下药物中，用于治疗因化学刺激引起的腹泻首选的非处方药是
    A. 药用炭　　　　　　B. 黄连素　　　　　　C. 氢氧化铝
    D. 鞣酸蛋白　　　　　E. 双八面蒙脱石

[24~26]

消化不良是一组慢性或复发性上腹疼痛或不适（上腹饱胀、早饱、烧灼感、嗳气、食

欲缺乏、恶心、呕吐等），根据病因分为器质性消化不良和功能性消化不良。消化不良的治疗目的在于迅速缓解症状，去除诱因，恢复正常生理功能，预防复发。

24. 服用胃动力药多潘立酮治疗消化不良，最佳用药时间是
   A. 餐前　　　　　　　B. 餐中　　　　　　　C. 餐后
   D. 餐后 1 小时　　　　E. 餐前 0.5 ~ 1 小时

25. "助消化药不宜与抗菌药物、吸附剂同时服用"；如必须联用，应间隔的时间是
   A. 1 小时　　　　　　B. 2 小时　　　　　　C. 4 小时
   D. 2 ~ 3 小时　　　　E. 3 ~ 4 小时

26. 患者男，63 岁，上腹痛、腹泻、消瘦。大便常规检查见有大量脂肪球，X 线腹平片显示上腹中部多发钙化点。医师开方选用的药品是
   A. 干酵母　　　　　　B. 硫糖铝　　　　　　C. 乳酶生
   D. 胰蛋白酶　　　　　E. 复方阿嗪米特肠溶片

X 型题（多项选择题，每题的备选项中有 2 个或 2 个以上正确答案。少选或多选均不得分）

1. 微生态制剂可以用于治疗腹泻的类型有
   A. 感染性腹泻后期　　B. 消化性腹泻　　　　C. 激惹性腹泻
   D. 肠道菌群失调性腹泻　E. 炎症性腹泻

2. 为避免病情加重，在服用抗甲状腺药治疗期间应当禁服的药品有
   A. 泼尼松　　　　　　B. 利血生　　　　　　C. 碘番酸
   D. 碘化钾　　　　　　E. 胺碘酮

3. 下列可用于治疗沙眼的非处方药有
   A. 磺胺醋酰钠滴眼液　B. 硫酸锌滴眼液　　　C. 酞丁安滴眼液
   D. 红霉素眼膏　　　　E. 庆大霉素滴眼液

4. 治疗口腔溃疡的非处方药有
   A. 口服维生素 B_2 和维生素 C
   B. 地塞米松甘油糊剂、粘贴片
   C. 甲硝唑含漱剂、口颊片
   D. 西地碘含片
   E. 口服泼尼松或左旋咪唑

5. 内服甲硝唑与替硝唑治疗阴道炎禁用于
   A. 18 岁以下少女
   B. 哺乳期妇女
   C. 妊娠期初始 3 个月妇女
   D. 过敏或其他硝基咪唑类药过敏者
   E. 有活动性中枢神经系统疾病和血液病者

6. 常年性过敏性鼻炎的过敏原包括
   A. 接触物如化妆品、油漆、酒精等
   B. 疾病如精神紧张、胃肠功能障碍等

C. 药品如磺胺类、奎宁、一些抗生素等

D. 吸入性如室内外尘埃、真菌、动物皮毛等

E. 食入性如鱼虾、鸡蛋、面粉、花生、大豆等

7. 以下可能致敏因素中，不是鼻黏膜肿胀的病因主要的诱因是

A. 感冒   B. 精神紧张   C. 内分泌失调

D. 鼻部过敏或感染   E. 过敏性鼻炎出现的继发症状

8. 以下有关解热镇痛药用于镇痛的注意事项中，正确的是

A. 对钝痛几乎无效

B. 可用于创伤性剧痛

C. 头痛患者勿轻易用镇痛药

D. 用于头痛一般不超过 5 日

E. 宜在餐后服或与食物同服

9. 以下所列抗感冒药中，属于处方药的是

A. 阿司匹林   B. 扎那米韦   C. 金刚乙胺

D. 奥司他韦   E. 对乙酰氨基酚

10. 下列关于便秘及用药的描述，正确的是

A. 蹲便时间较长，但排出的是软便属于功能性便秘

B. 服比沙可啶前后 2 小时不要喝牛奶、口服抗酸剂或刺激性药，可以嚼碎

C. 缓泻药连续使用不宜超过 7 天

D. 生活习惯、工作姿势、运动等都是便秘的病因

E. 慢性功能性便秘可使用中等剂量乳果糖调节便秘

11. 可用于便秘治疗的处方药有

A. 洛哌丁胺   B. 欧车前亲水胶   C. 匹维溴铵

D. 酚酞   E. 比沙可啶

12. 在使用助消化药物时应注意

A. 活菌制剂和吸附剂、抗菌药合用时应间隔 2~3 小时

B. 酶或活菌制剂应存放于冷暗处，服用时不宜用热水

C. 胃蛋白酶在弱碱性环境中消化力最强，故服用时可合用碱性的食物

D. 胰酶对急性胰腺炎早期患者、蛋白质及其制剂过敏者禁用

E. 胰酶与等量碳酸氢钠、西咪替丁合用可增强疗效

13. 下列哪些原因可导致消化不良

A. 慢性胃炎、慢性胆囊炎、慢性胰腺炎

B. 进食过饱、进食油腻、饮酒过量

C. 服用阿司匹林、红霉素等药物

D. 精神因素

E. 感染、贫血、恶性肿瘤等一些全身性疾病

14. 下列可用于治疗急性结膜炎的非处方药有

A. 磺胺醋酰钠滴眼液   B. 硫酸锌滴眼液   C. 酞丁安滴眼液

D. 红霉素眼膏　　　　　　　　E. 庆大霉素滴眼液

15. 脓疱疮是由哪些病菌感染引起的皮肤病，主要临床表现为脓疱和脓痂
　　A. 真菌　　　　　　　　B. 霉菌　　　　　　　　C. 金葡菌
　　D. 溶血性链球菌　　　　E. 结核杆菌

16. 下列药物中，可以用来治疗蛔虫病的非处方药有
　　A. 左旋咪唑　　　　　　B. 阿苯达唑　　　　　　C. 甲苯咪唑
　　D. 枸橼酸哌嗪　　　　　E. 噻嘧啶

17. 下列关于口腔溃疡的药物治疗叙述，正确的是
　　A. 甲硝唑含漱剂用后可有食欲缺乏、口腔异味、恶心、呕吐、腹泻等反应，长期
　　　　应用可引起念珠菌感染
　　B. 氯己定可引起接触性皮炎
　　C. 氯己定可与牙膏中的阳离子表面活性剂产生配伍禁忌，故用药后应间隔 30 分
　　　　钟再刷牙
　　D. 西地碘有轻度刺激感，对碘过敏者禁用
　　E. 频繁应用地塞米松粘贴片可引起局部组织萎缩，引起继发性的真菌感染

18. 口腔溃疡的临床表现包括
　　A. 多发生于口腔非角化区
　　B. 直径多为 1～3cm
　　C. 溃疡周围有红晕
　　D. 局部有烧灼样疼痛
　　E. 溃疡表浅、边沿整齐、外观呈灰黄色或灰白色，上覆盖黄白渗出膜

19. 下列哪些为鼻黏膜肿胀的临床表现
　　A. 鼻塞　　　　　　　　B. 嗅觉减退　　　　　　C. 发音低闷
　　D. 流鼻涕　　　　　　　E. 打喷嚏

20. 以下治疗治疗阴道炎的药物中，属于处方药的是
　　A. 克霉唑　　　　　　　B. 氟康唑　　　　　　　C. 咪康唑
　　D. 制霉菌素　　　　　　E. 伊曲康唑

21. 以下所列口腔溃疡的治疗药物中，属于非处方药的是
　　A. 泼尼松片　　　　　　B. 西地碘含片　　　　　C. 甲硝唑口颊片
　　D. 10% 硝酸银溶液　　　E. 地塞米松粘贴片

22. 以下有关治疗咳嗽用药注意事项中，正确的是
　　A. 苯丙哌林可引起嗜睡
　　B. 干性咳嗽可单用镇咳药
　　C. 右美沙芬对口腔黏膜有麻醉作用
　　D. 痰液较多的咳嗽患者应以祛痰为主
　　E. 镇咳药连续口服 1 周，症状未缓解应去就诊

23. 以下所列药物中，推荐用于治疗偏头痛的处方药是
　　A. 布洛芬　　　　　　　B. 地西泮　　　　　　　C. 舒马曲坦

D. 阿司匹林   E. 麦角胺咖啡因片

24. 痛经可有下列哪些临床表现

    A. 下腹部阵发性绞痛

    B. 少数人可出现晕厥

    C. 精神症状

    D. 伴有腰酸、头痛、胃痛、头晕、尿频、稀便、易于激动等

    E. 严重者可有出冷汗、四肢冰冷、恶心、呕吐

25. 下列关于便秘的治疗，叙述正确的是

    A. 应找准病因进行针对性治疗，尽量少用或不用缓泻药

    B. 对长期慢性便秘，不宜长期大量使用刺激性泻药

    C. 对于结肠低张力所致的便秘，应于早晨起床后服用刺激性泻药

    D. 硫酸镁宜在清晨空腹服用，并大量饮水

    E. 开塞露一般即时应用

26. 下列哪些是便秘的临床表现

    A. 大便干结

    B. 排便费力、排出困难和排不干净

    C. 可有下腹部膨胀感、腹痛、恶心

    D. 可伴有全身无力、头晕、头痛

    E. 有时可在小腹的右侧摸到包块及发生痉挛的肠管

27. 发生便秘常见的原因有

    A. 不良的饮食习惯、生活不规律

    B. 饮水不足

    C. 缺少运动

    D. 结肠低张力、肠运行不正常

    E. 长期滥用泻药、抗酸药及胶体果胶铋

28. 下列关于腹泻用药的注意事项，正确的是

    A. 在止泻的同时，实施对因治疗不可忽视

    B. 应注意补充钾盐

    C. 腹泻时发生脑梗死的可能性增加

    D. 黄连素不宜与鞣酸蛋白合用

    E. 3 岁以下儿童如患长期腹泻或腹胀，应禁用药用炭

29. 对于消化不良伴胃灼热、嗳气、恶心、早饱、呕吐、上腹胀者可选用处方药

    A. 莫沙必利   B. 地西泮（安定）   C. 西咪替丁

    D. 依托必利   E. 多潘立酮

30. 消化不良的临床表现包括

    A. 空腹时腹部不适、嗳气、恶心

    B. 常伴有上腹部深压痛

    C. 食欲缺乏

D. 有时可出现轻度腹泻

E. 经常感觉饱胀或有胃肠胀气感，打嗝、排气增多

31. 下列关于咳嗽用药的叙述，正确的是

A. 对于痰液较多的咳嗽应以镇咳为主

B. 对于湿性咳嗽，应慎重给药，以免加重感染

C. 支气管哮喘时的咳嗽宜适当合用平喘药

D. 右美沙芬可引起嗜睡

E. 苯丙哌林须整片吞服

32. 对于呼吸道有大量痰液并阻塞呼吸道时，可选用哪种药物使痰液易于排出

A. 氨溴索　　　　　　　B. 喷托维林　　　　　　　C. 苯丙哌林

D. 可待因　　　　　　　E. 羧甲司坦

33. 下列关于治疗头痛药物的使用叙述，正确的是

A. 维生素 B_1 对血管性或神经紧张性头痛均有一定的缓解作用

B. 解热镇痛药对钝痛的效果好

C. 解热镇痛药对创伤性剧痛和内脏平滑肌痉挛引起的绞痛几乎无效

D. 轻易不宜先用镇痛药

E. 不宜长期服用镇痛药

34. 下列关于偏头痛、紧张性头痛和三叉神经痛的区别，正确的是

A. 偏头痛发作前有视觉、感觉、运动等先兆症状

B. 偏头痛通常是持续性、反复性或搏动性的，往往是单侧的头痛

C. 偏头痛常在睡醒时发生

D. 紧张性头痛多与焦虑、抑郁等精神因素有关

E. 三叉神经痛限于三叉神经所支配的范围，有反复发作性、持续性的剧痛

35. 下列关于解热药的使用叙述，正确的是

A. 对乙酰氨基酚对于孕妇是绝对安全的

B. 布洛芬用于晚期妊娠可使孕期延长

C. 不宜同时使用两种以上解热镇痛药

D. 使用解热镇痛药时不宜饮酒

E. 使用解热药的同时应注意饮水及补充电解质

36. 下列关于对乙酰氨基酚治疗发热的叙述，正确的是

A. 解热作用强，镇痛作用较弱

B. 对胃肠道刺激较小

C. 对肝脏无损害

D. 可作为退热药的首选

E. 尤其适宜老年人和儿童服用

37. 下列哪些原因可以引起发热

A. 服用某些药物

B. 细菌、病毒和寄生虫等感染

    C. 感冒、肺炎、伤寒、麻疹、蜂窝织炎等疾病

    D. 肿瘤、器官移植排斥反应、组织损伤、过敏等

    E. 血液病

38. 下列关于人体体温的叙述，正确的是

    A. 人体各个部位的体温不尽相同

    B. 体温在一日内会有一定波动

    C. 昼夜体温差一般不超过 1℃

    D. 女性体温略高于男性

    E. 老年人体温相对较低

39. 下列可用于治疗沙眼的非处方药有

    A. 磺胺醋酰钠滴眼液   B. 硫酸锌滴眼液   C. 酞丁安滴眼液

    D. 红霉素眼膏   E. 庆大霉素滴眼液

40. 抗过敏药的不良反应有

    A. 镇静、困倦、嗜睡

    B. 抗胆碱作用

    C. 尖端扭转型室速或 Q–T 间期延长

    D. 体重增加

    E. 食欲缺乏、恶心、呕吐、腹部不适、便秘、腹泻

41. 下列关于荨麻疹的临床表现叙述，正确的是

    A. 先有皮肤瘙痒或灼热感，迅速出现红斑，继而形成淡红色风团

    B. 可伴有发热、头痛、胃肠道症状

    C. 可出现喉头黏膜水肿，严重者可有呼吸困难或窒息

    D. 冷性荨麻疹多见于青年女性

    E. 巨大荨麻疹好发于眼睑、口唇、外生殖器，多为两侧对称分布

42. 荨麻疹的病因为

    A. 接触异种血清、动物蛋白、细菌、病毒、毛皮、羽毛等

    B. 使用某些药物

    C. 冷热等物理因素

    D. 病灶

    E. 精神紧张

43. 下列关于寻常痤疮的药物治疗叙述，正确的是

    A. 过氧苯甲酰、红霉素/过氧苯甲酰凝胶对皮肤有急性炎症和破损者禁用

    B. 过氧苯甲酰能漂白毛发，故不宜用在有毛发的部位

    C. 维 A 酸用于治疗痤疮，一般需 6 周后达到最大疗效

    D. 过氧苯甲酰和维 A 酸联合应用时有物理性配伍禁忌，应早晚交替使用

    E. 对油脂分泌多者可选用碱性大的肥皂洗除油腻

44. 下列关于寻常痤疮的临床表现叙述，正确的是

    A. 好发于前额、颜面、胸背上部和肩胛部等

    B. 病程缓慢，可自愈

    C. 可有蚕豆至指甲大小的炎性结节或囊肿

    D. 愈后可留有色斑、小瘢痕

    E. 如位置较深或相互融合则形成结节、囊肿或脓肿

45. 下列哪些是寻常痤疮的病因

    A. 青春期雄激素增高

    B. 青春期雌激素增高

    C. 毛囊口角化，角栓形成

    D. 在厌氧环境下，痤疮丙酸杆菌在毛囊内大量繁殖

    E. 遗传、精神紧张、内分泌障碍、高脂肪饮食等

46. 下列关于脓疱疮的药物治疗叙述，正确的是

    A. 治疗以外用药涂敷为主

    B. 应先用酒精消毒，无菌针头将脓疱刺破，吸出分泌物后用 $0.02\% \sim 0.1\%$ 的高锰酸钾溶液清洗后涂敷 $0.25\% \sim 0.5\%$ 聚维酮碘溶液

    C. 结痂期如痂皮不厚可直接涂敷克林霉素软膏、复方新霉素软膏、莫匹罗星软膏、杆菌肽软膏

    D. 对皮疹广泛、淋巴结肿大或伴有全身症状者可酌情应用抗生素

    E. 对严重肾功能不全者应禁用复方新霉素软膏、莫匹罗星软膏

47. 下列关于蛔虫病的药物治疗叙述，正确的是

    A. 抗蛔虫药宜空腹服用

    B. 用药后引起蛔虫游走时可加用哌嗪

    C. 抗蛔虫药对孕妇及哺乳期妇女不宜应用，2 岁以下儿童禁用

    D. 噻嘧啶和枸橼酸哌嗪有拮抗作用，不能合用

    E. 抗蛔虫药对人体安全，可长期应用

48. 治疗口腔溃疡的非处方药有

    A. 口服维生素 B_2 和维生素 C

    B. 地塞米松甘油糊剂、粘贴片

    C. 甲硝唑含漱剂、口颊片

    D. 西地碘含片

    E. 口服泼尼松或左旋咪唑

49. 以下属于发热的指标的是

    A. 昼夜体温波动超过 1℃   B. 腋下温度超过 37.0℃   C. 口腔温度超过 37.3℃

    D. 直肠温度超过 37.6℃   E. 腋下温度超过 36.9℃

50. 属于缓泻药的使用注意事项的是

    A. 一般可在早晨给药

    B. 妊娠期妇女慎用

    C. 尽量少用或不用缓泻药，找准病因进行针对性治疗或改变饮食习惯等

    D. 儿童不宜应用缓泻药，因可造成依赖性便秘

　　　E. 伴有阑尾炎、肠梗阻、不明原因的腹痛、腹胀者禁用

51. 服用胰酶的注意事项包括

　　　A. 不宜与西咪替丁合用，以免胰酶失活

　　　B. 与等量碳酸氢钠同服可增强疗效

　　　C. 不宜与抗菌药物、吸附剂同时服用

　　　D. 在酸性条件下易破坏，须用肠溶衣片、整片吞下

　　　E. 药物残留于口腔内易发生严重的口腔溃疡

第九章　呼吸系统常见疾病

A 型题（最佳选择题，每题的备选答案中只有一个最佳答案）

1. 吸入型糖皮质激素不应作为慢阻肺病人哮喘急性发作的首选药"的机制是
   A. 无止咳作用
   B. 无排痰作用
   C. 停药后容易复发
   D. 无抗炎作用
   E. 仅能较低程度起到应急性支气管扩张作用

2. 下面有关哮喘特征的描述中，错误的是
   A. 凡气道高反应性者都是支气管哮喘
   B. 不同程度的可逆性气道阻塞
   C. 反复发作性呼气性呼吸困难
   D. 典型发作时可闻及哮鸣音
   E. 可自行缓解或治疗后缓解

3. 治疗结核病的患者的注意事项，错误的是
   A. 患者所用食具应于餐后煮沸消毒
   B. 增强体质，增加高蛋白和维生素的摄入，日光浴
   C. 口服抗结核药可自行决定饭后服用
   D. 充分了解抗结核药物服用中可能出现的不良反应，一旦出现要及时报告医生
   E. 定期随诊，监测血常规和肝肾功能

4. 青壮年和无基础疾病的 CAP 患者，一般不选用的药物是
   A. 青霉素类
   B. 第一代头孢菌素
   C. 红霉素
   D. 莫西沙星
   E. 吉米沙星

5. 临床上，不推荐"顿服"的抗结核药物有
   A. 利福平
   B. 异烟肼
   C. 利福喷汀
   D. 氟喹诺酮类
   E. 对氨基水杨酸钠

6. 支气管哮喘患者，持续发作 24 小时，大汗淋漓，发绀，端坐呼吸，双肺散在哮鸣音。首选的治疗是
   A. 654-2 静脉注射
   B. 补液 + 氨茶碱 + β_2受体激动剂
   C. 沙丁胺醇雾吸入 + 溴化丙托品吸入
   D. 色甘酸钠吸入 + 糖皮质激素
   E. 补液 + 糖皮质激素静脉滴注 + 氨茶碱静脉滴注

7. 以下治疗慢性阻塞性肺病的支气管平滑肌松弛剂当中，适宜用于急性发作的是
   A. 泼尼松
   B. 酮替芬
   C. 茶碱
   D. 曲尼司特
   E. 扎鲁司特

8. 药物治疗结核病的标准方案中，间歇疗法的含义是
   A. 一日用药 1 次　　　　B. 一日用药 1~2 次　　　　C. 一周用药 1 次
   D. 一周用药 1~2 次　　　E. 一月用药 1~2 次

9. 患者，男，28 岁，2 天前因淋雨后出现发热，体温最高达 39℃，经实验室和胸片检查，临床诊断为社区获得性肺炎，无其他基础疾病，可首选的抗菌药物是
   A. 头孢拉定　　　　　　B. 阿米卡星　　　　　　C. 亚胺培南西司他丁
   D. 头孢哌酮舒巴坦　　　E. 甲硝唑

10. 治疗肺炎的抗菌药物疗程一般为
   A. 3 天　　　　　　　　B. 5 天　　　　　　　　C. 7~10 天
   D. 15 天　　　　　　　E. 30 天

11. 非药物治疗慢性阻塞性肺疾病的主要措施是
   A. 戒烟　　　　　　　　B. 咳嗽　　　　　　　　C. 户外锻炼
   D. 减少体重　　　　　　E. 镇静催眠

12. 治疗窗窄以及代谢存在较大个体差异的药物是
   A. 茶碱　　　　　　　　B. 顺铂　　　　　　　　C. 保泰松
   D. 苯妥英钠　　　　　　E. 普萘洛尔

13. 哮喘急性发作的首选药为
   A. 沙丁胺醇　　　　　　B. 福莫特罗　　　　　　C. 沙美特罗
   D. 布地奈德　　　　　　E. 糖皮质激素

14. 患者女，58 岁，因慢性阻塞性肺疾病住院 1 个月，近 5 天来出现高热、咳痰，伴呼吸困难。实验室检查血肌酐及尿素氮值正常，白细胞计数为 12×10^9/L，中性粒细胞 90%，血培养为耐甲氧西林金葡菌，应首选的药物是
   A. 甲氧西林　　　　　　B. 头孢唑啉　　　　　　C. 克林霉素
   D. 万古霉素　　　　　　E. 美罗培南

15. 以下"规范应用白三烯受体阻断剂治疗慢性阻塞性肺病"的叙述中，错误的是
   A. 不宜用于急性发作
   B. 不宜首选治疗急性哮喘
   C. 在治疗 COPD 时不宜单独应用
   D. 不适用于轻、中度哮喘和稳定期的控制
   E. 对 12 岁以下儿童宜在权衡利弊后慎重应用

16. 肺结核最常见的传播方式为
   A. 血液传播　　　　　　B. 呼吸道传播　　　　　C. 垂直传播
   D. 消化道　　　　　　　E. 性传播

17. 多数结核病患者
   A. 低热　　　　　　　　B. 食欲减退　　　　　　C. 咳嗽
   D. 盗汗、乏力　　　　　E. 无显著症状

18. 下列哪种药物只有灭菌活性，而无早期杀菌活性
   A. 异烟肼　　　　　　　B. 利福平　　　　　　　C. 链霉素

    D. 乙胺丁醇   E. 吡嗪酰胺

19. 适用于联合两种以上抗菌药物联合应用的疾病是

    A. 败血症

    B. 骨髓炎

    C. 伤寒

    D. 溶血性链球菌咽炎和扁桃体炎

    E. 结核病

B 型题（配伍选择题，备选答案在前，试题在后，每题若干组。每组题均对应同一组备选答案）

[1~3]

    A. 异丙托溴铵气雾剂   B. 孟鲁司特钠咀嚼片   C. 茶碱片

    D. 沙丁胺醇气雾剂   E. 布地奈德吸入剂

1. 适用于阿司匹林哮喘伴有过敏性鼻炎的预防和维持治疗的药物是

2. 与环丙沙星有相互作用合并使用应做血液浓度监测的药物是

3. 起效较缓慢，应告知患者用后漱口的药物是

[4~5]

    A. 吡嗪酰胺   B. 利福平   C. 链霉素

    D. 乙胺丁醇   E. 左氧氟沙星

4. 用药后有可能出现球后视神经炎的抗结核药物是

5. 用药期间尿液可呈橘红色的抗结核药物是

[6~7]

    A. 氨茶碱   B. 多索茶碱   C. 色甘氨酸

    D. 二羟丙茶碱   E. 茶碱缓释片

6. 禁用于急性心肌梗死，并不得与其他黄嘌呤药同时使用的是

7. 禁用于未经控制的惊厥性疾病患者的是

[8~10]

    A. 吸入型糖皮质激素   B. 非甾体抗炎药   B. β 受体阻断剂

    D. 短效 β_2 受体激动剂   E. 白三烯受体阻断剂

8. 连续规律用药 2 天以上方能充分发挥作用的药品是

9. 连续用药 4 周才能出现疗效的药品是

10. 可以迅速缓解哮喘症状，起效快的药品是

[11~12]

    A. 乙胺丁醇   B. 氨苄西林   C. 莫西沙星

    D. 氧氟沙星   E. 吡嗪酰胺

11. 可以杀伤结核杆菌，最大限度降低传染性的早期杀菌活性药是

12. 可以杀灭组织细胞内停留的结核杆菌，最大限度减少结核病复发的灭菌活性药是

C 型题（综合分析选择题。每题的备选答案中只有一个最佳答案）

[1～3]

杨某，女，19 岁，咳嗽、有脓性痰，并伴有胸痛；发热 39℃；肺闻及湿性啰音；WBC $>13 \times 10^9/L$。

1. 根据杨某病情的临床表现，可诊断为

    A. 肺结核   B. 社区获得性肺炎   C. 支气管炎

    D. 哮喘   E. 医院获得性肺炎

2. 如为耐药的肺炎链球菌感染，优先选用的治疗药物是

    A. 红霉素   B. 链霉素   C. 左氧氟沙星

    D. 利福霉素   E. 布地奈德

3. 根据选用的治疗药物，该药物禁用于

    A. 性病   B. 胃溃疡   C. 心脏病

    D. 过敏者   E. 18 岁以下儿童

[4～6]

女性，20 岁。反复发作性呼吸困难、胸闷、咳嗽 3 年，每年春季发作，可自行缓解。此次已发作 1 天，症状仍持续加重，体检：双肺满布哮鸣音，心率 88 次/分，律齐，无杂音。

4. 该患者的诊断应首先考虑为

    A. 慢性支气管炎   B. 阻塞性肺气肿   C. COPD

    D. 慢性支气管炎并肺气肿   E. 心源性哮喘

5. 对该患者的治疗应选用的药物为

    A. 抗生素类药物   B. 受体激动剂   C. β_2受体激动剂

    D. α 受体阻断剂   E. β_2受体阻断剂

6. 给予足量特布他林和氨茶碱治疗一天，病情无好转，呼吸困难加重，唇发绀，此时应采取

    A. 原有药物加大剂量再用一天

    B. 大剂量二丙酸倍氯米松吸入

    C. 静脉滴注头孢菌素

    D. 静脉滴注 5% 碳酸氢钠

    E. 静脉滴注琥珀酸氢化可的松

[7～9]

某女性，19 岁，2 年前因上呼吸道感染后逐渐出现甲状腺肿大，伴多汗、多食、消瘦、心悸、烦躁，血液检查 T_3、T_4升高。

7. 该患者的可能诊断为

    A. 单纯性甲状腺肿   B. 甲状腺功能减退   C. 甲状腺功能亢进

    D. 亚急性甲状腺炎   E. 桥本甲状腺炎

8. 该患者可首选

    A. 丙硫氧嘧啶   B. 碘化钾   C. 碳酸锂

D. 放射性 ^{131}I 治疗　　　　E. 手术治疗

9. 甲巯咪唑的不良反应不包括

    A. 皮疹　　　　　　　B. 白细胞计数减少　　　　　C. 粒细胞计数减少

    D. 嗜睡　　　　　　　E. 肝功能损害

[10～11]

患者，女，44 岁，半年前诊断为支气管哮喘，间断服用沙丁胺醇 4mg，tid 治疗，没有规律用药治疗。因秋冬季交替出现明显喘憋，话不成句，被紧急送医预防治疗。

10. 该患者出现支气管哮喘急性发作，应首选的治疗药物是

    A. 沙丁胺醇片

    B. 布地奈德气雾剂

    C. 沙丁胺醇气雾剂

    D. 沙美特罗氟替卡松粉吸入剂

    E. 异丙托溴铵气雾剂

11. 该患者支气管哮喘的长期维持治疗宜选用

    A. 沙丁胺醇片

    B. 布地奈德气雾剂

    C. 沙丁胺醇气雾剂

    D. 沙美特罗氟替卡松粉吸入剂

    E. 氨茶碱

[12～14]

患者，男，45 岁。反复发生夜间呼吸困难 1 个月，加重 1 天就诊，体格检查：血压 180/110mmHg，呼吸急促，双肺散在哮鸣音，心率 130 次/分。

12. 此患者最需鉴别的是

    A. 慢性支气管炎还是急性支气管炎

    B. 肺心病还是冠心病

    C. 支气管哮喘还是心源性哮喘

    D. 双肺炎症还是肺间质纤维化

    E. 左心衰竭还是 ARDS

13. 在没有确诊情况下，不宜应用的药物

    A. 氨溴索　　　　　　B. 氨茶碱　　　　　　　　　C. 呋塞米

    D. 吗啡　　　　　　　E. 糖皮质激素

14. 如无法在短期内做出鉴别又急需尽快缓解呼吸困难，可选用

    A. 吗啡　　　　　　　B. 氨茶碱　　　　　　　　　C. 泼尼松

    D. 痰液稀释剂　　　　E. 止咳糖浆

[15～17]

男性，30 岁。确诊哮喘入院治疗 3 周，经正规治疗病情缓解，仅偶有胸闷，出院。

15. 患者应严禁用下述哪种药物

    A. β 受体激动剂　　　　B. β 受体阻断剂　　　　　　C. 抗胆碱能药物

D. 钙离子拮抗剂   E. 白三烯受体拮抗剂

16. 为巩固疗效，建议患者继续应用哪种药物控制气道炎症

     A. 丙酸倍氯米松气雾剂   B. 溴化异丙托品气雾剂   C. 特布他林气雾剂

     D. 酮替芬   E. 氨茶碱

17. 患者出院时向医生咨询下列哪些办法可能彻底根治哮喘，回答是

     A. 避免吸入花粉和尘螨   B. 避免上呼吸道感染   C. 避免吸入冷空气

     D. 避免剧烈运动   E. 以上都不是

X 型题（多项选择题，每题的备选项中有 2 个或 2 个以上正确答案。少选或多选均不得分）

1. 可用于治疗哮喘的药物种类有

     A. 糖皮质激素   B. β_2 受体激动剂   C. 白三烯受体阻断剂

     D. 磷酸二酯酶抑制剂   E. 抗胆碱药

2. 以下抗结核药物中，具有"早期杀菌活性、灭菌活性、防止耐药"三大作用的药物是

     A. 利福平   B. 异烟肼   C. 链霉素

     D. 吡嗪酰胺   E. 乙胺丁醇

3. 慢性阻塞性肺病影响呼吸、感知和全身，其发病的危险因素有

     A. 吸烟   B. 感染   C. 变态反应

     D. 大气污染和粉尘   E. 副交感神经功能亢进、气道高反应性

4. 以下药物中，可以选作治疗慢性阻塞性肺病的是

     A. 可待因   B. 茶碱类   C. 曲尼司特

     D. 扎鲁司特   E. 糖皮质激素

5. β 受体激动剂不能应用于哪些类型的哮喘患者

     A. 心血管功能不全   B. 高血压   C. 甲亢

     D. 妊娠期妇女   E. 消化不良

6. 茶碱类治疗慢性阻塞性肺病的禁忌证包括

     A. 倦怠   B. 过敏   C. 严重心肌炎

     D. 急性心肌梗死   E. 活动性消化溃疡

7. 有关"规范应用吸入型糖皮质激素、治疗慢性阻塞性肺病"的监护点叙述，正确的是

     A. 长期接受吸入治疗者应定期监测身高

     B. 剂量分为起始和维持剂量

     C. 喷后应立即采用氯化钠溶液漱口

     D. 系预防性用药，即使无症状时仍应连续和规律地应用

     E. 患有活动性肺结核者及肺部真菌、病毒感染者慎用

8. 肺结核的临床表现有

     A. 胸痛   B. 咯血   C. 乏力

     D. 大量脓臭痰   E. 午后低热，盗汗

9. 抗结核化学药物治疗的作用是
    A. 迅速杀伤结核菌，最大限度地降低传染性
    B. 消灭组织内的持留菌，最大限度地减少复发
    C. 防止耐药
    D. 减轻症状
    E. 避免继发感染

10. 结核药物治疗原则正确的是
    A. 早期指对确诊的结核患者及早用药
    B. 至少联合 2 种以上药物
    C. 适量指发挥最大疗效，而产生最小毒副作用
    D. 规律指不可随意更改方案或间断用药
    E. 全程指完成全程治疗，满足连续用药的时间

第十章 心血管系统常见病

A 型题（最佳选择题，每题的备选答案中只有一个最佳答案）

1. 通常用于妊娠高血压患者紧急降压的药物是
    A. 缬沙坦　　　　　　　B. 呋塞米　　　　　　　C. 赖诺普利
    D. 硝苯地平　　　　　　E. 维拉帕米

2. 治疗高胆固醇血症的首选药物是
    A. 烟酸　　　　　　　　B. 益多脂　　　　　　　C. 吉非贝齐
    D. 考来替泊　　　　　　E. 阿托伐他汀钙

3. 下列药物中，不会使华法林抗凝作用增强的是
    A. 甲硝唑　　　　　　　B. 保泰松　　　　　　　C. 甲磺丁脲
    D. 维生素 K　　　　　　E. 西咪替丁

4. 以下饮食疗法治疗高脂血症的叙述中，不正确的是
    A. 控制摄盐
    B. 尽量选择摄入可溶性纤维
    C. 增加蛋白质或碳水化合物
    D. 选择能降低 LDL – Ch 的植物甾醇
    E. 减少饱和脂肪酸和胆固醇的摄入（动物脂肪）

5. 以下抗高血压药物中，对男性患者可产生明显不良反应的是
    A. 呋塞米　　　　　　　B. 地尔硫䓬　　　　　　C. 美托洛尔
    D. 吲达帕胺　　　　　　E. 甲基多巴

6. 以下抗高血压药物中，属于利尿药的是
    A. 缬沙坦　　　　　　　B. 氨氯地平　　　　　　C. 维拉帕米
    D. 氨苯蝶啶　　　　　　E. 依那普利

7. 抗高血压治疗的目标因人群而异，合并慢性肾病的高血压病人的血压应严格控制在
    A. ＜120/70mmHg　　　B. ＜125/70mmHg　　　C. ＜130/80mmHg
    D. ＜135/80mmHg　　　E. ＜135/85mmHg

8. 以下有关高血压的药物治疗方案的叙述中，不正确的是
    A. 可采用两种或两种以上药物联合用药
    B. 药物治疗高血压时要考虑患者的合并症
    C. 采用最小有效剂量，使不良反应减至最小
    D. 首先选用血管扩张剂和中枢性抗高血压药
    E. 最好选用 1 天 1 次给药持续 24 小时降压的药品

9. 非重症、非急症高血压降压治疗有效，至少维持治疗多长时间可考虑减少剂量

A. 1 个月   B. 3 个月   C. 半年

D. 1 年   E. 3 年

10. 男性，72 岁。高血压 3 年，血压 165/95mmHg，伴 2 型糖尿病。首选降压药物是

A. 利尿剂   B. β 受体阻滞剂   C. ACEI 类

D. 心痛定   E. 利血平

11. 治疗高血压危象，应首选

A. 复方降压片   B. 普萘洛尔（心得安） C. 开博通

D. 硝普钠   E. 双氢克尿噻

12. 治疗高血压伴稳定型心绞痛何种药物为宜

A. β 受体阻滞剂   B. 利血平   C. 甲基多巴

D. 硝苯地平   E. 可乐定

13. 应用降压药物治疗 2 周后，血压控制，出现胃溃疡加重，系由下列何种药物引起的可能性大

A. 利血平

B. 卡托普利

C. 美托洛尔（倍他乐克）

D. 氢氯噻嗪

E. 氨氯地平（络活喜）

14. 下列哪种药一般不作为降压治疗的维持用药

A. 吲达帕胺   B. 阿替洛尔   C. 依那普利

D. 氨氯地平   E. 米诺地尔

15. 下列哪种药一般不作为降压治疗的起始用药

A. 氢氯噻嗪   B. 甲基多巴   C. 硝苯地平

D. 缬沙坦   E. 美托洛尔

16. 男性，35 岁。血压 180/100mmHg，经服硝苯地平及血管紧张素转换酶抑制剂治疗 3 周后，血压降至 120/80mmHg，关于停药问题应是

A. 可以停服降压药

B. 停药后血压增高再服

C. 继续服药，血压平稳控制 1 ~ 2 年后，再逐渐减少剂量至停服一种药，如血压不稳定，即表明需长期服用能保持血压稳定的最小剂量

D. 为避免血压下降过低，应停药

E. 立即减少药物剂量，待症状出现随时恢复使用

17. 下列高血压药物治疗原则，错误的是

A. 采用最小有效剂量，以获得可能的疗效，而使不良反应降到最小

B. 为有效防治靶器官损害，要求一天 24 小时血压稳定于目标范围内

C. 为使降压效果增大，而不增加不良反应，用低剂量单药治疗疗效不够时，可采用两种或两种以上药物联合治疗

D. 血压平稳控制 1 ~ 2 个月后，可根据需要逐步减少抗高血压药的品种和数量

E. 需长期降压治疗，不要频繁改变治疗方案

18. 下列高血压非药物治疗，错误的是

    A. 降低体重   B. 减轻精神压力   C. 戒烟和控制饮酒

    D. 增加运动   E. 膳食增加钠盐

19. 下列关于很高危高血压的说法，错误的是

    A. 高血压 3 级，同时有 1 种或更多危险因素

    B. 高血压 1 级，同时有并存的临床情况

    C. 高血压 3 级，同时患糖尿病或靶器官损害

    D. 随后 10 年发生主要心血管事件的危险超过 30%

    E. 经观察一段时间后给予药物治疗

20. 混合型血脂异常，以高 TG 为主，首选

    A. 烟酸   B. 贝丁酸类   C. 他汀类

    D. 胆酸螯合剂   E. 弹性酶

21. 混合型血脂异常，以高 TC 为主，如对他汀类有禁忌，则次选

    A. 胆酸螯合剂   B. 贝特类   C. 烟酸

    D. 海鱼油制剂   E. 他汀类

22. 下列关于他汀类药物的叙述中，不正确的是

    A. 可与胆酸螯合剂合用

    B. 只有同烟酸、吉非贝齐等合用时才可出现横纹肌溶解症

    C. 首选用于高胆固醇血症或以高胆固醇为主的混合型高脂血症

    D. 宜从小剂量开始

    E. 宜晚间服用

23. 横纹肌溶解症是下列哪种降脂药的不良反应

    A. HMG – CoA 还原酶抑制剂   B. 弹性酶   C. 烟酸及衍生物

    D. ACEI 类   E. ω – 3 脂肪酸

24. 关于考来烯胺的叙述中，不正确的是

    A. 属胆酸螯合剂

    B. 可降低血中胆酸和胆固醇水平

    C. 可延缓动脉粥样硬化的发生

    D. 可用于低 HDL – Ch 血症

    E. 不良反应有便秘、肠梗阻等

25. 以下有关抗高血压药合并用药原则的叙述中，不正确的是

    A. 药物品种不宜过多

    B. 药物治疗机制相同

    C. 每种药物剂量不大

    D. 治疗作用协同或至少相加

    E. 不良反应相互抵消或至少不重叠或相加

26. 以下所列药物中，治疗高胆固醇血症首选的药物是

A. 烟酸	B. 吉非贝齐	C. 普伐他汀
D. 考来替泊	E. 阿昔莫司	

27. 一般情况下，高血压病人服用 1 日 1 次的长效降压药的最佳时间是

A. 晨 5 时	B. 晨 7 时	C. 上午 10 时
D. 傍晚 7 时	E. 晚间 10 时	

28. 稳定型心绞痛发作时应选用的治疗药物是

A. 阿司匹林	B. 硝酸甘油	C. 美托洛尔
D. 氟伐他汀	E. 硝苯地平	

29. 某患者，女性，57 岁有高血压病史 20 年，伴慢性心功能不全，给予地高辛每日维持量治疗，突然出现窦性心动过缓，宜选用的治疗药物是

A. 肾上腺素	B. 阿托品	C. 维拉帕米
D. 普萘洛尔	E. 奎尼丁	

30. 下列高血压临床表现中，错误的是

A. 初期即有明显症状

B. 诊断标准是血压高于 140/90mmHg

C. 绝大多数原发性高血压属于缓进型

D. 可出现靶器官损害的临床表现

E. 约半数人测量血压后才偶然发现血压升高

31. 患者住院后出现呼吸困难、不能平卧、泡沫痰，查体：血压 120/80mmHg，双肺闻及湿啰音，心率 120 次/分，闻及舒张期奔马律，经一般常规治疗无效，考虑患者出现

A. 急性左心衰竭	B. 合并肺炎	C. 心律失常
D. 支气管哮喘	E. 焦虑发作	

32. 深静脉血栓形成的患者使用抗凝药物，下列说法不正确的是

A. 使用肝素时，应监测部分凝血活酶时间（APTT）

B. 使用华法林时，应监测 INR 值

C. 肝素用药时间一般不超过 10 天

D. 华法林在用肝素后 1 周内开始或与肝素同时开始使用

E. 为避免静脉炎的发生，尽量采用肌内注射

33. 对高血压合并糖尿病伴有微量蛋白尿的患者，首选的降压药是

A. 利尿剂	B. ACEI	C. CCB
D. β 受体阻断剂	E. α 受体阻断剂	

34. 男性，72 岁，高血压 3 年，血压 165/95mmHg，2 型糖尿病多年，检查发现有微量蛋白尿。首选降压药物是

A. 利尿药	B. β 受体阻滞剂	C. ACEI
D. CCB	E. 直接扩张血管药	

35. 羟甲戊二酰辅酶 A 还原酶抑制剂（他汀类）与贝丁酸类调节血脂药联合应用，可能引起的严重不良反应是

A. 输尿管结石   B. 十二指肠溃疡   C. 急性心肌梗死

D. 横纹肌溶解症   E. 糖尿病性坏疽

36. 男性，35 岁，髋关节置换术后 7 天，患者右侧下肢肿胀、疼痛，抬高患肢后可好转，该患者最可能发生了

A. 下肢深静脉血栓形成   B. 下肢动脉栓塞   C. 肺动脉栓塞

D. 病理性骨折   E. 脉管炎

37. 36 题中的患者不宜选用的药物为

A. 肝素   B. 华法林   C. 氯吡格雷

D. 利伐沙班   E. 阿替普酶

38. 稳定型心绞痛的临床表现不包括

A. 胸痛   B. 压迫、发闷   C. 针刺或刀扎样锐性痛

D. 持续 3~5 分钟   E. 舌下含用硝酸甘油可缓解

39. 以下"合理联用他汀类和贝丁酸类"的叙述中，最正确的是

A. 早晨服用

B. 晚间服用

C. 早晚分别服用

D. 晚上服用贝丁酸类、而晨服用他汀类

E. 晨服用贝丁酸类、而晚上服用他汀类

40. 洋地黄中毒的特征性表现为

A. 恶心

B. 视力模糊

C. 黄视、绿视

D. 快速房性心律失常伴传导阻滞

E. 粉红色泡沫样痰

41. 能有效地防止和逆转心衰患者的心肌重构的药物是

A. 地高辛   B. 多巴酚丁胺   C. 米力农

D. 氢氯噻嗪   E. 依那普利

42. 预激综合征伴房颤患者，控制心室率时慎用的药物为

A. 利伐沙班   B. 胺碘酮   C. 硝苯地平

D. 去乙酰毛花苷   E. 地尔硫䓬

43. 治疗老年高血压的目标是血压降低至

A. <125/75mmHg   B. <130/80mmHg   C. <140/90mmHg

D. <150/90mmHg   E. 收缩压 <150mmHg 或更低

44. 非杓型高血压病人的合理给药时间是

A. 睡前给药

B. 清晨给药

C. 早晚给药

D. 一日三餐后给药

    E. 清晨给药，下午补服短效药物

45. 以下血浆脂质水平检查结果中，不能判断为高脂血症的是
    A. TG 高于同年龄正常值
    B. TC 高于同年龄正常值
    C. LDL – Ch 高于同年龄正常值
    D. HDL – Ch 高于同年龄正常值
    E. VLDL – Ch 高于同年龄正常值

46. 下列哪种药对洋地黄中毒引起的快速型心律失常疗效最佳
    A. 苯妥英钠   B. 阿托品   C. 普鲁卡因胺
    D. 普萘洛尔   E. 奎尼丁

47. 下列药物中，可用于房颤时转复并维持窦性心律的药物为
    A. 利伐沙班   B. 胺碘酮   C. 硝苯地平
    D. 去乙酰毛花苷   E. 地尔硫草

B 型题（配伍选择题，备选答案在前，试题在后，每题若干组。每组题均对应同一组备选答案）

    [1~4]
    A. 贝丁酸类   B. 胆酸螯合剂 + 贝特类   C. 他汀类
    D. 弹性酶   E. ω – 3 脂肪酸

下列情况的首选药物是

1. 高 TC 血症
2. 高 TG 血症
3. TG、TC 均衡升高
4. 低 HDL 血症

    [5~7]

合理应用血脂调节药的机制
    A. 提倡联合用药
    B. 提倡晚间服药
    C. 首先采用饮食疗法
    D. 及时停用某类血脂调节药
    E. 服用贝丁酸类的患者慎合用华法林

5. 人肝脏合成脂肪多在夜间睡眠中进行

6. HMG – CoA 还原酶抑制剂的不良反应有肌痛、触痛或肌无力等

7. 现有血脂调节药只能干扰脂质代谢过程中某一个或几个环节，对脂质和脂蛋白的调节各有一定的侧重

    [8~10]
    A. 哌唑嗪   B. 非二氢吡啶类钙拮抗剂   C. ACEI
    D. 利尿剂   E. β 受体阻滞剂

8. 伴双侧肾动脉狭窄降压药如何选择

9. 1 型糖尿病，反复低血糖发作降压药应慎用

10. 体位性低血压降压药不宜选择

[11~13]

　　A. 氢氯噻嗪　　　　　　　B. 卡托普利　　　　　　　C. 特拉唑嗪

　　D. 普萘洛尔　　　　　　　E. 利血平

11. 不良反应为体位性低血压的抗高血压药为

12. 不良反应为咳嗽的抗高血压药为

13. 不良反应为电解质紊乱的抗高血压药为

[14~18]

　　A. ＜140/90mmHg　　　　B. ＜130/80mmHg　　　　C. SBP＜150mmHg

　　D. ＜120/80mmHg　　　　E. ＜150/90mmHg

下列高血压的降压目标

14. 合并糖尿病

15. 合并慢性肾病

16. 普通高血压患者

17. 年轻人

18. 老年人

[19~22]

　　A. 男性＜55 岁，高血压 1 级，无其他危险因素

　　B. 高血压 1~2 级，同时有 1~2 种危险因素

　　C. 高血压 1~2 级，同时有 3 种或更多危险因素

　　D. 高血压 3 级，同时有 1 种或更多危险因素

　　E. 血压正常

19. 高危

20. 中危

21. 很高危

22. 低危

[23~27]

　　A. 继发性高血压　　　　　B. 缓进型高血压　　　　　C. 急进型高血压

　　D. 原发性高血压　　　　　E. 高血压危象

23. 经多方检查找不到确切病因

24. 血压升高是某些疾病的临床表现

25. 病程发展迅速，血压显著升高

26. 高血压发病过程中，出现全身小动脉暂时性剧烈痉挛，血压急剧升高

27. 恶性高血压

[28~31]

　　A. 吉非贝齐　　　　　　　B. 阿昔莫司　　　　　　　C. 考来烯胺

　　D. 辛伐他汀　　　　　　　E. 多潘立酮

28. 烟酸类

29. 贝丁酸类

30. 胆酸螯合剂

31. HMG – CoA 还原酶抑制剂

[32~35]

    A. >5.72mmol/L   B. >3.64mmol/L   C. >2.26mmol/L

    D. >1.04mmol/L   E. <1.04mmol/L

以下脂类水平需药物治疗的是

32. TG

33. LDL – ch

34. TC

35. HDL – ch

[36~37]

    A. 血管紧张素 II 受体阻断剂

    B. 髓袢利尿剂

    C. 中枢 α 受体阻断剂

    D. β 受体阻断剂

    E. 直接血管扩张剂

36. 缬沙坦属于

37. 阿替洛尔属于

[38~39]

抗高血压药物治疗的原则

    A. 联合用药   B. 注意剂量个体化   C. 坚持降压治疗

    D. 依从生物钟规律给药   E. 选择适宜药物剂型

38. 低剂量单品种效果不满意时可采用两种或多种抗高血压药为

39. 药物平稳控制血压 1~2 年后，再酌情逐渐减少药物品种和剂量为

[40~41]

妊娠高血压病人慎用的药物

    A. 利尿剂   B. α 受体阻断剂   C. 钙通道阻滞剂

    D. β 受体阻断剂   E. 血管紧张素转换酶抑制剂

40. 可减少血容量、使胎儿缺氧的是

41. 致羊水过少、胎儿生长迟缓、甚至畸形的是

[42~44]

    A. 直接血管扩张剂

    B. 保钾利尿剂

    C. 非二氢吡啶类钙通道阻滞剂

    D. 二氢吡啶类钙通道阻滞剂

    E. 血管紧张素转换酶抑制剂

42. 米诺地尔属于

43. 依那普利属于

44. 氨苯蝶啶属于

[45~46]

高血压的发病机制

  A. 水钠潴留和血容量增加 B. 血管压力增加   C. 血管紧张素增加

  D. 交感神经活动增加 E. 钙离子通透性增加

45. 属于肾和肾功能异常的是

46. 属于异常细胞膜离子转运的是

[47~48]

  A. 收缩压≥140mmHg，舒张压<90mmHg

  B. 收缩压≥180mmHg，舒张压≥110mmHg

  C. 收缩压120~139mmHg，舒张压80~89mmHg

  D. 收缩压140~159mmHg，舒张压90~99mmHg

  E. 收缩压160~179mmHg，舒张压100~109mmHg

47. 单纯收缩期高血压水平范围是

48. 1级高血压血压水平范围是

[49~50]

  A. 阿司匹林   B. 硝酸甘油   C. 低分子肝素

  D. 氯贝丁酯   E. 阿昔单抗

49. 稳定型心绞痛发作时的治疗选用

50. 稳定型心绞痛缓解期的治疗选用

[51~52]

治疗高脂血症的首选调节血脂药

  A. 氟伐他汀   B. 阿昔莫司   C. 非诺贝特

  D. 依折麦布   E. ω-3脂肪酸

51. 高TG血症首选

52. 高TC血症首选

[53~54]

  A. 洛伐他汀   B. 辛伐他汀   C. 阿托伐他汀

  D. 依折麦布   E. 非诺贝特

53. 高三酰甘油血症患者应首选的药物是

54. 中成药血脂康中航油的化学成分是

C型题（综合分析选择题。每题的备选答案中只有一个最佳答案）

[1~3]

1. 高胆固醇血症首选

  A. 氟伐他汀   B. 烟酸   C. 非诺贝特

  D. 依折麦布   E. ω-3脂肪酸

2. 以高三酰甘油为主血症首选

    A. 氟伐他汀   B. 烟酸   C. 非诺贝特

    D. 依折麦布   E. ω-3脂肪酸

3. 以低 HDL-C 为主血症首选

    A. 氟伐他汀   B. 烟酸   C. 非诺贝特

    D. 依折麦布   E. ω-3脂肪酸

[4~6]

男性，35岁，髋关节置换术后7天，患者右侧下肢肿胀、疼痛，抬高患肢后可好转。

4. 该患者最可能发生了

    A. 下肢深静脉血栓形成   B. 下肢动脉栓塞   C. 肺动脉栓塞

    D. 病理性骨折   E. 脉管炎

5. 该患者不宜选用的药物为

    A. 肝素   B. 华法林   C. 氯吡格雷

    D. 利伐沙班   E. 阿替普酶

6. 可以减弱华法林抗凝作用的药物为

    A. 阿司匹林   B. 布洛芬   C. 抗菌药物

    D. 糖皮质激素   E. 阿替普酶

[7~9]

女性，40岁，既往有风湿性心脏病病史，近2年来出现劳累性呼吸困难，1天前因受凉出现发热、咳嗽，咳粉红色泡沫样痰，不能平卧，查体：半卧位，口唇紫绀，两肺大量水泡音及哮鸣音。

7. 该患者最可能的诊断为

    A. 支气管哮喘   B. 大叶性肺炎   C. 急性左心衰竭

    D. 急性心肌炎   E. 肺栓塞

8. 可以选用下列哪种药物

    A. 阿替洛尔   B. 西地兰   C. 卡托普利

    D. 硝普钠   E. 硝苯地平

9. 该药的特征性不良反应为

    A. 高血钾

    B. 心动过缓

    C. 快速房性心律失常伴传导阻滞

    D. 体位性低血压

    E. 踝部水肿

[10~11]

男性，58岁，发作性胸骨后疼痛1周，4小时前出现胸骨后持续性剧烈疼痛伴大汗、恶心来诊。查体：血压110/80mmHg，心率120次/分，心律齐。心电图 V_{1-4} ST段弓背向上抬高 0.2~0.4mV。

10. 该患者诊断考虑为

    A. 急性心肌梗死

    B. 稳定型心绞痛发作

    C. 非 ST 段抬高型心肌梗死

    D. 变异性心绞痛

    E. 急性心包炎

11. 患者疼痛剧烈，缓解疼痛最好应用

    A. 休息   B. 吸氧   C. 吗啡

    D. 硝酸甘油   E. 地西泮（安定）

[12~14]

李某，男，45 岁，近日感觉头痛、头晕、心悸，眼花、耳鸣、失眠、乏力等症状，血压为 160/100mmHg。

12. 根据李某病情的临床表现，可诊断为

    A. 心律失常   B. 冠心病   C. 高血压

    D. 心力衰竭   E. 低血压

13. 根据诊断结果，可选用的治疗药物是

    A. 呋塞米   B. 卡托普利   C. 硝酸甘油

    D. 维拉帕米   E. 普罗帕酮

14. 该治疗药物属于

    A. ARB   B. ACEI   C. 利尿剂

    D. β 受体阻断剂   E. 钙通道阻滞剂

[15~17]

女性，40 岁，既往有高血压病史，近 2 年来出现劳累性呼吸困难，1 天前因受凉出现发热、咳嗽，咳粉红色泡沫样痰，喘憋，不能平卧，查体：血压 190/110mmHg，心率 120 次/分，端坐位，口唇紫绀，两肺大量水泡音及哮鸣音。

15. 该患者突然喘憋最可能的诊断为

    A. 支气管哮喘   B. 大叶性肺炎   C. 急性左心衰竭

    D. 急性心肌炎   E. 肺栓塞

16. 心电图示 p 波消失，代之以 f 波，不规律，QRS 波群形态正常。该患者心律不齐的最可能诊断为

    A. 心房颤动   B. 室性期前收缩   C. 心室颤动

    D. 阵发性室上性心动过速 E. 阵发性室性心动过速

17. 该患者目前治疗首选

    A. 硝苯地平   B. 西地兰   C. 多索茶碱

    D. 硝普钠   E. 胺碘酮

[18~19]

患者，男，50 岁，高血压病史 3 年，期间先后使用硝苯地平片和硝苯地平控释片控制血压，近日出差曾饮酒和饮用多种饮料，出现血压波动情况。

18. 关于本例患者对硝苯地平和硝苯地平控释片的用法，正确的是

A. 控释片比普通片含剂量高，不宜嚼碎服用，不然会导致低血压

B. 控释片与普通片含量相同，可以固定时间，间替换服用

C. 控释片一般一日三次给药，与普通片给药次数相同

D. 控释片比普通片起效快，作用时间长

E. 控释片比普通片起效慢，血浆峰浓度高，容易发生注意力不集中，记忆力减退、四肢麻木、夜尿增多、心悸、胸闷、乏力等

19. 该患者下列生活行为中，可能会导致硝苯地平血浆浓度升高的是

A. 饮酒　　　　　　　B. 喝茶　　　　　　　C. 喝咖啡

D. 吸烟　　　　　　　E. 饮用葡萄柚汁

[20～22]

患者，女，62岁，医师处方如下：

姓名	××	性别		女		年龄		62
临床诊断	二甲双胍片	0.25×48×3 盒/0.5g	tid	po	餐中
2型糖尿病	阿卡波糖片	50mg×30×3 盒/50mg	tid	po	与第一口饭同服
高血压2期	氯吡格雷片	75mg×7×4 盒/750mg	tid	po	清晨
高血脂	氨氯地平片	5mg×7×4 盒/5mg	tid	po	餐后
PCI术后	辛伐他汀片	20mg×7×4 盒/20mg	qd	po	清晨

20. 本处方中，给药错误的是

A. 二甲双胍片　　　　B. 阿卡波糖片　　　　C. 氯吡格雷片

D. 氨氯地平片　　　　E. 辛伐他汀片

21. 本处方中，单次给药剂量错误的是

A. 二甲双胍片　　　　B. 阿卡波糖片　　　　C. 氯吡格雷片

D. 氨氯地平片　　　　E. 辛伐他汀片

22. 在处方中，给药时间错误的是

A. 二甲双胍片　　　　B. 阿卡波糖片　　　　C. 氯吡格雷片

D. 氨氯地平片　　　　E. 辛伐他汀片

[23～25]

患者，男64岁，身高174cm，体重92kg，既往有高血压、高脂血症及心肌梗死病史，近日因反复胸闷就诊，予特拉唑嗪片、氨氯地平片、阿司匹林肠溶片、曲美他嗪片、单硝酸异山梨酯注射液进行治疗。

23. 该患者使用的药物中，起降压作用的药物是

A. 特拉唑嗪片、氨氯地平片、阿司匹林肠溶片

B. 特拉唑嗪片、氨氯地平片、单硝酸异山梨酯注射液

C. 特拉唑嗪片、氨氯地平片、辛伐他丁

D. 特拉唑嗪片、辛伐他丁、阿司匹林肠溶片

E. 氨氯地平片、曲美他嗪片、单硝酸异山梨酯注射液

24. 患者使用药中，在首次使用药、剂量增加或停药后重新用药时，应该让患者平卧，以免发生眩晕而跌倒的药物是

　　A. 氨氯地平片　　　　　　B. 曲美他嗪片　　　　　　C. 阿司匹林肠溶片

　　D. 特拉唑嗪片　　　　　　E. 辛伐他丁

25. 关于本病例符合用药指导意见的说法，错误的是

　　A. 应注意监护血压变化，防止血压过度降低

　　B. 患者使用抗血小板聚集药物，应注意预防出血

　　C. 单硝酸异山梨酯能扩张血管引起头痛，即便可耐受也必须停药

　　D. 出现弥漫性肌痛或乏力，同时伴有全身不适时，应及时就医

　　E. 口服阿司匹林肠溶片时不要嚼碎或掰开服用

［26～29］

　　患者，女，51岁，体检时发现血压 160/105mmHg，糖耐量试验餐后 2 小时血糖为 9.56mmol/L（参考范围 < 7.8mmol/L），甘油三酯 1.2mmol/L（参考范围 0.56～1.70mmol/L），总胆固醇 6.26mmol/L（参考值范围 < 5.2mmol/L），低密度脂蛋白胆固醇 4.85mmol/L（参考值范围 2.1～3.1mmol/L），高密度脂蛋白胆固醇为 20mmol/L（参考值范围 1.2～6.5mmol/L），肌酐 60μmol/L（参考值范围 45～84μmol/L）。蛋白尿：＋＋。临床诊断为高血压、高脂血症、糖耐量异常。

26. 该患者宜选用治疗高血压的药物是

　　A. 氢氯噻嗪　　　　　　　B. 复方利血平　　　　　　C. 依那普利

　　D. 特拉唑嗪　　　　　　　E. 螺内酯

27. 该患者首选调节血脂的药物是

　　A. 依折麦布　　　　　　　B. 普罗布考　　　　　　　C. 非诺贝特

　　D. 阿托伐他汀　　　　　　E. 多烯酸乙酯

28. 应该告知患者用药过程中可能出现的不良反应是

　　A. 踝关节水肿　　　　　　B. 牙龈出血　　　　　　　C. 心悸

　　D. 便血　　　　　　　　　E. 干咳

29. 对该患者的健康教育，说法错误的是

　　A. 控制体重　　　　　　　B. 不必限盐　　　　　　　C. 增加运动

　　D. 减少脂肪摄入　　　　　E. 戒烟限酒

X 型题（多项选择题，每题的备选项中有 2 个或 2 个以上正确答案。少选或多选均不得分）

1. 我国临床主要推荐应用的优化联合治疗高血压病的方案包括

　　A. D－CCB 加 ARB 或 ACEI

　　B. D－CCB 加噻嗪类利尿剂

　　C. D－CCB 加 β 受体阻滞剂

　　D. ARB 或 ACEI 加噻嗪类利尿剂

　　E. ARB 或 ACEI 加 β 受体阻滞剂

2. 可用于治疗心力衰竭的药物有

　　A. 洋地黄　　　　　　　　B. 硝酸甘油　　　　　　　C. 美托洛尔

　　D. 呋塞米　　　　　　　　E. 卡托普利

3. 硝苯地平适用于哪些高血压的治疗

    A. 合并周围血管病

    B. 老年人收缩期高血压

    C. 合并快速型心律失常

    D. 合并心衰

    E. 合并冠心病

4. 根据临床类型将冠心病分为

    A. 猝死型   B. 心肌梗死型   C. 缺血性心肌病型

    D. 心绞痛型   E. 无症状性心肌缺血型

5. 关于房颤时抗凝剂的使用，下列说法正确的是

    A. 注意避免外伤，规律饮食

    B. 尽量不要同时应用其他抗血栓药物

    C. 定期检测 INR

    D. 掌握药物剂量，按时服药

    E. 假如忘服 1 次华法林，不用补服

6. 下列哪些降压药物，孕期可以使用

    A. ACEI 类

    B. 血管紧张素 II 受体拮抗剂

    C. 阿替洛尔

    D. 氢氯噻嗪

    E. 甲基多巴

7. 对稳定型和非稳定型心绞痛均有的治疗作用的药物是

    A. 硝酸甘油   B. 肝素   C. 硝苯地平

    D. 阿司匹林   E. 美托洛尔

8. "控制饮食"是非药物治疗高脂血症的主要方面，要求包括

    A. 戒烟

    B. 控制摄盐

    C. 减少饮酒或戒烈性酒

    D. 选择植物甾醇、可溶性纤维食物

    E. 减少饱和脂肪酸和胆固醇的摄入

9. 用于治疗深静脉血栓形成的药物有

    A. 华法林   B. 肝素   C. 达比加群酯

    D. 尿激酶   E. 利伐沙班

10. 抗高血压药合并用药原则是

    A. 给药途径一致

    B. 每种药物剂量不宜大

    C. 治疗作用协同或至少相加

    D. 合并用药的品种不宜过多

E. 不良反应相互抵消或至少不重叠或相加

11. 高血压的心脏并发症包括

A. 左心室肥厚 B. 心脏扩大 C. 心律失常

D. 反复心衰发作 E. 冠心病

12. RAAS 主要可调节人体内的

A. 水、电解质平衡 B. 血容量 C. 血管张力

D. 血压 E. 受体比例

13. HMG – CoA 还原酶抑制剂不宜联用

A. 影响胆固醇吸收药 B. 环孢素 C. 伊曲康唑

D. 红霉素 E. 烟酸

14. 高脂血症患者应注意哪些饮食因素

A. 每日摄入过多的脂肪和含胆固醇食物

B. 摄入高糖食物

C. 大量饮酒

D. 每日摄入总热量过多

E. 高盐饮食

第十一章 神经系统常见疾病

A 型题（最佳选择题，每题的备选答案中只有一个最佳答案）

1. 下列药物中，不可用于短暂性脑缺血发作治疗的药物有
   A. 阿司匹林　　　　　　B. 双嘧达莫　　　　　　C. 巴曲酶
   D. 华法林　　　　　　　E. 尿激酶

2. 服用左旋多巴时应避免同时进食肉类蛋白质类食物，应隔开
   A. 0.5~1.0 小时　　　　B. 1.0~2.0 小时　　　　C. 1.5~2.0 小时
   D. 2.0~3.0 小时　　　　E. 4.0~6.0 小时

3. 某患者，诊断为抑郁症，服用帕罗西汀6周，无明显效果，现考虑更换 MAOIs 类药物，必须先停用帕罗西汀
   A. 3 天　　　　　　　　B. 5 天　　　　　　　　C. 1 周
   D. 2 周　　　　　　　　E. 5 周

4. 治疗癫痫失神发作的首选药品是
   A. 地西泮　　　　　　　B. 丙戊酸钠　　　　　　C. 苯妥英钠
   D. 茴拉西坦　　　　　　E. 苯巴比妥

5. 老年（≥65 岁）患者，抗帕金森病首选药物为
   A. 苯海索　　　　　　　B. 左旋多巴　　　　　　C. 司来吉兰
   D. 恩托卡朋　　　　　　E. 金刚烷胺

6. 不良反应很小，可在老年人群中使用，也用于倒时差的治疗失眠症的药物为
   A. 吡唑坦　　　　　　　B. 佐匹克隆　　　　　　C. 雷美尔通
   D. 低剂量的多塞平　　　E. 米氮平

7. 原发性蛛网膜下腔出血的最常见病因是
   A. 颅内动脉瘤　　　　　B. 脑血管畸形　　　　　C. 高血压
   D. 动脉硬化　　　　　　E. 动脉炎

8. 以下关于抑郁症的介绍，错误的是
   A. 抑郁症的好发年龄在 20~50 岁
   B. 抑郁症的病因明确
   C. 该病具有高发病、高复发、高致残的特点
   D. 及时恰当的治疗能提高抑郁症的临床治愈率
   E. 抑郁症是一种常见的精神障碍

9. 控制癫痫持续状态应首选
   A. 肌内注射地西泮　　　B. 静脉注射地西泮　　　C. 静脉注射丙戊酸钠
   D. 口服硫酸镁　　　　　E. 静脉注射硫酸镁

10. 美金刚的作用机制为
    A. 抑制 N – 甲基天冬氨酸受体
    B. 抑制胆碱酯酶
    C. 脑循环改善剂
    D. 钙离子拮抗剂
    E. 他汀类

11. 下列关于脑梗死急性期药物治疗的说法，正确的是
    A. 急性脑梗死的溶栓治疗时间窗是 48 小时
    B. 血小板计数 $< 100 \times 10^9/L$ 时应禁用溶栓药
    C. 甘油果糖脱水作用较甘露醇强且快
    D. 应在使用溶栓药的同时联合使用阿司匹林
    E. 应在使用溶栓药的同时联合使用抗凝药

12. 为减少共济失调、幻觉及"宿醉现象"，老年人失眠患者宜选用
    A. 苯巴比妥　　　　　　B. 劳拉西泮　　　　　　C. 佐匹克隆
    D. 水合氯醛　　　　　　E. 地西泮

13. 患者，男，70 岁，右手抖动和行走缓慢 3 个月，经过神经科检查后诊断为帕金森病，既往前列腺肥大史 3 年，临床上对该患者不宜选用
    A. 苯海索　　　　　　　B. 左旋多巴　　　　　　C. 多巴丝肼
    D. 司来吉兰　　　　　　E. 金刚烷胺

14. 引起人体出现鼻出血、便血、尿血及凝血时间延长的物质是
    A. 瘦肉精　　　　　　　B. 克灭鼠　　　　　　　C. 敌敌畏
    D. 巴比妥　　　　　　　E. 百草枯

15. 急性缺血性卒中溶栓治疗的时间窗为
    A. 1 小时　　　　　　　B. 1.5 小时　　　　　　C. 2 小时
    D. 2.5 小时　　　　　　E. 3 小时

16. 关于脑梗死的分期治疗策略，叙述错误的是
    A. 腔隙性脑梗死不宜脱水
    B. 大、中梗死应积极抗脑水肿降颅压
    C. 恢复期以康复锻炼、改善功能为目标
    D. 后遗症期需要进行心脑血管疾病的二级预防
    E. 急性期无论有无禁忌证都应予溶栓治疗，以降低致残率

17. 未发生卒中前预防卒中的发生所采取的措施属于
    A. 一级预防　　　　　　B. 二级预防　　　　　　C. 三级预防
    D. 四级预防　　　　　　E. 五级预防

18. 脑出血急性期病死率为
    A. 10% ~15%　　　　　B. 20% ~30%　　　　　C. 30% ~40%
    D. 40% ~45%　　　　　E. 45% ~60%

19. 老年（≥65 岁）帕金森患者，或伴认知障碍，首选

A. 司来吉兰　　　　　B. 金刚烷胺　　　　　C. 抗胆碱能药
D. 普拉克索　　　　　E. 复方左旋多巴

20. 用于治疗痴呆的胆碱酯酶抑制剂不包括
A. 多奈哌齐　　　　　B. 卡巴拉汀　　　　　C. 加兰他敏
D. 美金刚　　　　　　E. 石杉碱甲

21. 关于痴呆患者及照料者教育的叙述，错误的是
A. 改变行为方式定时如厕，对尿失禁患者定时提醒排尿
B. 卡巴拉汀需要于早晨和晚上与食物同服
C. 若出现 1 次漏服改善认知功能的药物，请尽快补上，但若接近下次服药时间，则无需补服
D. 美金刚可与金刚烷胺、氯胺酮和右美沙芬同时使用
E. 若出现眩晕、晕厥、头痛、思维混乱等症状，需向医生汇报

22. 伴有焦虑症的抑郁症患者宜选用
A. 帕罗西汀　　　　　B. 阿米替林　　　　　C. 度洛西汀
D. 文拉法辛　　　　　E. 吗氯贝胺

23. 长期应用苯二氮䓬类药物不能突然停止使用，是因为
A. 戒断症状　　　　　B. 后遗效应　　　　　C. 毒性反应
D. 首剂效应　　　　　E. 首过消除

24. 原发性失眠首选
A. 氯氮䓬　　　　　　B. 唑吡坦　　　　　　C. 阿伐美拉汀
D. 米氮平　　　　　　E. 地西泮

B 型题（配伍选择题，备选答案在前，试题在后，每题若干组。每组题均对应同一组备选答案）

[1~3]
A. 丙米嗪　　　　　　B. 米氮平　　　　　　C. 西酞普兰
D. 佐匹克隆　　　　　E. 文拉法辛

1. 特别是治疗伴有睡眠障碍或焦虑障碍的抑郁症的药物是
2. 有抗胆碱能、心血管和镇静等不良反应的抑郁症的药物是
3. 经选择性 5－HT 再摄取抑制剂治疗失败的抑郁症可使用的药物是

[4~5]
A. 阿替普酶　　　　　B. 阿司匹林　　　　　C. 低分子肝素
D. 巴曲酶　　　　　　E. 丁基苯酞

4. 脑梗死的降纤治疗药物为
5. 脑梗死的神经保护剂为

[6~8]
A. 苯海索　　　　　　B. 左旋多巴　　　　　C. 司来吉兰
D. 恩托卡朋　　　　　E. 拉莫三嗪

6. 适用于年轻、震颤突出患者的是

7. 适用于 L – dopa 治疗伴发疗效减退、症状波动患者的是

8. 适用于早期、轻度症状者的是

［9 ~ 10］

    A. 卡马西平　　　　　　B. 丙戊酸钠　　　　　　C. 苯妥英钠

    D. 拉莫三嗪　　　　　　E. 地西泮

9. 癫痫大发作首选

10. 适用于各型癫痫的药物的是

［11 ~ 12］

    A. 卡马西平　　　　　　B. 加巴喷丁　　　　　　C. 乙琥胺

    D. 扑米酮　　　　　　　E. 托吡酯

11. 癫痫部分发作的一线用药是

12. 癫痫全身强直阵挛性发作的一线用药是

［13 ~ 16］

    A. 艾司唑仑　　　　　　B. 丁螺环酮　　　　　　C. 阿米替林

    D. 舍曲林　　　　　　　E. 度洛西汀

13. 属于 $5 – HT_{1A}$ 受体部分激动剂的是

14. 属于苯二氮䓬类药物的是

15. 属于选择性 5 – 羟色胺再摄取抑制剂的是

16. 属于 5 – 羟色胺和去甲肾上腺素再摄取抑制剂的是

［17 ~ 18］

    A. 雷尼替丁　　　　　　B. 奥美拉唑　　　　　　C. 吗氯贝胺

    D. 度洛西汀　　　　　　E. 氟西汀

17. 属于选择性 5 – 羟色胺再摄取抑制剂的药品是

18. 属于单胺氧化酶抑制剂的是

C 型题 （综合分析选择题。每题的备选答案中只有一个最佳答案）

［1 ~ 3］

某男性，57 岁，既往高血压病史 10 年，与儿子吵架后突然起病，言语不清，左侧肢体无力，意识不清，查体：BP 220/120mmHg，中度昏迷，瞳孔不等大，对光反射消失，强痛刺激，左侧肢体不活动，左侧巴宾斯基征阳性。

1. 该患者最可能的诊断为

    A. 缺血性脑卒中　　　　B. 脑出血　　　　　　　C. 短暂性脑缺血发作

    D. 脑血栓形成　　　　　E. 腔隙性脑梗死

2. 该患者的首选治疗方法为

    A. 止血　　　　　　　　B. 脱水　　　　　　　　C. 扩容

    D. 降压　　　　　　　　E. 预防感染

3. 该患者治疗原则中，错误的是

    A. 卧床 2 ~ 4 周

    B. 一般不用止血药物

  C. 降低颅内压首先高渗脱水药

  D. 可酌情用抗菌药物预防感染

  E. 紧急降血压

[4~6]

  某男性，53岁，参加婚礼后5小时突发左脚第1跖趾关节剧痛，3小时后局部出现红、肿、热、痛和活动困难。实验室检查示血尿酸为500mol/L；足部X线示非特征性软组织肿胀。

  4. 该患者可能诊断是

   A. 痛风   B. 假性痛风   C. 风湿性关节炎

   D. 类风湿关节炎   E. 化脓性关节炎

  5. 该患者宜首选的药物为

   A. 丙磺舒   B. 别嘌醇   C. 苯溴马隆

   D. 秋水仙碱   E. 泼尼松

  6. 为缓解患者剧痛，首选

   A. 布洛芬   B. 对乙酰氨基酚   C. 尼美舒利

   D. 阿司匹林   E. 吗啡

[7~8]

  某女孩，6岁，2个月来反复突发突止的意识障碍，表现为突然动作中断，呆立凝视，呼之不应，手中物体掉落，但从不跌倒，持续数秒钟缓解。

  7. 该患儿诊断为

   A. 失神发作   B. 复杂部分性发作   C. 肌阵挛发作

   D. 简单部分性发作   E. 癫痫持续状态

  8. 该患者首选的治疗药物是

   A. 苯妥英钠   B. 氯丙嗪   C. 地西泮

   D. 丙戊酸钠   E. 苯巴比妥

[9~10]

  某男性，68岁，双手颤动伴运动障碍3年，体检：记忆力减退，拇指与食指呈搓丸样静止性震颤，铅管样肌强直，手指扣纽扣、系鞋带困难。

  9. 该患者最可能的诊断是

   A. 帕金森病   B. 小脑变性   C. 痴呆

   D. 特发性震颤   E. 多系统萎缩

  10. 该患者首选治疗的药物是

   A. 金刚烷胺   B. 左旋多巴   C. 苯海索

   D. 卡马西平   E. 多奈哌齐

X型题（多项选择题，每题的备选项中有2个或2个以上正确答案。少选或多选均不得分）

  1. 以下可用于脑梗死的治疗药物包括

   A. 阿替普酶   B. 阿司匹林   C. 低分子肝素

　　　D. 巴曲酶　　　　　　　　E. 丁基苯酞

2. 以下可用于癫痫全面性发作的药物有

　　　A. 丙戊酸钠　　　　　　　B. 拉莫三嗪　　　　　　　C. 苯妥英钠

　　　D. 苯巴比妥　　　　　　　E. 托吡酯

3. 脑出血的治疗原则为

　　　A. 卧床 2～4 周

　　　B. 一般不用止血药物

　　　C. 降低颅内压首先高渗脱水药

　　　D. 昏迷患者应酌情用抗菌药物预防肺部感染

　　　E. 不急于降血压

4. 癫痫的治疗原则包括

　　　A. 依发作类型、以前用药及疗效情况选择抗癫痫药物

　　　B. 个体化给药

　　　C. 单药治疗

　　　D. 小剂量开始

　　　E. 及时停药

5. 帕金森病药物治疗原则有

　　　A. 疾病早期适当暂缓用药

　　　B. 当疾病影响患者的日常生活和工作能力时，则应开始症状性治疗

　　　C. 药物治疗的目标是延缓疾病进展，直至治愈

　　　D. 药物治疗坚持"low"和"slow"原则

　　　E. 治疗要考虑结合共病因素，采取个体化的方案

6. 对于脑出血患者，药师应提示的注意事项包括

　　　A. 急性期绝对卧床休息

　　　B. 急性期翻身时注意保护头部，动作轻稳

　　　C. 急性期可抬高床头 15°～30°

　　　D. 要保持瘫痪肢体功能位

　　　E. 可适当抬高下肢，以保证脑供血量

7. 一线抗癫痫药物包括

　　　A. 卡马西平　　　　　　　B. 托吡酯　　　　　　　　C. 丙戊酸钠

　　　D. 拉莫三嗪　　　　　　　E. 苯妥英钠

8. 既可用于癫痫部分性发作又可以用于全面性发作的药物有

　　　A. 丙戊酸钠　　　　　　　B. 拉莫三嗪　　　　　　　C. 苯巴比妥

　　　D. 苯妥英钠　　　　　　　E. 托吡酯

9. 帕金森病的一级预防措施包括

　　　A. 避免接触杀虫剂、锰、一氧化碳

　　　B. 防止脑动脉硬化

　　　C. 避免或减少应用奋乃静、利血平、氯丙嗪等

D. 保持卧床休息

E. 及早进行药物治疗

10. 抑郁症的临床表现有

A. 心境低落　　　　　　B. 思维迟缓　　　　　　C. 认知功能损害

D. 意志活动减退　　　　E. 躯体症状

11. 选择性5－羟色胺再摄取抑制剂类抗抑郁药引起的不良反应包括

A. 性欲减退　　　　　　B. 乏力　　　　　　　　C. 口干

D. 甲状腺功能减退　　　E. 心动过缓

12. 抗抑郁药的合理应用与药学监护点是

A. 剂量逐步递增，尽可能采用最小有效剂量，使不良反应减至最小

B. 应尽可能单一用药，应足量、足疗程治疗

C. 对抑郁症应实施全程治疗，急性期治疗至少3个月

D. 各种抗抑郁药均不宜与MAOIs类药物联合使用

E. SSRI可通过乳汁分泌而影响婴儿，对妊娠或准备怀孕的妇女及哺乳期妇女慎用

第十二章　消化系统常见疾病

A 型题（最佳选择题，每题的备选答案中只有一个最佳答案）

1. 消化性溃疡抗 Hp 的三联疗法正确的是
    A. 兰索拉唑 + 阿莫西林 + 法莫替丁
    B. 奥美拉唑 + 阿莫西林 + 阿奇霉素
    C. 胶体次碳酸铋 + 硫糖铝 + 甲硝唑
    D. 胶体次碳酸铋 + 哌仑西平 + 替硝唑
    E. 兰索拉唑 + 克拉霉素 + 甲硝唑

2. 胃食管反流的患者应避免使用的药物是
    A. 阿司匹林　　　　　　B. 阿仑膦酸钠　　　　　C. 他拉唑嗪
    D. 美托洛尔　　　　　　E. 多潘立酮

3. 可作为根除幽门螺杆菌感染的一线治疗方案是
    A. 埃索美拉唑 20mg bid + 克拉霉素 500mg qd + 阿莫西林 0.5g tid
    B. 埃索美拉唑 20mg bid + 克拉霉素 500mg tid + 枸橼酸铋钾 0.6g bid
    C. 埃索美拉唑 20mg qd + 克拉霉素 1.0g qd + 枸橼酸铋钾 0.6g bid
    D. 埃索美拉唑 20mg bid + 克拉霉素 500mg bid + 阿莫西林 1.0g bid + 枸橼酸铋钾 0.6g bid
    E. 埃索美拉唑 20mg bid + 克拉霉素 500mg tid + 阿莫西林 1.0g tid + 枸橼酸铋钾 0.6g tid

4. 非甾体抗炎药导致消化性溃疡病的主机制是
    A. 促进胃酸分泌
    B. 抑制胃酸分泌
    C. 破坏胃黏膜屏障
    D. 影响胃十二指肠协调运动
    E. 减少十二指肠碳酸氢盐分泌

5. 以下关于胃食管反流病的用药注意事项，错误的是
    A. 长期服用抑酸剂会降低钙吸收
    B. RE 患者抑酸治疗为主，且强度和时间超过消化性溃疡
    C. 多潘立酮（吗丁啉）可能引起心脏相关风险，建议限制使用
    D. 慢性咽炎需要至少抑酸治疗 3~6 个月方能见效
    E. RE 患者应使用促动力剂治疗

6. 以下关于抗消化性溃疡常规治疗，错误的是
    A. 用阿托品解除平滑肌痉挛和止痛

    B. 口服抗酸药作为辅助治疗

    C. 口服抑酸剂

    D. 胃黏膜保护剂

    E. 一般提倡单一用药

7. 以下不属于胃黏膜保护剂的是

    A. 硫糖铝   B. 米索前列醇   C. 克拉霉素

    D. 胶体果胶铋   E. 吉法酯

8. 下列药物中，不属于抑制胃酸分泌的抗消化性溃疡药物的是

    A. 丙谷胺   B. 哌仑西平   C. 西咪替丁

    D. 奥美拉唑   E. 三硅酸镁

9. 以下对于胆石症的治疗叙述，错误的是

    A. 对于大多数无症状的胆石症采取等待观察

    B. 对于1年来有过胆绞痛发作，或胆石超过2cm的患者，建议看外科

    C. 胆石症排石出现胆绞痛和合并胆系感染，应急诊就医

    D. 因胆囊癌的发生风险增加，定期做B超检查

    E. 需针对胆石症或慢性胆囊炎长期服用中药或溶石药物

10. 对于胆囊息肉的叙述，错误的是

    A. B超检查发现胆囊息肉很罕见，通常患者无症状

    B. 多数为胆固醇结晶，少数为胆囊腺瘤

    C. 有发展为胆囊癌的风险

    D. 当胆囊息肉直径超过8mm时，建议看外科

    E. 小胆囊息肉每年B超随诊，不必用药

11. 导致消化性溃疡病的重要病因是

    A. 吸烟   B. 遗传因素   C. 化学物质的刺激

    D. 强烈的精神刺激   E. 胃窦部幽门螺杆菌感染

12. 以下不属于口服抑酸剂中质子泵抑制剂的是

    A. 奥美拉唑   B. 法莫替丁   C. 兰索拉唑

    D. 泮托拉唑   E. 雷贝拉唑

13. 某男性，33岁，冬春季发作性节律性胃部疼痛10年，近1周来疼痛剧烈、以半夜最甚，偶伴呕吐。胃镜检查示十二指肠后壁有直径0.5cm溃疡，周围充血水肿，诊断为十二指肠球部活动性溃疡。入院治疗。为迅速缓解症状，选用强烈的抑酸药物，下列何药使用后溃疡愈合最快

    A. 西咪替丁   B. 米索前列醇   C. 法莫替丁

    D. 硫糖铝   E. 奥美拉唑

14. 以下关于胃黏膜保护剂的叙述，正确的是

    A. 硫糖铝在溃疡局部有抗酸作用

    B. 胶体铋对HP无杀灭作用

    C. 前列腺素类只可抑制基础胃酸分泌

D. 替普瑞酮属前列腺素类似物

E. 吉法酯不可提高胃黏膜组织内前列腺素浓

15. 以下关于胃溃疡的叙述，错误的是

    A. 发病几率高于十二指肠溃疡

    B. 选择增强防御因子药和促进胃排空药治疗

    C. 上腹痛在餐后 0.5～1 小时出现，1～2 小时后逐渐消失

    D. 上腹部压痛点在中线偏右

    E. 餐后胃酸分泌量反而低于正常人

16. 以下关于十二指肠溃疡的叙述，错误的是

    A. 夜晚睡前疼痛

    B. 进食可缓解

    C. 胃酸分泌升高

    D. 上腹部压痛点在中线偏右

    E. 上腹痛在餐后 0.5～1 小时出现，下次餐前自行消失

17. 下列药物中，不属于抑制胃酸分泌的抗消化性溃疡药物的是

    A. 丙谷胺　　　　　　B. 哌仑西平　　　　　　C. 西咪替丁

    D. 奥美拉唑　　　　　E. 三硅酸镁

18. 以下导致消化性溃疡复发的原因中，最主要的病源性因素是

    A. 没有下决心戒烟，且吸烟量很大

    B. 感染的幽门螺杆菌没有彻底清除

    C. 过量饮用烈性酒和食用有刺激性食物

    D. 服用非甾体抗炎药的同时使用米索前列醇

    E. 恐惧、紧张、焦虑情绪导致迷走神经兴奋

19. 下列胃黏膜保护剂中，也可归属于传统抗酸剂的是

    A. 硫糖铝　　　　　　B. 恩前列素　　　　　　C. 替普瑞酮

    D. 瑞巴派特　　　　　E. 米索前列醇

20. 下列治疗溃疡病的药物可引起大便呈灰黑色的是

    A. 西咪替丁　　　　　B. 硫糖铝　　　　　　　C. 奥美拉唑

    D. 胶体果胶铋　　　　E. 氢氧化铝

21. 以下不属于胃黏膜保护剂的是

    A. 硫糖铝　　　　　　B. 米索前列醇　　　　　C. 丙谷胺

    D. 铝酸铋　　　　　　E. 吉法酯

22. 下列哪个是导致消化性溃疡最重要的病因

    A. 胃酸和胃蛋白酶

    B. 非甾体抗炎药的长期大量应用

    C. 前列腺素

    D. 幽门螺杆菌

    E. 十二指肠胃反流

B 型题（配伍选择题，备选答案在前，试题在后，每题若干组。每组题均对应同一组备选答案）

[1~3]

    A. 硫糖铝   B. 雷贝拉唑   C. 米索前列醇

    D. 碳酸镁   E. 瑞巴派特

1. 传统的抗酸剂，既可中和胃酸，又具有黏膜保护作用的是

2. 属于前列腺素类似物的是

3. 属于新型黏膜保护剂的是

[4~5]

    A. 硫糖铝   B. 硫酸镁   C. 溴丙胺太林

    D. 奥美拉唑   E. 克拉霉素

4. 解除平滑肌痉挛和镇痛宜选用

5. 除中和胃酸外，尚具有黏膜保护作用的是

[6~9]

    A. 腹泻   B. 黑便   C. 皮炎

    D. 性功能减退   E. 便秘

6. 枸橼酸铋钾所致的主要不良反应是

7. 硫糖铝所致的主要不良反应是

8. 西咪替丁所致的主要不良就是

9. 米索前列醇所致的主要不良反应是

[10~12]

    A. 奥美拉唑   B. 地塞米松   C. 枸橼酸铋钾

    D. 阿托品   E. 三硅酸镁

10. 宜于餐后 1~2 小时服用的抗酸药是

11. 每日服用 1 次的抑酸药是

12. 宜于餐前 0.5~1 小时服用的胃黏膜保护药是

[13~16]

    A. 规律性上腹痛

    B. 疼痛性质改变，明显消瘦、贫血

    C. 上腹部剧痛，腹膜刺激征阳性

    D. 反复发作性呕吐，呕吐物有隔夜食物

    E. 柏油样便，面色苍白、血压下降

13. 消化性溃疡并发大出血可见

14. 消化性溃疡并发穿孔可见

15. 消化性溃疡并发幽门梗阻可见

16. 消化性溃疡癌变可见

[17~20]

    A. 便秘   B. 灰黑色大便   C. 突发性心律失常

D. 口干和视力模糊　　　　　E. 出现复视、对光敏感、疲乏、精神紧张

17. 服用氢氧化铝可能导致的不良反应是

18. 服用哌仑西平可能导致的不良反应是

19. 服用雷尼替丁可能导致的不良反应是

20. 服用枸橼酸铋钾可能导致的不良反应是

[21～24]

A. 多提倡睡前服用

B. 宜餐后1～2小时服用

C. 空腹或餐前0.5～1小时服用

D. 早、晚餐前1.5小时服用

E. 餐前15分钟给药

21. 抗酸药

22. 组胺H_2受体拮抗剂

23. 胃黏膜保护药

24. 胃泌素受体阻断剂

C型题（综合分析选择题。每题的备选答案中只有一个最佳答案）

[1～3]

某男性，27岁，间断上腹痛3年，表现为餐后痛，约1～2小时后缓解，以冬春季多发。

1. 此病人最可能的诊断为

A. 浅表性胃炎　　　　　B. 萎缩性胃炎　　　　　C. 十二指肠溃疡

D. 反流性食管炎　　　　E. 胃溃疡

2. 该患者可以使用的药物，不包括

A. 兰索拉唑　　　　　B. 氢氧化铝　　　　　C. 氯化钾片

D. 法莫替丁　　　　　E. 胶体果胶铋

3. 该患者Hp阳性，根除Hp的方案为

A. PPI+克拉霉素+阿莫西林+铋剂

B. PPI+西咪替丁+阿莫西林+铋剂

C. PPI+克拉霉素+阿莫西林+铝碳酸镁

D. 法莫替丁+克拉霉素+阿莫西林+铋剂

E. 以上都不对

[4～6]

某男性，3年来无明显诱因出现上腹部疼痛，夜间及空腹疼痛严重。

4. 此病人最可能的诊断为

A. 浅表性胃炎　　　　　B. 萎缩性胃炎　　　　　C. 十二指肠溃疡

D. 反流性食管炎　　　　E. 胃溃疡

5. 该病的主要并发症，不包括

A. 穿孔　　　　　B. 胃癌　　　　　C. 出血

D. 心肌梗死   E. 幽门梗阻

6. 经检查该患者幽门螺杆菌阳性，无青霉素过敏史，使用抗 Hp 的四联疗法治疗，疗程为

    A. 8~12 周   B. 6~8 周   C. 1~2 周

    D. 4~6 周   E. 8~10 周

[7~9]

7. 属于抗酸药的是

    A. 哌仑西平   B. 替普瑞酮   C. 三硅酸镁

    D. 奥美拉唑   E. 溴丙胺太林

8. 属于解痉、镇痛药的是

    A. 哌仑西平   B. 替普瑞酮   C. 三硅酸镁

    D. 奥美拉唑   E. 溴丙胺太林

9. 属于胃黏膜保护剂的是

    A. 哌仑西平   B. 替普瑞酮   C. 三硅酸镁

    D. 奥美拉唑   E. 溴丙胺太林

X 型题（多项选择题，每题的备选项中有 2 个或 2 个以上正确答案。少选或多选均不得分）

1. 消化性溃疡患者的用药注意事项，下列说法正确的为

    A. 阑尾炎或急腹症时，服用氢氧化铝可使病情加重，可增加阑尾穿孔的危险，应禁用

    B. 铝碳酸镁不要餐后服用，多在上腹痛前、腹痛时临时服用

    C. 铋盐不要与铁剂、钙剂及喹诺酮类等多种药物合用，以免影响药物吸收

    D. 为缓解消化性溃疡患者腹痛，可使用布洛芬对症治疗

    E. 他汀类药物与克拉霉素同服增加肌溶解风险，避免同时服用

2. 以下关于肠内营养液的叙述，正确的是

    A. 肠内营养液包括氨基酸型、短肽型、整蛋白型和组件型制剂

    B. 整蛋白型可刺激消化腺体分泌消化液，在体内消化吸收过程同正常食物

    C. 完全肠梗阻、严重的短肠综合征或高排泄量的瘘患者禁用

    D. 开启后 2℃~10℃保存，并于 24 小时内用完

    E. 根据患者的情况选择给药途径，可分次口服、鼻饲、胃造瘘进食等

3. 消化性溃疡病的攻击因子包括

    A. 吸烟

    B. 碳酸氢盐分泌

    C. 严重创伤使得屏障功能和修复能力受损

    D. 十二指肠内容物反流破坏胃黏膜屏障

    E. 胃窦部幽门螺杆菌感染

4. 消化性溃疡的典型表现包括

    A. 病程长   B. 易反复发   C. 无明显症状

    D. 节律性   E. 无规律上腹隐痛或不适

5. 消化性溃疡治疗的目的是
    A. 缓解或消除症状   B. 治愈和加速创面愈合   C. 防止严重并发症
    D. 防止溃疡复发   E. 清除幽门螺杆菌

6. 消化性溃疡病无并发症者的非药物治疗应该包括
    A. 饮食宜有节律   B. 加强体力活动   C. 减少精神应激
    D. 消除有害环境因素   E. 停用导致溃疡和出血的药物

7. 治疗消化性溃疡的抑酸剂包括
    A. 胃黏膜保护剂   B. 质子泵抑制剂   C. 胆碱受体阻断剂
    D. 胃泌素受体阻断剂   E. 组胺 H_2 受体阻断剂

8. 避免消化性溃疡复发的措施有
    A. 避免吸烟   B. 避免焦虑和紧张   C. 避免用非甾体抗炎药
    D. 根除 HP   E. 选择正规有效的治疗方案

9. 下列哪些情况不宜用 PPI 治疗
    A. 儿童   B. 妊娠   C. 哺乳期
    D. 长期维持治疗   E. 疑有恶性肿瘤者

第十三章 内分泌及代谢性疾病

A 型题（最佳选择题，每题的备选答案中只有一个最佳答案）

1. 下列关于骨质疏松的说法中，错误的是
   A. 按照病因分为原发性、继发性及特发性骨质疏松
   B. 原发性骨质疏松症包括妇女绝经后和老年性骨质疏松症
   C. 大量和长期的饮酒、喝咖啡及吸烟可诱发骨质疏松症
   D. 妇女雌激素分泌减少与诱发骨质疏松症无关
   E. 继发性骨质疏松症是由于疾病或药物损害骨代谢诱发的

2. 下列关于痛风的说法中，错误的是
   A. 尿酸代谢异常，导致血中嘌呤含量异常升高
   B. 嘌呤代谢异常，导致血中尿酸水平异常升高
   C. 恶性肿瘤时，核酸大量分解，血中尿酸水平异常升高可导致痛风
   D. 酗酒、高嘌呤饮食及肥胖都是痛风的高危因素
   E. 痛风结石可沉积于关节、软组织及肾等组织

3. 下列药物为痛风急性发作期首选药的是
   A. 布洛芬　　　　　　　　B. 尼美舒利　　　　　　C. 泼尼松
   D. 秋水仙碱　　　　　　　E. 碳酸氢钠

4. 下列药物为痛风发作时剧痛的首选药是
   A. 布洛芬　　　　　　　　B. 尼美舒利　　　　　　C. 对乙酰氨基酚
   D. 秋水仙碱　　　　　　　E. 苯溴马隆

5. 下列药物中仅在痛风发作时其他药物无效时选择的是
   A. 布洛芬　　　　　　　　B. 尼美舒利　　　　　　C. 泼尼松
   D. 秋水仙碱　　　　　　　E. 碳酸氢钠

6. 下列药物较为适合用于痛风发作间歇期的是
   A. 布洛芬　　　　　　　　B. 尼美舒利　　　　　　C. 对乙酰氨基酚
   D. 秋水仙碱　　　　　　　E. 苯溴马隆

7. 下列药物较为适合用于痛风性肾病的是
   A. 布洛芬　　　　　　　　B. 尼美舒利　　　　　　C. 别嘌醇
   D. 秋水仙碱　　　　　　　E. 泼尼松

8. 恶性肿瘤引起的高尿酸血症，化疗前宜选用
   A. 布洛芬　　　　　　　　B. 尼美舒利　　　　　　C. 别嘌醇
   D. 秋水仙碱　　　　　　　E. 泼尼松

9. 秋水仙碱严重中毒的先兆反应是

A. 过敏反应　　　　　　　B. 胃肠道反应　　　　　　C. 再生障碍性贫血

D. 血尿　　　　　　　　　E. 肾衰竭

10. 痛风时碱化尿液宜选择

A. 布洛芬　　　　　　　　B. 尼美舒利　　　　　　　C. 泼尼松

D. 秋水仙碱　　　　　　　E. 碳酸氢钠

11. 阿司匹林可抑制下列哪个药物的促尿酸排泄作用

A. 布洛芬　　　　　　　　B. 尼美舒利　　　　　　　C. 对乙酰氨基酚

D. 秋水仙碱　　　　　　　E. 苯溴马隆

12. 关于骨质疏松症临床表现的介绍，不正确的是

A. 骨密度低

B. 胸、背、腰、膝等疼痛，其中下肢痛最多见

C. 下肢肌肉痉挛

D. 身体姿势出现圆背或凹圆背

E. 易发生病理性骨折，胸、背、腰、膝等部位疼痛

13. 骨质疏松症的治疗一般多采用联合用药，其药物不包括

A. 钙制剂　　　　　　　　B. 维生素 D　　　　　　　C. 甲状旁腺素

D. 降钙素　　　　　　　　E. 钙通道阻滞剂

14. 老年性骨质疏松的"三联药物"治疗正确的是

A. 钙制剂＋维生素 D＋双膦酸盐

B. 钙制剂＋维生素 D＋甲状旁腺素

C. 钙制剂＋双膦酸盐＋甲状旁腺素

D. 双膦酸盐＋维生素 D＋甲状旁腺素

E. 降钙素＋维生素 D＋甲状旁腺素

15. 关于雌激素治疗骨质疏松症的叙述，错误的是

A. 定期监测血浆雌激素水平

B. 与维生素 D 等联合用药效果好

C. 注意监测不良反应

D. 合并有乳腺癌患者禁用

E. 口服给药是最好的给药途径

16. 关于雌激素受体调节剂应用于骨质疏松症的说法，错误的是

A. 妊娠期妇女禁用

B. 绝经期超过两年以上的妇女可以应用

C. 肝、肾功能不全者可应用

D. 患有血栓栓塞性疾病者禁用

E. 治疗期间出现子宫出血应及时做妇科检查

17. 关于雌激素联合用药的说法，错误的是

A. 雌激素和钙制剂、维生素 D 合用效果较好，可减少用量

B. 雌激素和钙制剂、维生素 D 合用可减少用量

C. 雌激素联合雄激素可减少子宫内膜癌的发生率

D. 雌激素和孕激素联合用药对乳房肿胀疼痛、性欲减退和抑郁症效果较好

E. 长期服用雌激素时，每月应加服孕激素

18. 关于降钙素的说法，错误的是

A. 用药前宜做皮肤敏感试验

B. 妊娠期妇女慎用降钙素

C. 用于治疗骨质疏松症时宜同时补充钙制剂

D. 鲑鱼降钙素作用最强、应用最广，且不易发生耐药性

E. 大剂量短期治疗时，少数患者易引发继发性甲状腺功能低下

19. 滥用糖皮质激素，可能导致的药源性疾病是

A. 夜盲症   B. 高钙血症   C. 骨质疏松症

D. 溶血性贫血   E. 高脂血症

20. 2 型糖尿病（NIDDM），血糖升高的主要原因不包括

A. 胰岛素分泌不足、胰岛素释放延迟

B. 接触化学品四氯化碳、乙醇、汞、铅、有机磷等

C. 周围组织胰岛素作用损害

D. 肝糖产生增加，肥胖引起某种程度的胰岛素抵抗

E. 高热量饮食、精神紧张、缺少运动

21. 适宜 2 型糖尿病儿童患者的降糖药物是

A. 阿卡波糖   B. 格列喹酮   C. 格列本脲

D. 二甲双胍   E. 瑞格列奈

22. 胰岛素笔芯不宜冷藏，在室温下最长可保存

A. 1 周   B. 2 周   C. 3 周

D. 4 周   E. 6 周

23. 空腹血糖（FBG）较高者选用

A. 格列波脲   B. 格列本脲   C. 格列吡嗪

D. 格列喹酮   E. 格列齐特

24. 治疗佝偻病，每天服用维生素 D 的剂量为

A. 400～800IU   B. 800～1000IU   C. 1000～1500IU

D. 1500～2000IU   E. 2000～4000IU

25. 属于超短效的胰岛素制剂是

A. 甘精胰岛素   B. 低精蛋白锌胰岛素   C. 赖脯胰岛素

D. 精蛋白锌胰岛素   E. 普通胰岛素

26. 属于超长效的胰岛素制剂是

A. 甘精胰岛素   B. 低精蛋白锌胰岛素   C. 赖脯胰岛素

D. 精蛋白锌胰岛素   E. 普通胰岛素

27. 属于中效的胰岛素制剂是

A. 甘精胰岛素   B. 低精蛋白锌胰岛素   C. 赖脯胰岛素

D. 精蛋白锌胰岛素　　　　　　E. 普通胰岛素

28. 属于长效的胰岛素制剂是
    A. 甘精胰岛素　　　　　　B. 低精蛋白锌胰岛素　　　　　　C. 赖脯胰岛素
    D. 精蛋白锌胰岛素　　　　　　E. 普通胰岛素

29. 肾上腺皮质激素所致的骨质疏松治疗为
    A. 长期口服维生素 D
    B. 钙制剂 + 维生素 D + 双膦酸盐
    C. 氢氯噻嗪
    D. 用甲状旁腺激素
    E. 钙制剂 + 维生素 D + 雌激素（或雌激素受体调节剂）

30. 抗癫痫药所致的骨质疏松治疗为
    A. 长期口服维生素 D
    B. 钙制剂 + 维生素 D + 双膦酸盐
    C. 氢氯噻嗪
    D. 用甲状旁腺激素
    E. 钙制剂 + 维生素 D + 雌激素（或雌激素受体调节剂）

31. 高尿钙继发甲状旁腺功能亢进所致骨质疏松治疗为
    A. 长期口服维生素 D
    B. 钙制剂 + 维生素 D + 双膦酸盐
    C. 氢氯噻嗪
    D. 用甲状旁腺激素
    E. 钙制剂 + 维生素 D + 雌激素（或雌激素受体调节剂）

32. 某女性，19 岁，2 年前因上呼吸道感染后逐渐出现甲状腺肿大，伴多汗、多食、消瘦、心悸、烦躁，根据血 T_3、T_4、TSH 检查，诊断为甲亢。该患者可首选的治疗药物是
    A. 丙硫氧嘧啶　　　　　　B. 碘化钾　　　　　　C. 碳酸锂
    D. 放射性^{131}I 治疗　　　　　　E. 手术治疗

33. 以下有关"胰岛素应用注意事项"叙述中，不正确的是
    A. 变换注射部位　　　　　　B. 动物胰岛素致敏　　　　　　C. 两次注射点间隔2cm
    D. 确保胰岛素稳定吸收　　　　　　E. 防止发生皮下脂肪营养不良

34. 婴儿预防佝偻病，每天服用维生素 D 的剂量为
    A. 300 ~ 600IU　　　　　　B. 400 ~ 800IU　　　　　　C. 1000 ~ 1200IU
    D. 1500 ~ 2000IU　　　　　　E. 2000 ~ 4000IU

35. 黏液水肿性昏迷的治疗，首选药物为
    A. T_4　　　　　　B. T_3　　　　　　C. $L - T_4$
    D. $L - T_3$　　　　　　E. 碘化钾

36. 2 型糖尿病合并肾病者，可首选
    A. 二甲双胍　　　　　　B. 阿卡波糖　　　　　　C. 胰岛素

    D. 格列喹酮   E. 格列美脲

37. 秋水仙碱治疗痛风急性发作期为首选，推荐的首剂量是
    A. 0.5～1mg   B. 1～2mg   C. 2～5mg
    D. 5～10mg   E. 10～20mg

38. 治疗甲状腺功能亢进症的药物中，不属于抗甲状腺药的是
    A. 小剂量碘   B. 碘131   C. 丙硫氧嘧啶
    D. 甲巯咪唑   E. 卡比马唑

39. 单纯餐后血糖升高、空腹与餐前血糖水平不高的 2 型糖尿病病人，宜首选
    A. 格列本脲   B. 二甲双胍   C. 罗格列酮
    D. 阿卡波糖   E. 精蛋白锌胰岛素

40. 妇女绝经后骨质疏松症的药物治疗方案宜选用
    A. 钙制剂 + 维生素 D + 雄激素
    B. 钙制剂 + 维生素 D + 雌激素
    C. 钙制剂 + 维生素 D + 双膦酸盐
    D. 钙制剂 + 维生素 D + 甲状旁腺激素
    E. 钙制剂 + 维生素 D + 蛋白同化类固醇

41. 下列关于甲状腺功能减退患者激素替代治疗的说法，错误的是
    A. 需要终身服药
    B. 服用过量可能出现甲状腺激素功能亢进症状
    C. 左甲状腺素应于早餐前半小时空腹服用
    D. 妊娠期妇女必须联合使用丙硫氧嘧啶
    E. 治疗目标是将 TSH 和甲状腺激素水平回复至正常范围内

42. 患者，男，70 岁，近期发生骨痛、疲劳、驼背，临床诊断为老年性骨质疏松症，该患者不宜选用的药物是
    A. 降钙素   B. 维生素 D   C. 阿仑膦酸钠
    D. 碳酸钙   E. 雷洛昔芬

43. 过量服用维生素 D 所发生中毒的典型临床表现是
    A. 骨骼发育不良或骨软化   B. 间质性肾炎或肾结石   C. 骨质疏松症或骨桥
    D. 横纹肌溶解或肌痛   E. 高尿酸血症或疼痛

44. 痛风急性发作期应禁用的药物是
    A. 碳酸氢钠   B. 别嘌醇   C. 秋水仙碱
    D. 布洛芬   E. 吲哚美辛

45. 未开封的胰岛素注射液适宜的保存温度是
    A. −20℃～−2℃   B. −2℃～2℃   C. 2℃～10℃
    D. 10℃～20℃   E. 20℃～30℃

46. 诱发骨质疏松症的病因不包括
    A. 膳食结构不合理，饮食中长期缺少钙、磷或维生素 D
    B. 妇女在停经或切除卵巢后，体内雌激素（保持骨质强度）的分泌减弱

  C. 妊娠及哺乳期妇女大量流失钙

  D. 长期服用药物、大量和长期饮酒、喝咖啡、吸烟

  E. 人体组织器官的自然衰老

47. 激素替代治疗妇女绝经后骨质疏松症的主要副作用是

  A. 有脑卒中的危险性

  B. 有静脉出血的危险性

  C. 有增重的倾向性

  D. 有脱发的倾向危险性

  E. 增加子宫内膜的危险性

48. 依据生物钟规律，补充钙制剂的适宜时间是

  A. 清晨和睡前各服用一次

  B. 清晨顿服

  C. 睡前顿服

  D. 餐后给药

  E. 餐中给药

49. 钙制剂应用注意事项，不包括

  A. 同时宜补充维生素 D

  B. 补钙应选用含钙量高、生物利用度好、制剂溶出度高的药物

  C. 钙在体内吸收随着钙的摄入量增加而增加

  D. 钙制剂与肾上腺皮质激素、异烟肼、四环素或含铝抗酸药不宜同服

  E. 食物中尤其是蔬菜和水果含有较多的草酸和磷酸盐，也影响钙的吸收

50. 下列关于甲状腺功能亢进症的说法中，不正确的是

  A. 甲亢是由甲状腺功能亢进所致的一种甲状腺毒症

  B. 甲亢在女性、有家族史、有精神创伤和感染者中发病率较高

  C. 甲亢发病与环境因素密切相关

  D. 毒性弥漫性甲状腺肿，又称为弥漫性甲状腺肿伴甲亢（Graves 病）是甲亢中最常见的类型

  E. 甲亢又分为原发性和继发性甲亢，其中继发性甲亢最常见

51. 下列关于甲亢的临床表现，不正确的有

  A. 多表现为高代谢症候群，如厌食、消瘦、多汗、心悸等

  B. 可有不同程度的甲状腺肿、眼突、手颤等

  C. 严重的可出现甲亢危象

  D. 可有神经系统兴奋症状，如激动、多言、紧张、烦躁等

  E. 少数老年患者高代谢症状不典型，表现为乏力、心悸、厌食、抑郁、嗜睡等，称为淡漠型甲亢

52. 不属于抗甲亢药物的是

  A. 丙硫氧嘧啶   B. 甲硫氧嘧啶   C. 卡比马唑

  D. 甲巯咪唑   E. 酮康唑

B 型题（配伍选择题，备选答案在前，试题在后，每题若干组。每组题均对应同一组备选答案）

[1~3]

　　A. 5~15mg　　　　　　B. 15~60mg　　　　　　C. 25~80mg

　　D. 30~60mg　　　　　　E. 300~600mg

1. 卡比马唑的维持剂量是一日

2. 甲巯咪唑的初制剂量是一日

3. 丙硫氧嘧啶的初制剂量是一日

[4~6]

　　A. 粒细胞缺乏　　　　　B. 甲状腺功能亢进　　　C. 甲状腺功能低下

　　D. 中枢抑制　　　　　　E. 血管神经性水肿

4. 放射性碘的不良反应是

5. 硫脲类最严重的不良反应是

6. 碘制剂的不良反应是

[7~8]

　　A. 1~2 周　　　　　　　B. 1~2 个月　　　　　　C. 2~3 个月

　　D. 1~2 年　　　　　　　E. 1~1.5 年

7. 抗甲状腺药分阶段治疗时间初治阶段

8. 抗甲状腺药分阶段治疗时间维持阶段

[9~12]

2 型糖尿病的药物治疗

　　A. 格列喹酮　　　　　　B. 阿卡波糖　　　　　　C. 他汀类药物

　　D. 胰岛素增敏剂　　　　E. 双胍类

9. 餐后血糖升高为主，伴餐前血糖轻度升高首选

10. 空腹血糖正常而餐后血糖明显增高者首选

11. 肥胖的 2 型糖尿病首选

12. 2 型糖尿病合并肾病首选

[13~16]

　　A. 普通胰岛素　　　　　B. 门冬胰岛素　　　　　C. 地特胰岛素

　　D. 精蛋白锌胰岛素　　　E. 慢胰岛素

13. 属于超短效胰岛素的是

14. 属于短效胰岛素的是

15. 属于长效胰岛素的是

16. 属于超长效胰岛素的是

[17~18]

　　A. 肌痛、关节痛和高血压

　　B. 腹胀、肠鸣音亢进

　　C. 心力衰竭和水肿

　　D. 消化道反应、过敏和白细胞减少

　　E. 乳酸性酸中毒

17. 阿卡波糖可能导致的不良反应是

18. 二甲双胍可能导致的不良反应是

[19~22]

　　A. 长期口服维生素 D

　　B. 钙制剂 + 维生素 D + 双磷酸盐

　　C. 单独用双磷酸盐

　　D. 用甲状旁腺激素

　　E. 钙制剂 + 维生素 D + 雌激素（或雌激素受体调节剂）

19. 糖皮质激素所致的骨质疏松治疗

20. 抗癫痫药所致的骨质疏松治疗

21. 老年性骨质疏松的"三联药物"治疗

22. 妇女绝经后骨质疏松的激素替代治疗包括

[23~24]

　　A. 过敏　　　　　　　　B. 食管炎　　　　　　　　C. 高钙血症

　　D. 过量中毒　　　　　　E. 增加乳腺癌的危险

23. 应用降钙素可能引起

24. 双磷酸盐可能引起

[25~26]

　　A. 钙制剂　　　　　　　B. 氟制剂　　　　　　　　C. 维生素 D

　　D. 甲状旁腺　　　　　　E. 双磷酸盐

25. 不能同时使用两种或更多的同类药物的是

26. 妊娠期使用过量可导致胎儿畸形、甲状腺功能抑制而使新生儿长期低血钙抽搐，应慎用的是

[27~28]

　　A. 发作间歇期　　　　　B. 首次发作期　　　　　　C. 急性发作期

　　D. 痛风性肾病治疗期　　E. 慢性痛风发展期

27. 哪个时期的治疗原则是应有效控制血尿浓度、排酸

28. 哪个时期的治疗原则是以控制关节炎症（红肿、疼痛）为目的，尽早使用抗炎药

[29~32]

　　A. 别嘌醇　　　　　　　B. 秋水仙碱　　　　　　　C. 泼尼松龙

　　D. 苯溴马隆　　　　　　E. 双氯芬酸

29. 痛风急性发作期，为抑制粒细胞浸润可选用

30. 慢性痛风和痛风性肾病为抑制尿酸生成可选用

31. 痛风慢性发作期间为促进尿酸排泄可选用

32. 急性痛风发作期为抗炎镇痛和抑制白细胞对尿酸盐结晶的吞噬作用可选用

[33～34]

   A. 苯溴马隆   B. 秋水仙碱   C. 碳酸氢钠

   D. 别嘌醇   E. 糖皮质激素

33. 尿酸生成过多的高尿酸血症的首选药物是

34. 急性痛风性关节炎期首选药物是

[35～38]

   A. 糖皮质激素替代疗法

   B. 早期、大剂量、短期应用糖皮质激素

   C. 抗菌药物与糖皮质激素合用

   D. 抗结核病药与糖皮质激素合用

   E. 糖皮质激素与肾上腺素合用

35. 肾上腺皮质功能不全采用

36. 感染性中毒休克采用

37. 严重感染采用

38. 过敏性休克采用

[39～42]

   A. 甲泼尼龙   B. 地塞米松   C. 氢化可的松

   D. 氟氢可的松   E. 泼尼松

39. 抗炎效能最大的糖皮质激素是

40. 短效糖皮质激素是

41. 不宜外用的糖皮质激素是

42. 对受体亲和力最大的糖皮质激素是

[43～45]

   A. 吡格列酮   B. 格列本脲   C. 艾塞那肽

   D. 阿卡波糖   E. 罗格列酮

43. 长期应用能抑制胰高血糖素分泌的是

44. 仅用于皮下注射，通过激动胰高血糖素肽 -1 受体降糖的是

45. 通过抑制 α - 葡萄糖苷酶，减少葡萄糖吸收的是

[46～48]

   A. 西格列汀   B. 二甲双胍   C. 格列本脲

   D. 胰岛素   E. 氯磺丙脲

46. 一般反应较轻，仍可能引起过敏性休克的是

47. 可同时作用于胰岛 α、β 细胞的是

48. 适用于肥胖及单用饮食控制无效的糖尿病患者的是

[49～52]

   A. 丙硫氧嘧啶   B. 放射性碘   C. 格列齐特

   D. 大剂量碘剂   E. 小剂量碘剂

49. 术后复发的甲状腺功能亢进症选用

50. 单纯性甲状腺肿选用

51. 糖尿病选用

52. 甲状腺功能亢进症的内科治疗选用

[53～56]

    A. 中效类胰岛素   B. 长效类胰岛素   C. 磺酰脲类

    D. α–葡萄糖苷酶抑制剂   E. 二肽基肽酶–4抑制剂

53. 阿卡波糖是

54. 阿格列汀是

55. 格列齐特是

56. 低精蛋白锌胰岛素是

[57～60]

    A. 胰岛素   B. 格列本脲   C. 大剂量碘剂

    D. 二甲双胍   E. 丙硫氧嘧啶

57. 肥胖糖尿病患者选用

58. 甲状腺危象选用

59. 糖尿病酮症酸中毒患者选用

60. 对胰岛素产生耐受者选用

[61～62]

    A. 1～2周   B. 1～2个月   C. 2～3个月

    D. 1～2年   E. 1～1.5年

61. 抗甲状腺药分阶段治疗的初治阶段为

62. 抗甲状腺药分阶段治疗的减药阶段为

C型题（综合分析选择题。每题的备选答案中只有一个最佳答案）

[1～2]

某女性，45岁，肥胖多年，自觉口渴、消瘦5个月，尿糖阳性，空腹血糖8.9mmol/L，餐后两小时血糖15.1mmol/L。

1. 此病人最可能的诊断

    A. 1型糖尿病   B. 2型糖尿病   C. 甲状腺功能亢进症

    D. 肥胖症   E. 库欣综合征

2. 本病人应首选下列哪种药物治疗

    A. 双胍类降糖药

    B. 磺脲类降糖药

    C. α–葡萄糖苷酶抑制剂

    D. 胰岛素

    E. 噻唑烷二酮类胰岛素增敏剂

[3～5]

某男性，53岁，参加婚礼后5小时突发左脚第1跖趾关节剧痛，3小时后局部出现红、肿、热、痛和活动困难。实验室检查示血尿酸为500mol/L；足部X线示非特征性软组织肿胀。

3. 该患者可能诊断是
   A. 痛风
   B. 假性痛风
   C. 风湿性关节炎
   D. 类风湿关节炎
   E. 化脓性关节炎

4. 该患者宜首选的药物为
   A. 丙磺舒
   B. 别嘌醇
   C. 苯溴马隆
   D. 秋水仙碱
   E. 泼尼松

5. 为缓解患者剧痛，首选
   A. 布洛芬
   B. 对乙酰氨基酚
   C. 尼美舒利
   D. 阿司匹林
   E. 吗啡

[6~7]

患者，女，45岁，身高160cm，体重75kg，临床诊断2型糖尿病，实验室检查，空腹血糖5.7mmol/L（参考值范围3.9~6.1mmol/L），餐后血糖15.1mmol/L（正常值<7.6mmol/L），糖化红蛋白7.1%（正常值4.8%~6.0%），经饮食控制、规律锻炼、血糖控制仍未达到理想水平。

6. 该患者糖尿病治疗，首选药物是
   A. 胰岛素
   B. 格列齐特
   C. 二甲双胍
   D. 胰岛素＋二甲双胍
   E. 罗格列酮＋二甲双胍

7. 该患者经治疗2周后，空腹血糖恢复正常，餐后血糖仍未达标，最适宜加用的降糖药物是
   A. 磺酰脲类
   B. 噻唑烷二酮类
   C. 双胍类
   D. 胰岛素
   E. α葡萄糖苷酶抑制剂

[8~10]

糖尿病是具有多病因及多种表现的代谢紊乱性疾病，以胰岛素分泌缺陷和（或）胰岛素活性障碍或者二者兼而有之导致的碳水化合物、脂肪和蛋白质的代谢失衡和慢性高血糖为特征。治疗糖尿病的药品也难免存在诸多不良反应，长期大量使用还会导致糖尿病的并发症。

8. 胰岛素最常见的不良反应是
   A. 低血糖
   B. 皮下脂肪萎缩
   C. 耐受性
   D. 反跳性高血糖
   E. 过敏反应

9. 糖尿病酮症酸中毒、糖尿病昏迷患者、2型糖尿病严重感染时应选用的是
   A. 磺酰脲类
   B. 胰岛素制剂
   C. 噻唑烷二酮类
   D. 双胍类
   E. 阿卡波糖

10. 降糖药易诱发的主要不良反应是
    A. 低血糖和休克
    B. 过敏反应
    C. 消化道反应
    D. 肝功能异常
    E. 肾功能异常

11. 糖尿病并发症包括
    A. 糖尿病心肌病
    B. 糖尿病肾病
    C. 糖尿病眼病

D. 糖尿病足病　　　　　E. 以上都包括

[12~14]

痛风是由单钠尿酸盐（MSU）沉积所致的晶体相关性关节病，与嘌呤代谢紊乱和（或）尿酸排泄减少所致的高尿酸血症直接相关，特指急性特征性关节炎和慢性痛风石疾病，主要包括急性发作性关节炎、痛风石形成、痛风石性慢性关节炎、尿酸盐肾病和尿酸性尿路结石，重者可出现关节残疾和肾功能不全。痛风常伴腹型肥胖、高脂血症、高血压、2 型糖尿病及心血管病等表现。

12. 在应用丙磺舒治疗痛风期间，应摄入充足的水分，并维持尿液 pH 在
    A. 5.0~5.5　　　　　B. 5.0~6.0　　　　　C. 6.0~6.5
    D. 6.0~7.5　　　　　E. 7.0~7.5

13. 痛风系体内尿酸钠盐因过饱和而结晶，沉积于关节、软组织、软骨及肾等体温较低的部位而致。此情况下，体内血尿酸可能超过
    A. 280μmol/L　　　　B. 300μmol/L　　　　C. 350μmol/L
    D. 380μmol/L　　　　E. 480μmol/L

14. 以下治疗痛风的药物中，能抑制粒细胞浸润的是
    A. 丙磺舒　　　　　B. 别嘌醇　　　　　C. 苯溴马隆
    D. 秋水仙碱　　　　E. 对乙酰氨基酚

[15~17]

血循环中甲状腺激素过多而引起的以神经、循环、消化等系统兴奋性增高和代谢亢进为主要表现的一组临床综合征称为甲状腺毒症；甲状腺功能减退症是由各种原因导致的低甲状腺激素血症或甲状腺激素抵抗而引起的全身性低代谢综合征。

15. 下列关于抗甲状腺功能亢进症药物的合理应用和药学监护叙述中，不正确的是
    A. 妊娠期妇女宜采用最小剂量的抗甲状腺药物
    B. 应用丙硫氧嘧啶一旦出现发热、粒细胞缺乏等应立即停药
    C. 用药期间出现血促甲状腺（TSH）水平增高为正常反应
    D. 卡比马唑为甲巯咪唑的前药
    E. 甲亢术前准备时，应先服用硫脲类药物，基本控制症状和基础代谢后，于术前 2 周再服用碘化钾

16. WHO 推荐 12 岁以上儿童日摄入碘的安全范围是
    A. 50μg　　　　　B. 70μg　　　　　C. 100μg
    D. 120μg　　　　E. 150μg

17. 甲状腺功能亢进症的非药物治疗中，保持营养均衡的概念不是给予充足的
    A. 维生素　　　　　B. 钙和铁　　　　　C. 脂肪
    D. 含碘食物　　　　E. 碳水化合物

[18~19]

骨质疏松症（OP）是一种以骨量低下，骨微结构破坏，导致骨脆性增加，易发生骨折为特征的全身性骨病，可发生于不同性别和年龄，但多见于绝经后女性和老年男性。

老年性骨质疏松症的主要诱发因素是

    A. 体内激素   B. 增龄衰老   C. 体内激素不平衡

    D. 体内雌激素不足   E. 1α, 25 – 双羟骨化醇不足

19. 以下有关"氟化物治疗骨质疏松症的作用特点"的叙述中，最正确的是

    A. 小剂量对骨量有益   B. 小剂量增加骨脆性   C. 中剂量增加骨脆性

    D. 中剂量可使骨形成异常   E. 大剂量降低骨折的发生率

X 型题（多项选择题，每题的备选项中有 2 个或 2 个以上正确答案。少选或多选均不得分）

1. 糖尿病患者多表现为"三多一少"，其中三多是指

    A. 多尿   B. 多饮   C. 多食

    D. 体重增加   E. 头发增多

2. 下列关于糖尿病临床表现的说法，正确的是

    A. 糖尿病患者都有明显的"三多一少"症状

    B. 儿童患者还伴有生长发育受阻

    C. 1 型糖尿病患者多起病较快，病情较重；2 型糖尿病患者多数起病缓慢，病情相对较轻

    D. 本病的急性并发症包括糖尿病酮症酸中毒、高渗性非酮症糖尿病昏迷和感染

    E. 慢性并发症包括全身各处的微血管病变、神经病变以及眼部病变、糖尿病足病等慢性进行性病变

3. 胰岛素的适应证有

    A. 1 型糖尿病特别是幼年糖尿病

    B. 糖尿病储备功能差的非肥胖型患者，当降糖效果不好时

    C. 糖尿病酮症及糖尿病性昏迷

    D. 2 型糖尿病经饮食控制及口服降糖药无效者

    E. 糖尿病合并重度感染，血糖不能控制时

4. 糖尿病宜采用综合治疗方案，包括

    A. 饮食控制   B. 运动治疗   C. 血糖监测

    D. 药物治疗   E. 糖尿病健康教育

5. 以下所列治疗痛风药物中，主要发挥促进尿酸排泄的是

    A. 别嘌醇   B. 丙磺舒   C. 泼尼松

    D. 苯溴马隆   E. 秋水仙碱

6. 以下药物中，归属非促胰岛素分泌剂的降糖药是

    A. 苯乙双胍   B. 瑞格列奈   C. 格列齐特

    D. 吡格列酮   E. 伏格列波糖

7. 以下能干扰环孢素的代谢而增加其肾毒性的药物是

    A. 青霉素   B. 磺胺药   C. 红霉素

    D. 酮康唑   E. 口服避孕药

8. 痛风的非药物治疗的措施是

    A. 禁酒   B. 多饮水   C. 维持尿液 pH 在 7.5

    D. 增加碱性药物　　　　　　　E. 限制高嘌呤食物的摄入

9. 治疗痛风急性期禁用的药物是

    A. 丙磺舒　　　　　　　　　　B. 别嘌醇　　　　　　　　　　C. 苯溴马隆

    D. 阿司匹林　　　　　　　　　E. 泼尼松龙

10. 以下病症中，属于糖尿病的急性并发症的是

    A. 白内障　　　　　　　　　　B. 低血糖症　　　　　　　　　C. 酮症酸中毒

    D. 非酮症高渗昏迷　　　　　　E. 高渗性非酮体高血糖症

11. 1 型糖尿病可选用的降糖药包括

    A. 胰岛素　　　　　　　　　　B. 阿卡波糖　　　　　　　　　C. 双胍类

    D. 噻唑烷二酮类　　　　　　　E. 磺脲类

12. 甲状腺功能减退症的临床表现为

    A. 反应迟钝　　　　　　　　　B. 暂时性肌强直　　　　　　　C. 黏液性水肿

    D. 甲亢危象　　　　　　　　　E. 心动过缓、心包积液和心脏增大

第十四章　泌尿系统常见疾病

A 型题（最佳选择题，每题的备选答案中只有一个最佳答案）

1. 适用于急迫性尿失禁的药物为
   - A. 米多君
   - B. 奥昔布宁
   - C. 非那雄胺
   - D. 文拉法辛
   - E. 哌唑嗪

2. 适用于压力性尿失禁的药物为
   - A. 米多君
   - B. 奥昔布宁
   - C. 非那雄胺
   - D. 文拉法辛
   - E. 哌唑嗪

3. 某女性，32 岁，2 天前无明显诱因出现尿频、尿急、尿痛，伴腰痛。查体：T 38℃，肾区叩击痛，血分析见 WBC 15×10^9/L，中性粒细胞百分比 85%，尿分析见尿液浑浊，尿蛋白阳性，镜检白细胞满视野。该患者最可能的诊断为
   - A. 急性膀胱炎
   - B. 急性肾盂肾炎
   - C. 慢性肾盂肾炎
   - D. 急性肾小球肾炎
   - E. 肾病综合征

4. 某患者，男，78 岁，既往有动脉粥样硬化史，因尿频、尿急就诊，体征和实验室检查结果为：血压 166/98mmHg，前列腺增生 > 60g，前列腺特异性抗原（PAS）正常，在控制患者血压的同时，应联合选用
   - A. 非那雄胺
   - B. 丙酸睾酮
   - C. 泼尼松龙
   - D. 吲达帕胺
   - E. 格列美脲

5. 导致充盈性尿失禁最常见的原因是
   - A. 前列腺炎
   - B. 良性前列腺增生症
   - C. 膀胱炎
   - D. 肾盂肾炎
   - E. 尿潴留

6. 治疗大肠埃希菌所致的尿路感染，不宜选用的抗菌药物是
   - A. 左氧氟沙星
   - B. 阿莫西林
   - C. 头孢呋辛
   - D. 阿奇霉素
   - E. 复方磺胺甲噁唑

7. 膀胱炎约占尿路感染的 60% 以上，致病菌多为
   - A. 奈瑟淋病双球菌
   - B. 大肠埃希菌
   - C. 金黄色葡萄球菌
   - D. 白色念珠菌
   - E. 幽门螺杆菌

8. 以下属于急性肾盂肾炎表现的是
   - A. 老年人表现不典型，可仅表现为纳差、淡漠、谵妄等
   - B. 约 30% 可出现血尿
   - C. 可出现排尿不适、下腹痛和排尿困难
   - D. 尿液常浑浊、有异味
   - E. 一般无全身感染症状

9. 下尿路感染的最突出表现是

    A. 伴明显腰痛　　　　　　B. 肾区叩击痛　　　　　　C. 膀胱刺激征

    D. 发热　　　　　　　　　E. 寒战

10. 患尿路感染，在无病原学结果前，一般首选

    A. 针对革兰阴性杆菌有效的抗菌药物

    B. 针对革兰阳性杆菌有效的抗菌药物

    C. 针对革兰阴性球菌有效的抗菌药物

    D. 针对革兰阳性球菌有效的抗菌药物

    E. 利尿剂 + 非甾体抗炎药控制症状，待结果明确后方可选择抗菌药物

11. 孕妇的急性膀胱炎治疗时间为

    A. 3~7 天　　　　　　　B. 5~10 天　　　　　　C. 8~10 天

    D. 10~15 天　　　　　　E. 7~15 天

12. 由服用利尿剂所引起的尿失禁属于

    A. 真性尿失禁

    B. 急性、可逆性/暂时性尿失禁

    C. 压力性尿失禁

    D. 急迫性尿失禁

    E. 混合性尿失禁

13. 治疗急迫性尿失禁的首选药物是

    A. 抗胆碱能药物　　　　　B. 钙通道阻滞剂　　　　　C. 非甾体抗炎药

    D. 利尿剂　　　　　　　　E. 西地那非

14. 可使老年前列腺增生患者发生尿潴留的是

    A. 拟胆碱药　　　　　　　B. 解热镇痛药　　　　　　C. 拟肾上腺素药

    D. 抗肾上腺素药　　　　　E. 抗胆碱药

15. 以下对良性前列腺增生症的描述，错误的是

    A. 又称前列腺肥大

    B. 多发于青年男性

    C. 前列腺增生的早期症状并不明显

    D. 前列腺增生晚期尿频更加严重，排尿次数增多以夜间排尿明显

    E. 公认前列腺增生症的病因是由于睾丸的存在

16. 良性前列腺增生症的晚期病人尿频严重、形成慢性尿潴留，甚至残余尿可多达

    A. 300~400mL　　　　　B. 400~500mL　　　　　C. 500~600mL

    D. 600~700mL　　　　　E. 700~800mL

B 型题（配伍选择题，备选答案在前，试题在后，每题若干组。每组题均对应同一组备选答案）

    [1~3]

    A. 黄酮哌酯　　　　　　　B. 氟他胺　　　　　　　　C. 阿夫唑嗪

    D. 非那雄胺　　　　　　　E. 尼尔雌醇

1. 属于肾上腺素能 α 受体阻断剂，可改善尿道梗阻症状的药品
2. 属于 5α - 还原酶抑制剂，可抑制前列腺生长的药品
3. 属于雄激素受体阻断剂，使增生的前列腺体积缩小的药品

[4~5]

  A. 哌仑西平   B. 米多君   C. 特拉唑嗪

  D. 度他雄胺   E. 索利那新

4. 减轻前列腺张力和膀胱出口梗阻应选
5. 用于伴有前列腺体积增大的 BPH 患者应选

[6~7]

  A. 治疗后症状消失，尿菌阴性，但在停药 6 周后再次出现真性细菌尿，菌株与上次不同

  B. 患者无尿路感染症状，但中段尿培养连续 2 次，尿细菌数 $>10^5$ cfu/mL

  C. 宜选用毒性小的抗菌药物

  D. 治疗后症状消失，尿菌阴转后在 6 周内再出现菌尿，菌种与上次相同

  E. 短疗程疗法

6. 复发
7. 再感染

[8~9]

  A. 米多君   B. 奥昔布宁   C. 非那雄胺

  D. 文拉法辛   E. 哌唑嗪

8. 适用于急迫性尿失禁的药物为
9. 适用于压力性尿失禁的药物为

C 型题（综合分析选择题。每题的备选答案中只有一个最佳答案）

[1~4]

  某女性，32 岁，2 天前无明显诱因出现尿频、尿急、尿痛，伴腰痛。查体：T 38℃，肾区叩击痛，血分析见 WBC 15×10^9/L，中性粒细胞百分比 85%，尿分析见尿液浑浊，尿蛋白阳性，镜检白细胞满视野。

1. 该患者最可能的诊断为

  A. 急性膀胱炎   B. 急性肾盂肾炎   C. 慢性肾盂肾炎

  D. 急性肾小球肾炎   E. 肾病综合征

2. 关于该患者的治疗，下列说法不正确的为

  A. 首选针对革兰阳性菌的药物

  B. 抗菌药物在尿和肾内的浓度要高

  C. 选用肾毒性小、副作用少的抗菌药物

  D. 如该患者为妊娠期，可选用氨苄青霉素

  E. 为患者留取标本后，尽快开始经验性治疗

3. 根据经验，该病最常见的病原菌是

  A. 葡萄球菌   B. 粪肠球菌   C. 大肠杆菌

D. 变形杆菌　　　　　　　　E. 白色念珠菌

4. 该病治疗疗程通常是

A. 1 周　　　　　　　B. 2 周　　　　　　　C. 3 周

D. 4 周　　　　　　　E. 6 周

X 型题（多项选择题，每题的备选项中有 2 个或 2 个以上正确答案。少选或多选均不得分）

1. 妊娠期尿路感染可选用的抗菌药物有

A. 利巴韦林　　　　　　B. 阿莫西林　　　　　　C. 链霉素

D. 呋喃妥因　　　　　　E. 头孢菌素类

2. 上尿路感染的表现包括

A. 发热

B. 寒战

C. 伴明显腰痛

D. 输尿管点和（或）肋脊点压痛

E. 肾区叩击痛

3. 尿失禁患者的非药物治疗措施适当的是

A. 多吃蔬菜水果　　　　B. 避免久坐久站　　　　C. 控制体重，戒烟

D. 可憋尿　　　　　　　E. 可剧烈运动

4. 引起尿失禁的风险因素包括

A. 增龄　　　　　　　　B. 多次妊娠　　　　　　C. 雄激素缺乏

D. 子宫切除术　　　　　E. 便秘

5. 以下各类药物中，用于治疗前列腺增生症的药物是

A. 雌三醇等雌激素

B. 氟他胺等雄激素受体阻断剂

C. 非那雄胺等 5α 还原酶抑制剂

D. 特拉唑嗪等肾上腺素能 α 受体阻断剂

E. 氟西汀等选择性 5 – 羟色胺再摄取抑制剂

6. 治疗良性前列腺增生症，常用的联合治疗方案为

A. 特拉唑嗪和非那雄胺合用

B. 索利那新和多沙唑嗪合用

C. 坦索罗辛与依立雄胺合用

D. 多沙唑嗪与度他雄胺合用

E. 奥昔布宁与度他雄胺合用

第十五章　血液系统疾病

A 型题（最佳选择题，每题的备选答案中只有一个最佳答案）

1. 以下有关缺铁性贫血的原因中，最正确的是
   A. 缺乏叶酸，红细胞减少
   B. 缺乏维生素 B_{12}，红细胞减少
   C. 缺乏铁元素，红细胞减少
   D. 铁元素缺乏，血红蛋白合成减少
   E. 红细胞减少，血红蛋白合成减少

2. 某女性，32 岁，3 年来月经量多，乏力、心悸。检查面色较苍白。血红蛋白 80g/L，呈小细胞低色素性贫血，白细胞 7×10^9/L，血小板 120×10^9/L，血清铁 300μg/L，经检查诊断为缺铁性贫血，治疗宜首选
   A. 输血
   B. 维生素 B_{12} 肌内注射
   C. 硫酸亚铁口服
   D. 右旋糖酐铁肌注
   E. 骨髓移植

3. 表现为"牛肉样舌"的疾病为
   A. 缺铁性贫血　　　　　B. 巨幼红细胞贫血　　　　　C. 再生障碍性贫血
   D. 白血病　　　　　　　E. 骨髓瘤

4. 营养性巨幼细胞性贫血主要因为缺乏
   A. 叶酸和（或）维生素 B_{12}
   B. 白细胞
   C. 维生素 C
   D. 鞣酸
   E. 血小板

5. 患者，女，实验室检查：血红蛋白 95g/L，临床诊断为缺铁性贫血，处方口服硫酸亚铁片，下列向患者交代的用药注意事项，错误的是
   A. 不宜与铝剂同时服用
   B. 宜空腹服用
   C. 宜同时补充维生素 C
   D. 不宜同时进食牛奶和蛋类
   E. 避免应用抑酸药

6. 伴有神经症状的巨幼细胞性贫血患者，在补充叶酸的基础上，还应补充

A. 维生素 B_1 　　　　　　B. 维生素 B_2 　　　　　　C. 维生素 B_X

D. 维生素 B_6 　　　　　　E. 维生素 B_{12}

7. 同时服用，有利于铁吸收的药物是

A. 维生素 A 　　　　　　B. 维生素 B 　　　　　　C. 维生素 C

D. 维生素 D 　　　　　　E. 维生素 E

8. 下列哪些药物或食物可以促进铁剂的吸收

A. 四环素 　　　　　　B. 胰酶 　　　　　　C. 碳酸氢钠

D. 牛奶、蛋类 　　　　　　E. 肉类、果糖、氨基酸、脂肪

9. 不能耐受胃肠反应的贫血患者，铁剂适宜服用的时间为

A. 睡前 　　　　　　B. 餐前 　　　　　　C. 餐后

D. 两餐间 　　　　　　E. 餐前或两餐间

10. 以下哪种铁剂口服吸收效果最差

A. 乳酸亚铁（2 价铁）

B. 枸橼酸铁（3 价铁）

C. 琥珀酸亚铁（2 价铁）

D. 右旋糖酐铁（2 价铁）

E. 富马酸亚铁（2 价铁）

11. 铁剂在胃肠道吸收的主要特点是

A. 有自限现象 　　　　　　B. 黏膜吸收 　　　　　　C. 与储存量成正比

D. 有黏膜自限现象 　　　　　　E. 与摄入量成正比

B 型题（配伍选择题，备选答案在前，试题在后，每题若干组。每组题均对应同一组备选答案）

[1~2]

A. 维生素 C 　　　　　　B. 硫酸亚铁 　　　　　　C. 叶酸 + 维生素 B_{12}

D. 亚叶酸钙 　　　　　　E. 四环素

1. 对缺铁性贫血者应选用

2. 为使铁剂更好的被人体吸收，宜同时应用

[3~4]

A. 20% ~60% 　　　　　　B. 20% ~40% 　　　　　　C. 15% ~20%

D. 10% ~20% 　　　　　　E. 15% ~40%

3. 正常人对铁剂的吸收率为

4. 铁缺乏时铁剂的吸收率可达

C 型题（综合分析选择题。每题的备选答案中只有一个最佳答案）

[1~3]

某女性，32 岁，3 年来月经量多，乏力、心悸。检查面色较苍白。血红蛋白 80g/L，呈小细胞低色素性贫血，白细胞 $7 \times 10^9/L$，血小板 $120 \times 10^9/L$，血清铁 $300\mu g/L$。

1. 根据临床表现，患者诊断为

A. 缺铁性贫血 　　　　　　B. 巨幼红细胞性贫血 　　　　　　C. 溶血性贫血

D. 再生障碍性贫血　　　　　　E. 白血病

2. 治疗首选

   A. 输血　　　　　　　B. 维生素 B_{12} 肌内注射　　　C. 硫酸亚铁口服

   D. 右旋糖酐铁肌注　　　E. 骨髓移植

3. 关于铁剂，下列说法正确的为

   A. 正常人维持体内铁平衡需要每天从食物摄铁 2～2.5mg

   B. 尽量空腹服用亚铁盐，以促进吸收

   C. 钙剂可促进铁剂吸收

   D. 碳酸氢钠抑制铁剂吸收

   E. 缺铁性贫血者铁剂的吸收率为 45%

[4～5]

30 岁，农民，头晕乏力，粪中钩虫卵（＋＋＋），血红蛋白 60g/L，诊断：钩虫感染，缺铁性贫血。

4. 该患者的药物治疗方案应包括

   A. 驱钩虫

   B. 驱钩虫 + 口服铁剂

   C. 驱钩虫 + 注射右旋糖酐铁

   D. 输血 + 注射右旋糖酐铁

   E. 口服叶酸和注射维生素 B_{12}

5. 关于口服铁剂注意事项的描述，错误的是

   A. 宜在餐后或餐时服用

   B. 应用铁剂治疗期间，大便颜色发黑，潜血试验阳性，应注意与上消化道出血相鉴别

   C. 治疗期间应定期检查血象和血清铁水平

   D. 铁剂不应与浓茶同服，浓茶含有的鞣酸，可与铁形成沉淀，使铁剂的吸收减少

   E. 维生素 C 可降低铁剂的吸收

[6～7]

周某，男，31 岁，胃溃疡伴有慢性出血，大便潜血（＋），患者近日感无力、心悸，诊断：慢性失血性贫血。

6. 在原有治疗溃疡病药物的基础上，应加用何种药物治疗

   A. 叶酸　　　　　　　B. 维生素 B_{12}　　　　　C. 四氢叶酸

   D. 硫酸亚铁　　　　　E. 复合维生素 B

7. 下列关于铁剂的说法，错误的是

   A. 尽量选择三价铁

   B. 注意预防铁负荷过重

   C. 选择适宜的病期、疗程和检测

   D. 对胃酸缺乏者，宜与稀盐酸并用，有利于铁剂的解离

   E. 口服铁剂不能起效者，可选用注射铁剂

X 型题（多项选择题，每题的备选项中有 2 个或 2 个以上正确答案。少选或多选均不得分）

1. 造成缺铁性贫血的原因包括
   A. 慢性失血，如钩虫病、痔疮、溃疡病等
   B. 长期营养摄入不足
   C. 需铁量增加，如儿童生长发育迅速等
   D. 长期使用铁质烹饪用具
   E. 偏食

2. 以下药品中，可能减弱缺铁性贫血患者服用铁剂效果的是
   A. 质子泵拮抗剂　　　　　B. H$_2$ 受体拮抗剂　　　　　C. 四环素
   D. 维生素 C　　　　　　　E. 碳酸氢钠

3. 下列关于铁剂吸收的叙述，正确的是
   A. 铁在人体主要以 3 价铁形式吸收
   B. 碱性环境可促进铁的吸收
   C. 抗酸药可增加铁的吸收
   D. 维生素 C 可促进铁的吸收
   E. 体内铁储存量多时，血浆铁的转运率降低，铁吸收减少

4. 可导致叶酸利用障碍的药物有
   A. 甲氨蝶呤　　　　　　　B. 氨苯喋啶　　　　　　　C. 苯妥英钠
   D. 乙胺嘧啶　　　　　　　E. 地西泮

5. 可导致维生素 B$_{12}$ 吸收障碍最常见原因包括
   A. 胃切除手术　　　　　　B. 克罗恩病　　　　　　　C. 服用对氨基水杨酸
   D. 长期血液透析　　　　　E. 服用二甲双胍

6. 下列药物中，可以抑制铁吸收的药物有
   A. 抑酸药物　　　　　　　B. 四环素　　　　　　　　C. 消胆胺
   D. 碳酸氢钠　　　　　　　E. 维生素 C

7. 关于巨幼红细胞贫血的药物治疗，下列说法正确的为
   A. 服药开始后的第 4 天起网织红细胞水平上升
   B. 服药开始 1 个月后 Hb 恢复正常
   C. 全胃切除术后患者应预防性肌内注射维生素 B$_{12}$，每月 1 次
   D. 应用干扰核苷酸合成药物治疗的患者，应同时补充叶酸和维生素 B$_{12}$
   E. 恶性贫血患者，需叶酸与维生素 B$_{12}$ 联合使用

第十六章 恶性肿瘤

A 型题（最佳选择题，每题的备选答案中只有一个最佳答案）

1. 和缓医疗总原则不包括
   - A. 公平
   - B. 尊重
   - C. 有益
   - D. 不伤害
   - E. 无代价

2. 属于癌痛治疗第二阶梯止痛药物为
   - A. 对乙酰氨基酚
   - B. 二氢可待因
   - C. 羟考酮
   - D. 哌替啶
   - E. 美沙酮

3. 用于晚期不宜手术或复发的局限性肿瘤的给药方法是
   - A. 动脉注药
   - B. 静脉注射
   - C. 肌内注射
   - D. 腔内注射
   - E. 口服给药

4. 蒽环类抗生素容易引起急、慢性心脏毒性，可导致左心室功能受损、心衰等，可以采用何种药物预防
   - A. 普萘洛尔
   - B. 辅酶 Q
   - C. 阿托品
   - D. 硝苯地平
   - E. 维拉帕米

5. 属于癌痛治疗第三阶梯止痛药物为
   - A. 对乙酰氨基酚
   - B. 曲马多
   - C. 羟考酮
   - D. 可待因
   - E. 氨酚可待因

6. 治疗抗肿瘤药引起的恶心、呕吐等不良反应，可选用的止吐药物是
   - A. 奥美拉唑
   - B. 雷尼替丁
   - C. 昂丹司琼
   - D. 维生素 B_6
   - E. 茶苯海明

7. 癌症疼痛的治疗，应按照疼痛的程度选用不同阶段的镇痛药物，下列属于第三阶梯的镇痛药物是
   - A. 双氯芬酸
   - B. 塞来昔布
   - C. 可待因
   - D. 布桂嗪
   - E. 吗啡

8. 患者禁用拔罐法的情况不包括
   - A. 严重皮肤过敏
   - B. 腰肌劳损
   - C. 活动性肺结核
   - D. 饮酒后
   - E. 过饥或过饱

9. 适用于静脉推注的抗肿瘤药为
   - A. 甲氨蝶呤
   - B. 阿糖胞苷
   - C. 噻替哌
   - D. 氮芥
   - E. 氟尿嘧啶

10. 临终关怀是对于预期寿命少于几个月的慢病终末期患者的一项特殊疗护项目
    - A. 12
    - B. 10
    - C. 6

D. 5 　　　　　　　　　　　E. 3

11. 下列药物中，属于弱阿片类药物的为

    A. 吗啡 　　　　　　　　B. 可待因 　　　　　　　　C. 羟考酮

    D. 哌替啶 　　　　　　　E. 美沙酮

12. 下列药物中，属于癌痛治疗第三阶段止痛药物的为

    A. 对乙酰氨基酚 　　　　B. 曲马多 　　　　　　　　C. 羟考酮

    D. 可待因 　　　　　　　E. 氨酚可待因

13. 下列药物中，属于癌痛治疗第二阶段止痛药物的为

    A. 吗啡 　　　　　　　　B. 曲马多 　　　　　　　　C. 羟考酮

    D. 美沙酮 　　　　　　　E. 二氢埃托啡

14. 抗肿瘤药物引起骨髓抑制，白细胞下降多开始于用药后

    A. 第 3 天 　　　　　　　B. 第 5 天 　　　　　　　　C. 第 7 天

    D. 第 14 天 　　　　　　E. 第 21 天

15. 抗肿瘤药物引起骨髓抑制，需要使用 G – CSF 的指征为

    A. $WBC < 2.0 \times 10^9/L$ 　　　B. $WBC < 1.5 \times 10^9/L$ 　　　C. $WBC < 1.0 \times 10^9/L$

    D. $WBC < 0.5 \times 10^9/L$ 　　　E. $WBC < 0.3 \times 10^9/L$

16. 下列药物中，属于弱阿片类药物的为

    A. 曲马多 　　　　　　　B. 吗啡 　　　　　　　　　C. 哌替啶

    D. 可待因 　　　　　　　E. 芬太尼

17. 下列关于肿瘤二级预防的定义，正确的是

    A. 鉴别、消除危险因素和病因，提高防癌能力，防患于未然

    B. 鉴定环境中致癌剂，疫苗接种，化学预防，改变不良生活方式，改善饮食营养

    C. 研究合理治疗方案，进行康复指导，加强锻炼、合理饮食，止痛

    D. 早期发现、早期诊断、早期治疗，防患于开端

    E. 提高治疗率，提高生存率和生活质量，康复、止痛

18. 在肿瘤外科手术中，下列哪种做法是正确的

    A. 尽量使用局麻

    B. 尽量延长活检手术与正式手术之间的间隔

    C. 术中应用锐性分离，少用钝性分离

    D. 先结扎供应动脉，后结扎输出静脉

    E. 探查腹腔时，以癌肿为中心，先近后远地进行探查

19. 围术期化疗的目的为

    A. 缩小瘤体 　　　　　　B. 减少转移的机会 　　　　C. 检测药物敏感度

    D. 减少复发机会 　　　　E. 以上都对

20. 使用抗肿瘤药物 5 天后出现口腔炎、骨髓抑制症状，此反应属于

    A. 立即反应 　　　　　　B. 早期反应 　　　　　　　C. 迟发反应

    D. 晚期反应 　　　　　　E. 回忆反应

B 型题（配伍选择题，备选答案在前，试题在后，每题若干组。每组题均对应同一组备选答案）

[1~4]

  A. 出血性膀胱炎   B. 溶血性尿毒症   C. 心脏毒性

  D. 末梢神经炎   E. 肺纤维化

1. 环磷酰胺可引起

2. 蒽环类抗肿瘤药可引起

3. 丝裂霉素可引起

4. 博来霉素引起

[5~6]

  A. 氨氯地平   B. 顺铂   C. 紫杉醇

  D. 多柔比星   E. 谷胱甘肽

5. 具有肾毒性，大量输注时需同时给予利尿剂的是

6. 易产生过敏反应，如初选全身反应需要给抗组胺药和激素进行处理

[7~10]

  A. 顺铂   B. 培美曲塞   C. 放线菌 D

  D. 依托泊苷   E. 紫杉醇

7. 作用于 DNA 化学结构的药物为

8. 影响核酸转录的药物为

9. 影响核酸合成的药物为

10. 拓扑异构酶抑制剂为

[11~14]

  A. 动脉注药   B. 静脉注射   C. 肌内注射

  D. 腔内注射   E. 口服给药

11. 用于晚期不宜手术或复发的局限性肿瘤

12. 最常用的给药途径

13. 用于对组织无刺激性药物

14. 用于癌性胸水

[15~18]

  A. 柔红霉素   B. 氟尿嘧啶   C. 博来霉素

  D. 白消安   E. 卡培他滨

15. 可引起沿静脉出现迂回线状色素沉着

16. 容易引起脱发

17. 可引起躯干部出现鞭打状色素沉着

18. 可引起弥漫性青铜色色素沉着

[19~20]

  A. 阿霉素   B. 环磷酰胺   C. 氟尿嘧啶

  D. 紫杉醇   E. 多西紫杉醇

19. 易引起冠脉痉挛、心肌缺血的药物为

20. 易引起心动过缓的药物为

[21~25]

    A. 骨软骨瘤   B. 骨肉瘤   C. 骨巨细胞瘤

    D. 干骺端   E. 骨骺

21. 骨恶性肿瘤多见的是

22. 骨良性肿瘤多见的是

23. 儿童多发的是

24. 成人多发的是

25. 骨肿瘤多发于

[26~30]

    A. 肾癌   B. 膀胱癌   C. 睾丸肿瘤

    D. 前列腺癌   E. 前列腺增生

26. 尿脱落细胞学检查阳性的是

27. 血清前列腺特异性抗原（PSA）升高的是

28. 血清甲胎蛋白（AFP）升高的是

29. 人绒毛膜促性腺激素（HCG）升高的是

30. 出现精索静脉曲张的是

[31~32]

    A. 肾癌   B. 前列腺癌   C. 膀胱癌

    D. 睾丸胚胎癌   E. 睾丸畸胎瘤

31. 患者血清中 HCG 升高最可能为

32. 肿瘤细胞可产生促红细胞生成素为

C 型题（综合分析选择题。每题的备选答案中只有一个最佳答案）

[1~2]

恶性肿瘤一直是人们长期探索、威胁人类健康的重要难题。几乎所有肿瘤用药在治疗的同时存在着严重的不良反应。

1. 下列药品有严重腹泻不良反应的是

    A. 环磷酰胺   B. 顺铂   C. 甲氨蝶呤

    D. 伊立替康   E. 紫杉醇

2. 下列不属于肿瘤药物用药原则的是

    A. 选择肿瘤敏感药物

    B. 联合应用毒副作用不同的药物

    C. 联合应用时相特异性和非特异性药物

    D. 考虑到患者的个体差异

    E. 应当长期应用一种药物，直至耐药后再换药使用

X 型题（多项选择题，每题的备选项中有 **2** 个或 **2** 个以上正确答案。少选或多选均不得分）

1. 下列抗肿瘤药物中，不适宜静脉滴注给予的是
   - A. 氮芥
   - B. 长春新碱
   - C. 甲氨蝶呤
   - D. 环磷酰胺
   - E. 氟尿嘧啶

2. 环磷酰胺的不良反应包括
   - A. 骨髓抑制
   - B. 心脏毒性
   - C. 肾毒性
   - D. 消化道反应
   - E. 血性膀胱炎

3. 恶性肿瘤在制订个体化药物治疗方案时，应遵循的原则为
   - A. 选择肿瘤敏感药物
   - B. 联合应用时相特异性和非特异性药物
   - C. 选用毒副作用不同的药物
   - D. 选用静脉注射给药
   - E. 考虑到患者的个体差异

4. 使用后容易引起脱发的药物包括
   - A. 多柔比星
   - B. 红霉素
   - C. 环磷酰胺
   - D. 依托泊苷
   - E. 紫杉醇

5. 关于癌痛治疗，下列说法正确的是
   - A. 疼痛评估是规范化镇痛治疗的前提和基础
   - B. 需要根据疼痛的强度选择理想的药物
   - C. 按需给药
   - D. 对于预期生命小于 2 周的患者，不推荐过度应用肠外营养支持治疗
   - E. 早期止痛治疗的目标是无痛

6. WHO 癌痛三阶梯止痛原则为
   - A. 能口服尽量口服
   - B. 用药个体化
   - C. 按时给药
   - D. 按阶梯给药
   - E. 按需给药

第十七章　常见骨关节疾病

A 型题（最佳选择题，每题的备选答案中只有一个最佳答案）

1. 骨性关节炎伴轻至中度疼痛患者，首选
   - A. 布洛芬
   - B. 对乙酰氨基酚
   - C. 甲氨蝶呤
   - D. 糖皮质激素
   - E. 柳氮磺吡啶

2. 类风湿关节炎的药物治疗中，抗风湿药物首选
   - A. 布洛芬
   - B. 对乙酰氨基酚
   - C. 甲氨蝶呤
   - D. 糖皮质激素
   - E. 柳氮磺吡啶

3. 目前唯一被批准用于治疗类风湿关节炎的 IL-1 拮抗剂是
   - A. 英夫利昔单抗
   - B. 阿达木单抗
   - C. 阿那白滞素
   - D. 阿巴西普
   - E. 利妥昔单抗

4. 下列药物中，不属于抗风湿药的是
   - A. 甲氨蝶呤
   - B. 依那西普
   - C. 硫唑嘌呤
   - D. 金诺芬
   - E. 来氟米特

5. 治疗类风湿关节炎时，必须提醒患者每周用药一次，避免用药过量造成再生障碍性贫血等药源性疾病的药物是
   - A. 来氟米特
   - B. 泼尼松
   - C. 雷公藤多苷
   - D. 白芍总苷
   - E. 甲氨蝶呤

6. 患者，女，55 岁，关节痛半年，临床诊断为类风湿关节炎，既往有十二指肠溃疡病史，应首选的 NSAID 类药物是
   - A. 塞来昔布
   - B. 吲哚美辛
   - C. 布洛芬
   - D. 双氯芬酸
   - E. 萘普生

7. 骨性关节炎治疗的关键为
   - A. 早期预防
   - B. 遵医嘱用药
   - C. 早期就诊
   - D. 减少运动
   - E. 避免不良姿势

8. 下列非甾体抗炎药中，胃肠道损害相对较大的为
   - A. 布洛芬
   - B. 萘普生
   - C. 美洛昔康
   - D. 双氯芬酸
   - E. 塞来昔布

9. 主要用于治疗风湿性和类风湿关节炎的药物是
   - A. 布洛芬
   - B. 对乙酰氨基酚
   - C. 秋水仙碱
   - D. 丙磺舒
   - E. 安乃近

10. 使用非甾体抗炎药治疗类风湿关节炎时，为预防其胃肠副作用常并用
    - A. 钙剂
    - B. 维生素 K
    - C. H_2 受体拮抗剂

D. 碱性药　　　　　　　　　E. 羟氨苄青霉素

B 型题（配伍选择题，备选答案在前，试题在后，每题若干组。每组题均对应同一组备选答案）

[1~2]

　　A. 布洛芬　　　　　　　B. 对乙酰氨基酚　　　　　C. 甲氨蝶呤

　　D. 糖皮质激素　　　　　E. 柳氮磺吡啶

1. 骨性关节炎伴轻至中度疼痛患者，首选

2. 类风湿关节炎的药物治疗中，抗风湿药物首选

[3~6]

　　A. 柳氮磺吡啶　　　　　B. 来氟米特　　　　　　C. 氯喹

　　D. 青霉胺　　　　　　　E. 环孢素

3. 至少服用 6 个月后才能宣布无效，可导致失明的药物是

4. 可致齿龈增生的药物是

5. 服用 4~8 周后起效的药物是

6. 长期大剂量服用可出现肾损害和骨髓抑制的药物是

[7~10]

　　A. 羟氯喹　　　　　　　B. 甲氨蝶呤　　　　　　C. 环孢素

　　D. 柳氮磺吡啶　　　　　E. 硫唑嘌呤

7. 可引起视网膜病变导致失明，服药半年左右需要检查眼底的是

8. 可引起高血压、肝肾毒性，服药期间需要检查血常规、血肌酐、血压的药物是

9. 可造成精子数量减少，与磺胺类药物有交叉过敏反应的药物是

10. 可引起肺间质纤维化，需要定期检查肝功能和血常规的药物是

[11~14]

　　A. 布洛芬　　　　　　　B. 甲氨蝶呤　　　　　　C. 泼尼松

　　D. 塞来昔布　　　　　　E. 利妥昔单抗

11. 属于选择性 COX – 2 抑制剂的是

12. 属于非选择性 NASIDs 的是

13. 属于抗风湿药的是

14. 与华法林同时使用，可能增加 INR 值的药物是

C 型题（综合分析选择题。每题的备选答案中只有一个最佳答案）

[1~4]

　　患者，女，52 岁，近年来发现手关节肿痛，且呈对称性，并有畸形，晨起时有僵硬现象，疼痛难忍。实验室检测示血沉 28mm/h，手和腕关节的 X 线片显示受累关节有骨侵蚀特征。

1. 患者的疾病特征符合

　　A. 骨性关节炎　　　　　B. 类风湿关节炎　　　　　C. 骨质疏松症

　　D. 软骨病　　　　　　　E. 股骨头坏死

2. 由于该病人同时患有胃肠道疾病，给予该病人的止痛药物应为

    A. 阿司匹林   B. 布洛芬   C. 塞来昔布

    D. 双氯芬酸钠   E. 吲哚美辛

3. 治疗类风湿关节炎，用来改善症状的药物首选

    A. 青霉胺   B. 来氟米特   C. 柳氮磺吡啶

    D. 甲氨蝶呤   E. 环磷酰胺

4. 作为改善病情药物起效前的"桥梁"作用，可迅速减轻关节疼痛和炎症症状的药物是

    A. 阿司匹林   B. 酮洛芬   C. 依那西普

    D. 美洛昔康   E. 泼尼松

X 型题（多项选择题，每题的备选项中有 2 个或 2 个以上正确答案。少选或多选均不得分）

1. 骨性关节炎的用药注意事项，下列说法正确的为

    A. 只有在一种 NSAIDs 足量使用 1~2 周后，无效才更改为另一种

    B. 老年人宜选用半衰期短的 NSAIDs 药物

    C. 避免同时服用两种以上 NSAIDs

    D. 有溃疡病史的老年人，宜服用选择性 COX-2 抑制剂

    E. 药物剂量应个体化，尽量使用最低有效剂量

2. 关于类风湿关节炎的糖皮质激素治疗，下列说法正确的为

    A. 小剂量使用

    B. 短期使用

    C. 密切监测血压及血糖变化

    D. 关节腔注射，1 年内不宜超过 5 次

    E. 使用糖皮质激素时，需同时补充钙剂和维生素 D

3. 属于治疗类风湿关节炎的药物是

    A. 双氯芬酸钠   B. 青霉素   C. 青霉胺

    D. 雷公藤多苷片   E. 甲氨蝶呤

4. 属于类风湿关节炎常用治疗药物的是

    A. NSAIDs   B. DMARDs   C. 生物制剂

    D. 糖皮质激素   E. 抗生素

5. 关于骨性关节炎，下列说法正确的为

    A. 重在预防

    B. 早期就诊

    C. 急性期减少运动

    D. 慢性期制订适宜的运动计划

    E. 急性期加强体育锻炼

第十八章 病毒性疾病

A 型题（最佳选择题，每题的备选答案中只有一个最佳答案）

1. 整合酶抑制剂
   - A. 齐多夫定
   - B. 依非韦伦
   - C. 利托那韦
   - D. 利巴韦林
   - E. 雷特格韦

2. 核苷酸类逆转录酶抑制剂
   - A. 齐多夫定
   - B. 依非韦伦
   - C. 利托那韦
   - D. 利巴韦林
   - E. 雷特格韦

3. 应用高活性抗逆转录酶病毒联合疗法，治疗艾滋病失败的最主要的原因是
   - A. 不良反应
   - B. 产生耐药性
   - C. 患者的依从性差
   - D. 患者的依从性差和产生耐药性
   - E. 核苷酸类 HIV 逆转录酶抑制剂活性低

4. 带状疱疹的抗病毒治疗，首选为
   - A. 更昔洛韦
   - B. α - 干扰素
   - C. 阿昔洛韦
   - D. 伐昔洛韦
   - E. 利巴韦林

5. 属于 DNA 病毒的为
   - A. HAV
   - B. HBV
   - C. HCV
   - D. HDV
   - E. HEV

6. 导致丁型病毒性肝炎的病毒为
   - A. HAV
   - B. HBV
   - C. HCV
   - D. HDV
   - E. HEV

7. 针对乙型肝炎病毒的说法，错误的是
   - A. 核心抗体 HBcAb IgG 可持续阳性多年，是 HBV 既往感染的标志
   - B. HBV 病毒除了在肝细胞内复制外，尚可在肝外部分组织细胞内复制
   - C. HBV 感染通过一系列复杂的免疫反应造成肝细胞损伤
   - D. 血液中的乙肝病毒脱氧核糖核酸（HBV - DNA）是 HBV 感染最直接、特异和灵敏的指标
   - E. 是一种 RNA 病毒

8. 以下叙述中，错误的是
   - A. 甲、戊型肝炎一般为自限性疾病
   - B. 甲、戊型肝炎可形成慢性和病毒携带状态

    C. 乙、丙、丁型肝炎可以迁延不愈，形成慢性肝炎

    D. 甲、戊型肝炎起病较急，可有畏寒、发热，消化道症状更为明显

    E. 乙、丙、丁型肝炎多缓慢起病，丙型肝炎起病更隐匿

9. 下列不属于艾滋病主要传染途径的是

    A. 性行为　　　　　　　　B. 吸毒　　　　　　　　C. 血液传播

    D. 呼吸道传播　　　　　　E. 母婴传播

10. 目前国内免费治疗艾滋病的一线方案为

    A. 拉米夫定 + 利巴韦林 + 奈韦拉平

    B. 齐多夫定 + 奈韦拉平 + 雷特格韦

    C. 奈韦拉平 + 洛匹那韦 + 雷特格韦

    D. 齐多夫定 + 奈韦拉平 + 拉米夫定

    E. 拉米夫定 + 司他夫定 + 奈韦拉平

11. 阿昔洛韦用于肾功能不全患者应

    A. 避免应用

    B. 减量使用

    C. 加量使用

    D. 在危及生命时方可使用

    E. 可正常使用

12. 带状疱疹的局部治疗用药不包括

    A. 炉甘石洗剂　　　　　　B. 阿昔洛韦软膏　　　　　C. 硼酸溶液

    D. 新霉素溶液　　　　　　E. 1∶5000 高锰酸钾

13. 带状疱疹伴严重后遗神经痛的患者可予

    A. 哌替啶　　　　　　　　B. 对乙酰氨基酚　　　　　C. 布洛芬

    D. 吗啡　　　　　　　　　E. 卡马西平

14. 以下关于卡马西平的叙述，错误的是

    A. 卡马西平与对乙酰氨基酚合用，可能增加肝脏中毒的危险

    B. 卡马西平与对乙酰氨基酚合用，有可能使后者疗效降低

    C. 卡马西平与香豆素类抗凝药合用，可使抗凝药的血药浓度降低

    D. 卡马西平与雌激素合用，有可能使后者疗效增加

    E. 卡马西平应避免与单胺氧化酶抑制剂合用

15. 单纯疱疹的好发部位是

    A. 面部或生殖器　　　　　B. 腰部　　　　　　　　　C. 四肢

    D. 腹背部　　　　　　　　E. 臀腿部

16. 以下对单纯疱疹的描述，错误的是

    A. HSV 是双股 DNA 病毒

    B. 分为 HSV – Ⅰ型和 HSV – Ⅱ型两个血清型

    C. 人与动物为 HSV 的主要自然宿主

    D. HSV 主要存在于感染者的疱疹液、唾液及粪便中

E. 急性期 HSV 患者及带病毒 "正常人" 为传染源

17. 需与 HBV 共生才能复制的病毒为
   A. HAV
   B. HBV
   C. HCV
   D. HDV
   E. HEV

18. 关于 HBV，下列说法正确的为
   A. 抵抗力较强，但煮沸 10 分钟可灭活
   B. 为 RNA 病毒
   C. 消化道传播多见
   D. HBV 对肝细胞有直接损伤作用
   E. HBV – Ab 无保护性

19. 引起重型肝炎最多见的原因是
   A. 甲型肝炎
   B. 乙型肝炎
   C. 丙型肝炎
   D. 丁型肝炎
   E. 戊型肝炎

20. 艾滋病的全称为
   A. 获得性免疫缺陷传染病
   B. 获得性缺陷免疫综合征
   C. 免疫缺陷获得性综合征
   D. 免疫获得性缺陷综合征
   E. 获得性免疫缺陷综合征

21. 以下有关艾滋病病原体的叙述中，最正确的是
   A. 病毒
   B. 免疫病毒
   C. 免疫缺陷病毒
   D. 人类缺陷免疫病毒
   E. 人类免疫缺陷病毒

22. 下列疾病中，WHO 视为艾滋病最常见的机会性感染的是
   A. 肺炎
   B. 腹泻
   C. 结核病
   D. 卡氏肉瘤
   E. 弓形体病

23. 关于单纯疱疹，下列说法错误的为
   A. 皮肤、黏膜成簇出现单房性水疱
   B. 主要发生于面部或生殖器
   C. 全身症状轻
   D. 由水痘 – 带状疱疹病毒感染所致
   E. 易于复发

24. 生殖器疱疹的致病原为
   A. HSV – Ⅰ
   B. HSV – Ⅱ
   C. VZV
   D. HCV
   E. HIV

25. 疱疹性脑炎的致病原为
   A. HSV – Ⅰ
   B. HSV – Ⅱ
   C. VZV
   D. HCV
   E. HIV

B型题（配伍选择题，备选答案在前，试题在后，每题若干组。每组题均对应同一组备选答案）

[1~4]

    A. NRTI   B. NNRTI   C. PI

    D. FI   E. ELS

1. 核苷酸类 HIV 逆转录酶抑制剂为

2. 非核苷酸类 HIV 逆转录酶抑制剂为

3. 蛋白酶抑制剂为

4. 融合抑制剂为

[5~8]

    A. HSV－Ⅰ型   B. HSV－Ⅱ型   C. HSV－Ⅲ型

    D. HSV－Ⅳ型   E. HSV－Ⅴ型

5. 主要侵犯面部皮肤黏膜、脑的是

6. 主要侵犯生殖器、肛门等部位及新生儿的是

7. 主要感染在成年后，通过性传播，或新生儿围产期在宫内或产道感染的是

8. 主要在幼年感染的是

[9~12]

    A. 齐多夫定   B. 依非韦伦   C. 利托那韦

    D. 利巴韦林   E. 雷特格韦

9. 属于融合抑制剂的是

10. 属于整合酶抑制剂的是

11. 属于蛋白酶抑制剂的是

12. 属于核苷酸类逆转录酶抑制剂的是

[13~16]

    A. 扎西他滨   B. 恩夫韦替   C. 奈韦拉平

    D. 沙奎那韦   E. 粒细胞集落刺激因子

13. 属于 HIV 蛋白酶抑制剂的是

14. 属于核苷酸类 HIV 逆转录酶抑制剂的是

15. 属于整合酶抑制剂（Ⅱ）进入抑制剂的是

16. 属于非核苷酸类 HIV 逆转录酶抑制剂的是

[17~21]

    A. 核苷酸类 HIV 逆转录酶抑制剂（NRTI）

    B. 非核苷酸类 HIV 逆转录酶抑制剂（NNRTI）

    C. HIV 整合酶抑制剂（PI）

    D. HIV 蛋白酶抑制剂（Ⅱ）

    E. 进入抑制剂（ELS）

17. 拉米夫定属于

18. 利托那韦属于

19. 依非韦伦属于

20. 恩夫韦替属于

21. 替诺福韦酯属于

[22 ~ 24]

    A. 利托那韦　　　　　　B. 尼莫地平　　　　　　C. 利巴韦林

    D. 齐多夫定　　　　　　E. 长春新碱

22. 可抑制骨髓造血功能，导致轻度贫血的抗艾滋病药品是

23. 可诱发胰腺炎，导致血清脂酶升高的抗艾滋病药品是

24. 为夹竹桃科植物长春花中提取的有效成分的药品是

C 型题（综合分析选择题。每题的备选答案中只有一个最佳答案）

[1 ~ 3]

    患者，男，30 岁，5 年吸毒史，1 年前间断出现发热、皮疹、淋巴结肿大、肌肉关节痛等症状，每次持续 2 周左右可缓解，实验室检测确诊为艾滋病。

1. 艾滋病是由人类免疫缺陷病毒所引起，其英文缩写是

    A. HAV　　　　　　　　B. HBV　　　　　　　　C. HCV

    D. HEV　　　　　　　　E. HIV

2. 艾滋病的传播途径不包括

    A. 性途径传播　　　　　B. 经血传播　　　　　　C. 消化道传播

    D. 经血制品传播　　　　E. 母婴垂直传播

3. 针对艾滋病患者，国内免费治疗的一线方案为

    A. 齐多夫定 + 奈韦拉平 + 拉米夫定

    B. 齐多夫定 + 奈韦拉平 + 雷特格韦

    C. 奈韦拉平 + 洛匹那韦 + 雷特格韦

    D. 拉米夫定 + 利巴韦林 + 奈韦拉平

    E. 拉米夫定 + 司他夫定 + 奈韦拉平

X 型题（多项选择题，每题的备选项中有 2 个或 2 个以上正确答案。少选或多选均不得分）

1. 单纯疱疹治疗可用的抗病毒药包括

    A. 炉甘石洗剂　　　　　B. 阿昔洛韦　　　　　　C. 扎那米韦

    D. 伐昔洛韦　　　　　　E. 环孢素

2. 需要采取抗病毒治疗的是

    A. 甲型病毒性肝炎　　　B. 乙型病毒性肝炎　　　C. 丙型病毒性肝炎

    D. 丁型病毒性肝炎　　　E. 戊型病毒性肝炎

3. 慢性乙型肝炎抗病毒治疗的适应证为

    A. HBV – DNA ≥ 105copies/mL，并且 ALT ≥ 2 倍正常上限值

    B. HBV – DNA ≥ 105copies/mL，并且肝组织学显示 Knodell HAI ≥ 4，或 ≥ G2 炎症坏死

    C. HBeAg 阴性者 HBV – DNA ≥ 104copies/mL，并且 ALT ≥ 2 倍正常上限值

D. HBeAg 阴性者 HBV - DNA≥104copies/mL, 并且肝组织学显示 Knodell HAI≥4, 或≥G2 炎症坏死

E. 以上都对

4. 临床上选用治疗乙型病毒性肝炎的药物有

A. 拉米法定   B. α - 干扰素   C. 阿德福韦

D. 阿昔洛韦   E. 恩替卡韦

第十九章　妇科疾病与计划生育

A 型题（最佳选择题，每题的备选答案中只有一个最佳答案）

1. 我国育龄妇女的主要避孕措施为
    A. 男性绝育术
    B. 阴茎套
    C. 宫内节育器
    D. 口服避孕药
    E. 安全期避孕

2. 用于紧急避孕的药物是
    A. 左炔诺孕酮
    B. 黄体酮
    C. 睾酮
    D. 罗格列酮
    E. 丁螺环酮

3. 新婚期妇女首选的避孕方法为
    A. 皮下埋植剂
    B. 宫内节育器
    C. 长效避孕药
    D. 复方短效口服避孕药
    E. 阴茎套

4. 关于口服避孕药的使用，下列说法不正确的是
    A. 口服复方短效口服避孕药者，停药后即可妊娠
    B. 口服避孕药，可使高密度脂蛋白降低
    C. 口服避孕药引起的不规则阴道出血，如流血偏多者，每晚在服用避孕药同时加服雌激素直至停药
    D. 口服避孕药引起的类早孕反应，一般不需特殊处理，坚持服药数个周期后自然消失
    E. 使用较大剂量的雌激素可发生血栓性疾病

5. 围绝经期综合征最具特征性的症状为
    A. 月经周期延长，经量减少，最后绝经
    B. 潮热、出汗
    C. 阴道萎缩
    D. 心悸、胸闷不适
    E. 骨质疏松症

6. 目前研究与绝经相关的植物雌激素主要是
    A. 黑升麻异丙醇萃取物
    B. 升麻乙醇萃取物
    C. 大豆异黄酮
    D. 丁香油
    E. 羟基茜草素

7. 关于口服避孕药对机体代谢的影响，下列正确的为
    A. 糖耐量异常
    B. 低密度脂蛋白升高
    C. 高密度脂蛋白降低
    D. 甘油三酯降低
    E. 极低密度脂蛋白升高

8. 育龄妇女可根据自身特点和不同时期，选择合适的安全有效的避孕方法，新婚期不宜选择

A. 复方短效口服避孕药　　　B. 长效避孕药　　　　　　C. 避孕栓

D. 阴茎套　　　　　　　　　E. 避孕薄膜

9. 哺乳期避孕首选

A. 复方短效口服避孕药　　　B. 长效避孕药　　　　　　C. 避孕栓

D. 阴茎套　　　　　　　　　E. 避孕薄膜

10. 以下哪项不是药物流产的适应证

A. 妊娠≤49 日

B. 本人自愿、年龄 >40 岁的健康女性

C. B 超确诊为宫内妊娠

D. 多次人工流产术史

E. 人工流产术高危因素者

11. 外用杀精剂的主要活性成分为

A. 黄体酮　　　　　　　　　B. 米非司酮　　　　　　　C. 壬苯醇醚

D. 甲地孕酮　　　　　　　　E. 炔雌醇

B 型题（配伍选择题，备选答案在前，试题在后，每题若干组。每组题均对应同一组备选答案）

［1 ~ 3］

A. 复方短效口服避孕药　　　B. 长效避孕药　　　　　　C. 避孕栓

D. 阴茎套　　　　　　　　　E. 避孕薄膜

1. 育龄妇女可根据自身特点和不同时期选择合适有效的避孕方法，新婚期不宜选择

2. 哺乳期避孕首选

3. 复方炔诺酮片、复方甲地孕酮片属于

［4 ~ 6］

A. 单纯孕激素补充　　　　　B. 单纯雌激素补充　　　　C. 雌孕激素序贯用药

D. 雌孕激素联合用药　　　　E. 连续应用替勃龙

4. 适用于绝经过渡期，调整卵巢功能衰退过程中出现的月经问题的激素治疗是

5. 适用于已切除子宫的妇女的激素治疗是

6. 适用于有完整子宫、绝经后期仍希望有月经样出血的妇女的激素治疗是

X 型题（多项选择题，每题的备选项中有 2 个或 2 个以上正确答案。少选或多选均不得分）

1. 围绝经期综合征患者健康的生活方式为

A. 坚持少食用动物脂肪　　　B. 多食用高脂肪类食物　　C. 多吃蔬菜水果

D. 增加盐的摄取量　　　　　E. 避免饮食无节

2. 生育后期为减少非意愿妊娠进行手术带来的痛苦，可采用的避孕措施包括

A. 宫内节育器　　　　　　　B. 皮下埋植剂　　　　　　C. 避孕针

D. 复方口服避孕药　　　　　E. 阴茎套

3. 绝经激素治疗的临床应用原则包括

A. 必须有明确适应证且无禁忌证

    B. 药物的选择需个体化

    C. 首先选择能达到治疗目的的最大剂量，逐渐减量

    D. 对于有子宫的妇女，采取雌孕激素连续联合使用以保护子宫内膜

    E. 强调治疗的窗口期，一般为绝经 10 年之内或 60 岁之前

4. 关于绝经激素的治疗，下列说法正确的为

    A. 替勃龙具有更高的乳腺安全性

    B. 围绝经期开始的 MHT 可以增加心血管疾病的风险

    C. 绝经激素治疗中规范应用孕激素不增加子宫内膜癌发生风险

    D. 对于有胆囊疾病者推荐经皮吸收雌激素

    E. 对于合并急迫性尿失禁的绝经后期妇女，一线治疗药物为 5α – 还原酶抑制剂

第二十章　中毒解救

A 型题（最佳选择题，每题的备选答案中只有一个最佳答案）

1. 以下药物中，适宜处置蛇类咬伤的是
   A. 凝血酶　　　　　　　B. 糜蛋白酶　　　　　　C. 胃蛋白酶
   D. 胰蛋白酶　　　　　　E. 菠萝蛋白酶

2. 主要用于丙烯腈、氟化物、一氧化碳等中毒的解毒剂是
   A. 双解磷　　　　　　　B. 亚硝酸钠　　　　　　C. 盐酸烯丙吗啡
   D. 谷胱甘肽　　　　　　E. 乙酰半胱氨酸

3. 用于治疗氰化物中毒的解救药物是
   A. 双解磷　　　　　　　B. 亚硝酸钠　　　　　　C. 盐酸烯丙吗啡
   D. 谷胱甘肽　　　　　　E. 乙酰半胱氨酸

4. 对乙酰氨基酚过量的特殊解毒剂是
   A. 双解磷　　　　　　　B. 亚硝酸钠　　　　　　C. 盐酸烯丙吗啡
   D. 谷胱甘肽　　　　　　E. 乙酰半胱氨酸

5. 下列药物中，解救三唑仑中毒的特效药是
   A. 维生素 C　　　　　　B. 维生素 K_1　　　　　C. 碳酸氢钠
   D. 氟马西尼　　　　　　E. 亚硝酸钠

6. 下列药物中，能解救香豆素类灭鼠药中毒的特效药是
   A. 乙酰胺　　　　　　　B. 阿托品　　　　　　　C. 维生素 B_6
   D. 维生素 K_1　　　　　E. 碳酸氢钠

7. 一般情况下，以洗胃方式解救经口中毒的有效时间是
   A. 中毒后 2~4 小时以内
   B. 中毒后 4~6 小时以内
   C. 中毒后 6~8 小时以内
   D. 毒物经口进入体内 4~6 小时以内
   E. 毒物经口进入体内 6~8 小时以内

8. 解救有机磷中毒过程中，如果阿托品过量应立即给予
   A. 烟碱　　　　　　　　B. 颠茄碱　　　　　　　C. 伪麻黄碱
   D. 毒扁豆碱　　　　　　E. 毛果芸香碱

9. 处置巴比妥类药物中毒时，不宜首选静脉滴注 5% 碳酸氢钠注射液、碱化尿液的是
   A. 巴比妥　　　　　　　B. 苯巴比妥　　　　　　C. 戊巴比妥
   D. 异丁巴比妥　　　　　E. 异戊巴比妥

10. 以下药物中毒事例中，不宜用硫酸镁导泻的是

A. 降糖药中毒   B. 镇静药中毒   C. 解热镇痛药中毒

D. 抗结核药中毒   E. 抗菌药物中毒

11. 为防止血管扩张、促进毒物吸收，应用1%氯化钠溶液洗胃应该避免的是

A. 溶液事先加热   B. 减小注入压力   C. 最多不超过500mL

D. 多次反复进行冲洗   E. 用于急性毒物中毒患者

12. 吸附力强、可阻止毒物吸收，但是对氰化物无效的洗胃液是

A. 鸡蛋白   B. 药用炭混悬液   C. 1%硫酸镁溶液

D. 牛奶 – 水混合液   E. 1：2000 高锰酸钾溶液

13. 为防止刺激性伤害，洗胃液中不得有未溶解颗粒的是

A. 药用炭混悬液   B. 1%硫酸镁溶液   C. 3%过氧化氢溶液

D. 3%~5%鞣酸溶液   E. 1：2000 高锰酸钾溶液

14. 下列药物中，解救氰化物中毒的特效药是

A. 亚甲蓝   B. 维生素 K_1 C. 维生素 C

D. 氟马西尼   E. 硫酸铜溶液

15. 下列药物中，解救复方樟脑酊中毒的特效药是

A. 纳洛酮   B. 硫酸铜   C. 碳酸氢钠

D. 氟马西尼   E. 亚硝酸钠

16. 巴比妥类药物重度中毒的表现是

A. 抽搐、反复发作

B. 意识障碍、昏迷

C. 恶心、呕吐、视力模糊

D. 呼出气体中可有苦杏仁气味

E. 恶心、呕吐、口内有金属味

17. 阿片类药物重度中毒的表现是

A. 意识障碍、昏迷

B. 恶心、呕吐、视力模糊

C. 恶心、呕吐、口内有金属味

D. 呼出气体中可有苦杏仁气味

E. 昏迷、针尖样瞳孔和呼吸的极度抑制

18. 应用胆碱酯酶复活剂解救有机磷的注意事项是

A. 胆碱酯酶复活剂可直接注射

B. 凡是磷化锌中毒的患者使用均有效

C. 凡是有机磷类杀虫药中毒者使用均有效

D. 胆碱酯酶复活剂能使失活的胆碱酯酶全部活化

E. 切勿两种或多种胆碱酯酶复活剂同时应用，以免毒性增加

19. 救治误服毒物不久、神志尚清醒的中毒患者的首要措施是

A. 吸入氧气   B. 静脉补液   C. 导泻与洗肠

D. 催吐、洗胃   E. 清除皮肤、黏膜上的毒物

20. 以下解救中毒措施中，正确的药物拮抗是
    A. 二巯丙醇拮抗青霉胺
    B. 依地酸钙钠可 "驱铅"
    C. 阿托品拮抗颠茄碱类中毒
    D. 口服氯化铵促使苯丙胺排泄
    E. 毛果芸香碱拮抗有机磷中毒

21. 以下毒物中，误服中毒，须用碳酸氢钠溶液洗胃的是
    A. 瘦肉精　　　　　　　B. 苯丙胺　　　　　　　C. 苯二氮䓬类
    D. 有机磷杀虫药　　　　E. 香豆素类杀鼠药

22. 以下毒物一旦误服中毒，须用硫酸铜洗胃、导泻的是
    A. 地西泮中毒　　　　　B. 可待因中毒　　　　　C. 杀鼠药磷化锌
    D. 香豆素类杀鼠药　　　E. 有机磷类杀虫药

23. 以下毒物中毒，适宜服吐根糖浆催吐的是
    A. 磷化锌　　　　　　　B. 苯巴比妥　　　　　　C. 氯硝西泮
    D. 阿米替林　　　　　　E. 三氟拉嗪

24. 以下 "应用阿托品解救有机磷中毒" 的论述中，最正确的是
    A. 破坏磷酸酯类
    B. 制止呼吸肌麻痹
    C. 使抑制的胆碱酯酶复活
    D. 制止肌肉纤维震颤及抽搐
    E. 拮抗有机磷呈现的毒蕈碱样作用

25. 有机磷农药中毒者体内血胆碱酯酶活力下降，中度中毒者可降至
    A. 20% 以下　　　　　　B. 30% 以下　　　　　　C. 30% ~50%
    D. 50% ~70%　　　　　　E. 70% ~80%

26. 以洗胃方式解救毒物中毒为首要措施，洗胃液每次的用量为
    A. 最多不超过 200mL　　B. 最多不超过 300mL　　C. 最多不超过 500mL
    D. 最少不低于 400mL　　E. 最少不低于 500mL

B 型题（配伍选择题，备选答案在前，试题在后，每题若干组。每组题均对应同一组备选答案）

[1~3]
    A. 药用炭混悬液　　　　B. 1%硫酸镁溶液　　　　C. 1%氯化钠溶液
    D. 5%碳酸氢钠溶液　　　E. 1∶2000 高锰酸钾溶液

1. 铅中毒洗胃用

2. 苯丙胺中毒洗胃用

3. 阿米替林中毒洗胃用

[4~6]
    A. 淀粉溶液　　　　　　B. 1%硫酸镁溶液　　　　C. 10%氯化钠溶液
    D. 药用炭混悬液　　　　E. 1∶2000 高锰酸钾溶液

4. 特别适用于碘中毒的是

5. 可破坏生物碱及有机物的是

6. 吸附力强、可阻止毒物吸收的是

[7~9]

    A. 汞中毒   B. 三唑仑中毒   C. 有机磷中毒

    D. 氰化物中毒   E. 阿片类中毒

7. 二巯丙醇用于解救

8. 氟马西尼用于解救

9. 盐酸烯丙吗啡用于解救

[10~12]

    A. 青霉胺   B. 乙酰胺   C. 纳洛酮

    D. 维生素 K_1 E. 硫酸阿托品

10. 有机磷中毒的特效解毒剂是

11. 氟乙酰胺中毒的特效解毒剂是

12. 香豆素类杀鼠药中毒的特效解毒剂是

[13~15]

    A. 硝西泮中毒   B. 瘦肉精中毒   C. 苯丙胺中毒

    D. 氯丙嗪中毒   E. 苯巴比妥中毒

13. 静脉滴注 5% 碳酸氢钠用于解救

14. 口服普萘洛尔用于解救

15. 口服氯化铵用于解救

[16~19]

    A. 不能催吐   B. 禁止洗胃   C. 不能导泻

    D. 不能用强利尿剂   E. 血液透析不能清除

16. 肾衰竭者

17. 强腐蚀剂中毒

18. 患有食管静脉曲张、主动脉瘤、胃溃疡出血、严重心脏病等患者

19. 毒物引起严重腹泻者

[20~22]

    A. 纳洛酮   B. 双复磷   C. 亚硝酸钠

    D. 二巯丁二钠   E. 乙酰半胱氨酸

20. 解救砷化合物中毒的是

21. 解救急性乙醇中毒的是

22. 解救氰化物中毒的是

[23~25]

    A. 二巯丙醇   B. 依地酸钙钠   C. 盐酸戊乙奎醚

    D. 单价抗毒血清   E. 亚硝酸异戊酯

23. 解救蛇咬伤中毒的是

24. 解救汞中毒的是
25. 解救铅中毒的是

[26~29]

    A. 阿托品   B. 苯妥英钠   C. 有机硫类

    D. 去甲肾上腺素   E. 普鲁卡因胺

26. 阿片类中毒出现呼吸抑制时给予
27. 苯二氮䓬类中毒血压下降时可给予
28. 吩噻嗪类抗精神病药中毒癫痫发作给予
29. 三环类抗抑郁药中毒发生心律失常时给予

[30~32]

    A. 心血管毒性   B. 肌肉震颤、抽搐   C. 谵妄、躁狂、幻觉

    D. 明显的锥体外系症状 E. 恶心、呕吐、视力模糊

30. 苯丙胺中毒时呈现
31. 三环类抗抑郁药中毒时呈现
32. 吩噻嗪类抗精神病药中毒时呈现

[33~35]

    A. 抽搐、进行性加重

    B. 出血、凝血时间延长

    C. 恶心、呕吐、口内有金属味

    D. 呼出气体中可有苦杏仁气味

    E. 口腔、咽喉、黏膜糜烂充血、呕吐物有蒜臭味

33. 氰化氢中毒时呈现
34. 氟乙酰胺杀鼠药中毒时呈现
35. 香豆素类杀鼠药中毒时呈现

[36~38]

    A. 解救乙醇中毒   B. 解救硝西泮中毒   C. 解救可待因中毒

    D. 解救丙米嗪中毒   E. 解救苯巴比妥中毒

36. 注射氟马西尼，用于
37. 静脉滴注5%碳酸氢钠注射液，用于
38. 静脉滴注50%葡萄糖注射液100mL + 胰岛素20U，用于

[39~40]

    A. 三唑仑中毒   B. 巴比妥中毒   C. 磷化锌中毒

    D. 丙米嗪中毒   E. 丙戊酸钠中毒

39. 口服吐根糖浆催吐用于解救
40. 1%硫酸铜溶液催吐用于解救

[41~43]

    A. 苯丙胺中毒   B. 氰化氢中毒   C. 氯丙嗪中毒

    D. 丙米嗪中毒   E. 有机磷杀虫药中毒

41. 反复吸入亚硝酸异戊酯，可解救

42. 注射阿托品与碘解磷定，可解救

43. 口服氯化铵或给予维生素 C，可解救

[44～46]

    A. 抽搐   B. 口内有金属味   C. 腐蚀性口腔炎

    D. 呕吐物有蒜臭味   E. 呼气中有苦杏仁气味

44. 吸入高浓度氰化氢气体中毒的特征表现是

45. 磷化锌经口中毒的典型临床表现是

46. 氟乙酰胺中毒最突出的表现是

[47～48]

    A. 磷化锌   B. 磷化氢   C. 氯化锌

    D. 氯化钠   E. 磷酸钠

47. 抑制细胞色素氧化酶损害中枢神经系统的是

48. 强烈刺激作用致胃肠黏膜腐蚀性损伤的是

[49～51]

    A. 驱铅治疗   B. 卫生教育   C. 糖皮质激素

    D. 补充蛋白质   E. 硫酸钠（洗胃、导泻）

49. 对急性铅中毒患者给予

50. 对慢性中重度铅中毒患者给予

51. 对慢性重症铅性脑病患者给予

C 型题（综合分析选择题。每题的备选答案中只有一个最佳答案）

[1～4]

    毒物中毒的严重程度与后果往往取决于作用毒物的剂量、作用的时间以及诊断和救治是否准确与及时等。对于急性中毒者，必须迅速作出准确判断，及时果断地采取有效的救治措施，以挽救生命，减轻损害程度。

1. 皮肤接触腐蚀性毒物，须用中和液或解毒液冲洗，且冲洗的时间要达到

    A. 5～10 分钟   B. 10～20 分钟   C. 15～30 分钟

    D. 20～30 分钟   E. 30～40 分钟

2. 处理误服毒物不久、神志尚清醒的中毒患者的首要措施是

    A. 吸氧   B. 静脉补液   C. 导泻与洗肠

    D. 催吐、洗胃   E. 清除皮肤、黏膜上的毒物

3. 一般情况下，以洗胃方式解救毒物中毒的有效时间是

    A. 中毒后 6～8 小时

    B. 中毒后 4～6 小时

    C. 毒物进入体内 6～8 小时

    D. 毒物进入体内 6 小时以内

    E. 毒物经口进入体内 6 小时以内

4. 以下有关中毒后药物拮抗的事例中，属于物理性拮抗的是

A. 药用炭吸附

B. 弱碱中和强酸

C. 二巯丙醇"驱汞"治疗

D. 依地酸钙钠解救铅中毒

E. 阿托品拮抗有机磷中毒

[5 ~ 8]

毒物种类很多，中毒方式各异，虽然有的毒物中毒尚无特效解毒药，但救治原则基本相同。

5. 以下巴比妥类药物中毒后，不宜首选静脉滴注 5% 碳酸氢钠注射液解救的是

A. 巴比妥　　　　　　　B. 苯巴比妥　　　　　　　C. 硫喷妥钠

D. 异戊巴比妥　　　　　E. 司可巴比妥

6. 以下常见毒物中，临床可以应用特殊试剂确认该毒物中毒的是

A. 硝西泮　　　　　　　B. 苯巴比妥　　　　　　　C. 卡马西平

D. 阿米替林　　　　　　E. 丙戊酸钠

7. 长期或大量服用对乙酰氨基酚亦可能中毒，能够用于解救其中毒的药物是

A. 乙酰胺　　　　　　　B. 谷氨酸　　　　　　　　C. 谷维素

D. 半胱氨酸　　　　　　E. 乙酰半胱氨酸

8. 阿片类药物重度中毒的表现是

A. 意识障碍、昏迷

B. 恶心、呕吐、视力模糊

C. 恶心、呕吐、口内有金属味

D. 呼出气体中可有苦杏仁气味

E. 昏迷、针尖样瞳孔和呼吸的极度抑制

[9 ~ 13]

临床实践验证，一些毒物有相应的特效拮抗剂。因此，在进行排除毒物的同时，应积极使用特效拮抗剂。

9. 下列药物中，能解救香豆素类灭鼠药中毒的特效药是

A. 乙酰胺　　　　　　　B. 阿托品　　　　　　　　C. 维生素 B

D. 维生素 K_1　　　　　E. 碳酸氢钠

10. 以下"应用阿托品解救有机磷中毒"的叙述中，最正确的是

A. 破坏磷酸酯类

B. 使胆碱酯酶复活

C. 制止呼吸肌麻痹

D. 制止肌肉纤维震颤及抽搐

E. 拮抗有机磷呈现的毒蕈碱样反应

11. 解救经口急性铅中毒所用的洗胃液是

A. 1% 硫酸镁　　　　　B. 1% 氯化钠　　　　　　C. 1% 硫酸铜

D. 3% 过氧化氢　　　　E. 1 : 2000 高锰酸钾

12. 以下络合剂中，不能用于"驱铅治疗"铅中毒的药物是

    A. 青霉胺   B. 二巯丙醇   C. 二巯丁二钠

    D. 依地酸钙钠   E. 喷替酸钙钠

13. 以下药物中，适宜处置蛇类咬伤的药物是

    A. 凝血酶   B. 糜蛋白酶   C. 胃蛋白酶

    D. 胰蛋白酶   E. 菠萝蛋白酶

X 型题（多项选择题，每题的备选项中有 **2** 个或 **2** 个以上正确答案。少选或多选均不得分）

1. 有机磷中毒的解救药物有

    A. 硫代硫酸钠   B. 碘解磷定   C. 氯解磷定

    D. 双复磷   E. 双解磷

2. 毒物的特效拮抗剂分为物理性、化学性、生理性和特殊解毒剂四类，下列属于生理性拮抗的情况有

    A. 牛乳沉淀重金属   B. 弱酸中和强碱   C. 弱碱中和强酸

    D. 阿托品拮抗有机磷中毒   E. 毛果芸香碱拮抗颠茄碱中毒

3. 处理经消化道吸收中毒的措施中，加速毒物排泄的方法包括

    A. 催吐   B. 导泻   C. 洗肠

    D. 利尿   E. 净化血液

4. 人们一旦误服中毒，应用亚甲蓝即可解救的毒物是

    A. 异烟肼   B. 麦角胺   C. 瘦肉精

    D. 氰化物   E. 亚硝酸钠

5. 治疗乙醇中毒的措施中，正确的有

    A. 单纯急性轻度乙醇中毒不需要治疗，居家嘱其保暖，防止呕吐物误吸

    B. 催吐、洗胃和活性炭不适用于单纯性乙醇中毒

    C. 急性乙醇中毒者，肌内或静脉注射阿朴吗啡

    D. 急性乙醇中毒者，肌内或静脉注射纳洛酮

    E. 严重乙醇中毒者，静脉注射 50% 葡萄糖注射液、胰岛素，同时肌内注射维生素 B_1、维生素 B_6

答案与解析

第一章　执业药师与药学服务

A 型题

1. 答案：C

解析：该题考查的是沟通的技能。认真聆听，注意使用通俗易懂的语言，尽量避免使用专业术语，谈话时尽量使用短句，使用开放式的提问方式。与患者交谈时，要注意观察对方的表情变化，从中判断其对问题的理解和接受程度。与患者的谈话时间不宜过长，提供的信息也不宜过多，可以准备一些宣传资料，咨询时发给患者，方便患者阅读。

2. 答案：A

解析：药学服务的对象：广大公众。药学服务重要的人群包括：①用药周期长的慢性病患者，或需长期或终生用药者；②病情和用药复杂，患有多种疾病，需同时合并应用多种药品者；③特殊人群，如特殊体质者、肝肾功能不全者、过敏体质者、小儿、老年人、妊娠及哺乳期妇女、血液透析者、听障人士、视障人士等；④用药效果不佳，需要重新选择药品或调整用药方案、剂量、方法者；⑤用药后易出现明显的药品不良反应者；⑥应用特殊剂型、特殊给药途径者，药物治疗窗窄需做监测者。

3. 答案：D

解析：①药学服务的基本要素："与药物有关"的"服务"。②药学服务目的：提高药物治疗的安全、有效、经济和适宜性，改善和提高人类生活质量。③现代药学发展的三个阶段：a. 传统的药品供应为中心的阶段；b. 参与临床用药实践，促进合理用药为主的临床药学阶段；c. 以患者为中心，改善生命质量的药学服务阶段。

4. 答案：E

解析：该题针对"药学服务的基本要求"知识点进行考核。药学服务的对象是广大公众，包括患者及家属、医护人员和卫生工作者、药品消费者和健康人群。其中尤为重要的人群包括：①用药周期长的慢性病患者，或需长期或终生用药者；②病情和用药复杂，患有多种疾病，需同时合并应用多种药品者；③特殊人群，如特殊体质者、肝肾功能不全者、过敏体质者、小儿、老年人、妊娠及哺乳期妇女、血液透析者、听障人士、视障人士等；④用药效果不佳，需要重新选择药品或调整用药方案、剂量、方法者；⑤用药后易出现明显的药品不良反应者；⑥应用特殊剂型、特殊给药途径者，药物治疗窗窄需做监测者。

5. 答案：D

解析：该题针对"药学服务的基本要求"知识点进行考核。现代药学的发展历程主要经历了三个阶段：即传统的药品供应为中心的阶段；参与临床用药实践，促进合理用药为主的临床药学阶段；更高层次的以患者为中心，改善患者生命质量的药学服务阶段。药学服务的变化反映了现代医药学服务模式和健康理念，体现"以人为本"的宗旨，是时代进步赋予药师的使命，同时也是科学发展和药学技术进步的结果。

6. 答案：D

解析：该题针对"药学服务内容"知识点进行考核。治疗药物监测（TDM）是根据患者的具体情况，监测患者用药全过程，分析药物代谢动力学参数，药师与临床医师一起制订和调整合理的个体化用药方案，是药物治疗发展的必然趋势，也是药师参与临床药物治疗、提供药学服务的重要方式和途径。

7. 答案：E

解析：该题针对"药学服务的能力要求"知识点进行考核。

沟通的技巧：认真聆听，注意使用通俗易懂的语言，尽量避免使用专业术语，谈话时尽量使用短句，使用开放式的提问方式。与患者交谈时，要注意观察对方的表情变化，从中判断其对问题的理解和接受程度。与患者的谈话时间不宜过长，提供的信息也不宜过多，可以准备一些宣传资料，咨询时发给患者，方便患者阅读。

关注特殊人群：老年人的视力、听力和用药依从性差，记忆力减退，应反复交代药品的用法和禁忌证直至患者完全明白；针对容易忘服或误服的药品，甚至因商品名的不同致重复用药而药物过量的现象发生，在用药时宜选择每日仅服用 1~2 次的药品，书面写清楚用法并交代清晰（或贴附提示标签），有条件可配备分剂量药盒，并叮嘱老年患者家属或子女敦促老人按时、按量服用。

8. 答案：E

解析：该题针对"药学服务的能力要求"知识点进行考核。药历是药师为参与药物治疗和实施药学服务而为患者建立的用药档案，其源于病例，但又有别于病历。

9. 答案：B

解析：该题针对"药学服务的能力要求"知识点进行考核。患者投诉的处理：一般的原则是如果投诉即时发生（即刚刚接受服务后便发生投诉），要尽快将患者带离现场，以减缓、转移患者的情绪和注意力，不使事件造成对其他服务对象的影响。接待患者地点宜在办公室、会议室等场所，以有利于谈话和沟通。二是选择合适的人员，无论是即时或事后患者的投诉，均不宜由当事人来接待患者。一般性的投诉，可由当事人的主管或同事接待。事件比较复杂或患者反映的问题比较严重，则应由店长、经理或科主任亲自接待。特别提示：注意接待投诉的人必须有亲和力，要善于沟通，要有一定的经验。三是接待时的举止行为至关重要，要点是尊重和微笑，以拉近人与人间的距离，消除隔阂，化解投诉者的怨气。尊重和微笑可以使投诉过程从抱怨、谈判变为倾诉和协商，特别有利于投诉问题的解决。四是在工作中应当注意保存有形的证据，如处方、清单、病历或电脑存储的相关信息，以应对患者的投诉。

10. 答案：A

解析：该题针对"药学服务的能力要求"知识点进行考核。2006 年初中国药学会医院药学专业委员会，结合国外模式，发布了国内药历的推荐格式，包括：①基本情况：患者姓名、性别、年龄、体重或体重指数、出生年月、病案号或病区病床号、医保和费用支付情况、生活习惯和联系方式。②病历摘要：既往病史、体格检查、临床诊断、非药物治疗情况、既往用药史、药物过敏史、主要实验室检查数据、出院或转归。③用药记录：药品名称、规格、剂量、给药途径、起始时间、停药时间、联合用药、进食与嗜好、药品不良反应与解救措施。④用药评价：用药问题与指导、药学干预内容、药物监测数据、药物治疗建设性意见、结果评价等。

11. 答案：C

解析：现代药学发展的三个阶段：传统的以药品供应为中心的阶段；临床药学阶段；药学服务阶段。

12. 答案：A：

解析：患者病例不是药历的内容。

13. 答案：D

解析：治疗药物监测是根据患者的具体情况，监测患者用药的全过程，分析药代动力学参数，药师和临床医师一起制订和调整合理的个体化用药方案，是药物治疗发展的必然趋势，也是药师参与临床药物治疗，提供药学服务的重要方式和途径。

14. 答案：E

解析：患者知情同意书不是药历的内容。

B 型题

[1~2]

答案：CD

解析：该题针对"药学服务的能力要求"知识点进行考核。认真聆听，注意使用通俗易懂的语言，尽量避免使用专业术语，谈话时尽量使用短句，使用开放式的提问方式。与患者交谈时，要注意观察对方的表情变化，从中判断其对问题的理解和接受程度。与患者的谈话时间不宜过长，提供的信息也不宜过多，可以准备一些宣传资料，咨询时发给患者，方便患者阅读。

[3~5]

答案：EBD

解析：该题针对"药学服务的能力要求"知识点进行考核。基本情况：患者姓名、性别、年龄、体重或体重指数、出生年月、病案号或病区病床号、医保和费用支付情况、生活习惯和联系方式。用药记录：药品名称、规格、剂量、给药途径、起始时间、停药时间、联合用药、进食与嗜好、药品不良反应与解救措施。用药评价：用药问题与指导、药学干预内容、药

物监测数据、药物治疗建设性意见、结果评价。

[6~8]

答案：BDE

解析：该题针对"药学服务的能力要求"知识点进行考核。投诉的处理为"非本人原则、非现场原则、换位思考原则"，一般的原则是如果投诉即时发生（即刚刚接受服务后便发生投诉），要尽快将患者带离现场，以减缓、转移患者的情绪和注意力，不使事件造成对其他服务对象的影响。接待患者地点宜在办公室、会议室等场所，以有利于谈话和沟通。二是选择合适的人员，无论是即时或事后患者的投诉，均不宜由当事人来接待患者。一般性的投诉，可由当事人的主管或同事接待。事件比较复杂或患者反映的问题比较严重，则应由店长、经理或科主任亲自接待。特别提示：注意接待投诉的人必须有亲和力，要善于沟通，要有一定的经验。三是接待时的举止行为至关重要，要点是尊重和微笑，以拉近人与人间的距离，消除隔阂，化解投诉者的怨气。尊重和微笑可以使投诉过程从抱怨、谈判变为倾诉和协商，特别有利于投诉问题的解决。四是在工作中应当注意保存有形的证据，如处方、清单、病历或电脑存储的相关信息，以应对患者的投诉。

[9~11]

答案：ACB

解析：该题针对"药学服务的具体内容"知识点进行考核。处方调配是药师直接面对患者的工作，是联系和沟通医、药、患之间最重要的纽带；提供药学信息服务是药学服务的关键，提供药学服务必须建立在及时掌握大量和最新的药物信息的基础上；治疗药物监测是药师参与临床药物治疗、提供药学服务的重要方式和途径。

[12~15]

答案：DBAC

解析：该题针对"药学服务的具体内容"知识点进行考核。确定药物利用指数是药物利用研究和评价中的内容；测定血药浓度是治疗药物监测的内容；逐一核对药品的名称、剂量等是处方调配的内容；宣传合理用药的基本指数属于参与健康教育的内容。

X 型题

1. 答案：ADE

解析：该题针对"药学服务的基本要求"知识点进行考核。药学服务是在临床药学工作的基础上发展起来的，与传统的药学基础服务（供应、调剂）有很大的区别。药学服务于 1990 年由美国学者倡导，其含义是药师应用药学专业知识向公众（包括医护人员、患者及家属）提供直接的、负责任的、与用药相关的服务，以期提高药物治疗的安全、有效、经济和适宜性，改善和提高人类生活质量。

2. 答案：BDE

解析：该题针对"药学服务的基本要求"知识点进行考核。现代药学的发展历程主要经历了三个阶段：即传统的药品供应为中心的阶段；参与临床用药实践，促进合理用药为主的临床药学阶段；更高层次的以患者为中心，改善患者生命质量的药学服务阶段。药学服务的变化反映了现代医药学服务模式和健康理念，体现"以人为本"的宗旨，是时代进步赋予药师的使命，同时也是科学发展和药学技术进步的结果。

3. 答案：BCDE

解析：该题针对"药学服务内容"知识点进行考核。药学服务的具体内容：①处方审核；②处方调配；③静脉药物配置；④参与临床药物治疗；⑤治疗；⑥药物利用研究和评价；⑦处方点评；⑧药学信息；⑨健康教育。

4. 答案：ACDE

解析：该题针对"药学服务内容"知识点进行考核。药学服务的主要实施内容包括：①协助医护人员制订和实施药物治疗方案；②指导、帮助患者合理使用药物；③积极参与疾病的预防、治疗和保健；④定期对药物的使用和管理进行科学评估。

5. 答案：DE

解析：该题针对"药学服务的能力要求"知识点进行考核。投诉的处理：一般的原则是如果投诉即时发生（即刚刚接受服务后便发生投诉），要尽快将患者带离现场，以减缓、转移患者的情绪和注意力，不使事件造成对其他服务对象的影响。接待患者地点宜在办公室、会议室等场所，以有利于谈话和沟通。二是选择合适的人员，无论是即时或事后患者的投诉，均不宜由当事人来接待患者。一般性的投诉，可由当事人的主管或同事接待。事件比较复杂或患者反映的问题比较严重，则应由店长、经理或科主任亲自接待。特别提示：注意接待投诉的人必须有亲和力，要善于沟通，要有一定的经验。三是接待时的举止行为至关重要，要点是尊重和微笑，以拉近人与人间的距离，消除隔阂，化解投诉者的怨气。尊重和微笑可以使投诉过程从抱怨、谈判变为倾诉和协商，特别有利于投诉问题的解决。四是在工作中应当注意保存有形的证据，如处方、清单、病历或电脑存储的相关信息，以应对患者的投诉。

6. 答案：ABCDE

解析：该题针对"药学服务的能力要求"知识点进行考核。药历是药师为参与药物治疗和实施药学服务而为患者建立的用药档案。它源于病历，但又有别于病历，是由药师填写，客观记录患者的用药方案、用药经过、药效表现、不良反应、治疗药物监测、各种医学实验室数据、药师对药物治疗的建设性意见、用药指导和对患者的健康教育忠告等内容，可作为药师掌握用药情况的资料。药历是药师进行规范化药学服务的具体体现，是药师以药物治疗为中心，发现、分析和解决药物相关问题的技术档案，也是开展个体化药物治疗的重要依据。书写药历要客观真实，记录药师实际所做的具体内容、咨询的重点及相关因素。此外还应注意的是，药历的内容应该完整、清晰、易懂、不用判断性的语句。

7. 答案：ABCDE

解析：该题针对"药学服务的能力要求"知识点进行考核。提供药学服务的药师必须具有药学专业背景，具备扎实的药学专业知识（同时了解中药学专业知识）、临床医学基础知识以及开展药学服务工作的实践经验和能力，并具备药学服务相关的药事管理与法规知识、人文知识及高尚的职业道德。

8. 答案：ABCD

解析：该题针对"药学服务的能力要求"知识点进行考核。中国药学会医院药学专业委员会结合国外模式所推荐药历的格式发布了国内药历的推荐格式，包括：①基本情况；②病历摘要；③用药记录；④用药评价。

9. 答案：ABCE

解析：该题针对"药学服务的能力要求"知识点进行考核。SOAP药历模式是指患者主诉（subjective）信息，体检（objective）信息，评价（assessment）和提出治疗方案（plan）模式。

10. 答案：ABDE

解析：该题针对"药学服务的能力要求"知识点进行考核。沟通的技巧：认真聆听，注意使用通俗易懂的语言，尽量避免使用专业术语，谈话时尽量使用短句，使用开放式的提问方式。与患者交谈时，要注意观察对方的表情变化，从中判断其对问题的理解和接受程度。与患者的谈话时间不宜过长，提供的信息也不宜过多，可以准备一些宣传资料，咨询时发给患者，方便患者阅读。

11. 答案：ABCDE

解析：该题针对"药学服务的基本要求"知识点进行考核。药学服务的对象是广大公众，包括患者及家属、医护人员和卫生工作者、药品消费者和健康人群。其中尤为重要的人群包括：①用药周期长的慢性病患者，或需长期或终生用药者；②病情和用药复杂，患有多种疾病，需同时合并应用多种药品者；③特殊人群，如特殊体质者、肝肾功能不全者、过敏体质者、小儿、老年人、妊娠及哺乳期妇女、血液透析者、听障人士、视障人士等；④用药效果不佳，需要重新选择药品或调整用药方案、剂量、方法者；⑤用药后易出现明显的药品不良反应者；⑥应用特殊剂型、特殊给药途径者，药物治疗窗窄需做监测者。

第二章　药品调剂和药品管理

A 型题

1. 答案：E

解析：该题针对"药品调配"知识点进行考核。药师调剂处方时必须做到"四查十对"：查处方，对科别、姓名、年龄；查药品，对药名、剂型、规格、数量；查配伍禁忌，对药品性状、用法用量；查用药合理性，对临床诊断。

2. 答案：E

解析：该题针对"审核结果"知识点进行考核。重复用药、联合用药不适宜为不适宜处方。无适应证用药无正当理由开具高价药为超常处方。无特殊情况下，门诊处方超过 7 日用量，急诊处方超过 3 日用量，慢性病、老年病或特殊情况下需要适当延长处方用量未注明理由的为不规范处方。

3. 答案：A

解析：该题针对"用药适宜性审核"知识点进行考核。患者咳嗽，但无感染诊断（白细胞计数不高，C 反应蛋白正常），给予阿奇霉素口服，一日 1 次，一次 0.5g。由于咳嗽的病因有多种可能，并非阿奇霉素的适应证，属于非适应证用药。

4. 答案：B

解析：该题针对"用药适宜性审核"知识点进行考核。患者诊断为输尿管结石，给予黄体酮，一日 2 次，一次 20mg，肌内注射。是因黄体酮可松弛平滑肌，扩大输尿管口径，使结石下移；同时可通过竞争性对抗醛固酮作用利尿，并增加管腔内压，促使结石排出。虽然药物本身有排石作用，但其说明书中并未提及用于结石，故属于超适应证用药。

5. 答案：C

解析：该题针对"用药适宜性审核"知识点进行考核。有禁忌证用药表现在：①忽略药品说明书的提示；②忽略病情和患者的基础疾病。如抗胆碱药和抗过敏药用于伴有青光眼、良性前列腺增生症患者，导致尿失禁。

6. 答案：D

解析：该题针对"需要特殊注意的药品的管理和使用"知识点进行考核。A 级高危药品包含如下几类：静脉用肾上腺素能受体激动药（如肾上腺素）、静脉用肾上腺素能受体拮抗药（如普萘洛尔）、高渗葡萄糖注射液（20% 或以上）、胰岛素（皮下或静脉用）、硫酸镁注射液、浓氯化钾注射液、100mL 以上的灭菌注射用水、硝普钠注射液、磷酸钾注射液、吸入或静脉用麻醉药（丙泊酚等）、静脉用强心药（如地高辛、米力农）、静脉用抗心律失常药（如胺碘酮）、浓氯化钠注射液、阿片酊。

7. 答案：B

解析：该题针对"需要特殊注意的药品的管理和使用"知识点进行考核。B 级高危药品包含如下几类：抗血栓药（抗凝剂，如华法林）、硬膜外或鞘内注射药、放射性静脉造影剂、肠外营养液、静脉用异丙嗪、依前列醇注射液、秋水仙碱注射液、心脏停搏液、注射用化疗药、静脉用催产素、静脉用中度镇静药（如咪达唑仑）、小儿口服用中度镇静药（如水合氯醛）、阿片类镇痛药注射给药、凝血酶冻干粉。

8. 答案：A

解析：该题针对"需要特殊注意的药品的管理和使用"知识点进行考核。C级高危药品包含以下几类：口服降糖药、甲氨蝶呤片（口服，非肿瘤用途）、阿片类镇痛药（口服）、脂质体药物、肌肉松弛剂（如维库溴铵）、口服化疗药、腹膜和血液透析液、中药注射剂。

9. 答案：D

解析：处方书写基本要求：①整体不得涂改，如有修改，必须在修改处签名并注明修改日期。②一人一方，每张处方只限于一名患者的用药。③前记，清晰完整，除特殊情况外，必须注明临床诊断；一般情况、临床诊断应与病历记载相一致；实足年龄，新生儿、婴幼儿写日、月龄，必要时注明体重。④正文，药品类别，西药、中成药可以分别开具，也可以开具一张处方。中药饮片应单独开具处方；药品名称，应当使用药品通用名称、复方制剂药品名称；药品剂量，药品名称、剂量、规格、用法、用量要准确规范；药品剂量与数量一律用阿拉伯数字书写；药品用法可用规范的中文、英文、拉丁文或者缩写体；药品用量，不得使用"遵医嘱"、"自用"等含糊不清字句等，一般应按照药品说明书中的常用剂量使用，特殊情况需超剂量使用时，应注明原因并再次签名；中药饮片，按君、臣、佐、使的顺序排列；药物调剂、煎煮的特殊要求注明在药品右上方，对饮片的产地、炮制有特殊要求的，应在药名之前写明；每张处方限定，每张处方不得超过5种药品；化学药、中成药处方，每一种药品须另起一行。处方一般不得超过7日用量；急诊处方一般不得超过3日用量；特殊情况，处方用量可适当延长，但医师必须注明理由；特殊药品，麻、精、毒、放药品的处方用量应当严格执行国家有关规定；开具麻醉药品处方时，应有病历记录；正文空白，画一斜线，以示处方完毕。⑤后记，医师签名。处方医师的签名式样和专用签章必须与在药学部门留样备查的式样一致。

10. 答案：B

解析：必须做皮肤敏感试验的药物：细胞色素C注射液，降纤酶注射剂，门冬酰胺酶注射剂，青霉素钾注射剂，青霉素钠注射剂，青霉素V钾片，普鲁卡因青霉素注射剂－青霉素，普鲁卡因青霉素注射剂－普鲁卡因，苄星青霉素注射剂，抑肽酶注射剂，胸腺素注射剂，白喉抗毒素注射剂，破伤风抗毒素注射剂，多价气性坏疽抗毒素注射剂，抗蛇毒血清注射剂，抗炭疽血清注射剂，抗狂犬病毒血清注射剂，肉毒抗毒素注射剂，玻璃酸酶注射剂，α－糜蛋白酶注射剂，鱼肝油酸钠注射剂。

11. 答案：B

解析：处方的结构由三部分组成：前记、正文、后记。前记包括医疗、预防、保健机构名称，费别（支付与报销类别），患者姓名、性别、年龄，门诊或住院病历号、科别或病区和床位号，临床诊断，开具日期等，并可填列特殊要求的项目。麻醉药品、第一类精神药品和毒性药品处方还应当包括患者身份证明编号，代办人姓名、身份证明编号。正文分列药品名称、剂型、规格、数量和用法用量。后记有医师签名或加盖专用签章，药品金额及审核、调配、核对、发药的药学技术的专业技术人员签名或加盖专用签章。

12. 答案：B

解析：每毫升溶液所需要的滴数为该输液器的滴系数，滴系数一般记录在输液器外包装上。常用的输液器滴系数有10、

15、20 三种型号。输液时间（min）= 要输入的液体总量（mL）×滴系数/每分钟的滴数。

13. 答案：D

解析：处方的概念：由注册的执业医师和执业助理医师开具的、由药师审核、调配、核对，并作为患者用药凭证的医疗文书。包括病区用药医嘱单。

14. 答案：B

解析：必须做皮肤敏感试验的药物：细胞色素 C 注射液，降纤酶注射剂，门冬酰胺酶注射剂，青霉素钾注射剂，青霉素钠注射剂，青霉素 V 钾片，普鲁卡因青霉素注射剂－青霉素，普鲁卡因青霉素注射剂－普鲁卡因，苄星青霉素注射剂，抑肽酶注射剂，胸腺素注射剂，白喉抗毒素注射剂，破伤风抗毒素注射剂，多价气性坏疽抗毒素注射剂，抗蛇毒血清注射剂，抗炭疽血清注射剂，抗狂犬病毒血清注射剂，肉毒抗毒素注射剂，玻璃酸酶注射剂，α－糜蛋白酶注射剂，鱼肝油酸钠注射剂。

15. 答案：D

解析：该题针对"处方的概念和意义"知识点进行考核。处方是医疗活动中关于药品调剂的重要书面文件。原卫生部颁布的《处方管理办法》（2007 年版）中定义处方是指由注册的执业医师和执业助理医师在诊疗活动中为患者开具的、由执业药师或取得药学专业技术职务任职资格的药学专业技术人员审核、调配、核对，并作为患者用药凭证的医疗文书。

16. 答案：A

解析：该题针对"处方的种类"知识点进行考核。处方按其性质分为法定处方和医师处方。①法定处方：主要指《中华人民共和国药典》、国家食品药品监督总局颁布标准收载的处方，具有法律的约束力。②医师处方：医师处方是医师为患者诊断、治疗和预防用药所开具的处方。

17. 答案：A

解析：该题针对"处方的种类"知识点进行考核。法定处方主要指《中华人民共和国药典》、国家食品药品监督管理局颁布标准收载的处方，具有法律的约束力。

18. 答案：A

解析：该题针对"处方的概念和意义"知识点进行考核。《处方管理办法》还将处方分为麻醉药品处方、急诊处方、儿科处方、普通处方等。印刷用纸根据实际需要用颜色区分，并在处方右上角以文字注明。①普通处方的印刷用纸为白色。②急诊处方印刷用纸为淡黄色，右上角标注"急诊"。③儿科处方印刷用纸为淡绿色，右上角标注"儿科"。④麻醉药品和第一类精神药品处方印刷用纸为淡红色，右上角标注"麻、精一"。⑤第二类精神药品处方印刷用纸为白色，右上角标注"精二"。

19. 答案：C

解析：该题针对"药品调配"知识点进行考核。"四查十对"是：查处方，对科别、姓名、年龄；查药品，对药名、剂型、规格、数量；查配伍禁忌，对药品性状、用法用量；查用药合理性，对临床诊断。

20. 答案：B

解析：该题针对"处方合法性审核"知识点进行考核。医师开具处方应当使用经国务院食品药品监督管理部门批准并公布的药品通用名称、复方制剂药品名称。医疗机构或者医师、药师不得自行编制药品缩写名称或者使用代号；书写药品名称、剂量、规格、用法、用量要准确规范，药品用法可以用规范的中文、英文、拉丁文或者缩写体书写，但不得使用"遵医嘱""自用"等含糊不清字句等。

21. 答案：E

解析：该题针对"处方合法性审核"知识点进行考核。A. 立即（St.）；B. 溶液（sol.）；C. 必要时（prn \ sos.）；D. 软膏剂（ung.）；E. 标明用法（Sig.）。

22. 答案：E

解析：该题针对"处方合法性审核"知识点进行考核。A. 立即（St.）；B. 溶液（sol.）；C. 必要时（prn \ sos.）；D. 软膏剂（ung.）；E. 每日2次（bid.）。

23. 答案：C

解析：该题针对"处方合法性审核"知识点进行考核。饭后的外文缩写是 pc.；双眼的外文缩写是 OU.；口服的外文缩写是 po.；每日的外文缩写是 qd.；生理盐水的外文缩写是 NS。

24. 答案：E

解析：该题针对"处方合法性审核"知识点进行考核。A. Ac. ——餐前（服）；B. qn. ——每晚；C. bid. ——每日2次；D. qs. ——适量；E. qod. ——隔日1次。

25. 答案：D

解析：该题针对"处方合法性审核"知识点进行考。A. qh. ——每小时；B. qs. ——适量；C. qod. ——隔日1次；D. qd. ——每日；E. qn. ——每晚。

26. 答案：B

解析：该题针对"用药适宜性审核"知识点进行考核。硫酸阿托品与胆碱酯酶复活剂（解磷定、氯磷定）联用，产生互补作用，可减少阿托品用量和不良反应，提高治疗有机磷中毒的疗效。

27. 答案：E

解析：该题针对"用药适宜性审核"知识点进行考核。甲苯磺丁脲联用氢氯噻嗪属于药理作用的竞争性拮抗；而肝素钠联用阿司匹林、庆大霉素联用呋塞米属于增加毒性和不良反应；抗疟药青蒿素可诱发抗药性，与乙胺嘧啶、磺胺多辛联合应用可延缓抗药性的产生；维生素 C 作为还原剂可促使铁转变为2价铁剂，从而促进铁被人体吸收；均属于作用相加或增加疗效。

28. 答案：D

解析：该题针对"用药适宜性审核"知识点进行考核。影响分布药物与血浆蛋白结合率的大小是影响药物在体内分布的重要因素。阿司匹林、依他尼酸、水合氯醛等均具有较强的血浆蛋白结合力，与口服磺酰脲类降糖药、抗凝血药、抗肿瘤药等合用，可使后三者的游离型药物增加，血浆药物浓度升高。

29. 答案：E

解析：该题针对"用药适宜性审核"知识点进行考核。拮抗作用：两种药物在同一或不同作用部位或受体上发生拮抗即为拮抗作用，可分为竞争性、非竞争性拮抗作用。前者的拮抗发生在同一部位或受体，如甲苯磺丁脲的降糖作用是促进胰岛 β 细胞释放胰岛素的结果，可被氢氯噻嗪类药的作用所拮抗；吗啡拮抗剂纳洛酮、纳屈酮可拮抗阿片类药的作用，主要在阿片 μ 受体产生特异性结合，亲和力大于吗啡和阿片类药，可用于吗啡中毒的解救等。而非竞争性拮抗发生在不同作用部位或受体，且拮抗现象不被药物的剂量加大所影响。

30. 答案：D

解析：该题针对"用药适宜性审核"知识点进行考核。在 β - 内酰胺酶抑制剂与 - β - 内酰胺类抗生素复方制剂中，如阿莫西林/克拉维酸钾、替卡西林/克拉维酸钾、氨苄西林/舒巴坦、头孢哌酮/舒巴坦，它们的体外抗菌活性试验及体内抗菌疗效均表明，β - 内酰胺酶抑制剂可竞争性和非竞争性抑制 β - 内酰胺酶，使青霉素、头孢菌素免受开环破坏。这种复方制剂在体外的抗菌活性是单用 β−内酰胺类抗生素的几倍至几十倍，体内抗菌疗效亦显著优于单用 β−内酰胺类抗生素。

31. 答案：A

解析：该题针对"用药适宜性审核"知识点进行考核。抗结核药异烟肼不宜与昆布合用，昆布片中含碘，在胃酸条件下，与异烟肼发生氧化反应，形成异烟酸、卤化物和氮气，失去抗结核杆菌的功能。

32. 答案：E

解析：该题针对"用药适宜性审核"知识点进行考核。氨基糖苷类抗生素与依他尼酸、呋塞米或万古霉素合用，可增加耳毒性和肾毒性，且停药后仍可能发展至耳聋。

33. 答案：B

解析：该题针对"用药适宜性审核"知识点进行考核。硫酸阿托品与解磷定联用，产生互补作用，可减少阿托品用量和不良反应，提高治疗有机磷中毒的疗效。铁剂与维生素 C 联合应用，维生素 C 作为还原剂可促使铁转变为 2 价铁剂，从而促进铁被人体吸收，增强疗效。肝素钙与阿司匹林、非甾体抗炎药、右旋糖苷联用，有增加出血的危险，为增加毒性或不良反应。呋塞米为排钾利尿剂，可使血浆钾离子浓度降低，从而使心脏对强心苷药敏感化，容易发生心律失常，为敏感化作用。阿托品与吗啡合用，可减少后者所引起的平滑肌痉挛而加强镇痛作用，为协同作用和减少药品不良反应。

34. 答案：E

解析：该题针对"用药适宜性审核"知识点进行考核。金银花能加强青霉素对耐药性金黄色葡萄球菌的杀菌作用。丙谷胺与甘草、白芍、冰片一起治疗消化性溃疡有协同作用，并已制成复方胃谷胺。大蒜素与链霉素联用，可提高后者效价约 3

倍及血药浓度约 2 倍。甘草与氢化可的松在抗炎、抗变态反应方面有协同作用，因甘草甜素有糖皮质激素样作用，并可抑制氢化可的松在体内的代谢灭活，使其血药浓度升高。甘草酸可降低链霉素对第Ⅷ对脑神经的毒害，使原来不能坚持治疗的患者有 80% 可以继续使用。

35. 答案：C

解析：该题针对"用药适宜性审核"知识点进行考核。氨基糖苷类抗生素与依他尼酸、呋塞米和万古霉素合用，可增加耳毒性和肾毒性，听力损害可能发生，且停药后仍可发展至耳聋。

36. 答案：E

解析：该题针对"用药适宜性审核"知识点进行考核。过度治疗用药表现在：①滥用抗菌药物、糖皮质激素、人血白蛋白、二磷酸果糖及肿瘤辅助治疗药等；②无治疗指征盲目补钙，过多的钙剂可引起高钙血症，并导致胃肠道不适、便秘、泌尿道结石等。例如患者诊断为食管癌，给予顺铂、氟尿嘧啶、表柔比星、依托泊苷治疗。对于食管癌患者，在应用顺铂＋氟尿嘧啶的基础上，加用多柔比星、依托泊苷并不能明显提高疗效，反而会增加毒性，这些抗肿瘤药的滥用属于过度治疗用药。

37. 答案：E

解析：该题针对"用药适宜性审核"知识点进行考核。不适宜联合应用药物而无明确的指征，表现在：①病因未明；②单一抗菌药已能控制的感染；③大处方，盲目而无效果应用肿瘤辅助治疗药；④一药多名，即一种通用名的药物活性成分有多种不同的商品名而导致重复用药；⑤联合应用毒性较大药物，药量未经酌减，增加了不良反应的发生几率。例如患者诊断为肠炎细菌感染性腹泻，给予小檗碱片、盐酸地芬酯片、八面体蒙脱石散剂治疗。

小檗碱属于植物类抗感染药物，是治疗痢疾和大肠埃希菌引起轻度急性腹泻的首选药。蒙脱石散剂用于激惹性腹泻以及化学刺激引起的腹泻。地芬诺酯仅用于急慢性功能性腹泻，不宜用于感染性腹泻。

38. 答案：C

解析：该题针对"用药适宜性审核"知识点进行考核。用药物的皮肤敏感试验药物浓度。应用青霉素钠（钾）注射剂、普鲁卡因青霉素注射剂、苄星青霉素注射剂和青霉素 V 钾片等药品之前，进行皮肤敏感试验的药物浓度均为 500U/mL。

39. 答案：C

解析：该题针对"用药适宜性审核"知识点进行考核。青霉素钾的皮试注射液的浓度一般为 500U/mL，注射体积为 0.1mL，所以可以得出其注射的量为：$500 \times 0.1 = 50U$。

40. 答案：D

解析：该题针对"用药适宜性审核"知识点进行考核。青霉素钾和青霉素钠的皮试药液浓度为 500U/mL，其剂量为 0.1mL。

41. 答案：A

解析：老年人用药剂量应比成年人有所减少，60~80 岁老人用药剂量可为成人的 3/4 以下；80 岁以上的老人用药剂量可为成人的 1/2。

42. 答案：D

解析：该题针对"审核结果"知识点进行考核。有下列情况之一的，应当判定为超常处方：①无适应证用药；②无正当理由开具高价药的；③无正当理由超说明书用药的；④无正当理由为同一患者同时开具 2 种以上药理作用机制相同药物的。

43. 答案：B

解析：该题针对"审核结果"知识点进行考核。有下列情况之一的，应当判定

为超常处方：①无适应证用药；②无正当理由开具高价药的；③无正当理由超说明书用药的；④无正当理由为同一患者同时开具 2 种以上药理作用机制相同药物的。C 属于用药不适宜处方；B 属于超常处方，ADE 属于不规范处方。

44. 答案：C

解析：该题针对"处方调配"知识点进行考核。处方调配：①仔细阅读处方，按照药品顺序逐一调配。②对贵重药品及麻醉药品等分别登记账卡。③药品配齐后，与处方逐条核对药名、剂型、规格、数量和用法，准确规范地书写标签。④调配好一张处方的所有药品后再调配下一张处方，以免发生差错。⑤对需要特殊保存的药品加贴醒目的标签提示患者注意，如"置 2℃~8℃保存"。⑥有条件的单位，尽量在每种药品外包装上分别贴上用法、用量、贮存条件等的标签。⑦调配或核对后签名或盖名章。⑧注意法律、法规、医保、制度等有关规定的执行。

45. 答案：E

解析：对需特殊保存条件的药品应加贴醒目标签，以提示患者注意。

46. 答案：E

解析：该题针对"药品管理"知识点进行考核。影响药品质量的环境因素有日光、空气、温度、湿度、时间及微生物等。药品包装材料可能影响药品质量，属于药品因素，不归属环境因素。

47. 答案：A

解析：该题针对"药品管理"知识点进行考核。大多数药品在湿度较高的情况下，能吸收空气中的水蒸气而引湿，其结果使药品稀释、潮解、变形、发霉等。易引湿的药品有胃蛋白酶、甘油等。

48. 答案：E

解析：该题针对"药品管理"知识点

进行考核。影响药品质量的因素中，相对于其他因素来说，人为因素更为重要，药学人员的素质对药品质量的优劣起着关键性的影响。包括：①人员设置；②药品质量监督管理情况，如规章制度的建立、实施及监督执行；③药学人员药品保管养护技能以及对药品质量的重视程度、责任心的强弱，身体条件、精神状态的好坏等。

49. 答案：D

解析：该题针对"药品管理"知识点进行考核。外观检查最基本的技术依据是比较法，这是建立在合格药品与不合格药品对照比较基础上的一种方法，药学人员应了解、熟悉各种合格产品的外观性状，掌握药品外观的基本特性。

50. 答案：A

解析：该题针对"药品管理"知识点进行考核。药品的外观质量检查是通过人的视觉、触觉、听觉、嗅觉等感官试验，对药品的外观形状进行检查。外观检查最基本的技术依据是比较法，这是建立在合格药品与不合格药品对照比较基础上的一种方法，药学人员应了解、熟悉各种合格产品的外观性状，掌握药品外观的基本特性。检查时将包装容器打开，对药品的剂型、颜色、味道、气味、形态、重量、粒度等情况进行重点检查。

51. 答案：D

解析："凉暗处"是指遮光并且温度不超过20℃。

52. 答案：D

解析：重组人促红素不宜振摇。

53. 答案：B

解析：冷处贮存应贮存在2℃~10℃环境中。

54. 答案：A

解析："阴凉处"贮存则应贮存在不超过20℃的环境中。

55. 答案：D

解析：该题针对"药品管理"知识点进行考核。应该贮存在棕色玻璃瓶内的药品是易受光线影响而变质的药品。硫酸镁——易风化；硫糖铝片——不能受潮；狂犬疫苗——需冷链；硝酸甘油片——需避光；脂肪乳——不宜冷冻。

56. 答案：C

解析：该题针对"药品管理"知识点进行考核。不能受潮的常用药品（举例）：①抗生素：注射剂氨苄西林及氨苄西林胶囊、注射用普鲁卡因青霉素、注射用阿洛西林钠、头孢米诺钠、注射用乳糖酸红霉素、琥乙红霉素、罗红霉素片及胶囊、制霉菌素。②维生素：维生素 B_1 片、维生素 B_6 片、维生素C片及泡腾片、复合维生素B片、鱼肝油丸、复方氨基酸片或胶囊、多种维生素和微量元素片。③消化系统用药：胰酶片、淀粉酶片、胃蛋白酶片及散剂、含糖胃蛋白酶散、多酶片、酵母片、硫糖铝片、双八面蒙脱石散、胃膜素、颠茄片、聚乙二醇电解质散剂。④抗贫血药：硫酸亚铁片、乳酸亚铁片、葡萄糖酸亚铁片、多糖铁丸、富马酸亚铁片。⑤电解质及微量元素：氯化钾片、氯化铵片、碘化钾片、复方碳酸钙片、碳酸氢钠片、口服补液盐。⑥镇咳祛痰平喘药：复方甘草片、苯丙哌林片、福尔可定片、异丙肾上腺素片、氨茶碱片、多索茶碱片。⑦降糖药：阿卡波糖片。⑧解热镇痛药：阿司匹林片、卡巴匹林钙散。⑨镇静及抗癫痫药：溴化钾片、苯妥英钠片。⑩消毒防腐药：含碘喉片、西地碘片、氯己定片。⑪含水溶性基质的栓剂：甘油栓、克霉唑栓、氯己定栓。⑫含有结晶水的药物，常因露置在干燥的空气中，逐渐失去其所含结晶水的一部分或全部，以致本身变成不透明的结晶体或粉末。风化后的药品，其化学性质一般并未改变，但在使用时剂量难以掌握。如阿托品等，可能因超过用量而造成事故。易风化的药品有阿托品、可待因、硫酸镁等。

57. 答案：E

解析：该题针对"药品管理"知识点进行考核。需要在凉暗处贮存的常用药品：①抗菌药物：头孢他啶（国产）、头孢哌酮舒巴坦（国产）、头孢克洛片及胶囊、头孢氨苄片及胶囊、注射用青霉素、青霉素 V 钾（国产）、注射用哌拉西林钠、美洛西林钠、头孢唑林钠、硫酸庆大霉素注射液、硫酸妥布霉素注射液、硫酸阿米卡星注射液、乙酰螺旋霉素片。②消化系统用药：托烷司琼注射剂、硫普罗宁片及注射液、曲匹布通片、熊去氧胆酸片、鹅去氧胆酸片、胶体酒石酸铋、枸橼酸铋钾颗粒、硫糖铝混悬液。③止咳药：复方甘草合剂等。④维生素：维生素 AD 制剂。⑤酶类制剂：胰蛋白酶、糜蛋白酶、玻璃酸酶、注射用辅酶三磷酸腺苷注射液、乳酶生。⑥氨基酸制剂：复方氨基酸注射剂。⑦眼科用药：硝酸毛果芸香碱滴眼液。⑧其他：曲克芦丁注射液、肝素钠注射液。

58. 答案：E

解析：过氧化氢溶液容易受光线影响而变质，不容易受湿度影响。胃蛋白酶、阿卡波糖、阿司匹林片、氨苄西林胶囊均为容易受湿度影响而变质的药品。

59. 答案：E

解析：盐酸氯丙嗪容易氧化。明矾、硫酸钠是易风化的药品；青霉素、氯霉素是容易水解的药品。

60. 答案：E

解析：水解是药物降解的主要途径，属于这类降解药物的主要有酯类（包括内酯）、酰胺类。青霉素、头孢菌素类药物的分子中存在着不稳定的 β - 内酰胺环，在

H⁺ 或 OH⁻ 影响下，很易裂环失效。

61. 答案：E

解析：该题针对"药品管理"知识点进行考核。重组人促红素不宜振摇。

62. 答案：B

解析：该题针对"需要特殊注意的药品的管理和使用"知识点进行考核。运动员参赛时禁用的药物为兴奋剂，包括：①蛋白同化激素：如甲睾酮、苯丙酸诺龙等；②肽类激素：如人生长激素、人促红素（EPO）或重组人促红素（rhEPO）、促性腺激素等；③麻醉药品：如可待因、哌替啶、芬太尼等；④精神刺激剂：如可卡因；⑤药品类易制毒化学品：如麻黄碱；⑥其他：如 β 受体阻断剂、利尿剂。

63. 答案：A

解析：该题针对"需要特殊注意的药品的管理和使用"知识点进行考核。药品类易制毒化学品请参见62题解析。

64. 答案：E

解析：该题针对"需要特殊注意的药品的管理和使用"知识点进行考核。请参见62题解析。

65. 答案：C

解析：该题针对"需要特殊注意的药品的管理和使用"知识点进行考核。请参见62题解析。

66. 答案：B

解析：精神刺激剂，如可卡因会使运动员情绪高涨、斗志昂扬，还能产生欣快感，能忍受竞技造成的伤痛，并提高攻击力。但用量大时，会出现中毒症状，呼吸快而浅，血压上升等，严重时会因呼吸麻痹而死亡。

67. 答案：A

解析：该题针对"给药剂量的计算"知识点进行考核。mg 与 μg 之间的换算关系是：$1mg = 1000μg$；B_{12} 注射剂的规格为

每支 0.1mg 即 100μg，由于每次肌内注射量为 50μg，故为 1/2 支。

68. 答案：A

解析：该题针对"给药剂量的计算"知识点进行考核。①按剂量 25μg 计算：25（μg）÷0.5（mg/mL）= 25（μg）÷500（μg/mL）= 0.05（mL）；②按剂量 50（μg）计算：50（μg）÷0.5（mg/mL）= 0.10（mL）因此，应抽取的药液是 0.05~0.10mL。

69. 答案：B

解析：该题针对"浓度的计算"知识点进行考核。①百分浓度：a. 重量比重量百分浓度：100g 溶液中所含溶质的克数，符号:%（g/g）；b. 重量比体积百分浓度：100mL 溶液中所含溶质的克数，符号:%（g/mL）；c. 体积比体积百分浓度：100mL 溶液中所含溶液的毫升数，符号:%（mL/mL）；②摩尔浓度：1L 溶液中含有溶质的摩尔数，符号:mol/L；③比例浓度：1 份溶质重量与溶液体积份数的比例，表示方式：1∶x（x 表示溶液的体积）；④百万分浓度：一百万份重量的溶液中所含有溶质的质量份数，符号:ppm。此题考察的是比例浓度，即 100mL 溶液中含有 1g 溶质。

70. 答案：C

解析：该题针对"浓度的计算"知识点进行考核。需要注意的是，溶液里面的溶质是不变的。$C_浓 V_浓 = C_稀 V_稀$，70% × 1000mL = 95% $V_浓$，$V_浓$ = 736.84mL。

71. 答案：A

解析：设需要 50% 的葡萄糖注射液的体积为 X，5% 的葡萄糖注射液的体积为 Y。可知，X + Y = 500mL；50% X + 5% Y = 10% × 500，根据上述公式可以得出 X 约为 56mL。Y = 500 − 56 = 444mL。

72. 答案：C

解析：该题针对"浓度的计算"知识点进行考核。采用冰点降低数据法：已知

某药 1% 溶液冰点下降值时，按公式 W = 0.52 × V/（100 × b）计算，其中，V 为需配制等渗溶液的体积，b 为该药的 1% 冰点下降值，W 为所需加入的药量。

W = 0.52 × V/（100 × 0.185）= 0.028V；C = W/V = 0.028V/V = 0.028 = 2.8%。

73. 答案：A

解析：该题针对"浓度的计算"知识点进行考核。采用冰点降低数据法：W =（0.52 − b × c）× V/（100 × b'）其中 W 为需添加的其他药物的量，b 为主药的 1% 冰点下降值，C 为主药百分浓度（注意，C 若为 5%，则带入 5 即可），V 为所配制溶液的体积，b' 为所添加药物的 1% 冰点下降值。W =（0.52 − b × c）× V/（100 × b'）=（0.52 − 0.16 × 2）× 500/（100 × 0.578）= 1.73 约等于 1.7。

74. 答案：E

解析：该题可以通过常识选择，0.9% 的氯化钠为等渗溶液。

75. 答案：E

解析：该题针对"浓度的计算"知识点进行考核。采用氯化钠等渗当量法计算：W =（0.9 − C × E）× V/100，其中 W 为配制等渗溶液需加入的氯化钠的量（g），V 为溶液的体积（mL），E 为 1g 药物的氯化钠等渗当量，C 为溶液中药物的百分浓度。W =（0.9 − 1 × 0.21）× 1000/100 = 6.9g。

76. 答案：C

解析：该题考查摩尔浓度的计算，摩尔浓度（mmol/L）= %（g/mL）× 1000/摩尔质量 × 100。0.9% 氯化钠注射的摩尔浓度为 0.9 × 1000/58.5 × 100 = 0.154（mol/L）。

77. 答案：A

解析：该题针对"浓度的计算"知识点进行考核。冰点法降低数据法公示请参见 73 题解析。

W = 0.52 × V/（100 × 0.381）= 0.0136;
C = W/V = 0.0136V/V = 0.0136 = 1.36%。

78. 答案：C

解析：该题针对"浓度的计算"知识点进行考核。采用冰点降低数据法，公式请参见 73 题解析。则：W =（0.52 − 0.12 × 1）×1000/（100 ×0.578）=6.92

79. 答案：A

解析：青霉素的常用计量单位是 IU。

80. E

解析：用药不适宜处方包括：①适应证不适宜的；②遴选的药品不适宜的；③药品剂型或给药途径不适宜的；④无正当理由不首选国家基本药物的；⑤用法、用量不适宜的；⑥联合用药不适宜的；⑦重复给药的；⑧有配伍禁忌或者不良相互作用的；⑨其他用药不适宜情况的。A～D 属于"不规范处方"，E 是"用药不适宜处方"。

81. 答案：E

解析：对单一抗菌药物已能控制的感染应用 2～3 个抗菌药属于盲目联合用药。

82. 答案：D

解析：给予每天给药一次的长效制剂、缓释或控释制剂是最符合简化治疗方案的。

83. 答案：B

解析：当剂量为 30～50mg/（kg·d），20kg 的儿童每日剂量为 30～50mg/kg × 20kg =600～1000mg，则分 3 次服用时，每次服用 200～333mg；则分 4 次服用时，每次服用 150～250mg。

84. 答案：C

解析：用药差错可出现在整个用药过程中，是可预防事件，涉及医师、药师和护士。

85. 答案：A

解析：平喘药、抗痛风药、氨基糖苷类抗生素和利胆药需要在服药时多饮水。

86. 答案：E

解析：降脂药通常在晚上睡前服药。

87. 答案：D

解析：处方调配时不需要询问患者病史和用药史。

88. 答案：A

解析：提高依从性的方法最有效的是简化治疗方案。

89. 答案：E

解析：滥用抗菌药物属于过度治疗用药。

90. 答案：B

解析：根据生物钟节律是睡前服用血脂调节药，因肝脏合成胆固醇峰期在夜间。其余选项不是根据生物钟节律。

91. 答案：D

解析：药师双人复核制是监测药师调配处方差错的措施。

92. 答案：B

解析：为减少不良反应而联合用药是合理的联合用药，其余选项都是不合理的。

93. 答案：D

解析：慢性病或轻症患者适宜口服给药，其余选项都是不适宜口服给药。

94. 答案：C

解析：肾上腺皮质激素分泌率最高出现的时间是上午 8 时。

95. 答案：D

解析：奥利司他是脂肪酶抑制剂，可减少脂肪吸收。

96. 答案：C

解析：皮内注射只在皮试时使用，是临床治疗不常用的。

97. 答案：E

解析：A～D 选项的说法都不正确。

98. 答案：A

解析：用体重计算年长儿童的剂量时，一般应选择剂量的下限。

99. 答案：E

解析：小儿体重 = 年龄 × 2 + 8 = 24kg，小儿剂量 = 成人剂量 × 小儿体重/70kg = 30 × 24/70 = 10mg/kg，所以一次的剂量 = 10mg/kg × 24kg = 240mg，一般药物每日给药 3 次，一日的剂量 = 240mg × 3 = 720mg。

100. 答案：E

解析：泡腾剂不能直接服用或口含。

101. 答案：C

解析：qh.——每小时；qs.——适量；qod.——隔日 1 次；qd.——每日；qn.——每晚。

102. 答案：B

解析：该题针对"中成药中含有的化学药成分"知识点进行考核。其余选项中的中成药均含有化学药成分。

103. 答案：D

解析：甲氧氯普胺和氯丙嗪合用可加重锥体外系反应。

104. 答案：D

解析：只有卡马西平是诱导剂，其余选项都是抑制剂。

105. 答案：B

解析：双歧三联活菌制剂宜冷藏但不宜冷冻。

106. 答案：A

解析：青霉素不宜选择葡萄糖注射剂作为溶剂，应选择氯化钠注射液作为溶剂。

107. 答案：E

解析：氯化钾不能直接静脉推注，需要稀释后才能使用。

108. 答案：A

解析：金属离子可与鞣酸结合，所以选择硫酸亚铁。

B 型题

[1~2]

答案：AB

解析：①无适应证用药：流感——抗生素；咳嗽——阿奇霉素；Ⅰ类手术切口——第三代头孢菌素；肠球菌感染——克林霉素（天然耐药）；大观霉素——非淋球菌泌尿道感染；②无正当理由超适应证用药：坦洛新——降压；阿托伐他汀钙——补钙；黄体酮——输尿管结石；小檗碱（黄连素）——降血糖；二甲双胍——非糖尿病患者的减肥。

[3~4]

答案：DB

解析：处方一般不得超过 7 日用量；急诊处方一般不得超过 3 日用量；特殊情况，处方用量可适当延长，但医师必须注明理由。

[5~7]

答案：BAC

解析：药物相互作用对药效学的影响：①作用不同的靶位，产生协同作用：磺胺甲噁唑（SMZ）+ 甲氧苄啶（TMP）；硫酸阿托品 + 胆碱酯酶复活剂（解磷定、氯磷定）；普萘洛尔 + 美西律联用。②保护药品免受破坏，从而增加疗效：亚胺培南 + 西司他丁钠；β-内酰胺类抗生素 + β-内酰胺酶抑制剂；左旋多巴 + 苄丝肼或卡比多巴。③促进吸收：铁剂 + 维生素C。④延缓或降低抗药性，以增加疗效：抗疟药青蒿素 + 乙胺嘧啶、磺胺多辛；磷霉素 + β-内酰胺类、氨基糖苷类、大环内酯类、氟喹诺酮类抗菌药物。⑤减少药品不良反应：阿托品 + 吗啡合用（胆囊结石腹痛）；普萘洛尔 + 硝酸酯类；普萘洛尔 + 硝苯地平；普萘洛尔 + 阿托品合用。⑥敏感化作用：排钾利尿剂（氢氯噻嗪）+ 强心苷药；利血平或胍乙啶 + 拟肾上腺素药。⑦拮抗作用：甲苯磺丁脲 + 氢氯噻嗪类药——降糖作用被拮抗；阿片类药（吗啡）+ 吗啡拮抗剂（纳洛酮、纳屈酮）。⑧增加毒性或药品不良反应：肝素钙 + 阿司匹林、非甾体抗炎药、右旋糖苷、双嘧达莫合用——增加出血的危险；山莨菪碱＋盐酸哌替啶合用——增加毒性；甲氧氯普胺＋吩噻嗪类抗精神病药合用——可加重锥体外系反应；氨基糖苷类抗生素＋依他尼酸、呋塞米和万古霉素合用——增加耳毒性和肾毒性。

[8～9]

答案：CE

解析：①需要在冷处贮存的常用药品：a. 胰岛素制剂、人血液制品、抗毒素、抗血清；b. 生物制品：促红素、重组人干扰素 α－2b 制剂、促肝细胞生长素等；c. 降钙素（密钙息）鼻喷雾剂；d. 抗心绞痛药：亚硝酸异戊酯吸入剂；e. 微生态制剂：双歧三联活菌胶囊等；f. 抗凝药：尿激酶、凝血酶、链激酶、巴曲酶、降纤酶注射剂；g. 止血药：奥曲肽注射液、生长抑素（国产）。②不宜冷冻的常用药品：a. 规定冷处储存的药品均不能冷冻；b. 输液剂，如甘露醇、脂肪乳等不能冷冻。③不宜振摇的药品：重组人促红素，用于治疗肾病和非肾病所致贫血（震荡后使用会出现纯红细胞再生障碍性贫血）。注意：a. 尽量静脉注射或皮下注射；b. 冷处储存；c. 切勿震动。

[10～11]

答案：CE

解析：①联合用药不适宜：a. 病因未明；b. 单一抗菌药已能控制的感染（而选用 2～3 种联合使用）；c. 大处方，盲目而无效果应用肿瘤辅助治疗药；d. 一药多名，即一种通用名的药物活性成分有多种不同商品名而导致重复用药；e. 联合应用毒性较大的药物，药量未经酌减，增加了不良反应发生率。如肠炎细菌感染性腹泻用小檗碱（黄连素）片＋盐酸地芬诺酯片＋八面体蒙脱石散剂。②有禁忌证用药：

忽略药品说明书的提示；忽略病情和患者的基础疾病；抗胆碱药和抗过敏药用于伴有青光眼和良性前列腺增生患者；治疗感冒和减轻鼻黏膜充血的盐酸伪麻黄碱用于伴有严重高血压患者；脂肪乳用于急性肝损伤、急性胰腺炎、脂质肾病、脑卒中、高血脂患者；抗抑郁药司来吉兰用于伴有尿潴留、前列腺增生的患者。

[12～13]

答案：DB

解析：根据临床需要选择给药途径的原则：能吃药不打针、能打针不输液；重症、急救——静脉注射、静脉滴注、肌内注射、吸入及舌下给药；轻症、慢性疾病——口服给药；皮肤疾病——溶液剂、酊剂、软膏剂、涂膜剂；腔道疾病——局部用栓剂。

[14～16]

答案：ACD

解析：该题针对"处方概述"知识点进行考核。处方具有法律性、技术性和经济性。①法律性：因开具处方或调配处方所造成的医疗差错或事故，医师和药师分别负有相应的法律责任。医师具有诊断权和开具处方权，但无调配处方权；药师具有审核、调配处方权，但无诊断权和修改处方权。②技术性：开具或调配处方者都必须由经过医药院校系统专业学习，并经资格认定的医药卫生技术人员担任。医师对患者做出明确的诊断后，在安全、有效、经济的原则下，开具处方。药师应对处方进行审核，并按医师处方准确、快捷地调配，将药品发给患者应用，并进行必要的用药及贮存药品的说明。③经济性：处方是药品消耗及药品经济收入结账的凭证和原始依据，也是患者在治疗疾病，包括门诊、急诊、住院全过程中用药报销的真实凭证。

[17～18]

答案：BC

解析：该题针对"处方概述"知识点进行考核。医师处方是医师为患者诊断、治疗和预防用药所开具的处方。法定处方主要指《中华人民共和国药典》、国家食品药品监督管理总局颁布标准收载的处方，具有法律的约束力。

[19～20]

答案：DE

解析：该题针对"处方概述"知识点进行考核。正文以 Rp 或 R（拉丁文 Recipe 和"请取"的缩写）标示，分列药品名称、剂型、规格、数量和用法用量。后记有医师签名或加盖专用签章，药品金额以及审核、调配、核对、发药的药学专业技术人员签名或加盖专用签章。

[21～23]

答案：ABD

解析：该题针对"处方概述"知识点进行考核。处方颜色（急黄儿绿麻一红）：①普通处方的印刷用纸为白色；②急诊处方印刷用纸为淡黄色，右上角标注"急诊"；③儿科处方印刷用纸为淡绿色，右上角标注"儿科"；④麻醉药品和第一类精神药品处方印刷用纸为淡红色，右上角标注"麻、精一"；⑤第二类精神药品处方印刷用纸为白色，右上角标注"精二"。

[24～26]

答案：ABE

解析：该题针对"用药适宜性审核"知识点进行考核。①非适应证用药，例如流感的病原体主要是流感病毒 A、B、C 型及变异型等（也称甲、乙、丙型及变异型），并非细菌。咳嗽的病因，可能由于寒冷刺激、花粉过敏、空气污染和气道阻塞所致，并非细菌感染，但在临床上无明显感染指征常被给予抗菌药物。例如，患者

咳嗽，但无感染诊断（白细胞计数不高，C 反应蛋白正常），给予阿奇霉素口服，一日 1 次，一次 0.5g。由于上面所述原因，咳嗽的病因有多种可能，并非阿奇霉素的适应证，属于非适应证用药；又如Ⅰ类手术切口应用第三代头孢菌素（三代头孢菌素对金黄色葡萄球菌不敏感）；肠球菌感染应用克林霉素（天然耐药）；大观霉素肌内注射用于非淋球菌泌尿道感染（大观霉素仅用于淋球菌感染）。②过度治疗用药表现在：a. 滥用抗菌药物、糖皮质激素、人血白蛋白、二磷酸果糖及肿瘤辅助治疗药等；b. 无治疗指征盲目补钙，过多的钙剂可引起高钙血症，并导致胃肠道不适、便秘、泌尿道结石等。例如患者诊断为食管癌，给予顺铂、氟尿嘧啶、多柔比星、依托泊苷治疗。对于食管癌患者，在应用顺铂＋氟尿嘧啶的基础上，加用多柔比星、依托泊苷并不能明显提高疗效，反而会增加毒性，这些抗肿瘤药的滥用属于过度治疗用药。③老年性骨质疏松症可选择钙制剂、维生素 D 或一种骨吸收抑制剂（以双膦酸盐尤其是阿仑膦酸钠）的"三联药物"治疗，为目前较为公认的治疗方案，属于有目的的联合用药。

[27～29]

答案：BCD

解析：该题针对"用药适宜性审核"知识点进行考核。由常用含有化学药成分的中成药品种表可知：扑感片中含氯苯那敏成分；消糖灵胶囊中含格列本脲成分；降压避风片中含氢氯噻嗪成分。

[30～33]

答案：ABCA

解析：该题针对"用药适宜性审核"知识点进行考核。①流感的病原体主要是流感病毒 A、B、C 型及变异型等（也称甲、乙、丙型及变异型），并非细菌。所以

头孢呋辛用于治疗流行性感冒属于非适应证用药。②黄体酮可松弛平滑肌，扩大输尿管口径，使结石下移；同时可通过竞争性对抗醛固酮作用利尿，并增加管腔内压，促使结石排出。虽然药物本身有排石作用，但其说明书中并未提及用于结石，故属于超适应证用药。③双氯芬酸是消化道溃疡患者禁用药，所以属于有禁忌证用药。④无适应证用药。例如，流感的病原体主要是流感病毒 A、B、C 型及变异型等（也称甲、乙、丙型及变异型），并非细菌。咳嗽的病因，可能由于寒冷刺激、花粉过敏、空气污染和气道阻塞所致，并非细菌感染，但在临床上无明显感染指征常被给予抗菌药物。例如患者咳嗽，但无感染诊断（白细胞计数不高，C 反应蛋白正常），给予阿奇霉素口服，一日 1 次，一次 0.5g。由于上面所述原因，咳嗽的病因有多种可能，并非阿奇霉素的适应证，属于非适应证用药；又如 I 类手术切口应用第三代头孢菌素等。

[34～37]

答案：BCDE

解析：该题针对"用药适宜性审核"知识点进行考核。①铁剂与维生素 C 联合应用，维生素 C 作为还原剂可促使铁转变为 2 价铁剂，从而促进铁被人体吸收。②敏感化作用：一种药物可使组织或受体对另一种药物的敏感性增强，即为敏感化现象。如排钾利尿剂可使血浆钾离子浓度降低，从而使心脏对强心苷药敏感化，容易发生心律失常。应用利血平或胍乙啶后能导致肾上腺素受体发生类似去神经性超敏现象，从而使具有直接作用的拟肾上腺素药的升压作用增强。③拮抗作用：两种药物在同一或不同作用部位或受体上发生拮抗即为拮抗作用，可分为竞争性、非竞争性拮抗作用。前者的拮抗发生在同一部位或受体，如甲苯磺丁脲的降糖作用是促进胰岛 β 细胞释放胰岛素的结果，可被氢氯噻嗪类药的作用所拮抗；另如吗啡拮抗药纳洛酮、纳屈酮可拮抗阿片类药的作用，主要在阿片 μ 受体产生特异性结合，亲和力大于吗啡和阿片类药，可用于吗啡中毒的解救等。而非竞争性拮抗发生在不同作用部位或受体，且拮抗现象不被药物的剂量加大所影响。④增加毒性或药品不良反应：肝素钙与阿司匹林、非甾体抗炎药、右旋糖苷、双嘧达莫合用，有增加出血的危险。氢溴酸山莨菪碱与盐酸哌替啶伍用时可增加毒性。甲氧氯普胺与吩噻嗪类抗精神病药合用可加重锥体外系反应。氨基糖苷类抗生素与依他尼酸、呋塞米和万古霉素合用，可增加耳毒性和肾毒性，听力损害可能发生，且停药后仍可发展至耳聋。

[38～41]

答案：EABC

解析：该题针对"用药适宜性审核"知识点进行考核。①影响吸收：抗酸药其复方制剂组分中通常含有 Ca^{2+}、Mg^{2+}、Al^{3+}、Bi^{3+}，与四环素类同服，可形成难溶性的配位化合物（络合物）而不利于吸收，影响疗效。改变胃排空或肠蠕动速度的药物，如阿托品、颠茄、丙胺太林等可延缓胃排空，增加药物的吸收，而甲氧氯普胺、多潘立酮等药物可增加肠蠕动，从而减少了药物在肠道中滞留时间，影响药物吸收。如以上药物同时在处方中应用，结果会影响疗效，应建议医师修改处方。②影响分布：药物与血浆蛋白结合率的大小是影响药物在体内分布的重要因素。与药物结合的血浆蛋白以白蛋白为主，也有少量 α 球蛋白和 β 球蛋白。这种结合是可逆的，结合与解离处于动态平衡。药物与血浆蛋白的结合型是没有药理活性的，也不能透过生物膜转运到靶组织或靶器官中。

只有游离型药物才具有药理活性，能自由地在体内组织分布转运发挥药理作用。当药物与血浆蛋白结合达到饱和时，若再增加给药剂量，游离药物浓度骤增；当合并用药时，可产生药物与血浆蛋白结合置换作用，血浆蛋白结合力高的药物置换结合力低的药物，使血浆蛋白结合力低的药物的游离型增多，这些情况下产生剂量相关的作用增强和毒性反应增强。如阿司匹林、依他尼酸、水合氯醛等均具有较强的血浆蛋白结合力，与口服磺酰脲类降糖药、抗凝血药、抗肿瘤药等合用，可使后三者的游离型药物增加血浆药物浓度升高。③影响代谢：药物代谢相互作用主要包括酶诱导相互作用和酶抑制相互作用。因为药物的代谢是依赖于酶催化作用实现的，其中一类代谢酶为专一性药酶，如胆碱酯酶、单胺氧化酶，它们只代谢乙酰胆碱和单胺类药物。而另一类为非专一性酶，一般指肝微粒体混合功能氧化酶系统，这些酶系统能代谢数百种药品，其主要存在肝细胞的内质网中，所以称为肝药酶或药酶，肝药酶主要指细胞色素 P450 酶系（cytochrome P450，CYP），CYP 具有许多同工酶，如 CYP1A2、CYP3A4、CYP2C9、CYP2C19、CYP2D6、CYP2E1 等。肝药酶的活性个体差异大，如遗传、年龄、营养、机体状态和疾病等均可影响酶的活性。同时药酶的活性可被部分药品所增强或灭活，凡能增强肝药酶活性的药物，称为肝药酶诱导剂或酶促剂，如苯巴比妥、苯妥英钠、利福平等。由肝药酶代谢的药物（即酶的底物）与肝药酶诱导剂合用时，底物代谢加快，即产生酶诱导相互作用，因此肝药酶诱导剂底物合并用药时，底物剂量应适当增加。凡能抑制或减弱肝药酶活性的药物称药酶抑制剂，如咪唑类抗真菌药、大环内酯类抗生素、异烟肼、西咪替丁等。被肝药酶代谢的药

物与肝药酶抑制剂合用时，底物代谢减慢，即产生酶抑制相互作用，因此肝药酶抑制剂与底物合并用药时，底物剂量应酌减。④影响排泄：通过竞争性抑制肾小管的排泄、分泌和重吸收等功能，增加或减缓药品的排泄。如丙磺舒、阿司匹林、吲哚美辛、磺胺药可减少青霉素自肾小管的排泄，使青霉素的血浆药物浓度增高，血浆半衰期延长。

[42~45]

答案：ECDA

解析：该题针对"用药适宜性审核"知识点进行考核。①碳酸氢钠、氢氧化铝、胃舒平、氨茶碱等不宜与山楂丸、保和丸、乌梅丸、五味子丸同用，因为后 4 种中成药含有酸性成分，与碱性化学药同服可发生中和反应，降低疗效。②复方氢氧化铝与丹参片不宜同用，丹参片的主要成分是丹参酮、丹参酚，与氢氧化铝形成铝结合物，不易被胃肠道吸收，降低疗效。③阿托品、咖啡因、氨茶碱不宜与小活络丹、香连片、贝母枇杷糖浆合用。因后者含有乌头、黄连、贝母等生物碱成分，同服易增加毒性，出现药物中毒。⑤舒肝丸不宜与甲氧氯普胺合用，因舒肝丸中含有芍药，有解痉、镇痛作用，而甲氧氯普胺则能加强胃肠收缩，两者合用作用相反，会相互降低药效。

[46~47]

答案：CA

解析：该题针对"用药适宜性审核"知识点进行考核。①保护药品免受破坏，从而增加疗效。亚胺培南可在肾脏中被肾肽酶破坏，制剂中加入西司他丁钠，后者为肾肽酶抑制剂，保护亚胺培南在肾脏中不受破坏，阻断前者在肾脏的代谢，保证药物的有效性。在 β-内酰胺酶抑制剂与-β-内酰胺类抗生素复方制剂中，如

阿莫西林/克拉维酸钾、替卡西林/克拉维酸钾、氨苄西林/舒巴坦、头孢哌酮/舒巴坦，它们的体外抗菌活性试验及体内抗菌疗效均表明，β-内酰胺酶抑制剂可竞争性和非竞争性抑制β-内酰胺酶，使青霉素、头孢菌素免受开环破坏。这种复方制剂在体外的抗菌活性是单用β-内酰胺类抗生素的几倍至几十倍，体内抗菌疗效亦显著优于单用β-内酰胺类抗生素。②影响分布：药物与血浆蛋白结合率的大小是影响药物在体内分布的重要因素。与药物结合的血浆蛋白以白蛋白为主，也有少量α球蛋白和β球蛋白。这种结合是可逆的，结合与解离处于动态平衡。药物与血浆蛋白的结合型是没有药理活性的，也不能透过生物膜转运到靶组织或靶器官中。只有游离型药物才具有药理活性，能自由地在体内组织分布转运发挥药理作用。当药物与血浆蛋白结合达到饱和时，若再增加给药剂量，游离药物浓度骤增；当合并用药时，可产生药物与血浆蛋白结合置换作用，血浆蛋白结合力高的药物置换结合力低的药物，使血浆蛋白结合力低的药物的游离型增多，这些情况下产生剂量相关的作用增强和毒性反应增强。如阿司匹林、依他尼酸、水合氯醛等均具有较强的血浆蛋白结合力，与口服磺酰脲类降糖药、抗凝血药、抗肿瘤药等合用，可使后三者的游离型药物增加血浆药物浓度升高。

[48～50]

答案：CBA

解析：该题针对"用药适宜性审核"知识点进行考核。增加毒性或药品不良反应：肝素钙与阿司匹林、非甾体抗炎药、右旋糖苷、双嘧达莫合用，有增加出血的危险。氢溴酸山莨菪碱与盐酸哌替啶合用时可增加毒性。甲氧氯普胺与吩噻嗪类抗精神病药合用可加重锥体外系反应。氨基糖苷类抗生素与依他尼酸、呋塞米和万古霉素合用，可增加耳毒性和肾毒性，听力损害可能发生，且停药后仍可发展至耳聋。

[51～53]

答案：EAD

解析：该题针对"用药适宜性审核"知识点进行考核。①普萘洛尔与阿托品合用，可消除普萘洛尔所致的心动过缓；普萘洛尔也可消除阿托品所致的心动过速。②两种药物在同一或不同作用部位或受体上发生拮抗即为拮抗作用，可分为竞争性、非竞争性拮抗作用。前者的拮抗发生在同一部位或受体，如甲苯磺丁脲的降糖作用是促进胰岛β细胞释放胰岛素的结果，可被氢氯噻嗪类药的作用所拮抗；吗啡拮抗剂纳洛酮、纳屈酮可拮抗阿片类药的作用，主要在阿片μ受体产生特异性结合，亲和力大于吗啡和阿片类药，可用于吗啡中毒的解救等。而非竞争性拮抗发生在不同作用部位或受体，且拮抗现象不被药物的剂量加大所影响。③敏感化作用：一种药物可使组织或受体对另一种药物的敏感性增强，即为敏感化现象。如排钾利尿剂可使血浆钾离子浓度降低，从而使心脏对强心苷药敏感化，容易发生心律失常。应用利血平或胍乙啶后能导致肾上腺素受体发生类似去神经性超敏感现象，从而使具有直接作用的拟肾上腺素药的升压作用增强。

[54～55]

答案：AC

解析：该题针对"用药适宜性审核"知识点进行考核。①抗酸药其复方制剂组分中通常含有Ca^{2+}、Mg^{2+}、Al^{3+}、Bi^{3+}，与四环素同服，可形成难溶性的配位化合物（络合物）而不利于吸收，影响疗效。②阿托品、颠茄、丙胺太林等可延缓胃排空，增加药物的吸收，而甲氧氯普胺、多潘立酮等药物可增加肠蠕动，从而减少了药物在肠道中滞留时间，影响药物吸收。

[56～59]

答案：AECB

解析：该题针对"用药适宜性审核"知识点进行考核。药酶的活性可被部分药品所增强或灭活，凡能增强肝药酶活性的药物，称为肝药酶诱导剂或酶促剂，如苯巴比妥、苯妥英钠、利福平等。②阿司匹林、依他尼酸、水合氯醛等均具有较强的血浆蛋白结合力，与口服磺酰脲类降糖药、抗凝血药、抗肿瘤药等合用，可使后三者的游离型药物增加，血浆药物浓度升高。③由于辛伐他汀、洛伐他汀、阿托伐他汀为无活性的前药，需要经过 CYP3A4 代谢而产生活性，而酮康唑、伊曲康唑、氟康唑都是该酶的抑制剂。④丙磺舒、阿司匹林、吲哚美辛、磺胺药可减少青霉素自肾小管的排泄，使青霉素的血浆药物浓度增高。血浆半衰期延长，毒性可能增加。

[60～62]

答案：BAE

解析：该题针对"用药适宜性审核"知识点进行考核。一种药物可使组织或受体对另一种药物的敏感性增强，即为敏感化现象。如排钾利尿剂可使血浆钾离子浓度降低，从而使心脏对强心苷药敏感化，容易发生心律失常。两种药物在同一或不同作用部位或受体上发生拮抗即为拮抗作用，可分为竞争性、非竞争性拮抗作用。前者的拮抗发生在同一部位或受体，如甲苯磺丁脲的降糖作用是促进胰岛 β 细胞释放胰岛素的结果，可被氢氯噻嗪类药的作用所拮抗；氢溴酸山莨菪碱与盐酸哌替啶（具有抗胆碱作用）合用时可增加毒性。

[63～65]

答案：ABE

解析：本组题考察影响药品质量的环境因素。

[66～67]

答案：CD

解析：该题针对"药品管理"知识点进行考核。①含有结晶水的药物，常因露置在干燥的空气中，逐渐失去其所含结晶水的一部分或全部，以致本身变成不透明的结晶体或粉末。风化后的药品，其化学性质一般并未改变，但在使用时剂量难以掌握。如阿托品等，可能因超过用量而造成事故。易风化的药品有阿托品、可待因、硫酸镁等。②大多数药品在湿度较高的情况下，能吸收空气中的水蒸气而引湿，其结果使药品稀释、潮解、变形、发霉等。易引湿的药品有胃蛋白酶、甘油等。

[68～71]

答案：CBAE

解析：该题针对"药品管理"知识点进行考核。①易风化的药品——阿托品、可待因、硫酸镁；②易吸湿的药品——胃蛋白酶、甘油；③易水解的药品——酯类（包括内酯）、酰胺类。青霉素、头孢菌素类药物；④易氧化的药品——酚类（如肾上腺素、左旋多巴、吗啡、水杨酸钠等）、烯醇类（如维生素C）、芳胺类（如磺胺嘧啶钠）、吡唑酮类（如氨基比林）、噻嗪类（如盐酸氯丙嗪、盐酸异丙嗪）药物；⑤易挥发的药品——浓氨溶液、乙醚。

[72～74]

答案：AED

解析：该题针对"药品管理"知识点进行考核。①片剂：检查是否符合下面情况。形状一致，色泽均匀，片面光滑，无毛糙起孔现象；无附着细粉、颗粒；无杂质、污垢；包衣颜色均一，无色斑，且厚度均匀，表面光洁，破开包衣后，片芯的颗粒应均匀，颜色分布均匀，无杂质，片剂的硬度应适中，无磨损、粉化、碎片及过硬现象，其气味、味感正常，符合该药物的特异物理性状。②颗粒剂：主要应检查外形，大小，气味，口感，溶化性是否符合标准等。③软膏剂：检查均匀度、细腻度，有无异臭、酸败、干缩、变色、油层析出等变质现象。

[75～76]

答案：DA

解析：该题针对"药品管理"知识点进行考核。①低精蛋白胰岛素注射剂：需要在冷处（2℃～10℃）贮存的药品在运输中应做到冷链，并避免冻结；②脂肪乳：不宜冷冻的药品，25℃以下保存；③利福平片：易受光线影响，需避光，阴凉处贮存；④胰酶片：易受湿度影响，故需密闭；⑤巴曲酶注射剂：巴曲酶注射液：遮光，在5℃下保存（但应避免冻结）。

[77～80]

答案：CDAB

解析：该题针对"药品管理"知识点进行考核。保管方法一般药品贮存于室温（10～30℃）即可。如指明"阴凉处"是指不超过20℃，"凉暗处"是指遮光并且温度不超过20℃。冷处是指2℃～10℃。

[81～84]

答案：DEAC

解析：该题针对"药品管理"知识点进行考核。①易受湿度影响而变质的药品，可用玻璃瓶软木塞塞紧、蜡封、外加螺旋盖盖紧。对易挥发的药品，应密封，置于阴凉干燥处；控制药库内的湿度，以保持相对湿度在35%～75%，可设置除湿机、排风扇或通风器，可辅用吸湿剂如石灰、木炭，有条件者，尤其在梅雨季节，更要采取有效的防霉措施。除上述防潮设备外，药库应根据天气条件，分别采取下列措施，即在晴朗干燥的天气，可打开门窗，加强自然通风；当雾天、雨天或室外湿度高于

室内时，应紧闭门窗，以防室外潮气侵入。②对挥发性大的药品如浓氨溶液、乙醚等，在温度高时容器内压力大，不应剧烈震动。开启前应充分降温，以免药液（尤其是氨溶液）冲出造成伤害事故。③易受光线影响而变质的药品，需要遮光保存，应放在阴凉干燥、阳光不易直射到的地方。门、窗可悬挂遮光用的黑布帘、黑纸，以防阳光照射。可采用棕色瓶或用黑色纸包裹的玻璃容器包装，以防止紫外线的透入。④易受温度影响而变质的药品，可根据其不同性质要求，分别存放于"阴凉处""凉暗处"或"冷处"。

[85～87]

答案：CEB

解析：该题针对"需要特殊注意的药品的管理和使用"知识点进行考核。兴奋剂包括：①蛋白同化激素，如甲睾酮、苯丙酸诺龙等；②肽类激素，如人生长激素、人促红素（EPO）或重组人促红素（rhE-PO）、促性腺激素等；③麻醉药品，如可待因、哌替啶、芬太尼等；④精神刺激剂，如可卡因；⑤药品类易制毒化学品，如麻黄碱；⑥其他，如β受体阻断剂、利尿剂。

[88～91]

答案：AECD

解析：呋塞米等利尿剂在清晨服用，格列美脲在餐中服用，阿司匹林等非甾体抗炎药在餐后服用，普伐他汀等降脂药在睡前服用，甲氧氯普胺等促胃动力药在餐前服用。

[92～93]

答案：CA

解析：该题考查的是同样的药物不同的剂型会有不同的治疗作用。硫酸镁静脉注射可降压和对抗惊厥，外敷可消除肢水肿；甘露醇静脉滴注用于脑水肿、降低颅内压，冲洗用于经尿道前列腺切除术的

药品。

[94～95]

答案：BE

解析：无正当理由超说明书用药是超常处方。单张门急诊处方超过5种药品是不规范处方。

[96～99]

答案：BDEA

解析：儿童剂量的换算最合理的是根据体表面积计算。维生素E 6mg等于生育酚当量10U是维生素质量单位的换算。链霉素、土霉素、红霉素以纯游离碱1μg作为1IU是抗生素质量单位的换算。一般给予成人常用量的3/4，初始剂量为成人常用量的1/2～1/3是老人剂量的换算。

[100～102]

答案：EAD

解析：服用脂溶性维生素时宜适当多食脂肪类，以促进药物的吸收，服用头孢类药物时不宜饮酒，会产生严重不良反应，应用麻醉药利多卡因时不宜吸烟。

[103～105]

答案：ECB

解析：高血压患者应用抗高血压药＋利尿剂属于有目的的联合用药，感染性腹泻患者应用小檗碱＋鞣酸蛋白属于过度治疗用药，普通感冒患者应用抗病毒药＋抗生素属于非适应证用药。

[106～107]

答案：AD

解析：苯溴马隆等抗痛风药要多喝水，促进尿酸排泄，琥珀酸亚铁等含金属离子的药物不宜喝茶。

[108～111]

答案：BAEC

解析：硫酸镁外敷消除水肿，硫酸镁溶液（33%）口服可解除胆管痉挛，硫酸镁溶液（50%）口服可导泻，尿素静脉滴注可降低颅脑内压。

[112～115]

答案：CCAB

解析：醋酸氯己定水溶液和醇溶液都是外用杀菌剂，甘露醇注射剂可用于脑水肿、颅内高压和青光眼，甘露醇冲洗液可用于经尿道做前列腺切除术。

[116～119]

答案：EDBA

解析：缓控释制剂：一般应整片或整丸吞服的制剂；膜剂：可供口服或黏膜外用的制剂；泡腾片剂：可迅速崩解和释放药物的制剂；滴丸剂：多用于病情急重者的制剂。

[120～121]

答案：BE

解析：服用时饮酒抑制乙醛脱氢酶，以致使呈现"双硫仑样反应"的药物是替硝唑，饮酒干扰胆碱的合成、可致使肝毒性、神经毒性增加的药物是氟尿嘧啶、甲氨蝶呤等抗肿瘤药。

[122～124]

答案：DAC

解析：饮酒可使其吸收明显减少的药物是维生素B。饮酒可使其代谢加快、药效减弱的药物是苯妥英钠。饮酒可导致患者对该药耐受性降低的是卡马西平。

[125～127]

答案：BDC

解析：适宜餐前服用的是促胃动力药，适宜餐中服用的是灰黄霉素，适宜早晨空腹服用的是驱虫药。

[128～130]

答案：BCE

解析：可减少或减慢同服药物代谢的药物是代谢酶抑制剂西咪替丁。丙胺太林可延缓胃排空，影响同服药物吸收。西沙必利是促胃动力药，可增加胃肠蠕动，影响同服药物吸收。

[131~133]

答案：CDC

解析：盲目联合用药包括病因未明用药、单一抗菌药已能控制的感染而应用2~3种抗菌药、盲目应用肿瘤辅助治疗药、一药多名、联合应用毒性较大药物增加不良反应的发生率。罗非昔布用于预防结肠、直肠癌属于超适应证用药。

[134~135]

答案：AC

解析：钙离子与四环素类如米诺环素同服，可形成难溶性络合物，影响吸收。罗红霉素是肝药酶抑制剂，干扰肝脏代谢。

[136~139]

答案：BDAC

解析：餐中服用，可以减少对胃肠道刺激的药品是二甲双胍。睡前服用，可使抑制肝脏合成胆固醇效果更好的药品是瑞舒伐他汀。餐前服用，可以充分附着于胃壁黏膜的药品是复方铝酸铋。餐前服用，可以促进胃排空的药品是甲氧氯普胺。

[140~143]

答案：ADEE

解析：氨氯地平等抗高血压药服用时间是在早晨，双氯芬酸等非甾体抗炎药应餐后服用，艾司唑仑等安眠药应在睡前服用，普伐他汀等降脂药应在睡前服用。

[144~145]

答案：BD

解析：用药后30分钟内不宜进食或者饮水的剂型是舌下片。用药后2小时内尽量不排尿或局部冲洗的剂型是阴道栓。

[146~148]

答案：CDA

解析：用药后不宜即刻饮水或者进食的剂型为含漱剂。宜整片吞服，不宜嚼碎或者掰碎服用的剂型为缓释片。宜用温水浸泡，

不宜直接服用或者口含的剂型为泡腾片。

[149~151]

答案：DAC

解析：服用左旋多巴不宜同食高蛋白食物，因为高蛋白食物在肠内产生大量氨基酸，阻碍左旋多巴的吸收。服用环孢素不宜同食葡萄柚汁，葡萄柚汁主要抑制CYP3A4活性，通过CYP3A4代谢的药物与葡萄柚汁同服会引起生物利用度增加。服用磺胺甲噁唑不宜同食食醋，磺胺类药物在酸性条件下溶解度降低，可在尿道中形成磺胺结晶。

[152~155]

答案：EACD

解析：口服给药的外文缩写是po。肌肉注射给药的外文缩写是im。静脉注射给药的外文缩写是iv。静脉滴注给药的外文缩写是ivgtt。

[156~159]

答案：DABE

解析：茶碱属于CYP1A2底物药物。红霉素属于CYP3A4抑制剂。利福平属于CYP3A4诱导剂。奥美拉唑属于CYP2D6抑制剂。

[160~162]

答案：ABC

解析：糖皮质激素适宜给药时间是清晨。促胃肠动力药适宜给药时间是餐前。α-糖苷酶抑制剂适宜给药时间是餐中。

[163~164]

答案：CB

解析：服药后要多饮水的药品是磺胺类药物。服药后1小时内限制饮水的药品是胃黏膜保护剂。

C型题

[1~4]

答案：CBDA

解析：坦洛新治疗高血压属于超适应

用药；咳嗽无发热使用阿奇霉素属于无适应证用药；脂肪乳禁忌用于急性肝损伤、脂质肾病、脑卒中；滥用糖皮质激素、白蛋白属于过度治疗用药。

[5~7]

答案：CDD

解析：山莨菪碱联用哌替啶不良反应有相同的，可使毒性增强；纳洛酮或纳曲酮能够用于解救吗啡中毒的机制是竞争性拮抗作用；心律失常患者同时服用氢氯噻嗪与地高辛、出现心律失常的机制是敏感化作用。

[8~11]

答案：CDCC

解析：处方分为医师处方和法定处方；病区用药医嘱单属于处方；急诊处方是淡黄色；二类精神药品处方印刷用纸为白色，右上角标注"精二"，中药和儿科处方右上角不标，麻醉处方标"麻"，一类精神药处方是淡红色。

[12~15]

答案：CAED

解析：未使用药品规范名称是不规范处方；重复用药是用药不适宜处方；无正当理由不首选国家基本药物是用药不适宜处方；无正当理由超说明书用药是超常处方。

[16~19]

答案：EBCE

解析：西咪替丁是肝药酶抑制剂，可减少或减慢同服药物代谢；利福平是肝药酶诱导剂，加快或增多同服药物代谢；阿司匹林合用格列美脲可竞争血浆蛋白结合，影响药物分布；"注射青霉素＋口服丙磺舒"以延长青霉素半衰期是因为影响了青霉素的排泄，属于药动学机制。

[20~21]

答案：ED

解析：普通处方印刷用纸为白色。每

日三次是 tid. 。

X 型题

1. 答案：ABCE

解析：①处方的概念：由注册的执业医师和执业助理医师开具的，由药师审核、调配、核对，并作为患者用药凭证的医疗文书，包括病区用药医嘱单。②处方的性质：法律性、技术性、经济性。③处方的结构：前记、正文、后记。④处方的种类：法定处方具有法律的约束力；医师处方——医师为患者开具的处方。⑤处方的颜色和标注（右上角）：a. 普通处方：白色；急诊处方：淡黄色"急诊"；b. 儿科处方：淡绿色"儿科"；c. 麻醉药品：淡红色"麻"；d. 第一类精神药：淡红色"精一"；第二类精神药品：白色"精二"。

2. 答案：ABCDE

解析：该题考查的是对规定必须做皮试的药品。根据《中华人民共和国药典临床用药须知》，降纤酶注射剂、抑肽酶注射剂、白喉抗毒素注射剂、青霉素 V 钾片、α-糜蛋白酶注射剂等在注射前必须做皮肤药敏试验。

3. 答案：ACD

解析：处方的书写规范：①整体不得涂改，如有修改，必须在修改处签名并注明修改日期。②一人一方，每张处方只限于一名患者的用药。③前记，清晰完整，除特殊情况外，必须注明临床诊断；一般情况、临床诊断应与病历记载相一致；实足年龄，新生儿、婴幼儿写日、月龄，必要时注明体重；④正文，药品类别，西药、中成药可以分别开具，也可以开具一张处方；中药饮片应单独开具处方；药品名称，应当使用药品通用名称、复方制剂药品名称。药品剂量，药品名称、剂量、规格、用法、用量要准确规范；药品剂量与数量一律用阿拉伯数字书写；药品用法可用规范的中文、英文、拉丁文或者缩写体；药品用量，不得使用"遵医嘱""自用"等含糊不清字句等。一般应按照药品说明书中的常用剂量使用，特殊情况需超剂量使用时，应注明原因并再次签名；中药饮片，按君、臣、佐、使的顺序排列；药物调剂、煎煮的特殊要求注明在药品右上方，对饮片的产地、炮制有特殊要求的，应在药名之前写明；每张处方限定，每张处方不得超过 5 种药品；化学药、中成药处方，每一种药品须另起一行；处方一般不得超过 7 日用量；急诊处方一般不得超过 3 日用量；特殊情况，处方用量可适当延长，但医师必须注明理由；特殊药品，麻、精、毒、放药品的处方用量应当严格执行国家有关规定；开具麻醉药品处方时，应有病历记录；正文空白，画一斜线，以示处方完毕。④后记，医师签名，处方医师的签名式样和专用签章必须与在药学部门留样备查的式样一致。

4. 答案：ABE

解析：药物相互作用对药动学的影响。①影响吸收：抗酸药复方制剂（含有 Ca^{2+}、Mg^{2+}、Al^{3+}、Bi^{3+}）+ 四环素，形成难溶性的络合物而影响吸收；②影响疗效：阿托品、颠茄、丙胺太林 +?，延缓胃排空，增加药物的吸收；甲氧氯普胺、多潘立酮 +?，增加肠蠕动，减少药物吸收；③影响分布：阿司匹林、依他尼酸、水合氯醛（有较强的血浆蛋白结合力）+ 口服磺酰脲类降糖药、抗凝血药、抗肿瘤药后三者的游离型药物增加，血浆药物浓度升高；氟西汀 + 华法林或洋地黄毒苷使华法林或洋地黄毒苷的游离血浆浓度升高；④影响代谢：肝药酶诱导剂 +（苯巴比妥、苯妥英钠、卡马西平、利福平），底物代谢较快——应适当增加剂量；肝药酶抑制剂 +（咪唑类抗真菌药、大环内酯类抗生素、异

烟肼、西咪替丁），底物代谢减慢——应适当减量；⑤影响排泄：丙磺舒、阿司匹林、吲哚美辛、磺胺药——可减少青霉素自肾小管的排泄，使青霉素排泄减慢，血浆药物浓度增高，血浆半衰期延长。

5. 答案：BD

解析：该题针对"处方概述"知识点进行考核。处方格式由以下三部分组成。①前记：前记包括医疗、预防、保健机构名称，费别（支付与报销类别），患者姓名、性别、年龄，门诊或住院病历号、科别或病区和床位号，临床诊断，开具日期等，并可添列特殊要求的项目。麻醉药品、第一类精神药品和毒性药品处方还应当包括患者身份证明编号，代办人姓名、身份证明编号。②正文：正文以 Rp 或 R（拉丁文 Recipe 和"请取"的缩写）标示，分列药品名称、剂型、规格、数量和用法用量。③后记：后记有医师签名或加盖专用签章，药品金额以及审核、调配、核对、发药的药学专业技术人员签名或加盖专用签章。审核、调配、核对、发药的药学专业技术人员签名的目的主要有三个：①明示药师的责任；②严格执行处方管理办法、优良药房工作管理规范；③统计工作量或绩效考核。目前部分医疗单位已经使用电子处方，医师使用计算机打印的电子处方其格式要与手写处方一致。电子处方应当有严格的签名管理程序，必须设置处方或医嘱正式开具后不能修改的程序。原卫生部颁布的《处方管理办法》（2007 年版）规定医师利用计算机开具、传递普通处方时，应当同时打印出纸质处方，其组成与手写处方一致；打印的纸质处方经签名或者加盖签章后有效。药师核发药品时，应当核对打印的纸质处方，无误后发给药品，并将打印的纸质处方与计算机传递处方同时收存备查。

6. 答案：BC

解析：该题针对"处方概述"知识点进行考核。处方格式由三部分组成，即前记、正文和后记。

7. 答案：BDE

解析：该题针对"处方合法性审核"知识点进行考核。处方书写的基本要求：①处方记载的患者一般情况、临床诊断应清晰、完整，并与病历记载相一致。②每张处方只限于一名患者的用药。③处方字迹应当清楚，不得涂改。如有修改，必须在修改处签名并注明修改日期。④医师开具处方应当使用经国务院食品药品监督管理部门批准并公布的药品通用名称、复方制剂药品名称。医疗机构或者医师、药师不得自行编制药品缩写名称或者使用代号；书写药品名称、剂量、规格、用法、用量要准确规范，药品用法可以用规范的中文、英文、拉丁文或者缩写体书写，但不得使用"遵医嘱""自用"等含糊不清字句等。⑤年龄必须写实足年龄，新生儿、婴幼儿写日、月龄，必要时注明体重。西药、中成药可以分别开具处方，也可以开具一张处方。中药饮片应单独开具处方。⑥化学药、中成药处方，每一种药品须另起一行。每张处方不得超过 5 种药品。⑦一般应按照药品说明书中的常用剂量使用，特殊情况需超剂量使用时，应注明原因并再次签名。⑧为便于药学专业技术人员审核处方，医师开具处方时，除特殊情况外必须注明临床诊断。⑨开具处方后的空白处应画一斜线，以示处方完毕。⑩处方医师的签名式样和专用签章必须与在药学部门留样备查的式样一致，不得任意改动，否则应重新登记留样备案。⑪药品剂量与数量一律用阿拉伯数字书写。剂量应当使用法定剂量单位：重量以克（g）、毫克（mg）、微克（µg）、纳克（ng）、皮克（pg）为单位；容量以升（L）、毫升（mL）、微升（µL）为单位；有些以国际单位（IU）、单位（U）计算。片剂、丸剂、胶囊剂、散剂、颗粒剂分别以片、丸、粒、袋为单位；溶液剂以支、瓶为单位；软膏及乳膏剂以支、盒为单位；注射剂以支、瓶为单位，应注明含量；饮片以剂为单位。⑫处方一般不得超过 7 日用量；急诊处方一般不得超过 3 日用量；对于某些慢性病、老年病或特殊情况，处方用量可适当延长，但医师必须注明理由。⑬麻醉药品、精神药品、医疗用毒性药品、放射性药品的处方用量应当严格执行国家有关规定。开具麻醉药品处方时，应有病历记录。

8. 答案：ABCE

解析：该题针对"处方合法性审核"知识点进行考核。特殊情况需要超剂量用药时，应当注明原因，并由医师再次签名。

9. 答案：AC

解析：该题针对"用药适宜性审核"知识点进行考核。OS. 左眼；OD. 右眼；OL. 左眼；OU. 双眼；qs. 适量。

10. 答案：ABCDE

解析：审核用药适宜性，药师应当对处方用药适宜性进行审核，审核内容包括：①规定必须做皮试的药品，处方医师是否注明过敏试验及结果的判定；②处方用药与临床诊断的相符性；③剂量、用法和疗程的正确性；④选用剂型与给药途径的合理性；⑤是否有重复给药现象；⑥是否有潜在临床意义的药物相互作用和配伍禁忌；⑦其他用药不适宜情况。药师经处方审核后，认为存在用药不适宜时，应当告知处方医师，请其确认或者重新开具处方。药师发现严重不合理用药或者用药错误，应当拒绝调剂，及时告知处方医师，并应当记录，按照有关规定报告。

11. 答案：BCD

解析：用药超越药品说明书的适应证范围，既有盲目性，又易招致不良反应，同时也无法律保护。例如口服坦洛新用于降压、阿托伐他汀用于补钙等。如必须超适应证用药，一定要患者知情同意。例如患者诊断为输尿管结石，给予黄体酮，一日2次，一次20mg，肌内注射。是因黄体酮可松弛平滑肌，扩大输尿管口径，使结石下移；同时可通过竞争性对抗醛固酮作用利尿，并增加管腔内压，促使结石排出。虽然药物本身有排石作用，但其说明书中并未提及用于结石，故属于超适应证用药。

12. 答案：AD

解析：该题针对"用药适宜性审核"知识点进行考核。

13. 答案：BCD

解析：许多中药与化学药物联用后，能使疗效提高，有时呈现很显著的协同作用。如黄连、黄柏与四环素、呋喃唑酮、磺胺甲噁唑合用治疗痢疾、细菌性腹泻有协同作用，常使疗效成倍提高。金银花能加强青霉素对耐药性金黄色葡萄球菌的杀菌作用。丙谷胺与甘草、白芍、冰片一起治疗消化性溃疡有协同作用，并已制成复方胃谷胺。从仙鹤草根芽中提纯的鹤草酚对日本血吸虫有抑杀作用。大蒜素与链霉素联用，可提高后者效价约3倍及血药浓度约2倍。甘草与氢化可的松在抗炎、抗变态反应方面有协同作用，因甘草甜素有糖皮质激素样作用，并可抑制氢化可的松在体内的代谢灭活，使其血药浓度升高。黄芩、砂仁、木香、陈皮对肠道蠕动有明显抑制作用，可延长地高辛、维生素B_{12}、灰黄霉素等在小肠上部的停留时间，有利于吸收，提高疗效。丹参注射液与间羟胺、多巴胺等升压药同用时，不但能加强升压作用，还能延长升压药的作用时间。

14. 答案：BCE

解析：重复用药系指一种化学单体的药物，同时或序贯应用，导致作用和剂量的重复。重复用药易发生药品不良反应和用药过量。其原因主要有以下几点。①一药多名：我国药品一药多名的现象比较严重，同一通用名药品常有多种不同的商品名，少则几个，多则几十甚至上百，在临床用药上存在较大的安全隐患，易致重复用药、用药过量或中毒。②中成药中含有化学药成分：在我国批准注册的中成药中，有两百多种是中西药复方制剂，即含有化学药的中成药。医师、药师及患者都必须清楚，这类制剂不能仅作为一般的中成药使用。

15. 答案：ABDE

解析：肝药酶的活性个体差异大，如遗传、年龄、营养、机体状态和疾病等均可影响酶的活性。同时药酶的活性可被部分药品所增强或灭活，凡能增强肝药酶活性的药物，称为肝药酶诱导剂或酶促剂，如苯巴比妥、苯妥英钠、利福平等。由肝药酶代谢的药物（即酶的底物）与肝药酶诱导剂合用时，底物代谢加快，即产生酶诱导相互作用，因此肝药酶诱导剂底物合并用药时，底物剂量应适当增加。凡能抑制或减弱肝药酶活性的药物称药酶抑制剂，如咪唑类抗真菌药、大环内酯类抗生素、异烟肼、西咪替丁等。被肝药酶代谢的药物与肝药酶抑制剂合用时，底物代谢减慢，即产生酶抑制相互作用，因此肝药酶抑制剂与底物合并用药时，底物剂量应酌减。

16. 答案：ACDE

解析：影响排泄：通过竞争性抑制肾小管的排泄、分泌和重吸收等功能，增加或减缓药品的排泄。如丙磺舒、阿司匹林、吲哚美辛、磺胺药可减少青霉素自肾小管的排泄，使青霉素的血浆药物浓度增高，血浆半衰期延长。

17. 答案：CD

解析：中成药虎骨酒、人参酒、舒筋活络酒与苯巴比妥等镇静药不宜同服，因可加强对中枢神经的抑制作用而发生危险。

18. 答案：ABD

解析：复方氢氧化铝与丹参片不宜同用，丹参片的主要成分是丹参酮、丹参酚，与氢氧化铝形成铝结合物，不易被胃肠道吸收，降低疗效。碳酸氢钠、氢氧化铝、胃舒平、氨茶碱等不宜与山楂丸、保和丸、乌梅丸、五味子丸同用，因为后4种中成药含有酸性成分，与碱性化学药同服可发生中和反应，降低疗效。

19. 答案：ABDE

解析：该题针对"用药适宜性审核"知识点进行考核。①作用相加或增加疗效：作用不同的靶位，产生协同作用。磺胺甲噁唑（SMZ）与甲氧苄啶（TMP）有协同抑菌或杀菌作用，磺胺药和甲氧苄啶分别作用于二氢叶酸合成酶和二氢叶酸还原酶，使细菌的叶酸代谢受到双重阻断。硫酸阿托品与胆碱酯酶复活剂（解磷定、氯磷定）联用，产生互补作用，可减少阿托品用量和不良反应，提高治疗有机磷中毒的疗效。普萘洛尔与美西律联用，对室性早搏及室性心动过速有协同作用，但联用时应酌减用量。②保护药品免受破坏，从而增加疗效。亚胺培南可在肾脏中被肾肽酶破坏，制剂中加入西司他丁钠，后者为肾肽酶抑制剂，保护亚胺培南在肾脏中不受破坏，阻断前者在肾脏的代谢，保证药物的有效性。在 β－内酰胺酶抑制剂与 β－内酰胺类抗生素复方制剂中，如阿莫西林/克拉维酸钾、替卡西林/克拉维酸钾、氨苄西林/舒巴坦、头孢哌酮/舒巴坦，它们的体外抗菌活性试验及体内抗菌疗效均表明，β－内酰胺酶抑制剂可竞争性和非竞争性

抑制 β－内酰胺酶，使青霉素、头孢菌素免受开环破坏。这种复方制剂在体外的抗菌活性是单用 β－内酰胺类抗生素的几倍至几十倍，体内抗菌疗效亦显著优于单用 β－内酰胺类抗生素。苄丝肼或卡比多巴为芳香氨基酸类脱羧酶抑制剂，可抑制外周左旋多巴脱羧转化为多巴胺的过程，使循环中左旋多巴含量增高 5~10 倍，进入脑中的多巴胺量也随之增多。当与左旋多巴合用时，可提高后者的血药浓度，增加进入脑组织的量，延长其半衰期，并可减少左旋多巴的用量，并降低外周性心血管系统的不良反应。③促进吸收，增加疗效。如铁剂与维生素 C 联合应用，维生素 C 作为还原剂可促使铁转变为 2 价铁剂，从而促进铁被人体吸收。④延缓或降低抗药性，以增加疗效。抗疟药青蒿素可诱发抗药性，与乙胺嘧啶、磺胺多辛联合应用可延缓抗药性的产生。磷霉素与内酰胺类、氨基糖苷类、大环内酯类、氟喹诺酮类抗菌药物联合应用具有相加或协同作用，并减少耐药菌株的产生。

20. 答案：ADE

解析：阿司匹林、依他尼酸、水合氯醛等均具有较强的血浆蛋白结合力，与口服磺酰脲类降糖药、抗凝血药、抗肿瘤药等合用，可使后三者的游离型药物增加，血浆药物浓度升高。

21. 答案：ACE

解析：肝药酶的活性个体差异大，如遗传、年龄、营养、机体状态和疾病等均可影响酶的活性。同时药酶的活性可被部分药品所增强或灭活，凡能增强肝药酶活性的药物，称为肝药酶诱导剂或酶促剂，如苯巴比妥、苯妥英钠、利福平等。

22. 答案：BCDE

解析：有下列情况之一的，应当判定为不规范处方：①处方的前记、正文、后

记内容缺项，书写不规范或者字迹难以辨认的；②医师签名、签章不规范或者与签名、签章的留样不一致的；③药师未对处方进行适宜性审核的（处方后记的审核、调配、核对、发药栏目无审核调配药师及核对发药药师签名，或者单人值班调剂未执行双签名规定）；④早产儿、新生儿、婴幼儿处方未写明体重或日、月龄的；⑤化学药、中成药与中药饮片未分别开具处方的；⑥未使用药品规范名称开具处方的；⑦药品的剂量、规格、数量、单位等书写不规范或不清楚的；⑧用法、用量使用"遵医嘱""自用"等含糊不清字句的；⑨处方修改未签名并注明修改日期，或药品超剂量使用未注明原因和再次签名的；⑩开具处方未写临床诊断或临床诊断书写不全的；⑪单张门急诊处方超过 5 种药品的；⑫无特殊情况下，门诊处方超过 7 日用量，急诊处方超过 3 日用量，慢性病、老年病或特殊情况下需要适当延长处方用量未注明理由的；⑬开具麻醉药品、精神药品、医疗用毒性药品、放射性药品等特殊管理药品处方未执行国家有关规定的（包括处方颜色、用量、证明文件等）；⑭医师未按照抗菌药物临床应用管理规定开具抗菌药物处方的；⑮中药饮片处方药物未按照君、臣、佐、使的顺序排列，或未按要求标注药物调剂、煎煮等特殊要求的。

23. 答案：ABC

解析：有下列情况之一的，应当判定为用药不适宜处方：①适应证不适宜的；②遴选的药品不适宜的；③药品剂型或给药途径不适宜的；④无正当理由不首选国家基本药物的；⑤用法用量不适宜的；⑥联合用药不适宜的；⑦重复给药的；⑧有配伍禁忌或者不良相互作用的；⑨其他用药不适宜情况的。

24. 答案：BE

解析：该题针对"审核结果"知识点进行考核。ACD 属于用药不适宜处方；BE 属于不规范处方。

25. 答案：ABD

解析：影响药品质量的因素主要有环境因素、人为因素、药品因素等。ABD 都是属于环境因素，CE 选项是属于药品因素。

26. 答案：CD

解析：该题针对"药品管理"知识点进行考核。温度过高或过低都能使药品变质。特别是温度过高与药品的挥发程度、形态及引起氧化、水解等变化和微生物的生长有很大关系。因此，药品在贮存时要根据其不同性质选择适宜的温度。例如：青霉素加水溶解后，在 25℃ 放置 24 小时，即大部分失效。又如脊髓灰质炎疫苗、牛痘苗温度过高，就会很快失效，温度过低又易引起冻结或析出沉淀。①胃蛋白酶结块——引湿；②维生素 C 注射剂变色——氧化；③脊髓灰质炎疫苗室温放置失效——温度；④牛痘菌苗放置期间冻结或析出沉淀——温度；⑤阿托品在干燥空气中逐渐失去结晶水，影响剂量准确性——风化。

27. 答案：AB

解析：空气中氧气和二氧化碳对药品质量影响较大。氧气约占空气中 1/5 的体积。由于其性质活泼，易使某些药物发生氧化作用而变质。空气中的二氧化碳被药品吸收，发生碳酸化而使药品变质。

28. 答案：ACE

解析：含有结晶水的药物，常因露置在干燥的空气中，逐渐失去其所含结晶水的一部分或全部，以致本身变成不透明的结晶体或粉末。风化后的药品，其化学性质一般并未改变，但在使用时剂量难以掌握。如阿托品等，可能因超过用量而造成事故。易风化的药品有阿托品、可待因、硫酸镁等。

29. 答案：ABCE

解析：该题针对"药品管理"知识点进行考核。不宜冷冻的常用药品：①胰岛素制剂：胰岛素、胰岛素笔芯、低精蛋白胰岛素、珠蛋白锌胰岛素、精蛋白锌胰岛素。②人血液制品：人血白蛋白、胎盘球蛋白、人免疫球蛋白、人血丙种球蛋白、乙型肝炎免疫球蛋白、破伤风免疫球蛋白、人纤维蛋白原。③输液剂：甘露醇、羟乙基淀粉氯化钠注射液。④乳剂：脂肪乳、前列地尔注射液、康莱特注射液等。⑤活菌制剂：双歧三联活菌制剂等。⑥局部麻醉药：罗哌卡因、丙泊酚。⑦其他：亚砷酸注射液、利妥昔单抗注射液等。

30. 答案：ABDE

解析：易受光线影响而变质的药品：①生物制品：肝素、核糖核酸、泛癸利酮片等。②维生素、辅酶、氨基酸、维生素 C、维生素 K、维生素 B_1、维生素 B_2、维生素 B_6、维生素 E、维生素 B_{12} 片剂及注射剂，复方水溶性维生素、辅酶 Q_{10}、赖氨酸、谷氨酸钠注射液等。③平喘药：氨茶碱及茶碱制剂。④糖皮质激素：氢化可的松、醋酸可的松、地塞米松注射液。⑤抗结核药：对氨基水杨酸钠、异烟肼片及注射剂、利福平片。⑥止血药：酚磺乙胺、卡巴克络注射液、卡络磺钠。⑦抗贫血药：硫酸亚铁片、甲钴胺制剂。⑧抗休克药：多巴胺、肾上腺素。⑨利尿药：呋塞米、布美他尼片剂及注射剂、氢氯噻嗪片、吲哒帕胺片、乙酰唑胺片。⑩镇痛药：哌替啶、复方氨基比林片剂及注射剂、布洛芬胶囊。⑪心血管系统用药：硝普钠、硝酸甘油、单硝酸异山梨酯、胺碘酮、噻氯匹定片及胶囊、奥扎格雷。⑫外用消毒防腐药：过氧化氢溶液（双氧水）、乳酸依沙吖啶溶液、呋喃西林溶液、聚维酮碘溶液（碘伏）、碘酊、磺胺嘧啶银乳膏。⑬滴眼剂：普罗碘胺、水杨酸毒扁豆碱、毛果芸香碱、利巴韦林、硫酸阿托品、丁卡因、利福平。

31. 答案：BCDE

解析：该题针对"药品保管"知识点进行考核。注意记忆和区分，BCDE 都需要在冷处贮存，而 A 需要在凉暗处贮存。

32. 答案：ABCDE

解析：中药材种类繁多，性质各异，有的易吸湿，有的具有挥发性等，应根据其特性加以妥善保管。如保管不当将会发生霉变、虫蛀、失性、变色等现象而影响质量，甚至完全失效。中药材变质的原因，除空气、湿度、日光和温度等因素的影响外，还受到昆虫和微生物的侵蚀。

33. 答案：ABCDE

解析：该题针对"需要特殊注意的药品的管理和使用"知识点进行考核。兴奋剂：①蛋白同化激素，如甲睾酮、苯丙酸诺龙等；②肽类激素，如人生长激素、人促红素（EPO）或重组人促红素（rhEPO）、促性腺激素等；③麻醉药品，如可待因、哌替啶、芬太尼等；④精神刺激剂，如可卡因；⑤药品类易制毒化学品，如麻黄碱；⑥其他，如 β 受体阻断剂、利尿剂。

34. 答案：ABE

解析：肽激素类如人生长激素的作用是刺激骨骼、肌肉和组织的生长发育，故运动员禁用。

肽激素类，如人生长激素、人促红素或重组人促红素、促性腺激素等。

35. 答案：CD

解析：该题针对"浓度的计算"知识

点进行考核。

36. 答案：BCD

解析：该题针对"抗生素及维生素计量单位的换算"知识点进行考核。理论效价系指抗生素纯品的质量与效价单位的折算比率，多以其有效部分的 $1\mu g$ 作为 1IU（国际单位），如链霉素、土霉素、红霉素等以纯游离碱 $1\mu g$ 作为 1IU。少数抗生素则以其某一特定的盐 $1\mu g$ 或一定重量作为 1IU，如青霉素 G 钠盐以 $0.6\mu g$ 为 1IU；青霉素 G 钾盐以 $0.6329\mu g$ 为 1IU；盐酸四环素和硫酸依替米星以 $1\mu g$ 为 1IU。维生素 A 的计量常以视黄醇当量（RE）表示，WHO 于 1960 年规定，每 1U 维生素 A 相当于 RE $0.3441\mu g$。《中华人民共和国药典临床用药须知》（2015 年版）规定，食物中的维生素 A 含量用视黄醇当量（RE）表示，1U 维生素 A = $0.3\mu g$ 维生素 A = 0.3RE。维生素 D 每 40000U = 1mg。即每 400U = $10\mu g$。维生素 E 的计量也可以生育酚当量表示，每 3 ~ 6mg 维生素 E 等于生育酚当量 5 ~ 10U。

37. 答案：ABC

解析：理论效价系指抗生素纯品的质量与效价单位的折算比率，多以其有效部分的 $1\mu g$ 作为 1IU（国际单位），如链霉素、土霉素、红霉素等以纯游离碱 $1\mu g$ 作为 1IU。少数抗生素则以其某一特定的盐 $1\mu g$ 或一定重量作为 1IU，如青霉素 G 钠盐以 $0.6\mu g$ 为 1IU；青霉素 G 钾盐以 $0.6329\mu g$ 为 1IU；盐酸四环素和硫酸依替米星以 $1\mu g$ 为 1IU。

38. 答案：AC

解析：受湿度影响而变质药品保管方法：①对易吸湿的药品，可用玻璃瓶软木塞塞紧、蜡封、外加螺旋盖盖紧。对易挥发的药品，应密封，置于阴凉干燥处；②控制药库内的湿度，以保持相对湿度在

35% ~ 75%（备注：此处有争议，新版 GSP 为 45% ~ 75%，了解即可），可设置除湿机、排风扇或通风器，可辅用吸湿剂如石灰、木炭，有条件者，尤其在梅雨季节，更要采取有效的防霉措施。除上述防潮设备外，药库应根据天气条件，分别采取下列措施，即在晴朗干燥的天气，可打开门窗，加强自然通风；当雾天、雨天或室外湿度高于室内时，应紧闭门窗，以防室外潮气侵入。

39. 答案：CD

解析：Ⅰ度冻伤和流行性感冒不需要使用抗菌药。

40. 答案：CD

解析：影响临床药动学包括影响药物的吸收、分布、代谢和排泄。C 选项是影响吸收，D 选项是影响药物的代谢。

41. 答案：AD

解析：消渴丸中含有格列本脲、维 C 银翘片中含有对乙酰氨基酚，AD 选项属于重复用药。

42. 答案：ACE

解析：同一药物剂型不同，其作用可以不同，比如硫酸镁，B 选项错误，同一药物剂型不同，其副作用不一定相同，比如一些缓控释制剂可以保持平稳的血药浓度，降低不良反应。

43. 答案：BDE

解析：计算小儿用药剂量可以根据小儿体重、体表面积和年龄计算。

44. 答案：BCD

解析：不是所有药物都可制成缓控释制剂，一些半衰期过短或过长的都不适宜做成缓控释制剂，缓控释制剂一般一日一次即可。

45. 答案：ABE

解析：泡腾片不能让幼儿自行服用，也不可以直接咀嚼或者口服。

46. 答案：BCE

解析：滴丸剂不是只能口服，还可以供外用和局部使用。滴丸剂在保存中不宜受热，应仔细阅读药物的服法，剂量不能过大。

47. 答案：ABDE

解析：在新药的临床试验也涉及药物的依从性问题。

48. 答案：ABCDE

解析：该题考查药师对患者进行用药指导的作用，选项全都是对的。

49. 答案：ABD

解析：利尿剂呋塞米是清晨服用的，糖皮质激素泼尼松龙清晨服用，抗抑郁药帕罗西汀清晨服用，缓泻药比沙可啶睡前服用，平喘药沙丁胺醇睡前服用。

50. 答案：ABE

解析：咀嚼片服用时宜注意：在口腔内的咀嚼时间宜充分；咀嚼后可用少量的温开水送服；用于中和胃酸时，宜在餐后1~2小时服用。

51. 答案：ABCDE

解析：选项都正确。

52. 答案：ABD

解析：服用苯妥英钠时饮酒会加快前者代谢速度，使药效减弱；服用抗高血压药利血平时饮酒可使血压急剧升高；乙醇本质上为一种镇静剂，可增强镇静药对中枢神经的抑制作用。

53. 答案：ABCDE

解析：宜多饮水的药物：平喘药、利胆药、蛋白酶抑制剂、双磷酸盐、抗痛风药、抗尿结石药、电解质、磺胺类药物、氨基糖苷类抗生素、氟喹诺酮类药物。

54. 答案：BCD

解析：A选项应该是诱导肝药酶活性，增加对药物的代谢，E选项应该是吸烟促使儿茶酚胺释放，周围血管收缩，减少对胰岛素的吸收。

55. 答案：ABCDE

解析：饮酒不宜服用抗癫痫药、抗高血压药和降糖药。

56. 答案：ACE

解析：B选项脂肪和蛋白质会影响药物的疗效，D选项应该是鞣酸与金属离子结合，而不是儿茶酚胺。

57. 答案：ABE

解析：螺内酯是利尿剂，早上服用；格列本脲是降糖药，餐前服用。

58. 答案：BCD

解析：苯海拉明睡前服用，沙丁胺醇也是睡前服用。

59. 答案：ABE

解析：阿司匹林餐后服用，噻氯匹定餐中服用。

60. 答案：ABC

解析：肾上腺素和地塞米松不需要做皮试。

第三章　用药教育与咨询

A 型题

1. 答案：B

解析：该题针对"药物信息源的分级"知识点进行考核。引文和摘要服务为主的为二级信息源，故中国药学文摘为二级信息源。

2. 答案：E

解析：该题针对"剂型的正确使用"知识点进行考核。泡腾片应用时宜注意：①供口服的泡腾片一般宜用 100 ~ 150mL 凉开水或温水浸泡，可迅速崩解和释放药物，应待完全溶解或气泡消失后再饮用；②不应让幼儿自行服用；③严禁直接服用或口含；④药液中有不溶物、沉淀、絮状物时不宜服用。

3. 答案：A

解析：该题针对"服用药品的特殊提示"知识点进行考核。口服降糖药苯乙双胍、格列本脲、格列喹酮、甲苯磺丁脲时忌饮酒，因酒可降低血糖水平，同时加重对中枢神经的抑制，易出现昏迷、休克、低血糖症状，严重时可抑制呼吸中枢而致死。

4. 答案：B

解析：该题针对"服用药品的特殊提示"知识点进行考核。茶叶中含有大量的鞣酸，其中鞣酸能与药中的多种金属离子如钙（乳酸钙、葡萄糖酸钙）、铁（硫酸亚铁、乳酸亚铁、葡萄糖酸亚铁、琥珀酸亚铁）、钴（氯化钴、维生素 B_{12}）、铋（乐得胃、迪乐）、铝（氢氧化铝、硫糖铝）结合而发生沉淀，从而影响药品的吸收。

5. 答案：C

解析：该题针对"服用药品的特殊提示"知识点进行考核。口服脂溶性维生素（维生素 A、D、E、K）或维 A 酸时，可适当多食脂肪性食物，以促进药物的吸收，增进疗效。

6. 答案：D

解析：该题针对"服用药品的特殊提示"知识点进行考核。乙醇在体内经乙醇脱氢酶的作用代谢为乙醛，有些药可抑制酶的活性，干扰乙醇的代谢，使血中的乙醛浓度增高，出现"双硫仑样反应"，表现有面部潮红、头痛、眩晕、腹痛、胃痛、恶心、呕吐、气促、嗜睡、血压降低、幻觉等症状，所以在使用抗滴虫药甲硝唑、替硝唑，抗生素头孢曲松、头孢哌酮，抗精神病药氯丙嗪等期间应避免饮酒。

7. 答案：E

解析：增加毒性或药品不良反应：肝素钙＋阿司匹林、非甾体抗炎药、右旋糖苷、双嘧达莫合用——增加出血的危险。山莨菪碱＋盐酸哌替啶合用——增加毒性。甲氧氯普胺＋吩噻嗪类抗精神病药合用——可加重锥体外系反应。氨基糖苷类抗生素＋依他尼酸、呋塞米和万古霉素合用——增加耳毒性和肾毒性。

8. 答案：E

解析：该题针对"剂型的正确使用"知识点进行考核。鼻饲给药时应先研碎，溶解后注入。而缓释片剂要求要整片服用，不能研碎。透皮贴剂：使用透皮贴剂时宜注意：①用前将所要贴敷部位的皮肤清洗干净，并稍稍晾干。②从包装内取出贴片，揭去附着的薄膜，但不要触及含药部位。③贴于皮肤上，轻轻按压使之边缘与皮肤贴紧，不宜热敷。④皮肤有破损、溃烂、渗出、红肿的部位不要贴敷。⑤不要贴在皮肤的皱褶处、四肢下端或紧身衣服底下。⑥每日更换 1 次或遵医嘱。

9. 答案：E

解析：该题针对"如何判断文献的真实可靠性"知识点进行考核。一级信息源的特点：优点：①一级信息源提供的信息比二级和三级信息源的内容更新；②使用一级信息源可以看到有关研究的具体细节，如实验设计方法，观察对象的一般资料和对数据的统计分析，以及对研究结果可靠性的分析；③读者可以自己对文献进行评价，免受他人观点的影响。缺点：①如果是单一临床试验得到的信息，其结果或结论有可能是错误的，可能会误导读者；②要求读者具有对药学或医学文献进行评价的能力；③阅读大量的一级文献要花费许多的时间。

10. 答案：A

解析：该题考查一级文献的范畴。药学专业期刊登载的研究论文属于一级文献。均不是正确答案。二级文献分为索引和文摘。三级文献在一、二级文献的基础上归纳、综合、整理而成，例如药品标准、药品集、专著类、百科类等。

11. 答案：E

解析：该题针对"临床常用资料"知识点进行考核。当原始文献一经发表或交流；其信息就会成为二级信息源的内容，二级信息源是为数据库中的该研究文献建立的专业索引工具。也是获取一级文献的门户。它包括索引服务，对每一篇文献提供引文、文摘的概要。万方数据资源系统就是常见数据库之一。

12. 答案：D

解析：该题针对"临床常用资料"知识点进行考核。二级信息源的优点：读者利用索引或文摘服务可以很方便地对想要的一级文献的信息、数据和文章进行筛选。有时，对于查询的药物信息可以提供丰富的内容供读者参考。

13. 答案：C

解析：该题针对"临床常用资料"知识点进行考核。中国药典属于三级信息源。

14. 答案：C

解析：该题针对"临床常用资料"知识点进行考核。《日本药局方》——药品标准；《梅氏药物副作用》——药品不良反应；《医师案头参考》（PDR）——药物综合信息；《Stockley 药物相互作用》——药物相互作用；《妊娠期和哺乳期用药》——妊娠期和哺乳期用药。

15. 答案：D

解析：该题针对"如何判断文献的真实可靠性"知识点进行考核。三级信息源的特点：优点：①对一个具体的问题提供的信息全面翔实（简明扼要）②内容广泛，使用方便；③有的还提供疾病与药物治疗的基础知识。缺点：①从编写到出版一本书籍需要几年的时间，因此教科书中提供的内容不是该领域最新的，还需要从其他途径获得更新或补充信息；②作者写书之前准备的资料可能不够充分，或鉴于书的篇幅限制，致使书中的有些内容的论述不够全面细致；③作者可能对一级文献和二级文献的理解有误，或者转录的数据有误。因此，读者查阅三级文献资源时，需要利用书中列出的参考文献自己去验证内容的真实性和准确性。

16. 答案：B

解析：该题针对"患者用药咨询"知

识点进行考核。有些抗感冒药中含有一种减轻鼻充血剂的成分，如伪麻黄碱等，这些药可以收缩血管，引起血压升高、头痛。如确需服用时，要注意监测血压，当出现血压升高时，立即停药或调整药物。

17. 答案：B

解析：该题针对"患者用药咨询"知识点进行考核。药师应主动向患者提供咨询的几种情况：①患者同时使用2种或2种以上含同一成分的药品时；或合并用药较多时。②当患者用药后出现不良反应时，或有既往不良反应史。③当患者依从性不好时，或患者认为疗效不理想时，或剂量不足以有效时。④病情需要，处方中药品超适应证、剂量超过规定剂量时（需医师双签字确认）。处方中用法用量与说明书不一致时。⑤患者正在使用的药物中有配伍禁忌或配伍不当时（如有明显配伍禁忌时应第一时间联系该医师以避免纠纷的发生）。⑥使用需要进行血药浓度监测（TDM）的患者。⑦近期药品说明书有修改（如商品名、适应证、禁忌证、剂量、有效期、贮存条件、药品不良反应）。⑧患者所用的药品近期发现严重或罕见的不良反应。⑨使用麻醉药品、精神药品的患者，或应用特殊药物（抗生素、抗真菌药、抗凝血药、抗肿瘤药、双膦酸盐、镇静催眠药、抗精神病药等）、特殊剂型（缓控释制剂、透皮制剂、吸入剂）者。⑩当同一种药品有多种适应证或用法用量复杂时。⑪药品被重新分装，而包装的标识物不清晰时。⑫使用需特殊贮存条件的药品时，或使用临近有效期药品时。

18. 答案：D

解析：该题针对"患者用药咨询"知识点进行考核。加替沙星对糖尿病患者可能增加患者出现低血糖或高血糖症状的隐患，并影响肾功能，故糖尿病患者禁用。

19. 答案：E

解析：该题针对"护士用药咨询"知识点进行考核。氯化钾注射液切忌直接静脉注射，于临用前稀释，否则不仅引起剧痛，且致心脏停搏。静脉滴注时氯化钾的浓度不宜过高，浓度一般不宜超过0.2%～0.4%，心律失常可用0.6%～0.7%。

20. 答案：A

解析：该题针对"护士用药咨询"知识点进行考核。不宜选用葡萄糖注射液溶解的药品：①青霉素：青霉素结构中含有β-内酰胺环，极易裂解而失效，与酸性较强的葡萄糖注射液配伍，可促进青霉素裂解为无活性的青霉酸和青霉噻唑酸，宜将一次剂量溶于50～100mL氯化钠注射液中，于0.5～1小时滴毕，既可在短时间内形成较高的血浆浓度，又可减少因药物分解而致敏。②头孢菌素：大多数头孢菌素属于弱酸强碱盐，葡萄糖注射液在制备中加入盐酸，两者可发生反应产生游离的头孢菌素，若超过溶解度许可，会产生沉淀或混浊，建议更换氯化钠注射液或加入5%碳酸氢钠注射液（3mL/1000mL）。③苯妥英钠：属于弱酸强碱盐，与酸性的葡萄糖液配伍可析出苯妥英沉淀。④阿昔洛韦：属于弱酸强碱盐，与酸性的葡萄糖液直接配伍可析出沉淀，宜先用注射用水溶解。⑤瑞替普酶：与葡萄糖注射液配伍可使效价降低，宜用少量注射用水溶解，不宜用葡萄糖溶液稀释。⑥依托泊苷、替尼泊苷、奈达铂：在葡萄糖注射液中不稳定，可析出细微沉淀，宜用氯化钠注射液、注射用水等充分稀释，溶液浓度越低，稳定性越大。

21. 答案：B

解析：该题针对"护士用药咨询"知识点进行考核。氯化钾注射液切忌直接静脉注射，于临用前稀释，否则不仅引起剧痛，且致心脏停搏。静脉滴注时氯化钾的浓度不宜过高，浓度一般不宜超过 0.2% ~ 0.4%，心律失常可用 0.6% ~ 0.7%。

22. 答案：D

解析：该题针对"护士用药咨询"知识点进行考核。头孢曲松钠不宜与含钙注射液（葡萄糖酸钙、氯化钙、复方氯化钠注射液、乳酸钠林格注射液、复方乳酸钠葡萄糖注射液）直接混合，可发生头孢曲松钙的白色细微混浊或沉淀，在应用期间停用一切含钙制剂，以减少发生胆、肾结石的危险性。

23. 答案：E

解析：该题针对"护士用药咨询"知识点进行考核。两性霉素 B 静脉滴注速度过快有引起心室颤动和心跳骤停的可能，静脉滴注时间控制在 6 小时以上。

24. 答案：A

解析：该题针对"护士用药咨询"知识点进行考核。青霉素可以选用氯化钠注射剂做溶媒，但是不宜选用葡萄糖注射液做溶媒。不宜选用氯化钠注射液溶解的药品：①普拉睾酮：以免出现浑浊。②洛铂氯化钠：可促进降解。③两性霉素 B：可析出沉淀。④红霉素：静脉滴注时若以氯化钠或含盐类的注射液溶解，可形成溶解度较小的红霉素盐酸盐，产生胶状不溶物，使溶液出现白色浑浊或结块沉淀。应先溶于注射用水 6 ~ 12mL 中，再稀释于 5% 或 10% 葡萄糖注射液中。此外，红霉素在酸性溶剂中破坏降效，一般不宜与低 pH 的葡萄糖注射液配伍，可在 5% ~ 10% 葡萄糖注射液中，添加维生素 C 注射液（抗坏血酸钠 1g）或 5% 碳酸氢钠注射液 0.5mL，使 pH 升高至 5.0 以上，则有助于稳定。⑤哌库溴铵：与氯化钾、氯化钠、氯化钙等联合使用，可使其疗效降低。⑥氟罗沙星：应用氯化钠、氯化钙等注射液溶解，可出现结晶。

25. 答案：D

解析：该题针对"部分药品服用的适宜时间"知识点进行考核。奥利司他为特异性胃肠道脂肪酶抑制剂，治疗肥胖症和 2 型糖尿病，进餐时服用可减少脂肪吸收，有利体重减轻。A、B、C、E 均为血脂调节药，适宜晚间服药。因为肝脏合成脂肪多在夜间睡眠中进行，晚餐或晚餐后服药有助于提高疗效。

26. 答案：B

解析：该题针对"部分药品服用的适宜时间"知识点进行考核。人体生物钟规律之一是夜间睡眠中肝脏合成胆固醇，故睡前服用血脂调节药合理、效果最好。设定"清晨空腹服用驱虫药"是为了增加药物与作用对象（寄生虫）接触、减少人体吸收；"餐前服用氢氧化铝凝胶"是为了保护胃黏膜，免受或减轻就餐食物的刺激；非甾体抗炎药刺激性强，对胃黏膜损伤严重；"餐后服用非甾体抗炎药"可避免或减轻其对胃黏膜的刺激与损伤；熊去氧胆酸可增加胆汁酸分泌，降低胆汁中胆固醇（酯），用于不宜手术治疗的胆固醇结石症，进餐的食物可减少人体胆固醇分泌，有利胆结石溶解，因此"早晚餐中服用"效果最佳。

27. 答案：E

解析：该题针对"部分药品服用的适宜时间"知识点进行考核。他汀类药物是降脂常用药，可减少总胆固醇和低密度脂蛋白胆固醇，适用于高胆固醇血症、高甘油脂血症及动脉粥样硬化的治疗。肝脏合成胆固醇峰期多在夜间，晚餐后服药有助于提高疗效。

28. 答案：A

解析：该题针对"部分药品服用的适宜时间"知识点进行考核。他汀类调血脂药由于胆固醇主要在夜间合成，夜间服药比白天更加有效。

29. 答案：B

解析：该题针对"部分药品服用的适宜时间"知识点进行考核。①多潘立酮：促胃动力药，餐前服用，有利于促进胃蠕动和食物向下排空，帮助消化；②奥利司他：减肥药，进餐时服用，可减少脂肪的吸收率；③甲氧氯普胺：促胃动力药，餐前服用，有利于促进胃蠕动和食物向下排空，帮助消化；④氢氧化铝：胃黏膜保护药，餐前服用，可充分附着于胃壁，形成一层保护屏障；⑤鞣酸蛋白：收敛药，餐前服用，可迅速通过胃进入小肠，遇碱性小肠而分解出鞣酸，起到止泻作用。

30. 答案：D

解析：该题针对"部分药品服用的适宜时间"知识点进行考核。维生素 B_2 的特定吸收部位在小肠上部，若空腹服用则胃排空快，大量的维生素 B_2 在短时间集中于十二指肠，降低其生物利用度；而餐后服用可延缓胃排空，使其在小肠较充分吸收。

31. 答案：A

解析：该题针对"部分药品服用的适宜时间"知识点进行考核。糖皮质激素的分泌节律呈昼夜节律性变化，血药浓度峰值一般在清晨 7～8 时，谷值则在午夜 0 时。对于可的松、氢化可的松等短效药物，可每日 1 次，早晨 7～8 时给药；可隔日 1 次，早晨 7～8 时给药；对于泼尼松、泼尼松龙等作用时间较长的药物，可隔日 1 次，早晨 7～8 时给药。

32. 答案：C

解析：该题针对"部分药品服用的适宜时间"知识点进行考核。水溶性维生素 B_1、B_2、C 等宜餐后服用，因此类维生素会较快地通过胃肠道，如果空腹服用，则很可能在人体组织未充分吸收利用之前就被排出。此外，脂溶性维生素 A、D、E 等也应在餐后服用，因餐后胃肠道有较充足的油脂，有利于它们的溶解，促使这类维生素更容易吸收。

33. 答案：C

解析：该题针对"剂型的正确使用"知识点进行考核。泡腾片应用时宜注意：①供口服的泡腾片一般宜用 100～150mL 凉开水或温水浸泡，可迅速崩解和释放药物，应待完全溶解或气泡消失后再饮用；②不应让幼儿自行服用；③严禁直接服用或口含；④药液中有不溶物、沉淀、絮状物时不宜服用。

34. 答案：A

解析：该题针对"服用药品的特殊提示"知识点进行考核。平喘药：服用茶碱或茶碱控释片、氨茶碱、胆茶碱、二羟丙茶碱等，由于其可提高肾血流量，具有利尿作用，使尿量增多而易致脱水，出现口干、多尿或心悸；同时哮喘者又往往伴有血容量较低。因此，宜注意适量补充液体，多喝白开水。抗痛风药：应用排尿酸药苯溴马隆、丙磺舒、别嘌醇的过程中，应多饮水，一日保持尿量在 2000mL 以上，同时应碱化尿液，使酸碱度（pH）保持在 6.0 以上，以防止尿酸在排出过程中在泌尿道沉积形成结石。抗尿结石药：服用中成药排石汤、排石冲剂，或优克龙（日本消石素）后，都宜多饮水，保持一日尿量 2500～3000mL，以冲洗尿道，并稀释尿液，降低尿液中盐类的浓度，减少尿盐沉淀的机会。氨基糖苷类抗生素：链霉素、庆大霉素、卡那霉素、阿米卡星对肾脏的毒性大，虽在肠道不吸收或吸收甚微，但多数在肾脏经肾小球滤过，尿液中浓度高，浓度越高对肾小管的损害越大，宜多喝水以稀释并加快药的排泄。利胆药：利胆药能促进胆汁分泌和排出，机械地冲洗胆道，有助于排出胆道内的泥沙样结石和胆结石术后少量的残留结石。但利胆药中苯丙醇、羟甲香豆素、去氢胆酸和熊去氧胆酸服后可引起胆汁的过度分泌和腹泻，因此，服用时应尽量多喝水，以避免过渡腹泻而脱水。口服降糖药：苯乙双胍、格列本脲、格列喹酮、甲苯磺丁脲时忌饮酒，因酒可降低血糖水平，同时加重对中枢神经的抑制，易出现昏迷、休克、低血糖症状，严重时可抑制呼吸中枢而致死。

35. 答案：B

解析：该题针对"服用药品的特殊提示"知识点进行考核。应用氨基糖苷类抗生素（链霉素、庆大霉素、卡那霉素、奈替米星、阿米卡星）时宜使尿液呈碱性，其目的有两个：一是在碱性环境下抗生素的抗菌活性增加；二是此类抗生素对肾脏的毒性大，在碱性尿液中可避免解离。宜多喝水并加快药物的排泄，食醋则会加重其毒性作用。

36. 答案：D

解析：该题针对"服用药品的特殊提示"知识点进行考核。应用排尿酸药苯溴马隆、丙磺舒、别嘌醇的过程中，应多饮水，一日保持尿量在2000mL以上，同时应碱化尿液，使pH保持在6.0以上，以防止尿酸在排出过程中在泌尿道沉积形成结石。

37. 答案：B

解析：该题针对"服用药品的特殊提示"知识点进行考核。烟草中的烟碱可降低呋塞米的利尿作用；并增加氨茶碱的排泄，使其平喘作用减退、维持时间缩短。

38. 答案：E

解析：该题针对"服用药品的特殊提示"知识点进行考核。①宜多饮水的药物：熊去氧胆酸、苯溴马隆、口服补液盐、阿仑磷酸钠等；②限制饮水的药物：硫糖铝等。

39. 答案：B

解析：该题针对"服用药品的特殊提示"知识点进行考核。①宜多饮水的药物：熊去氧胆酸、苯溴马隆、口服补液盐、阿仑磷酸钠、二羟丙茶碱、磺胺甲噁唑等；②限制饮水的药物：硫糖铝等；③不宜用热水送服：维生素C等。

B型题

[1~3]

答案：ADE

解析：①清晨服用：a. 糖皮质激素：泼尼松、泼尼松龙、地塞米松；b. 抗高血压药：氨氯地平、拉西地平、依那普利、贝那普利、氯沙坦、缬沙坦、索他洛尔；c. 抗抑郁药：氟西汀、帕罗西汀、瑞波西汀、氟伏沙明；d. 利尿药：呋塞米、螺内酯；e. 驱虫药：阿苯达唑、甲苯咪唑、哌嗪、噻嘧啶；f. 泻药：硫酸镁。②餐前服用：a. 胃黏膜保护药：氢氧化铝或复方制剂、复方三硅酸镁、复方铝酸铋；b. 收敛药：鞣酸蛋白；c. 促胃动力药：甲氧氯普胺、多潘立酮、西沙必利、莫沙必利；d. 降糖药：甲苯磺丁脲、氯磺丙脲、格列本脲、格列齐特、格列喹酮、罗格列酮；e. 钙磷调节药：阿仑膦酸钠、氯屈膦酸钠；f. 抗菌药物：头孢拉定、头孢克洛、头孢克肟、氨苄西林、阿莫西林、阿奇霉素、克拉霉素、利福平。③餐中服用：a. 减肥药：奥利司他；b. 肝胆辅助用药：熊去氧胆酸；c. 助消化药：酵母、胰酶、淀粉酶；d. 抗血小板药：噻氯匹定；e. 分子靶向抗肿瘤药：甲磺酸依马替尼；f. 抗结核药：乙胺丁醇、对氨基水杨酸；g. 降糖药：二甲双胍、阿卡波糖、格列美脲；h. 非甾体抗炎药：舒林酸、吡罗昔康、依索昔康、美洛昔康、奥沙普秦。④餐后服用：a. 非甾体抗炎药：阿司匹林、对乙酰氨基酚、吲哚美辛、尼美舒利、布洛芬、双氯芬酸、甲氯芬酸、二氟尼柳、贝诺酯；b. 维生素：维生素B_1、B_2；c. 组胺H_2受体阻断剂：西咪替丁、雷尼替丁、法莫替丁。

⑤睡前服用：a. 催眠药：地西泮、硝西泮、艾司唑仑、咪达唑仑、水合氯醛、司可（异戊）巴比妥；b. 平喘药：沙丁胺醇、二羟丙茶碱；c. 调节血脂药：洛伐他汀、普伐他汀、辛伐他汀、氟伐他汀、瑞舒伐他汀；d. 抗过敏药：苯海拉明、异丙嗪、氯苯那敏、特非那丁、赛庚啶、酮替芬；e. 钙剂：碳酸钙、葡萄糖酸钙等；f. 缓泻药：比沙可啶，液体石蜡；g. 组胺 H_2 受体阻断剂：西咪替丁。

[4 ~ 5]

答案：CB

解析：该题针对"服用药品的特殊提示"知识点进行考核。

（1）宜多喝水的药物

1）平喘药：茶碱、氨茶碱、胆茶碱、二羟丙茶碱。

2）抗生素：①磺胺药：磺胺嘧啶、磺胺甲噁唑、磺胺异噁唑；②氟喹诺酮类抗生素：诺氟沙星；③氨基糖苷类抗生素：链霉素、庆大霉素、卡那霉素、阿米卡星。

3）抗尿结石药（排石汤、排石颗粒、优克龙）、利胆药（苯丙醇、去氧胆酸、熊去氧胆酸、羟甲丙茶碱）、抗痛风药（苯溴马隆、丙磺舒、别嘌醇）。

4）双膦酸盐（骨质疏松）：阿仑膦酸钠、帕屈膦酸钠。

5）电解质：补液粉、补液盐。

6）抗艾滋病药（蛋白酶抑制剂）：雷托那韦、茚地那韦、安普那韦、洛匹那韦。

（2）限制饮水的药物4类

1）治疗胃病的药物：①苦味健胃药；②胃黏膜保护剂：硫糖铝、果胶铋；③直接咀嚼吞服的胃药：氢氧化铝。

2）止咳药：止咳糖浆、甘草合剂。

3）预防心绞痛发作的药物：硝酸甘油片、麝香保心丸。

4）抗利尿药：去氨加压素。

（3）不宜用热水送服的药物4种

1）助消化药：含消化酶的药物（70℃以上即失效）。

2）维生素类：维生素 B_1、维生素 B_2、维生素 C（受热易破坏）。

3）活疫苗：小儿麻痹症糖丸。

4）含活性菌的药物：乳酶生、整肠生。

[6 ~ 8]

答案：CDA

解析：该题针对"服用药品的特殊提示"知识点进行考核。①滴丸：a. 主要供口服，亦可供外用和局部如眼、耳、鼻、直肠、阴道等使用。b. 保存中不宜受热。②泡腾片剂：a. 供口服的泡腾片一般宜用 100 ~ 150mL 凉开水或温水浸泡，应待完全溶解或气泡消失后再饮用；b. 严禁直接服用或口含。③舌下片：a. 含服时间一般控制在 5 分钟左右，以保证药物充分吸收；b. 含后 30 分钟内不宜吃东西或饮水。④含漱剂：a. 含漱剂含漱时不宜咽下或吞下；b. 含漱后不宜马上饮水和进食，以保持口腔内药物浓度。⑤缓、控释制剂：a. 药名中带有 SR、ER 时，则属于缓释剂型；b. 除另有规定外，一般应整片或整丸吞服，严禁嚼碎和击碎分次服用；c. 缓、控释制剂每日仅用 1 ~ 2 次，服药时间宜固定。

[9 ~ 11]

答案：DAC

解析：该题针对"服用药品的特殊提示"知识点进行考核。①多吃脂肪：口服灰黄霉素、口服脂溶性维生素（维生素 A、D、E、K）或维 A 酸、酮康唑、双香豆素、卡马西平、螺内酯。大量食用脂肪（抑制胃酸分泌）减少硫酸亚铁吸收。②多吃蛋白质：肾上腺皮质激素。蛋白质可阻碍左旋多巴的吸收，降低华法林抗凝效果，宜少吃。异烟肼，不宜食用富含组胺的鱼类——使酪胺和组胺积聚，发生中毒。高蛋白饮食还可以降低华法林的抗凝效果。③葡萄柚汁：葡萄柚汁主要抑制 CYP3A4 的活性，很多通过 CYP3A4 代谢的药物与葡萄柚汁同服会引起代谢慢。大部分钙通道阻滞剂，尤其是维拉帕米；对氨氯地平无影响。免疫抑制剂（口服环孢素）。他汀类与葡萄柚汁同服，易引起肌痛、肌炎及横纹肌溶解。镇静催眠药（阿普唑仑除外）。④食醋：不宜与磺胺药同服；应用氨基糖苷类抗生素，食醋则会加重其毒性作用；服用抗痛风药时不宜多食醋。

[12～14]

答案：EDC

解析：该题针对"临床常用资料"知识点进行考核。一级信息资源即原创性论著，包括实验研究结果、病例报道以及评价性的或描述性的研究结果。二级信息资源一般由引文书目组成，主要用于检索一级文献，可提供摘要、引文、索引（包括或不包括全文）及目录，文摘数据库或全文数据库是获取文献信息的常用二级信息资源。三级信息资源指从原创性研究中提取出被广泛接受的数据信息，对之进行评估而发表的结果。三级信息资源包括医药图书（工具书、教科书、手册等）、光盘或在线数据库、药学应用软件以及临床实践指南、系统评价或综述性的文章等，这类资源虽然比较有限，但却非常实用，能满足大多数药学信息需求。

[15～16]

答案：DE

解析：该题针对"临床常用资料"知识点进行考核。《中国新药》——一级文献；《国际药学文摘》《中国药学文摘》《中文科技资料目录：中草药》——二级

文献；《药物信息手册》——三级文献。

[17～18]

答案：DE

解析：该题针对"临床常用资料"知识点进行考核。①《药物事实与比较》该书由美国 Wolter Kluwer Health 公司出版。书中有 22000 多种处方药和 6000 多种 OTC 药物的最新信息，按药物分类进行详细讨论。通过对同类药物之间的比较，了解药物之间的差别，为临床治疗药物的选择提供帮助是该书的特点。该书还可以提供电子版，有 CD-ROM 和在线两种，并按照客户的要求提供多种检索功能。②《注射药物手册》（Handbook on injectable drug）由美国卫生系统药师学会出版，该书也常被称为《Trissel 注射药物手册》，书中提供各种药物配伍和稳定性资料，这些信息主要以表格形式列出，便于迅速查阅，书中还包括给药途径以及药物规格等内容，属于配伍禁忌和稳定性类。

[19～21]

答案：CAB

解析：该题针对"临床常用资料"知识点进行考核。PDR《医师案头参考》；BNF《英国国家处方集》；USPDI《美国药典药物信息》；USP-NF《美国国家处方集》；AHFSDI《美国医院处方集服务处：药物信息》。

[22～23]

答案：AB

解析：该题针对"临床常用资料"知识点进行考核。政府网站，如国家食品药品监督管理总局（CFDA）网站（www.cfda.gov.cn）、国家卫生和计划生育委员会网站（www.nhfpc.gov.cn）、国家疾病预防控制中心（CDC）网站（www.chinacdc.cn）、国家中医药管理局网站（www.satcm.gov.cn）、国家知识产权局网

站（www. sipo. gov. cn）、美国食品药品监督管理局（FDA）网站（www. fda. gov）、美国 CDC 网站（www. cdc. gov）、美国国立卫生研究院（NIH）网站（www. nih. gov）、欧盟药监局（EMA）网站（www. ema. europa. eu）等，提供各国药品政策法律法规、药物不良反应通报、药学科学研究、免疫接种、重大疾病或流行病发生情况等的相关信息，也是查询官方权威数据信息的重要来源。

[24～25] 答案：AB

解析：该题针对"护士用药咨询"知识点进行考核。①青霉素结构中含有 β-内酰胺环，极易裂解而失效，与酸性较强的葡萄糖注射液配伍，可促进青霉素裂解为无活性的青霉酸和青霉噻唑酸，宜将一次剂量溶于 50～100mL 氯化钠注射液中，于 0.5～1 小时滴毕，既可在短时间内形成较高的血浆浓度，又可减少因药物分解而致敏。②两性霉素 B 应用氯化钠注射液溶解可析出沉淀。

[26～28]

答案：DBA

解析：该题针对"公众用药咨询"知识点进行考核。

（1）患者向药师咨询的内容一般包括：①药品名称：包括通用名、商品名、别名。②适应证：药品适应证与患者病情相对应。③用药方法：包括口服药品的正确服用方法、服用时间和用药前的特殊提示；栓剂、滴眼剂、气雾剂等外用剂型的正确使用方法；缓释制剂、控释制剂、肠溶制剂等特殊剂型的用法；胶囊能否打开吃；如何避免漏服药物以及漏服后的补救方法。④用药剂量：包括首次剂量、维持剂量；每日用药次数、间隔；疗程。⑤服药后预计疗效及起效时间、维持时间。⑥药品的不良反应与药物相互作用。⑦有

否替代药物或其他疗法。⑧药品的鉴定辨识、贮存和有效期。⑨药品价格、报销，是否进入医疗保险报销目录等。

（2）伴随社会的高速发展、文明程度的提高和医药学知识的普及，公众的自我保健意识也不断加强，人们更加注重日常保健和疾病预防，也常常会自行在药店购买药物进行自我药疗。药师需要承担起新的责任，主动承接公众自我保健的咨询，积极提供健康教育，增强公众健康意识，减少影响健康的危险因素。尤其是在常见病治疗、减肥、补钙、补充营养素等方面给予科学的用药指导，除了药品的用法、适宜的给药时间、注意事项、禁忌证、不良反应及相互作用等外，还应提供关于药品的储存注意事项、运输、携带等方面的信息，使公众对药物的使用有更全面的了解。

（3）合理用药信息：特别是在合理使用抗菌药物方面，由于抗菌药物种类多，在合理使用方面医师希望得到药师的信息咨询。

[29～32]

答案：ABDD

解析：该题针对"部分药品服用的适宜时间"知识点进行考核。①肝脏合成胆固醇的时间多在夜间，服用调血脂药如辛伐他汀宜在睡前，有助于提高疗效。②利尿剂呋塞米宜清晨服用，以减少起夜次数，避免夜间排尿过多，影响休息和睡眠。③降糖药格列本脲宜餐前服用，这样疗效好，血浆达峰浓度时间比餐中服用提早。④胃黏膜保护剂复方铝酸铋宜餐前服用，这样药物可充分附着于胃壁，形成一层保护膜。

[33～35]

答案：DAE

解析：该题针对"部分药品服用的适宜时间"知识点进行考核。硫酸镁为盐类

泻药，适宜清晨服用可迅速在肠道发挥作用。平喘药（沙丁胺醇、二羟丙茶碱）宜于临睡前服用，因为凌晨 0～2 时是哮喘者对乙酰胆碱和组胺反应最为敏感的时间。即哮喘的高发时间。奥利司他是减肥药，进餐时服用，可减少脂肪的吸收率。

[36～39]

答案：ECEA

解析：该题针对"部分药品服用的适宜时间"知识点进行考核。①比沙可啶、液状石蜡等缓泻药，应在睡前服，服后约 12 小时排便，于次日晨起泻下。②二甲双胍、阿卡波糖、格列美脲等宜在餐中服用，以减少对胃肠道的刺激和不良反应。③平喘药：沙丁胺醇、二羟丙茶碱等宜在睡前服用，由于哮喘多在凌晨发作，睡前服用止喘效果更好。④硫酸镁的泻下作用比较强，可迅速在肠道发挥作用，故宜清晨服用。

[40～43]

答案：ADEB

解析：该题针对"部分药品服用的适宜时间"知识点进行考核。①糖皮质激素的分泌节律呈昼夜节律性变化，血药浓度峰值一般在清晨 7～8 时，谷值则在午夜 0 时。对于可的松、氢化可的松等短效药物，可每日 1 次，早晨 7～8 时给药；对于泼尼松、泼尼松龙等作用时间较长的药物，可隔日 1 次，早晨 7～8 时给药。②阿卡波糖应在就餐时随第 1～2 口饭吞服，可减少对胃肠道的刺激，减少不良反应，增加患者的依从性，并视个体的情况调整剂量。③维生素 B_2 的特定吸收部位在小肠上部，若空腹服用则胃排空快，大量的维生素 B_2 在短时间集中于十二指肠，降低其生物利用度；而餐后服用可延缓胃排空，使其在小肠较充分被吸收。④他汀类调血脂药：肝脏合成胆固醇峰期主要在夜间，晚餐后服药有助于提高疗效。

[44～47]

答案：ACBD

解析：该题针对"部分药品服用的适宜时间"知识点进行考核。一般药品适宜的服用时间：①泼尼松龙属于糖皮质激素，适宜清晨服用，可以减少对下丘脑－垂体－肾上腺皮质系统的反馈抑制而避免导致肾上腺皮质功能下降。②氟伐他汀属于调节血脂药，适宜睡前服用，因为肝脏合成胆固醇峰期多在夜间，晚餐后服药有助于提高疗效。③奥利司他属于减肥药，适宜餐中服用，因为进餐时服用可减少脂肪的吸收率。④多潘立酮属于促胃动力药，适宜餐前服用，以利于促进胃蠕动和食物向下排空，帮助消化。

[48～51]

答案：BDAC

解析：该题针对"部分药品服用的适宜时间"知识点进行考核。一般药品适宜的服用时间：①二甲双胍片属于餐中服用的降糖药，餐中服用可以减少对胃肠道的刺激和不良反应。②瑞舒伐他汀片属于调血脂药，肝脏合成胆固醇峰期多在夜间，晚餐后服药有助于提高疗效。③复方铝酸铋片属于胃黏膜保护剂，餐前服用可充分地附着于胃壁，形成一层保护屏障。④甲氧氯普胺片属于促胃动力药，餐前服用以利于促进胃蠕动和食物向下排空，帮助消化。

[52～55]

答案：EDBA

解析：该题针对"剂型的正确使用"知识点进行考核。①缓、控释制剂：服用缓、控释制剂的药片或胶囊时，需要注意：a. 服药前一定要看说明书或请示医师，因为各制药公司的缓、控释型口服药的特性可能不同，另有些药用的是商品名，未表明"缓释"或"控释"字样，若在其外文药名中带有 SR、ER 时，则属于缓释剂型；b. 除另有规定外，一般应整片或整丸吞服，严禁嚼碎和击碎分次服用；c. 缓、控释制剂每日仅用 1～2 次，服药时间宜固定。②膜剂供口服或黏膜外用，包括口服、外用和控释膜剂。膜剂应用时宜注意：a. 避孕药壬苯醇醚膜以女用为好，房事前取药膜 1 张对折两次或揉成松软小团，以食指推入阴道深处；男用将药膜贴于阴茎头推入阴道深处。10 分钟后（不超过 30 分钟）行房事。注意在放置药膜时，抽出动作要快，否则薄膜遇到阴道液体后粘在手指上，会导致剂量不足；b. 复方炔诺酮膜从月经第 5 天开始服用，一日 1 片，连续 22 天，晚餐后服用，不能间断，停药后 3～7 天内行经，等下次月经第 5 天继续服药；c. 复方甲地孕酮膜作为短效避孕药，从月经周期第 5 天起，每日服 1 片，连服 22 天为一周期，停药后 2～4 天来月经；然后于第 5 天继续服下一个月的药；d. 甲地孕酮膜（妇宁膜）用于避孕，用法同 c，用于治疗功能性子宫出血，一次 2mg，一日 3 次（每隔 8 小时给药 1 次），后每隔 3 天递减 1 次，直至维持一日 4mg，连续 20 天，流血停止后，每日加服炔雌醇 0.05mg 或己烯雌酚 1mg，连续 20 天；e. 毛果芸香碱膜每日用 2～3 格，早起、睡前贴敷于眼角上，相当于 2% 浓度的滴眼剂一次 2 滴，一日 6 次。③泡腾片应用时宜注意：a. 供口服的泡腾片一般宜用 100～150mL 凉开水或温水浸泡，可迅速崩解和释放药物，应待完全溶解或气泡消失后再饮用；b. 不应让幼儿自行服用；c. 严禁直接服用或口含；d. 药液中有不溶物、沉淀、絮状物时不宜服用。④滴丸剂多用于病情急重者，如冠心病、心绞痛、咳嗽、急慢性支气管炎等。主要供口服用，亦可供外用和局部

如眼、耳、鼻、直肠、阴道等使用。服用滴丸时，应仔细看好药物的服法，剂量不能过大；宜以少量温开水送服，有些可直接含于舌下。滴丸在保存中不宜受热。

[56～59]

答案：EABC

解析：该题针对"剂型的正确使用"知识点进行考核。①服用缓、控释制剂的药片或胶囊时，需要注意：a. 服药前一定要看说明书或请示医师，因为各制药公司的缓、控释型口服药的特性可能不同，另有些药用的是商品名，未表明"缓释"或"控释"字样，若在其外文药名中带有 SR、ER 时，则属于缓释剂型；b. 除另有规定外，一般应整片或整丸吞服，严禁嚼碎和击碎分次服用；c. 缓、控释制剂每日仅用 1～2 次，服药时间宜固定。②泡腾片应用时宜注意：a. 供口服的泡腾片一般宜用 100～150mL 凉开水或温水浸泡，可迅速崩解和释放药物，应待完全溶解或气泡消失后再饮用；b. 不应让幼儿自行服用；c. 严禁直接服用或口含；d. 药液中有不溶物、沉淀、絮状物时不宜服用。③舌下片应用时宜注意：a. 给药时宜迅速，含服时把药片放于舌下；b. 含服时间一般控制在 5 分钟左右，以保证药物充分吸收；c. 不要咀嚼或吞咽药物，不要吸烟、进食、嚼口香糖，保持安静，不宜多说话；d. 含后 30 分钟内不宜吃东西或饮水。④吸入粉雾剂：都保装置的使用方法为：a. 旋松保护瓶盖并拔出，充分振摇，使其混匀；握住瓶身，使旋柄在下方，垂直竖立，将底座旋柄朝某一方向尽量拧到底，然后再转回到原来位置，当听到"咔哒"一声时，表明 1 次剂量的药粉已经装好；b. 轻轻地呼气直到不再有空气可以从肺内呼出，请勿对喷嘴呼气；c. 将喷嘴放在齿间，用双唇包住吸嘴，用力深吸气；d. 缓慢呼气，最后用温水漱口，保持口腔

清洁。定期用干纸巾擦拭吸嘴的外部。

[60~61]

答案：BD

解析：该题针对"剂型的正确使用"知识点进行考核。①舌下片应用时宜注意：a. 给药时宜迅速；含服时把药片放于舌下；b. 含服时间一般控制在 5 分钟左右，以保证药物充分吸收；c. 不要咀嚼或吞咽药物，不要吸烟、进食、嚼口香糖，保持安静，不宜多说话；d. 含后 30 分钟内不宜吃东西或饮水。②应用阴道栓时宜注意：a. 洗净双手，除去栓剂外封物。如栓剂太软，则应将其带着外包装放在冰箱的冷冻室或冰水中冷却片刻，使其变硬，然后除去外封物，放在手中捂暖以消除尖状外缘。用清水或水溶性润滑剂涂在栓剂的尖端部；b. 患者仰卧床上，双膝屈起并分开，可利用置入器或戴手套，将栓剂尖端部向阴道口塞入，并用手以向下、向前的方向轻轻推入阴道深处。置入栓剂后患者应合拢双腿，保持仰卧姿势约 20 分钟；c. 在给药后 1~2 小时尽量不排尿，以免影响药效；d. 应于入睡前给药，以便药物充分吸收，并可防止药栓遇热溶解后外流；月经期停用，有过敏史者慎用。

[62~65]

答案：ABDE

解析：该题针对"服用药品的特殊提示"知识点进行考核。①利血平和氢氯噻嗪是不同机制的抗高血压药，可以互相产生有利的作用。②呋喃唑酮可抑制酒精代谢的中间代谢物乙醛的再分解，造成乙醛在体内大量堆积，不能及时排出体外而引起中毒。③二氢吡啶类钙通道阻滞剂葡萄柚汁对非洛地平普通片、缓释片、薄膜衣片均有影响，会引起生物利用度增加。④亚胺培南可在肾脏中被肾肽酶破坏，制

剂中加入西司他丁钠，后者为肾肽酶抑制剂，保护亚胺培南在肾脏中不受破坏，阻断前者在肾脏的代谢，保证药物的有效性。

[66~69]

答案：BEBA

解析：该题针对"服用药品的特殊提示"知识点进行考核。①茶叶中含有大量的鞣酸、咖啡因、儿茶酚、茶碱，其中鞣酸能与药中的多种金属离子如钙（乳酸钙、葡萄糖酸钙）、铁（硫酸亚铁、乳酸亚铁、葡萄糖酸亚铁、琥珀酸亚铁）、钴（氯化钴、维生素 B_{12}）、铋（乐得胃、迪乐）、铝（氢氧化铝、硫糖铝）结合而发生沉淀，从而影响药品的吸收。②烟草中含有大量的多环芳香烃类化合物，可增加人体肝脏中药酶的活性，加快对药物的代谢速度。如吸烟者服用催眠镇静药地西泮（安定）、氯氮草（利眠宁）时，其血药浓度和疗效均降低。另，服用西咪替丁治疗胃溃疡的患者，吸烟可延缓溃疡的愈合，而加重出血。③茶叶中的鞣酸，能与胃蛋白酶、胰酶、淀粉酶、乳酶生中的蛋白结合，使酶或益生菌失去活性，减弱助消化药效。④长期饮酒或饮用过量，超过人体肝脏的解毒能力，会造成肝脏损害，形成肝硬化或脂肪肝，使对药物的代谢迟缓。

[70~71]

答案：AD

解析：该题针对"服用药品的特殊提示"知识点进行考核。①抗痛风药：应用排尿酸药苯溴马隆、丙磺舒、别嘌醇的过程中，应多饮水，一日保持尿量在 2000mL 以上，同时应碱化尿液，使酸碱度（pH）保持在 6.0 以上，以防止尿酸在排出过程中在泌尿道沉积形成结石。②喝茶：茶叶中含有大量的鞣酸、咖啡因、儿茶酚、茶碱，其中鞣酸能与药中的多种金属离子如

钙（乳酸钙、葡萄糖酸钙）、铁（硫酸亚铁、乳酸亚铁、葡萄糖酸亚铁、琥珀酸亚铁）、钴（氯化钴、维生素 B_{12}）、铋（乐得胃、迪乐）、铝（氢氧化铝、硫糖铝）结合而发生沉淀，从而影响药品的吸收。

[72～74]

答案：EAD

解析：该题针对"服用药品的特殊提示"知识点进行考核。适当多食脂肪有利于脂溶性维生素（维生素 A、D、E、K，维 A 酸）的吸收。头孢哌酮、头孢曲松等（如甲硝唑、替硝唑和氯丙嗪）可抑制乙醇脱氢酶的活性；用药后饮酒，血中的乙醛浓度增高，出现"双硫仑样反应（面部潮红、心动过速、恶心、呕吐、头痛等）"。吸烟可使人对麻醉药、镇痛药、镇静药和催眠药的敏感性降低，药效降低。肾炎、风湿病伴有心脏损害、高血压患者要严格限制食盐的摄取（一日 6g 以下）。氨基糖苷类抗生素在碱性环境抗菌活性增加，在碱性尿液中排泄加快；食醋则会减弱活性、加重毒性。

[75～78]

答案：DBED

解析：该题针对"服用药品的特殊提示"知识点进行考核。①乙醇本质上为一种镇静剂，可增强镇静药、催眠药、抗抑郁药、抗精神病药对中枢神经的抑制作用，出现嗜睡、昏迷，在服用苯巴比妥、佐匹克隆、地西泮、利培酮等期间应禁酒。②鞣酸与四环素（米诺环素、多西环素）、大环内酯类抗生素（螺旋霉素、麦迪霉素、交沙霉素、罗红霉素、阿奇霉素）相结合而影响抗菌活性；反之四环素、大环内酯类抗生素同时也可抑制茶碱的代谢，增加茶碱的毒性，常致恶心、呕吐等不良反应，因此服用上述两类抗生素时不宜饮茶。③口服灰黄霉素时，可适当多食脂肪，因为灰黄霉素主要在十二指肠吸收，胃也能少量吸收，高脂肪食物可促进胆汁的分泌，延缓胃排空的速度，使灰黄霉素的吸收显著增加。④吸烟者服用催眠镇静药地西泮、氯氮草时，其血药浓度和疗效均降低。

[79～80]

答案：BE

解析：该题针对"服用药品的特殊提示"知识点进行考核。①乙醇在体内经乙醇脱氢酶的作用代谢为乙醛，有些药可抑制酶的活性，干扰乙醇的代谢，使血中的乙醛浓度增高，出现"双硫仑样反应"，表现有面部潮红、头痛、眩晕、腹痛、胃痛、恶心、呕吐、气促、嗜睡、血压降低、幻觉等症状，所以在使用抗滴虫药甲硝唑、替硝唑，抗生素头孢曲松、头孢哌酮，抗精神病药氯丙嗪等期间应避免饮酒。②癌症患者采用氟尿嘧啶、甲氨蝶呤等化疗药时，不宜饮酒，酒可干扰胆碱的合成而增加肝毒性、神经毒性，应避免与乙醇同时应用。另外，长期饮酒或饮用过量，超过人体肝脏的解毒能力，会造成肝脏损害，形成肝硬化或脂肪肝，使对药物的代谢迟缓。

[81～82]

答案：AC

解析：该题针对"服用药品的特殊提示"知识点进行考核。①食盐即氯化钠，对某些药物和某些疾病有一定的影响，正常人体内的总钠量为 150g，维持血液的容量和渗透压，但吃菜过咸或盐摄入过多，既可增加体内血容量，使血压升高，又可诱发高钠血症。由于盐的渗透压作用可使血容量增加，促发充血性心力衰竭或高血压，其次食盐过多导致尿量减少，使利尿药的效果降低。因此，有肾炎、风湿病伴有心脏损害、高血压患者，要严格限制食盐的摄取，建议一日的摄入量在 6g 以下。②服用抗痛风药时不宜多食醋，宜同时服用碳酸氢钠，以减少药物对胃肠的刺激和利于尿酸的排泄。

[83～85]

答案：CBE

解析：该题针对"服用药品的特殊提示"知识点进行考核。①咖啡可刺激胃液和胃酸的分泌，对有胃溃疡或胃酸过多的人不宜饮用。②吃菜过咸或摄入过多，既可增加体内血容量，使血压升高，又可诱发高钠血症。由于盐的渗透压作用可使血容量增加，促发充血性心力衰竭或高血压，其次食盐过多导致尿量减少，使利尿药的效果降低。因此，有肾炎、风湿病伴有心脏损害、高血压患者，要严格限制食盐的摄取，建议一日的摄入量在 6g 以下。③由于辛伐他汀、洛伐他汀、阿托伐他汀为无活性的前药，需要经过 CYP3A4 代谢而产生活性，因此，与葡萄柚汁同服会引起这些药物的 AUC 和 Cmax 大幅升高，易引起肌痛、肌炎及平滑肌溶解等严重不良反应。

[86～88]

答案：BCA

解析：该题针对"服用药品的特殊提示"知识点进行考核。①烟草中的烟碱可降低呋塞米的利尿作用；并增加氨茶碱的排泄，使其平喘作用减退、维持时间缩短。②苯二氮䓬类药物，如阿普唑仑、地西泮。吸烟除了影响肝药酶活性外，由于高浓度尼古丁可刺激中枢神经，引起镇静和嗜睡作用减弱。③降糖药，如胰岛素，吸烟可促使儿茶酚胺释放，周围血管收缩，减少对胰岛素的吸收，同时释放拮抗胰岛素作用的内源性物质增加，降低了胰岛素的作用。

[89～92]

答案：ABED

解析：该题针对"服用药品的特殊提示"知识点进行考核。①抗痛风药别嘌醇可使尿酸生成减少，降低血中尿酸浓度，此时饮酒，会降低其抑制尿酸生成的效果。②鞣酸与四环素（米诺环素、多西环素）、大环内酯类抗生素（螺旋霉素、麦迪霉素、交沙霉素、罗红霉素、阿奇霉素）相结合而影响抗菌活性；反之四环素、大环内酯类抗生素同时也可抑制茶碱的代谢，增加茶碱的毒性，常致恶心、呕吐等不良反应，因此服用上述两类抗生素时不宜饮茶。②口服灰黄霉素时，可适当多食脂肪，因为灰黄霉素主要在十二指肠吸收，胃也能少量吸收，高脂肪食物可促进胆汁的分泌，延缓胃排空的速度。使灰黄霉素的吸收显著增加。③ H_2 受体阻断剂，如西咪替丁，吸烟除了影响肝药酶活性外，在服用西咪替丁治疗胃溃疡的患者中，吸烟还可延缓溃疡的愈合，而加重出血。此外，服用西咪替丁、雷尼替丁可使尼古丁的清除率降低。

[93～95]

答案：AEC

解析：该题针对"服用药品的特殊提示"知识点进行考核。①乙醇在体内经乙醇脱氢酶的作用代谢为乙醛，有些药可抑制酶的活性，干扰乙醇的代谢，使血中的乙醛浓度增高，出现"双硫仑样反应"，表现为面部潮红、头痛、眩晕、腹痛、胃痛、恶心、呕吐、气促、嗜睡、血压降低、幻觉等症状，所以在使用抗滴虫药甲硝唑、替硝唑，抗生素头孢曲松、头孢哌酮，抗精神病药氯丙嗪等期间应避免饮酒。②免疫抑制剂：葡萄柚汁可升高口服环孢素的 AUC 和 Cmax，对静脉给药时的影响不明显。③食醋不宜与磺胺药同服，后者在酸性条件下溶解度降低，可在尿道中形成磺胺结晶，对尿路产生刺激，出现尿闭和血尿。

[96~97]

答案：DA

解析：该题针对"服用药品的特殊提示"知识点进行考核。①乙醇可刺激胃肠黏膜，引起水肿或充血，刺激胃酸和胃蛋白酶分泌，如同时服用解热镇痛药阿司匹林、吲哚美辛、布洛芬、阿西美辛等，会加重药物对胃肠黏膜的刺激，增加发生胃溃疡或出血的危险。②浓茶中的咖啡因和茶碱能兴奋中枢神经，加快心率，不但加重心脏负担，且易引起失眠，与抗心律失常药的作用相悖。

[98~100]

答案：BAC

解析：该题针对"服用药品的特殊提示"知识点进行考核。①磺胺类药物主要由肾排泄，在尿液中的浓度高，可形成结晶性沉淀，易发生尿路刺激和阻塞现象，出现结晶尿、血尿、尿痛和尿闭。在服用磺胺嘧啶、磺胺甲噁唑和复方磺胺甲噁唑后宜大量饮水，以尿液冲走结晶，也可加服碳酸氢钠以碱化尿液，促使结晶的溶解度提高，以减少析晶对尿道的伤害。②抗利尿药如去氨加压素，在服药期间应限制饮水，否则可能会引起水潴留或低钠血症及其并发症。③小儿麻痹症糖丸等应用凉开水送服，避免引起疫苗失活。

[101~104]

答案：ABCE

解析：该题针对"服用药品的特殊提示"知识点进行考核。①口服降糖药苯乙双胍、格列本脲、格列喹酮、甲苯磺丁脲时忌饮酒，因酒可降低血糖水平，同时加重对中枢神经的抑制，易出现昏迷、休克、低血糖症状，严重时可抑制呼吸中枢而致死。②茶叶中含有大量的鞣酸、咖啡因、儿茶酚、茶碱，其中鞣酸能与硫酸亚铁结合而发生沉淀，从而影响药品的吸收降低

疗效。③口服脂溶性维生素（维生素A、D、E、K）或维A酸时，可适当多食脂肪性食物，以促进药物的吸收，增进疗效。④口服左旋多巴治疗震颤麻痹时，宜少吃高蛋白食物，因为高蛋白食物可在肠内产生大量氨基酸，阻碍左旋多巴的吸收，使药效降低。

[105~107]

答案：CEB

解析：查询药物质量检验标准可首选的书籍是《中华人民共和国药典》；查询输液剂的配伍禁忌可首选的书籍是《注射药物手册》；查询妊娠及哺乳期用药可首选的书籍是《药物治疗学》。

[108~110]

答案：BAA

解析：静脉滴注两性霉素B的适宜溶媒是5%葡萄糖注射液；静脉滴注阿昔洛韦的适宜溶媒是0.9%氯化钠注射液；静脉滴注青霉素的适宜溶媒是0.9%氯化钠注射液。

[111~113]

答案：BCE

解析：格列齐特片的适宜服药时间是餐前；阿卡波糖片的适宜服药时间是餐中；比沙可啶片的适宜服药时间是睡前。

[114~116]

答案：ACE

解析：服药后应保持上身直立的药物是阿仑膦酸钠；饮茶可减少其吸收的药物是硫酸亚铁；与葡萄柚汁同服可能升高血药浓度的药物是辛伐他汀。

C 型题

[1~3]

答案：CCA

解析：该题针对"药品服用的适宜时间"知识点进行考核。①平喘药——睡前服用，由于哮喘多在凌晨发作，睡前服用

止喘效果更好，属于"依据生物钟规律"的事例。②抗过敏药——睡前服用，因为服用后易出现嗜睡、困乏，睡前服用安全并有助于睡眠，不属于"依据生物钟规律"的事例。③抗抑郁药——清晨服用，因为抑郁症常表现为晨重晚轻，故清晨给药，属于"依据生物钟规律"的事例。④调节血脂药——睡前服用，因为肝脏合成胆固醇峰期多在夜间，晚餐后服药有助于提高疗效，属于"依据生物钟规律"的事例。⑤抗结核药——餐中服用，可减少对消化道的刺激，不属于"依据生物钟规律"的事例。⑥氟伐他汀属于调节血脂药，适宜睡前服用，因为肝脏合成胆固醇峰期多在夜间，晚餐后服药有助于提高疗效。⑦糖皮质激素清晨给药，可以减少对下丘脑–垂体–肾上腺素皮质系统的反馈抑制而避免导致肾上腺皮质功能下降。

[4～6]

答案：ECC

解析：人体肝脏合成胆固醇主要是在夜间，所以他汀类药物在睡前服用；抗抑郁药适宜清晨服药；清晨服用泼尼松是依据生物钟规律而设定的给药时间，因为糖皮质激素在早上分泌。

[7～10]

答案：DCEB

解析：非甾体抗炎药为避免胃肠道反应都在餐后服用；二甲双胍适宜的服用时间是餐中；米索前列醇为了充分附着胃黏膜形成屏障，应餐前服用；阿莫西林等抗生素的服用时间是餐前。

[11～14]

答案：ABDE

解析：一级文献提供的信息最新；三级信息源资料的最突出的优势是内容广泛、使用方便；评价二级信息源的标准包含收载杂志的数量、专业种类、出版或更新的

频率，索引的完备程度，检索路径多少及服务费用的高低；评价三级信息的标准中不正确的是评价重点是其中的"研究对象"和"研究方法"，其余选项都正确。

[15～18]

答案：CECC

解析：三级信息源使用最为广泛；药物综合信息是三级信息源药物信息中应用最多、最广泛的；马丁代尔药物大典是三级信息源中世界最著名的大型药物参考工具书；中国国家处方集在中国是具有"规范处方行为和指导合理用药的法规性和专业性文件"。

[19～22]

答案：EDAD

解析：服用头孢曲松、甲硝唑、氯丙嗪等药物期间，应该禁用的是酒；服用格列本脲期间饮酒，可能引起的不良反应是低血糖反应；呋喃唑酮用药期间应禁止饮酒，否则可出现面部潮红、头痛、眩晕等反应；服用别嘌醇期间，饮酒可能引起的不良反应是痛风急性发作。

[23～26]

答案：CADE

解析：药师承接的用药咨询内容中，多由患者提出的是药品适应证；多由药师提出的是合理用药信息；地高辛用于肾功能不全患者应实施血药浓度监测；静脉滴注两性霉素 B 的时间应该控制 6 小时以上是避免引起心室颤动和心脏骤停。

[27～28]

答案：EC

解析：万方数据资源系统属于二级文献资料，三级文献是使用最为广泛的药物信息源。

X 型题

1. 答案：AB

解析：该题针对"临床常用资料"知识点进行考核。期刊杂志是主要的一级信

息源，但并非来源于杂志上的文献都是一级文献（比如综述和专家评论）。对药学人员实际工作有帮助的知名国内药学杂志有《中国药学杂志》《中国医院药学杂志》《中国执业药师》《中国药师》《中国药房》《中国新药》以及《中国医院用药评价与分析》等杂志；国外知名的药学杂志有《药物治疗学杂志》《药物治疗学年鉴》《美国药师协会杂志》和《美国卫生系统药师杂志》；此外中华医学会主办的系列医学杂志和国外著名医学杂志等主要刊登各国最新的临床医学研究和进展，对药师开展药学服务工作也是大有裨益的。

2. 答案：DE

解析：该题针对"临床常用资料"知识点进行考核。ABC 属于药物三级信息源；DE 属于二级文献，注意区分。

3. 答案：ABCDE

解析：该题针对"临床常用资料"知识点进行考核。国内最常用的是《中国药学文摘》，以及《中文科技资料目录：医药卫生》和《中文科技资料目录：中草药》。查阅国外药学文献，最常用的是《国际药学文摘》，以及与药学专业有关的世界闻名的四大二级文献：《化学文摘》《生物学文摘》《医学索引》和《医学文摘》。

4. 答案：CDE

解析：该题针对"临床常用资料"知识点进行考核。《医师案头参考（PDR）》《中国药典临床用药须知》归属三级文献中的药品集，《中华人民共和国药典》归属三级文献中的药品标准。《中国药学杂志》是药学期刊，归属一级文献。《中国药学文摘》归属二级文献。

5. 答案：ADE

解析：该题针对"如何判断文献的真实可靠性"知识点进行考核。二级信息评

价的标准：对于二级文献的评价应该包括收载杂志的数量、专业种类、出版或更新的频率，索引的完备程度，检索路径多少及服务费用的高低。

6. 答案：ABCDE

解析：该题针对"如何判断文献的真实可靠性"知识点进行考核。三级信息评价的标准：对三级文献的评价要从以下几个方面来考虑：①作者是否为该领域的专家？从事过这一领域的工作吗？②书中提供的内容是最新的吗（在出版日期看来是较新的信息）？③提供的信息内容是否有参考文献的支持？④书（包括电子书）中还提供相关信息的引文或链接吗？⑤信息内容有无偏倚或明显的差错？

7. 答案：ABCDE

解析：该题针对"如何判断文献的真实可靠性"知识点进行考核。从互联网上虽可以方便获取许多药物信息，但是这些信息良莠不齐，质量差别很大。目前，对网站信息的质量评价尚未形成系统的评价方法和指标，不过仍然可以通过以下几个方面来分析衡量网络信息的质量：①权威性；②补充性；③归因性；④合理性；⑤新颖性；⑥网站人员；⑦赞助商信息；⑧广告诚信性。

8. 答案：BCDE

解析：该题针对"咨询服务方法与药物信息的管理"知识点进行考核。药物信息的管理：①传统的药物信息资料管理：a. 卡片式；b. 笔记本式；c. 剪辑式；②药物信息资料的计算机管理；③信息管理软件。

9. 答案：AB

解析：该题针对"患者用药咨询"知识点进行考核。药师向患者提供咨询服务活动中，要注意到患者对信息内容及解释的需求存在种族、文化背景、性别及年龄的差异，应采用适宜的方式方法，并注意

尊重患者的个人意愿。①对特殊人群需注意的问题：老年人的记忆力减退，视力、听力和用药依从性差，认知能力下降，因此向他们作解释时语速宜慢，应反复交代药品的用法和禁忌证直至患者听懂；还可以适当的多用些文字、图片形式以方便他们理解和记忆，有条件可配备分剂量药盒，并叮嘱老年患者亲属或看护人敦促老年人按时、按量服用。对于女性咨询患者，还要注意问询是否已经怀孕或有否准备怀孕的打算，是否正在哺乳，这些都是需要在解答问题中特别要注意的。患者的疾病状况也是不能忽视的问题，比如，患者有肝、肾功能不全，会影响药物的代谢和排泄，易致药品不良反应的发生和中毒。②解释的技巧：对于一般患者的咨询要以容易理解的医学术语来解释。对患者来说，尽量使用描述性语言以便患者能正确理解，还可以采取语言与书面解释方式同时并用；尽量不用带数字的术语来表示。③为特殊患者应尽量提供书面的宣传材料，如第一次用药的患者；使用地高辛、茶碱等治疗窗窄药物的患者；用药依从性不好的患者。④尊重患者的意愿，保护患者的隐私。在药学实践工作中，一定要尊重患者的意愿，保护患者的隐私，更不应该将咨询档案等患者的信息资料用于商业目的。⑤及时回答不拖延，对于患者所咨询的问题，能够给予当即解答的就当即解答，不能当即答复的，或者答案不十分清楚的问题，不要冒失地回答，要问清对方何时需要答复；待进一步查询相关资料以后尽快给予正确的答复；拖延太久的答案时常会失去它的意义。因此，如何有效利用资源，用较少的时间来回答问题，不仅受条件设施的影响，还与药师自身的知识结构和技术素质有关。

10. 答案：ABCDE

解析：该题针对"患者用药咨询"知

识点进行考核。药师应主动向患者提供咨询的几种情况：①患者同时使用2种或2种以上含同一成分的药品时；或合并用药较多时；本次所开药品与原患慢性病冲突时。②当患者用药后出现不良反应时；或既往有不良反应史。③当患者依从性不好时；或患者认为疗效不理想时或剂量不足以有效时。④病情需要，处方中药品超适应证、剂量超过规定剂量时（需医师双签字确认）。处方中用法用量与说明书不一致时。⑤患者正在使用的药物中有配伍禁忌或配伍不当时（如有明显配伍禁忌，应第一时间联系医师以避免纠纷的发生）。⑥需要进行血药浓度监测（TDM）的患者。⑦近期药品说明书有修改（如商品名、适应证、禁忌证、剂量、有效期、贮存条件、药品不良反应）。⑧患者所用的药品近期发现严重或罕见的不良反应。⑨使用麻醉药品、精神药品的患者；或应用特殊药物（抗生素、抗真菌药、抗凝血药、抗肿瘤药、双膦酸盐、镇静催眠药、抗精神病药等）；特殊剂型（缓控释制剂、透皮制剂、吸入剂）者。⑩当同一种药品有多种适应证或用法用量复杂时。⑪药品被重新分装，而包装的标识物不清晰时。⑫使用需特殊贮存条件的药品时，或使用临近有效期药品时。

11. 答案：ABCDE

解析：该题针对"患者用药咨询"知识点进行考核。患者向药师咨询的内容一般包括：①药品名称：包括通用名、商品名、别名。②适应证：药品适应证与患者病情相对应。③用药方法：包括口服药品的正确服用方法、服用时间和用药前的特殊提示；栓剂、滴眼剂、气雾剂等外用剂型的正确使用方法；缓释制剂、控释制剂、肠溶制剂等特殊剂型的用法；胶囊能否打开吃；如何避免漏服药物以及漏服后的补救方法。④用药剂量：包括首次剂量、维持剂量；每日用药次数、间隔；疗程。⑤服药后预计疗效及起效时间、维持时间。⑥药品的不良反应与药物相互作用。⑦有否替代药物或其他疗法。⑧药品的鉴定辨识、贮存和有效期。⑨药品价格、报销，是否进入医疗保险报销目录等。

12. 答案：ABCDE

解析：该题针对"患者用药咨询"知识点进行考核。医疗是专业性非常强的特殊领域，绝大多数患者是不可能掌握较全面的医药学知识的，而药师是最熟悉每一个药品的专业人员，因此，药师利用自己掌握的专业知识直接指导患者用药，有下列作用：①可在最大程度上提高患者的药物治疗效果，提高用药的依从性、有效性和安全性；②减少药品不良反应发生的几率；③指导合理用药，优化药物治疗方案；④节约医药资源；⑤在专业上与临床医师互补，最终不仅为患者提供最适合的个体化用药方案，而且使这个方案得以正确实施，使病情好转或痊愈；⑥提高药师在社会和公众心目中的位置。据美国的资料统计：美国每位药房（店）药师每年接受有关非处方药咨询约4000人次，而药师对OTC的忠告98%能被消费者接受。

13. 答案：BCE

解析：该题针对"医师用药咨询"知识点进行考核。长时间、大剂量应用头孢菌素类（头孢孟多、头孢唑林、头孢特仑匹酯、头孢泊肟匹酯、头孢曲松、头孢哌酮、头孢甲肟、头孢布烯、头孢唑肟、头孢克肟、头孢美唑）、碳青霉烯类（美罗培南、厄他培南、亚胺培南）、氧头孢烯类（拉氧头孢、氟氧头孢）、头霉素类（头孢米诺）等抗生素均可引起牙龈出血、手术创面渗血等反应。其缘于上述抗生素在分子中有一甲硫四氮唑结构，与谷氨酸分子结构相似。在肝脏微粒体中，与维生素K竞争性结合谷氨酸-γ羟化酶，可抑制肠道正常菌群，减少维生素K合成，导致维生素K依赖性凝血因子合成障碍而减少（低凝血酶原血症）而致出血。

14. 答案：ABCD

解析：该题针对"医师用药咨询"知识点进行考核。E选项属于护士用药咨询内容。医师的咨询侧重于药物资讯、处方用药必须顾忌和查阅的问题，包括药物的药效学与药动学、治疗方案和药品选择、国内外新药动态、新药临床评价、药物相互作用、基因组学和肝细胞色素同工酶对药物代谢的影响、妊娠及哺乳期妇女或肝肾功能不全者禁用药品、药品不良反应、药物与化学品的中毒鉴别与解救等信息。

15. 答案：ABCD

解析：该题针对"医师用药咨询"知识点进行考核。药师可着重从以下几个方面向医师提供用药咨询服务：①提高药物治疗效果：a. 新药信息；b. 合理用药信息；c. 治疗药物监测（TDM）。②降低药物治疗风险：a. 药品不良反应（ADR）；b. 禁忌证；c. 药物相互作用。

16. 答案：ABD

解析：该题针对"部分药品服用的适宜时间"知识点进行考核。服用血脂调节药洛伐他汀、辛伐他汀等，宜提倡睡前服，有助于提高疗效。一般利尿剂宜清晨服用，以减少起夜次数，避免夜间排尿过多，影响休息和睡眠。多数平喘药宜于临睡前服用，因为凌晨0~2时是哮喘者对乙酰胆碱和组胺反应最为敏感的时间，即哮喘的高发时间。维生素B_2的特定吸收部位在小肠上部，若空腹服用则胃排空快，大量的维生素B_2在短时间集中于十二指肠，降低其生物利用度；而餐后服用可延缓胃排空，使其在小肠较充分地吸收。

17. 答案：AB

解析：该题针对"部分药品服用的适宜时间"知识点进行考核。

18. 答案：BCD

解析：该题针对"部分药品服用的适宜时间"知识点进行考核。

19. 答案：ABE

解析：该题针对"部分药品服用的适宜时间"知识点进行考核。①咪达唑仑：催眠药，睡前服用；②辛伐他汀：调节血脂药，睡前服用；③螺内酯：利尿剂，清晨服用；④格列本脲：降糖药，餐前服用疗效好，血浆达峰浓度时间比餐中服用提早；⑤沙丁胺醇：平喘药，哮喘多在凌晨发作，睡前服用止喘效果更好。

20. 答案：ABD

解析：该题针对"部分药品服用的适宜时间"知识点进行考核。

21. 答案：DE

解析：该题针对"部分药品服用的适宜时间"知识点进行考核。①螺内酯是利尿药，早晨服药可避免夜间尿液过多；②甲苯达唑早晨服药可以减少人体对药物的吸收，增加药物与虫体的直接接触；③格列美脲在早餐或第一次就餐时服用，可以减少对胃肠道的刺激和不良反应；④二羟丙茶碱和沙丁醇胺属于平喘药，宜睡前服用；

22. 答案：CD

解析：该题针对"部分药品服用的适宜时间"知识点进行考核。维生素 B$_2$ 餐后服用可以增加药物吸收；氢氯噻嗪餐后服用可以增加生物利用度；二甲双胍餐中服用可以减少刺激；吡罗昔康餐中服用可以减少胃黏膜出血的几率；复方三硅酸镁是胃黏膜保护药，餐前服用，可以在胃内形成一层保护屏障。

23. 答案：ABE

解析：该题针对"部分药品服用的适宜时间"知识点进行考核。

24. 答案：BCE

解析：该题针对"剂型的正确使用"知识点进行考核。滴丸剂多用于病情急重者，如冠心病、心绞痛、咳嗽、急慢性支气管炎等。主要供口服用，亦可供外用和局部如眼、耳、鼻、直肠、阴道等使用。服用滴丸时，应仔细看好药物的服法，剂量不能过大；宜以少量温开水送服，有些可直接含于舌下。滴丸在保存中不宜受热。

25. 答案：ABE

解析：该题针对"剂型的正确使用"知识点进行考核。泡腾片应用时宜注意：①供口服的泡腾片一般宜用 100 ~ 150mL 凉开水或温水浸泡，可迅速崩解和释放药物，应待完全溶解或气泡消失后再饮用；②不应让幼儿自行服用；③严禁直接服用或口含；④药液中有不溶物、沉淀、絮状物时不宜服用。

26. 答案：ABE

解析：该题针对"剂型的正确使用"知识点进行考核。咀嚼片常用于维生素类、解热药和治疗胃部疾病的氢氧化铝、硫糖铝、三硅酸镁等制剂。服用时宜注意：①在口腔内的咀嚼时间宜充分，如胃舒平、氢氧化铝片，嚼碎后进入胃中很快地在胃壁上形成一层保护膜，从而减轻胃内容物对胃壁溃疡的刺激；如酵母片，因其含有黏性物质较多，如不嚼碎易在胃内形成黏性团块，影响药物的作用；②咀嚼后可用少量温开水送服；③用于中和胃酸时，宜在餐后 1~2 小时服用。

27. 答案：ABCDE

解析：该题针对"剂型的正确使用"知识点进行考核。气雾剂指将药物与适宜的抛射剂制成的澄明液体、混悬液或乳浊液，装于具有特制阀门系统的耐压密闭容器中，使用时借抛射剂的压力将内容物呈雾状喷出的制剂。使用气雾剂时，宜按下列步骤进行：①尽量将痰液咳出，口腔内的食物咽下；②用前将气雾剂摇匀；③将双唇紧贴近喷嘴，头稍微后倾，缓缓呼气尽量让肺部的气体排尽；④于深呼吸的同时揿压气雾剂阀门，使舌头向下；准确掌握剂量，明确1次给药揿压几下；⑤屏住呼吸10~15秒，后用鼻子呼气；⑥含激素类制剂用温水漱口。

28. 答案：BCD

解析：该题针对"剂型的正确使用"知识点进行考核。缓、控释制剂：服用缓、控释制剂的药片或胶囊时，需要注意：①服药前一定要看说明书或请示医师，因为各制药公司的缓、控释型口服药的特性可能不同，另有些药用的是商品名，未表明"缓释"或"控释"字样，若在其外文药名中带有SR、ER时，则属于缓释剂型；②除另有规定外，一般应整片或整丸吞服，严禁嚼碎和击碎分次服用；③缓、控释制剂每日仅用1~2次，服药时间宜固定。

29. 答案：AB

解析：该题针对"剂型的正确使用"知识点进行考核。滴耳剂连续用药3日患耳仍然疼痛，应停止用药，及时去医院就诊。滴鼻剂过度频繁或延长使用时间可引起鼻塞症状的反复。连续用药3日以上，症状未缓解应向执业医师咨询。

30. 答案：ACD

解析：该题针对"剂型的正确使用"知识点进行考核。透皮贴剂：使用透皮贴剂时宜注意：①用前将所要贴敷部位的皮肤清洗干净，并稍稍晾干；②从包装内取出贴片，揭去附着的薄膜，但不要触及含药部位；③贴于无毛发或是刮净毛发的皮肤上，轻轻按压使之边缘与皮肤贴紧，不宜热敷；④皮肤有破损、溃烂、渗出、红肿的部位不要贴敷；⑤不要贴在皮肤的皱褶处、四肢下端或紧身衣服底下，选择一个不进行剧烈运动的部位，如胸部或上臂；⑥定期更换或遵医嘱，若发现给药部位出现红肿或刺激，可向医生咨询。

31. 答案：ABE

解析：该题针对"剂型的正确使用"知识点进行考核。咀嚼片常用于维生素类、解热药和治疗胃部疾病的氢氧化铝、硫糖铝、三硅酸镁等制剂。服用时宜注意：①在口腔内的咀嚼时间宜充分，如胃舒平、氢氧化铝片，嚼碎后进入胃中很快地在胃壁上形成一层保护膜，从而减轻胃内容物对胃壁溃疡的刺激；如酵母片，因其含有黏性物质较多，如不嚼碎易在胃内形成黏性团块，影响药物的作用；②咀嚼后可用少量温开水送服；③用于中和胃酸时，宜在餐后1~2小时服用。

32. 答案：BCDE

解析：该题针对"服用药品的特殊提示"知识点进行考核。宜多饮水的药物：①平喘药：服用茶碱或茶碱控释片、氨茶碱、胆茶碱、二羟丙茶碱等，由于其可提高肾血流量，具有利尿作用，使尿量增多而易致脱水，出现口干、多尿或心悸；同时哮喘者又往往伴有血容量较低。因此，宜注意适量补充液体，多喝白开水。②利胆药：利胆药能促进胆汁分泌和排出，机械地冲洗胆道，有助于排出胆道内的泥沙样结石和胆结石术后少量的残留结石。但利胆药中苯丙醇、羟甲香豆素、去氢胆酸和熊去氧胆酸服后可引起胆汁的过度分泌和腹泻，因此，服用时应尽量多喝水，以避免过度腹泻而脱水。③蛋白酶抑制剂：在艾滋病联合治疗中，蛋白酶抑制剂中的利托那韦、茚地那韦、奈非那韦、安普那韦、洛匹那韦等，多数可引起尿道结石或肾结石，所以在治疗期间应确保足够的水化，为避免结石的发生，宜增加每日进水量，一日须饮水在 2000mL 以上。④双膦酸盐：双膦酸盐对食管有刺激性，须用 200mL 以上的水送服；其中阿仑膦酸钠、帕屈膦酸钠、氯屈膦酸钠在用于治疗高钙血症时，可致水、电解质紊乱，故应注意补充液体，使一日的尿量达 2000mL 以上。同时提示患者在服药后不宜立即平卧，保持上身直立 30 分钟。⑤抗痛风药：应用排尿酸药苯溴马隆、丙磺舒、别嘌醇的过程中，应多饮水，一日保持尿量在 2000mL 以上，同时应碱化尿液，使 pH 保持在 6.0 以上，以防止尿酸在排出过程中在泌尿道沉积形成结石。⑥抗尿结石药：服用中成药排石汤、排石冲剂，或优克龙后，都宜多饮水，保持一日尿量 2500～3000mL，以冲洗尿道，并稀释尿液，降低尿液中盐类的浓度，减少尿盐沉淀的机会。⑦电解质：口服补液盐（ORS）粉、补液盐 2 号粉，每袋加 500～1000mL 凉开水，溶解后服下。⑧磺胺类药物：主要由肾排泄，在尿液中的浓度高，可形成结晶性沉淀，易发生尿路刺激和阻塞现象，出现结晶尿、血尿、尿痛和尿闭。在服用磺胺嘧啶、磺胺甲噁唑和复方磺胺甲噁唑后宜大量饮水，以尿液冲走结晶，也可加服碳酸氢钠以碱化尿液，促使结晶的溶解度提高，以减少析晶对尿道的伤害。⑨氨基糖苷类抗生素：链霉素、庆大霉素、卡那霉素、阿米卡星对肾脏的毒性大，虽在肠道不吸收或吸收甚微，但多数在肾脏经肾小球滤过，尿液中浓度高，浓度越高对肾小管的损害越大，宜多喝水以稀释并加快药的排泄。⑩氟喹诺酮类药物：主要经肾排泄，用后应多饮水，防止药物造成肾损伤。

33. 答案：ACE

解析：该题针对"服用药品的特殊提示"知识点进行考核。乙醇、茶叶、咖啡、

醋、食盐都可以影响药物的疗效。脂肪和蛋白质也会影响药物的疗效。服药期间饮酒可以降低药物的疗效以及增加药物不良反应发生的几率。茶叶中含有的儿茶酚可以和药物中的多种金属离子结合发生沉淀，而影响药物的吸收。长期饮酒或饮用过量，会造成肝脏损害，使其对药物代谢迟缓。

34. 答案：BCD

解析：该题针对"服用药品的特殊提示"知识点进行考核。吸烟确能影响药品的吸收、作用和药效。烟草中含有许多有害的物质，如烟碱、煤焦油、环芳香烃、一氧化碳等，其中前者是烟草中含有的主要生物碱。烟碱的致死量极小，大约 40mg 或 1 滴纯液（相当于 2 支香烟中所含有的量）就足够了！但所幸的是，吸烟时烟碱在燃烧中绝大多数被破坏或烧掉。而吸烟时所形成的煤焦油可黏附在咽喉、支气管壁、肺叶，诱发刺激，并有潜在的致癌变作用。烟碱与药物的相互作用可归纳如下：①烟草中含有大量的多环芳香烃类化合物，可增加人体肝脏中药酶的活性，加快对药物的代谢速度。如吸烟者服用催眠镇静药地西泮（安定）、氯氮䓬（利眠宁）时，其血药浓度和疗效均降低。另服用西咪替丁治疗胃溃疡的患者，吸烟可延缓溃疡的愈合，而加重出血。②吸烟可破坏维生素 C 的结构，使血液中的维生素 C 浓度降低。③烟草中的烟碱可降低呋塞米（速尿）的利尿作用；并增加氨茶碱的排泄，使其平喘作用减退、维持时间缩短。④吸烟可使人对麻醉药、镇痛药、镇静药和催眠药的敏感性降低，药效变差，需要加大剂量来维持；同时降低抗精神病药氯丙嗪的作用，使患者易出现头昏、嗜睡、疲乏等不良反应。⑤吸烟可促使儿茶酚胺释放，减少对胰岛素的吸收，降低胰岛素的作用。综上所述，吸烟者在服药时要注意吸烟对药效的影响，特别在服用

麻醉药、镇痛药、镇静药、解热镇痛药和催眠药期间，最好不要吸烟。

35. 答案：CDE

解析：该题针对"服用药品的特殊提示"知识点进行考核。饮酒降低疗效的实例：①抗痛风药别嘌醇可使尿酸生成减少，降低血中尿酸浓度，此时饮酒，会降低其抑制尿酸生成的效果；②服用抗癫痫药苯妥英钠期间，饮酒会加快前者的代谢速度，使药效减弱，癫痫发作不易控制；③服用抗高血压药利血平、复方利血平、复方双肼屈嗪期间如饮酒，非但不降压，反而可使血压急剧升高，导致高血压脑病、心肌梗死；④饮酒可使维生素 B_1、维生素 B_2、烟酸、地高辛、甲地高辛的吸收明显减少；⑤酒可使平喘药茶碱的吸收率增加，还可使茶碱缓释片中的缓释剂溶解，而失去缓释作用，使药效的持续时间缩短；⑥抗癫痫药卡马西平具有抗惊厥和影响精神作用，是控制癫痫发作的首选药。但在治疗期间宜避免饮酒，因为其可降低患者对该药的耐受性。

36. 答案：ABCDE

解析：该题针对"服用药品的特殊提示"知识点进行考核。食醋的成分为醋酸，浓度约5%，pH 在 4.0 以下，若与碱性药（碳酸氢钠、碳酸钙、氢氧化铝、红霉素、胰酶）及中性药同服，可发生酸碱中和反应，使药物失效。①食醋不宜与磺胺药同服，后者在酸性条件下溶解度降低，可在尿道中形成磺胺结晶，对尿路产生刺激，出现尿闭和血尿。②应用氨基糖苷类抗生素（链霉素、庆大霉素、卡那霉素、奈替米星、阿米卡星）时宜使尿液呈碱性，其目的有两个：一是在碱性环境下抗生素的抗菌活性增加；二是此类抗生素对肾脏的毒性大，在碱性尿液中可避免解离。宜多喝水并加快药物的排泄，食醋则会加重其

毒性作用。③服用抗痛风药时不宜多食醋，宜同时服用碳酸氢钠，以减少药物对胃肠的刺激和利于尿酸的排泄。

37. 答案：CD

解析：该题针对"服用药品的特殊提示"知识点进行考核。脂肪或蛋白质：脂肪包括植物脂肪和动物脂肪，脂肪对药效有双重作用，既能降低某些药的疗效，也能增加某些药的疗效。①缺铁性贫血患者在服用硫酸亚铁时，如大量食用脂肪性食物，会抑制胃酸的分泌，从而减少铁的吸收。②口服灰黄霉素时，可适当多食脂肪，因为灰黄霉素主要在十二指肠吸收，胃也能少量吸收，高脂肪食物可促进胆汁的分泌，延缓胃排空的速度，使灰黄霉素的吸收显著增加。③口服脂溶性维生素（维生素 A、D、E、K）或维 A 酸时，可适当多食脂肪性食物，以促进药物的吸收，增进疗效。由于摄入脂肪而可增加吸收的其他药物包括：酮康唑、双香豆素、卡马西平、螺内酯等。④口服左旋多巴治疗震颤麻痹时，宜少吃高蛋白食物，因为高蛋白食物在肠内产生大量氨基酸，阻碍左旋多巴的吸收，使药效降低。但由于左旋多巴与长链中性氨基酸经同一载体送入脑内，如果患者对左旋多巴的临床作用出现"开关"现象，可补充富含长链中性氨基酸的蛋白质以抑制载体，使左旋多巴的临床作用逆转。⑤服用肾上腺皮质激素治疗类风湿关节炎时，宜吃高蛋白食物，因为皮质激素可加速体内蛋白质的分解，并抑制蛋白质的合成，适当补充高蛋白食物，可防止体内因蛋白质不足而继发其他病变。⑥服用抗结核药异烟肼时，不宜食用富含组胺的鱼类，因为异烟肼可干扰鱼类所含蛋白质的分解，使酪胺和组胺在人体内积聚，发生中毒，出现头痛、头晕、呼吸急促、结膜充血、皮肤潮红、心悸、面目肿胀、麻

木等症状。⑦高蛋白饮食或低碳水化合物饮食可增加茶碱的肝清除率。⑧高蛋白饮食还可以降低华法林的抗凝效果。

38. 答案：ABE

解析：该题针对"服用药品的特殊提示"知识点进行考核。食醋的成分为醋酸，浓度约5%，pH 在 4.0 以下，若与碱性药（碳酸氢钠、碳酸钙、氢氧化铝、红霉素、胰酶）及中性药同服，可发生酸碱中和反应，使药物失效。①食醋不宜与磺胺药同服，后者在酸性条件下溶解度降低，可在尿道中形成磺胺结晶，对尿路产生刺激，出现尿闭和血尿。②应用氨基糖苷类抗生素（链霉素、庆大霉素、卡那霉素、奈替米星、阿米卡星）时宜使尿液呈碱性，其目的有两个：一是在碱性环境下抗生素的抗菌活性增加；二是此类抗生素对肾脏的毒性大，在碱性尿液中可避免解离。宜多喝水并加快药物的排泄，食醋则会加重其毒性作用。③服用抗痛风药时不宜多食醋，宜同时服用碳酸氢钠，以减少药物对胃肠的刺激和利于尿酸的排泄。

39. 答案：ABDE

解析：该题针对"服用药品的特殊提示"知识点进行考核。饮酒增加不良反应发生几率：①乙醇在体内经乙醇脱氢酶的作用代谢为乙醛，有些药可抑制酶的活性，干扰乙醇的代谢，使血中的乙醛浓度增高，出现"双硫仑样反应"，表现有面部潮红、头痛、眩晕、腹痛、胃痛、恶心、呕吐、气促、嗜睡、血压降低、幻觉等症状，所以在使用抗滴虫药甲硝唑、替硝唑，抗生素头孢曲松、头孢哌酮，抗精神病药氯丙嗪等期间应避免饮酒。②乙醇本质上为一种镇静剂，可增强镇静药、催眠药、抗抑郁药、抗精神病药对中枢神经的抑制作用，出现嗜睡、昏迷，在服用苯巴比妥、佐匹克隆、地西泮、利培酮等期间应禁酒。

③乙醇可刺激胃肠黏膜，引起水肿或充血，刺激胃酸和胃蛋白酶分泌，如同时服用解热镇痛药阿司匹林、吲哚美辛、布洛芬、阿西美辛等，会加重药物对胃肠黏膜的刺激，增加发生胃溃疡或出血的危险。④口服降糖药苯乙双胍、格列本脲、格列喹酮、甲苯磺丁脲时忌饮酒，因酒可降低血糖水平，同时加重对中枢神经的抑制，易出现昏迷、休克、低血糖症状，严重时可抑制呼吸中枢而致死。⑤服用呋喃唑酮 1 周前后，即使只饮用少量酒，也会出现面部潮红、心动过速、恶心、呕吐、头痛等反应，这是因为前者可抑制酒精代谢的中间代谢物乙醛的再分解，造成乙醛在体内大量堆积，不能及时排出体外而引起中毒。⑥癌症患者采用氟尿嘧啶、甲氨蝶呤等化疗药时，不宜饮酒，酒可干扰胆碱的合成而增加肝毒性、神经毒性，应避免与乙醇同时应用。另外，长期饮酒或饮用过量，超过人体肝脏的解毒能力，会造成肝脏损害，形成肝硬化或脂肪肝，使对药物的代谢迟缓。⑦乙醇的肝药酶抑制作用会使利福平的代谢减慢，血药浓度增加，加速患者出现肝损害。⑧甲氧氯普胺与乙醇合用，可加速胃排空，药物的血药浓度增加，峰浓度提前，加强了镇静不良反应。西咪替丁能增加乙醇的吸收，引起乙醇中毒。⑨普萘洛尔与乙醇合用，可促发心绞痛与心动过速，并可引起普萘洛尔的代谢加快。⑩苯海拉明与乙醇合用，可增加对智能和运动的损害。

40. 答案：BDE

解析：该题针对"服用药品的特殊提示"知识点进行考核。限制饮水的药物：①某些治疗胃病的药物：a. 苦味健胃药不要加水冲淡，也不要多喝水，服后不要漱口。这些药物通过苦味刺激舌部味觉感受器及末梢神经，促进唾液和胃液分泌而增加食欲；b. 胃黏膜保护剂如硫糖铝、果胶铋等，服药后在胃中形成保护膜，服药后1小时内尽量不要喝水，避免保护层被水冲掉；c. 需要直接嚼碎吞服的胃药，不要多饮水，防止破坏形成的保护膜。②止咳药如止咳糖浆、甘草合剂等　这些黏稠药物会黏附在发炎的咽喉部而发挥作用，应少喝水，尤其不应喝热水，避免将药物冲掉。③预防心绞痛发作的药物，如硝酸甘油片、麝香保心丸等应舌下含服，由舌下静脉吸收，不可咽下，不需用水送服。④抗利尿药，如去氨加压素服药期间应限制饮水，否则可能会引起水潴留或低钠血症及其并发症。

41. 答案：ABDE

解析：该题针对"疾病管理与健康宣教"知识点进行考核。产生不依从的原因很多，药师有责任和义务对患者进行用药教育，宣传药品知识，并采取适当措施，以提高患者依从性。①用药方案尽量简化，使用半衰期较长的药物或缓控释制剂，每日1次给药。②针对不同患者人群，可选择符合不同人群生理及心理特点的药物，如儿童及老年人避免选择过大的药片，儿童可选择味甜的药品。③要用通俗、简洁的言语向患者说明各个药物的用法用量、注意事项，以及可能产生的不良反应，对老年或耳聋、记忆力差的患者就更要有耐心，最好在药袋或药盒上写清楚，防止错服或误服。④使患者了解药物的重要性，对于效果不易察觉或起效慢的药物，应特别提示患者，告知其应坚持服药。⑤告知患者如何鉴别哪些是严重不良反应，若发生不良反应，应采取哪些措施，如果遇到一些自己不能判明的情况时要及时与医生联系，千万不能自作主张。⑥对于记忆力差的老年患者可使用分时药盒，或建议家属、照料者监督其服药，增强用药依从性。

42. 答案：ABCE

解析：重复服用阿司匹林可能导致的后果有出血、胃溃疡、胃疼、血尿酸升高，不会出现体温降低。

43. 答案：ABCD

解析：该题针对"护士用药咨询"知识点进行考核。护士用药咨询包括：药物的适宜溶剂、药物的稀释容积、药物的滴注速度和药物的配伍禁忌。

44. 答案：ABDE

解析：羟甲戊二酰辅酶A还原酶抑制剂（他汀类）可抑制胆固醇的合成，降低血浆低密度脂蛋白、总胆固醇和三酰甘油的水平。但在治疗剂量下与对CYP3A4有抑制作用的药品如环孢素、伊曲康唑、酮康唑、克拉霉素、罗红霉素等合用能显著增高本类药的血浆水平。尤其不宜与吉非贝齐、烟酸合用，可能出现肌无力的致死性横纹肌溶解症。

45. 答案：AB

解析：患者用药咨询过程中需要特别关注的问题：①对特殊人群需注意的问题：a. 老年人：声音大、语速慢、配合图文易理解；b. 女性：是否怀孕及计划怀孕、是否哺乳；c. 患者疾病状况：有无肝、肾功能不良，会影响药物代谢和排泄，导致药品不良反应和中毒。②解释的技巧：描述性语言＋书面资料；尽量不使用带数字的术语。③为特殊患者应尽量提供书面的宣传材料：a. 第一次用药的患者；b. 使用治疗窗窄药物的患者；c. 用药依从性不好的患者。④尊重患者的意愿，保护患者隐私。⑤及时回答不拖延。

46. 答案：BCDE

解析：头孢曲松不宜与含钙注射液直接混合。

47. 答案：ADE

解析：二级信息的评价标准：①收载

杂志的数量、专业种类；②出版或更新的频率；③索引的完备程度；④检索路径多少；⑤服务费用的高低。

48. 答案：BCE

解析：长时间、大剂量应用头孢菌素类、氧头孢烯类、头霉素类、碳青霉烯类，均可引起牙龈出血、手术创面渗血等反应。

49. 答案：BCDE

解析：宜多喝水的 10 类药物：茶碱、沙星类、补液盐；排石药、利胆药、双磷酸类；痛风药、磺胺类、氨基苷类；（碱化尿液）艾滋药、那韦类。

第四章 用药安全

A 型题

1. 答案：D

解析：该题针对"药物警戒"知识点进行考核。WHO 将药物警戒定义为：发现、评价、认识和预防药品不良作用或其他任何与药物相关问题的科学研究和活动。

2. 答案：E

解析：该题针对"药物警戒"知识点进行考核。药物警戒的意义主要包括以下几个方面：①加强用药及所有医疗干预措施的安全性，优化患者的医疗质量；②改进用药安全，促进公众健康；③药品使用的利弊、药品的有效性和风险性进行评价，促进合理用药；④促进对药物安全的理解、宣传教育和临床培训，推动与公众的有效交流。

3. 答案：B

解析：该题针对"药物警戒"知识点进行考核。据美国 FDA 统计，近 40 年有 121 种药品撤市，其中 33% 发生在上市后 2 年内；50% 发生于上市后 5 年内；半数以上的严重不良反应发生于上市后；10% 的药品增加了黑框警告。如发生在 2001 年的"拜斯亭（西立伐他汀）"撤市事件，2003 年的万络（罗非昔布）事件，也是由于上市后风险评估发现大剂量服用万络者患心肌梗死和心脏猝死的危险增加了 3 倍，导致全球撤市。

4. 答案：E

解析：该题针对"药品不良反应"知识点进行考核。药品上市后风险评估属于药物警戒的重要作用，不属于药品不良反

应监测的目的和意义。

5. 答案：E

解析：该题针对"药品不良反应"知识点进行考核。肯定：用药及反应发生时间顺序合理；停药以后反应停止，或迅速减轻或好转（根据机体免疫状态，某些 ADR 反应可出现在停药数天以后）；再次使用，反应再现，并可能明显加重（即激发试验阳性）；有文献资料佐证；排除原患疾病等其他混杂因素影响。

6. 答案：C

解析：该题针对"药品不良反应"知识点进行考核。我国药品不良反应的监测范围：①对于上市 5 年以内的药品和列为国家重点监测的药品，应报告该药品引起的所有可疑不良反应。②对于上市 5 年以上的药品，主要报告该药品引起的严重、罕见或新的不良反应。

7. 答案：E

解析：该题针对"药品不良反应"知识点进行考核。我国药品不良反应报告原则为可疑即报，报告者不需要待有关药品与不良反应的关系肯定后才呈报。

8. 答案：D

解析：该题针对"药品不良反应"知识点进行考核。肯定：用药及反应发生时间顺序合理；停药以后反应停止，或迅速减轻或好转（根据机体免疫状态，某些 ADR 反应可出现在停药数天以后）；再次使用，反应再现，并可能明显加重（即激发试验阳性）；有文献资料佐证；排除原患疾病等其他混杂因素影响。

9. 答案：B

解析：该题针对"引起药源性疾病的因素"知识点进行考核。药品赋形剂、溶剂、稳定剂或染色剂等因素导致药源性疾病，例如：①胶囊中色素常可引起固定性药疹；②2006 年我国发生的"亮菌甲素"事件是由于用二甘醇代替丙二醇造成的。

10. 答案：A

解析：该题针对"常见药源性疾病"知识点进行考核。现在教材中并未详细介绍关木通，但建议了解此知识点。关木通中含有马兜铃酸。含有马兜铃酸的中药引致肾损害的主要特点是肾间质纤维化，从而可引起急、慢性肾小管间质性病变，可表现为急、慢性肾衰竭。

11. 答案：B

解析：该题针对"常见药源性疾病"知识点进行考核。药源性肝损害：羟甲戊二酰辅酶 A 还原酶抑制剂（他汀类）如洛伐他汀、辛伐他汀、普伐他汀、氟伐他汀和阿托伐他汀都能导致肝酶升高或肝炎。

12. 答案：A

解析：该题针对"常见药源性疾病"知识点进行考核。可引起癫痫发作的药物有：中枢神经兴奋药物中的哌甲酯、茶碱、咖啡因、安非他明、可卡因、麻黄碱等；几乎所有的抗精神病药包括佐替平、锂盐、氯氮平、吩噻嗪类、抗抑郁药氯丙米嗪及马普替林；抗心律失常药如利多卡因、美西律，抗菌药如异烟肼、两性霉素 B 等；抗疟药如氯喹、乙胺嘧啶、奎宁。此外抗组胺药、驱虫药、麻醉药、抗肿瘤药都可能引起癫痫发作。

13. 答案：A

解析：该题针对"常见药源性疾病"知识点进行考核。引起溶血性贫血的药物有：苯妥英钠、氯丙嗪、吲哚美辛、保泰松、甲灭酸、氟灭酸、奎尼丁、甲基多巴、氯磺丙脲、甲苯磺丁脲、维生素 K、异烟肼、利福平、对氨基水杨酸、氨苯砜、氯喹、阿的平、伯氨喹、磺胺类等。

14. 答案：C

解析：该题考察药源性胃肠道损害，分析各选项：①丙米嗪——能引起肠蠕动减慢甚至肠麻痹；②利血平——诱发消化道溃疡及出血；③阿洛司琼——可出现局部缺血性结肠炎；④依他尼酸——诱发消化道溃疡及出血；⑤维生素 D——诱发消化道溃疡及出血。

15. 答案：E

解析：该题针对"常见药源性疾病"知识点进行考核。药源性胃肠道疾病：非甾体抗炎药常引起消化系统疾病，布洛芬、吲哚美辛、萘普生、吡罗昔康、酮洛酸、阿司匹林等，均曾有引起胃出血、胃穿孔、十二指肠溃疡穿孔、大便潜血的报道。即使环氧酶-2 抑制剂塞来昔布等，理论上能够避免胃肠出血的新品种，也不能完全避免。其他如呋塞米、依他尼酸、利血平、吡喹酮、维生素 D 等亦可诱发消化道溃疡及出血。有些药由于对胃肠黏膜或迷走神经感受器有刺激作用，能引起恶心呕吐，如硫酸亚铁、抗酸药、吡喹酮、丙戊酸钠、氨茶碱都可引起恶心、呕吐，偶致腹泻。抗癌药如氮芥、氟尿嘧啶、甲氨蝶呤等也可引起恶心呕吐。有些药能引起肠蠕动减慢甚至肠麻痹，如抗精神病药氯丙嗪类、丙米嗪、阿米替林、氯氮平、多塞平；抗组胺药、阿托品、东莨菪碱、苯海索等；有些药能引起便秘或腹泻。如美国批准的治疗腹泻型肠易激综合征的阿洛司琼，上市不久即出现了 26 例局部缺血性结肠炎，包括 4 例死亡。

16. 答案：B

解析：该题针对"常见药源性疾病"知识点进行考核。拮抗致病药物。有些药物的作用可被另外一些药物抵消，例如，鱼精蛋白可使肝素失去抗凝活性，如果致病药物有拮抗剂存在，及时使用拮抗剂可治疗或缓解症状。

17. 答案：B

解析：该题针对"药源性疾病的诊断方法及治疗"知识点进行考核。致病药物是药源性疾病的起因，因此治疗首先要考虑停用致病药物。

18. 答案：B

解析：该题针对"用药错误的基本知识"知识点进行考核。我国目前尚无官方发布的用药错误分级，实际工作中通常借鉴美国国家用药错误报告及预防协调委员会制订的分级标准，即根据用药错误发生程度和发生后可能造成危害的程度，将用药错误分为 A 至 I 九级。定义如下：

A 级：客观环境或条件可能引发差错（差错隐患）。

B 级：发生差错但未发给患者，或已发给患者但未使用。

C 级：患者已使用，但未造成伤害。

D 级：患者已使用，需要监测差错对患者的后果，并根据后果判断是否需要采取措施预防和减少伤害。

E 级：差错造成患者暂时性伤害，需要采取预防措施。

F 级：差错对患者的伤害可导致患者住院或延长住院时间。

G 级：差错导致患者永久性伤害。

H 级：差错导致患者生命垂危，需要应用维持生命的措施。

I 级：差错导致患者死亡。

19. 答案：C

解析：该题针对"妊娠妇女用药"知识点进行考核。分娩前应用氯霉素可引起新生儿循环障碍和灰婴综合征。

20. 答案：B

解析：该题针对"妊娠妇女用药"知识点进行考核。妊娠 5 个月后用四环素可使婴儿牙齿黄染，牙釉质发育不全，骨生长障碍；妊娠期妇女服用镇静、安定、麻醉、止痛、抗组胺药或其他抑制中枢神经的药物，可抑制胎儿神经的活动，甚至影响大脑发育；妊娠后期使用抗凝药华法林、大剂量苯巴比妥或长期服用阿司匹林治疗，可导致胎儿严重出血，甚至死胎；临产期使用某些药物如抗疟药、磺胺药、硝基呋喃类，解热镇痛药如氨基比林、大剂量维生素 K 等，对红细胞缺乏葡萄糖－6－磷酸脱氢酶者可引起溶血；分娩前应用氯霉素可引起新生儿循环障碍和灰婴综合征。

21. 答案：B

解析：该题针对"妊娠妇女用药"知识点进行考核。孕妇用药应该权衡利弊，不是绝对避免药物治疗。

22. 答案：B

解析：该题针对"妊娠妇女用药"知识点进行考核。X 级：动物或人的研究中已证实可使胎儿异常，或基于人类的经验知其对胎儿有危险，对人或对两者均有害，而且该药物对孕妇的应用危险明显大于其益处。该药禁用于已妊娠或将妊娠的妇女。降脂药辛伐他汀、洛伐他汀、阿托伐他汀、氟伐他汀、瑞舒伐他汀；抗病毒药利巴韦林；激素类药物米非司酮、炔诺酮、缩宫素、非那雄胺、戈舍瑞林；以及沙利度胺、华法林、甲氨蝶呤、米索前列醇、前列腺素 E_1、碘甘油等均属此类。

23. 答案：B

解析：该题针对"妊娠妇女用药"知识点进行考核。C 级：在动物的研究中证实对胎儿有不良反应（致畸或使胚胎致死或其他）但在妇女中无对照组或在妇女和动物研究中无可以利用的资料，药物仅在权衡对胎儿的利大于弊时给予。如阿米卡星、氯霉素、咪康唑、万古霉素、去甲万古霉素、氧氟沙星、环丙沙星、莫西沙星、利奈唑胺等抗菌药物；更昔洛韦、奥司他韦等抗病毒药；格列吡嗪、罗格列酮、吡格列酮、瑞格列奈等降糖药；奥美拉唑、多潘立酮等消化系统用药；氨氯地平、比索洛尔、美托洛尔等降压药均属于此类。

24. 答案：A

解析：该题针对"妊娠妇女用药"知识点进行考核。细胞增殖早期大约为受精后 18 天，此阶段，胚胎的所有细胞尚未进行分化，细胞的功能活力也相等，对药物无选择性的表现，致畸作用无特异性地影响细胞，其结果为胚胎死亡、流产或存活发育成正常个体，因此在受精后半个月以内几乎见不到药物的致畸作用。

25. 答案：C

解析：该题针对"妊娠妇女用药"知识点进行考核。受精后 3 周至 3 个月是胚胎器官和脏器的分化时期，胎儿心脏、神经系统、呼吸系统、四肢、性腺及外阴相继发育。此期如受到药物影响可能产生形态或功能上的异常而造成畸形。

26. 答案：B

解析：该题针对"妊娠妇女用药"知识点进行考核。X 级：动物或人的研究中已证实可使胎儿异常，或基于人类的经验知其对胎儿有危险，对人或对两者均有害，而且该药物对孕妇的应用危险明显大于其益处。该药禁用于已妊娠或将妊娠的妇女。降脂药辛伐他汀、洛伐他汀、阿托伐他汀、氟伐他汀、瑞舒伐他汀；抗病毒药利巴韦林；激素类药物米非司酮、炔诺酮、缩宫素、非那雄胺、戈舍瑞林；以及沙利度胺、华法林、甲氨蝶呤、米索前列醇、前列腺素 E_1、碘甘油等均属此类。

27. 答案：E

解析：该题针对"哺乳期妇女用药"知识点进行考核。大多数抗菌药物都能进入乳汁，但进入乳儿体内的量很小，不会对乳儿产生严重危害。偶有过敏反应、腹泻等情况。青霉素类对乳儿安全。头孢菌素类在乳汁中含量甚微，但第四代头孢菌素类如头孢匹罗、头孢吡肟例外。碳青霉烯类如亚胺培南/西司他丁等未见对乳儿是否有毒性的报道。大环内酯类 100% 分泌至乳汁。氨基糖苷类不详，可能具有潜在危害，不宜应用。喹诺酮类对乳儿骨关节有潜在危害，不宜应用。磺胺类在乳汁中的浓度与血浆中一致，在体内与胆红素竞争血浆蛋白，可致游离胆红素增高，尤其在新生儿黄疸时，可促使发生核黄疸。氯霉素在乳汁中的浓度为血清中的 1/2，有明显骨髓抑制作用，可引起灰婴综合征，故哺乳期禁用。

28. 答案：A

解析：该题针对"哺乳期妇女用药"知识点进行考核。磺胺类在乳汁中的浓度与血浆中一致，在体内与胆红素竞争血浆蛋白，可致游离胆红素增高，尤其在新生儿黄疸时，可促使发生核黄疸。

29. 答案：E

解析：该题针对"哺乳期妇女用药"知识点进行考核。青霉素类对乳儿安全。头孢菌素类在乳汁中含量甚微，但第四代头孢菌素类如头孢匹罗、头孢吡肟例外。

30. 答案：B

解析：该题针对"哺乳期妇女用药"知识点进行考核。药物经乳汁排泄是哺乳期所特有的药物排泄途径，几乎药物都能通过被动扩散进入乳汁，只是浓度可有不同，这就导致了某些药物血药浓度水平下降，而乳汁中的药物可对乳儿产生不良影响。乳汁中药物的浓度取决于药物的理化性质、蛋白结合程度及其在母体中的药物浓度。①脂溶性高的药物易分布到乳汁中，但母乳中分布的药量不会超过母体摄取量的 $1\% \sim 2\%$。如地西泮脂溶性较强，可分布到乳汁中，哺乳期妇女应避免使用。②由于乳汁的 pH 值比母体血浆 pH 值低，碱性药物如红霉素易于分布到乳汁中，而酸性药物如青霉素 G、磺胺类则不易进入乳汁中。③药物与血浆蛋白结合后分子变大，难以通过细胞膜，只有在血浆中处于游离状态的药物才能通过细胞膜进行转运和转化。因此蛋白结合率高的药物不易分布到乳汁中。如华法林具有较高的血浆蛋白结合率，因此较少进入乳汁。

31. 答案：E

解析：该题针对"哺乳期妇女用药"知识点进行考核。哺乳期用药对策：①权衡利弊用药；②选用适当药物；③关注婴儿乳汁摄取的药量；④加强用药指导。哺乳期妇女患泌尿道感染时，不宜选用磺胺药，而应用氨苄西林代替，这样既可有效地治疗乳母泌尿道感染，又可减少对婴儿的危害。

32. 答案：B

解析：该题针对"哺乳期妇女用药"知识点进行考核。乳母用药后药物进入乳汁，但其中的含量很少超过母亲摄入量的 $1\% \sim 2\%$，故一般不至于给乳儿带来危害，然而少数药物在乳汁中的排泄量较大，乳母服用量应考虑对乳儿的危害，避免滥用。一般分子量小于 200 的药物和在脂肪与水中都有一定溶解度的物质较易通过细胞膜。在药物与母体血浆蛋白结合能力方面，只有在母体血浆中处于游离状态的药物才能进入乳汁，而与母体血浆蛋白结合牢固的药物如抗凝血的华法林不会在乳汁中出现。另外，要考虑药物的解离度，解离度越低，乳汁中药物浓度也越低。弱碱性药物（如红霉素）易于在乳汁中排泄，而弱酸性药物（如青霉素）较难排泄。

33. 答案：A

解析：该题针对"新生儿用药"知识点进行考核。新生儿的相对体表面积比成人大，而且皮肤角化层薄，皮肤对外部用药吸收快而多。尤其在皮肤黏膜有破损时，局部用药过多可致中毒。治疗皮肤病用的皮炎激素软膏，对新生儿大面积使用，可引起全身性水肿。可引起中毒的药物还有硼酸、水杨酸、萘甲唑啉，所以用药时需谨慎小心防止药物中毒。

34. 答案：E

解析：该题针对"新生儿用药"知识点进行考核。新生儿体表面积与体重之比相对成人较大。新生儿酶系不成熟或分泌不足，代谢缓慢，药物半衰期长。新生儿皮下或肌内注射用药，可因周围循环不足而影响吸收分布。新生儿血脑屏障未健全，药物容易进入脑脊液中；新生儿血浆蛋白结合力低，磺胺类等竞争结合血浆蛋白，使血中胆红素进入脑细胞内，导致核黄疸。新生儿皮肤角化层薄，局部用药透皮吸收快，硼酸、水杨酸、萘甲唑啉等可引起中毒。

35. 答案：B

解析：该题针对"新生儿用药"知识点进行考核。新生儿由于口服给药影响吸收的因素较多，容易造成给药剂量不准确，而长期皮下或肌内注射容易引起局部组织损伤，因此应根据新生儿的特点和病情需要，选择合适的给药途径，如滴剂口服给药、静脉给药等。

36. 答案：E

解析：该题针对"新生儿用药"知识点进行考核。新生儿的相对总体液量比成人高，体液占体重的 $75\% \sim 80\%$，主要为细胞外液。水溶性药物被细胞外液稀释后浓度降低，排出也较慢，使血药峰浓度较高，易造成药物中毒。

37. 答案：E

解析：该题针对"新生儿用药"知识点进行考核。E 错在：皮下或肌内注射可因周围血循环不足而影响吸收分布，一般新生儿不采用。

38. 答案：B

解析：该题针对"儿童用药"知识点进行考核。动物试验证实氟喹诺酮类药可影响幼年动物软骨发育，导致承重关节损伤，因此应避免用于 18 岁以下的儿童。①阿米卡星——氨基糖苷类；②诺氟沙星——氟喹诺酮类；③头孢唑林——头孢菌素类；④米诺环素——四环素；⑤阿莫西林——半合成青霉素。

39. 答案：E

解析：该题针对"儿童用药"知识点进行考核。根据小儿药物剂量的公式：1 ~ 10 岁小儿体重 = 年龄 ×2 +8。所以，8 岁小儿的体重 = 8 ×2 +8 =24kg；剂量为：小儿剂量 = 成人剂量/70 × 小儿体重 = 30/70 ×24 =10mg/kg；每次给药的剂量为：10 ×24 =240mg；一般情况下，每日给药 3 次，所以 240mg ×3 =720mg。

40. 答案：A

解析：该题针对"儿童用药"知识点进行考核。用体重计算年长儿童的剂量时，为避免剂量过大，应选用剂量的下限。反之，对婴幼儿可选择剂量的上限以防药量偏低。

41. 答案：B

解析：该题针对"儿童用药"知识点进行考核。该题考查药物剂量（重量、容量）单位与换算。①分 3 次服用：按剂量为 30mg 计算：30（mg/kg）×20（kg）÷3 =200（mg），按剂量为 50mg 计算：50（mg/kg）×20（kg）÷3 =333（mg），一次剂量应为 200 ~333mg。②分 4 次服用：按剂量为 30mg 计算：30（mg/kg）×20（kg）÷4 =150（mg），按剂量为 50mg 计算：50（mg/kg）×20（kg）÷4 =250（mg），一次剂量应为 150 ~250mg。

42. 答案：D

解析：该题针对"儿童用药"知识点进行考核。体表面积 =（体重 ×0.035）+ 0.1，儿童剂量 = 成人剂量 × 儿童体表面积（m^2）/1.73m^2。

43. 答案：D

解析：该题针对"儿童用药"知识点进行考核。按体表面积计算剂量最为合理，适用于各个年龄阶段，包括新生儿及成人，即不论任何年龄，其每平方米体表面积的剂量是相同的。对某些特殊的治疗药，如抗肿瘤药、抗生素、激素，应以体表面积计算。

44. 答案：B

解析：该题针对"儿童用药"知识点进行考核。喹诺酮类抗生素，可能影响小儿骨骼发育；四环素类药物，容易引起小儿牙齿变黄并使牙釉质发育不良；链霉素、庆大霉素等氨基糖苷类抗生素，会对听神经造成影响，引起眩晕、耳鸣，甚至耳聋；使用氯霉素可能引起再生障碍性贫血。因此对上述药要做到禁用或慎用。

45. 答案：B

解析：该题针对"老年人用药"知识点进行考核。老年人往往是多种慢性病共存，50% 以上的老年人患有 3 种及以上的慢性疾病。同时合并 2 种及以上慢性病和老年综合征称为共病，共病是老年患者的特点且常见，疾病之间相互影响，使诊断和治疗更加复杂。有的老年人同时患有高血压、冠心病、糖尿病、高脂血症等，这些疾病在治疗上存在一致性；另外一部分老年人同时患有冠心病及肠道肿瘤，一方面冠心病支架置入术后需要双联抗血小板治疗，另一方面肠道肿瘤切除手术围术期不可使用抗血小板药物，在治疗上存在矛盾，应权衡利弊后制订治疗方案。

46. 答案：D

解析：该题针对"老年人用药"知识点进行考核。老年人血浆白蛋白浓度降低，会导致药物蛋白结合率下降，使游离药物浓度增加，作用增强。

47. 答案：B

解析：该题针对"老年人用药"知识点进行考核。老年人机体组成、血浆蛋白含量的变化会影响药物在体内的分布。老年人体内脂肪组织随年龄增长而增加，总体液及非脂肪组织则逐渐减少。一些主要分布在体液中的亲水性药物（如乙醇、对乙酰氨基酚等）血浆药物浓度升高，分布容积减少；而对脂肪组织亲和力较大的亲脂性药物（如地西泮、利多卡因等）分布容积增大，从体内消除缓慢，药物作用更持久。老年人血浆白蛋白浓度降低，会导致药物蛋白结合率下降，使游离药物浓度增加，作用增强。药物蛋白结合率的变化对高蛋白结合率的药物影响较大，白蛋白的降低或合用其他蛋白结合率较高的药物都会使游离华法林浓度增高，增加出血的风险。

48. 答案：E

解析：该题针对"老年人用药"知识点进行考核。老年人的胃肠道功能变化对被动扩散方式吸收的药物几乎没有影响。

49. 答案：A

解析：该题针对"老年人用药"知识点进行考核。老年人胃液 pH 改变，胃排空速度和胃肠运动变化，消化道血流量减少，吸收组织面积缩小，都会使药物吸收随着年龄增长而减少。对于大多数经被动扩散机制吸收的药物（如阿司匹林、对乙酰氨基酚等），一方面因老年人胃肠道活动减慢，药物在胃肠道停留的时间延长，有利于药物吸收，另一方面又因吸收面积减

少、内脏血流量降低，而不利于药物的吸收，总体来说，对这类药物吸收的影响不大。但对于通过主动转运吸收的药物（如维生素 B_1、维生素 B_6、维生素 B_{12}、维生素 C、铁剂、钙剂等）来说，这些药物的吸收需要酶和糖蛋白等载体参与，而老年人这些蛋白的分泌下降，故吸收减弱。另外，由于老年人胆汁分泌缺乏，故脂溶性维生素的吸收也相应下降。老年人服用药物种类数较多，合用的药物也会在吸收环节发生相互作用，如质子泵抑制剂会升高 pH 而抑制亚铁离子的吸收，钙剂与左甲状腺素钠合用导致后者吸收减少。

50. 答案：E

解析：该题针对"老年人用药"知识点进行考核。老年人的药效学特点：①对中枢神经系统药物的敏感性增高；②对抗凝血药的敏感性增高；③对利尿药、抗高血压药的敏感性增高；④对 β 受体激动剂与阻断剂的敏感性降低。

51. 答案：B

解析：该题针对"肝功能不全患者用药"知识点进行考核。经肾排泄的药物：在肝功能障碍时，一般无须调整剂量。但这类药物中肾毒性明显的药物在用于严重肝功能减退者时，仍需谨慎或减量，以防肝肾综合征的发生。

52. 答案：D

解析：该题针对"肝功能不全患者用药"知识点进行考核。肝脏是药物代谢最重要的器官。在肝脏疾病时，肝细胞的数量减少，肝细胞功能受损，肝细胞内的多数药物酶，特别是细胞色素 P450 酶系的活性和数量均可有不同程度的减少，使主要通过肝脏代谢清除的药物的代谢速度和程度降低，清除半衰期延长，血药浓度增高，长期用药还可引起蓄积性中毒。对于某些肝脏高摄取的药物，如阿司匹林、普萘洛

尔等，在肝脏摄取后由于生物转化速率降低，口服药物后大量原型药通过肝脏进入血液循环，血药浓度上升，生物利用度增强。另一方面某些需要在体内代谢后才具有药理活性的前体药如可待因、依那普利、环磷酰胺等则由于肝脏的生物转化功能减弱，这些药物的活性代谢产物的生成减少，使其药理效应也降低。

53. 答案：D

解析：该题针对"肝功能不全患者用药"知识点进行考核。肝功能不全患者用药原则：①明确诊断，合理选药。②避免或减少使用对肝脏毒性大的药物。③注意药物相互作用，特别应避免与肝毒性的药物合用。④肝功能不全而肾功能正常的患者可选用对肝毒性小、并且从肾脏排泄的药物。⑤初始剂量宜小，必要时进行TDM，做到给药方案个体化。⑥定期监测肝功能，及时调整治疗方案。

54. 答案：C

解析：该题针对"肝功能不全患者用药"知识点进行考核。多黏菌素主要表现在肾脏及神经系统两方面。

55. 答案：E

解析：该题针对"肾功能不全患者用药"知识点进行考核。肾功能不全患者用药原则：①明确诊断，合理选药。②避免或减少使用肾毒性大的药物。③注意药物相互作用，特别应避免与有肾毒性的药物合用。④肾功能不全而肝功能正常者可选用双通道（肝肾）排泄的药物。⑤根据肾功能的情况调整用药剂量和给药间隔时间，必要时进行TDM，设计个体化给药方案。

56. 答案：B

解析：该题针对"肾功能不全患者用药"知识点进行考核。健康的肾脏可以清除额外的磷，并将其从尿液排出。但是，磷不能通过透析充分地被清除，因而蓄积

于血液中，出现高磷血症。长期的高磷血症还会导致心脏、血管的钙化，易出现心力衰竭、心律失常等并发症。所以磷结合剂是为了防止高磷血症的出现。

57. 答案：B

解析：该题针对"肾功能不全患者用药"知识点进行考核。氨苄西林主要经肝脏代谢，所以即使肾功能不全的病人也可使用正常剂量或略减少。

58. 答案：C

解析：该题针对"肾功能不全患者用药"知识点进行考核。肾功能轻度、中度和重度损害时，抗菌药每日剂量分别减低至正常剂量的 2/3～1/2、1/2～1/5、1/5～1/10。

59. 答案：D

解析：该题针对"肾功能不全患者用药"知识点进行考核。不能由透析清除的药物：咪康唑、酮康唑、利福平、两性霉素 B、头孢尼西、头孢哌酮、头孢曲松、氯唑西林、双氯西林、甲氧西林、苯唑西林、多西环素、米诺环素、万古霉素、克林霉素、红霉素、氯喹、洋地黄毒苷、地高辛、奎尼丁、利血平、可乐定、多塞平、二氮嗪、肼屈嗪、哌唑嗪、拉贝洛尔、硝苯地平、普萘洛尔、噻吗洛尔、硝酸异山梨酯、硝酸甘油、甲氧氯普胺、美沙酮、丙氧芬、阿米替林、丙米嗪、去甲替林、普罗替林、氯丙嗪、氟哌啶醇、卡马西平、苯妥英钠、丙戊酸钠、氮芥、苯丁酸氮芥、肝素、胰岛素。

60. 答案：D

解析：该题针对"驾驶员用药"知识点进行考核。可使驾驶员视物模糊或辨色困难的药物：①解热镇痛药：布洛芬服后偶见头晕、头昏、头痛，少数人可出现视力降低和辨色困难；另吲哚美辛可出现视力模糊、耳鸣、复视。②解除胃肠痉挛药：

东莨菪碱可扩大瞳孔，持续 3～5 天，出现视物不清；阿托品可使睫状肌调节麻痹，导致驾驶员视近物不清或模糊，约持续 1 周。③扩张血管药：二氢麦角碱除偶发呕吐、头痛外，还使视力模糊而看不清路况。④抗心绞痛药：硝酸甘油服后可出现视力模糊。⑤抗癫痫药：卡马西平、苯妥英钠、丙戊酸钠在发挥抗癫痫病作用的同时，可引起视力模糊、复视或眩晕，使驾驶员看路面或视物出现重影。⑥抗精神病药：利培酮服后偶见头晕、视力模糊、注意力下降等反应。

61. 答案：A

解析：该题针对"驾驶员用药"知识点进行考核。可使驾驶员出现定向力障碍的药物：①镇痛药：哌替啶注射后偶致定向力障碍、幻觉。②抑酸药：雷尼替丁、西咪替丁、法莫替丁可减少胃酸的分泌，但能引起幻觉、定向力障碍。③避孕药：长期服用可使视网膜血管发生异常，出现复视、对光敏感、疲乏、精神紧张，并使定向能力发生障碍，左右不分。

62. 答案：D

解析：该题针对"驾驶员用药"知识点进行考核。氯苯那敏为抗过敏药，抗过敏药可拮抗致敏物组胺，同时也抑制大脑的中枢神经，引起镇静，服后表现为神志低沉、嗜睡，其强度因个人的敏感性、品种和剂量而异。

63. 答案：A

解析：该题针对"驾驶员用药"知识点进行考核。驾驶员过敏时尽量选用对中枢神经抑制作用小的抗过敏药如咪唑斯汀、氯雷他定、地洛他定。

64. 答案：A

解析：该题针对"哺乳期妇女用药"知识点进行考核。哺乳期妇女禁用的药物：神经系统用药：左旋多巴、金刚烷胺、卡

马西平、苯巴比妥、唑吡坦、甲喹酮、奥沙西泮、氟硝西泮、三唑仑、氟哌利多、氟哌啶醇、氯普噻吨、氟伏沙明、赖氨酸阿司匹林、对乙酰氨基酚、可待因、尼美舒利、双氯芬酸钠/米索前列醇、萘普生、金诺芬、别嘌醇、麦角胺、羟考酮、丁丙诺啡、吗啡、戊四氮、贝美格、士的宁、吡拉西坦、他克林。

65. 答案：E

解析：该题针对"常见药源性疾病"知识点进行考核。高浓度快速滴注抗病毒药物阿昔洛韦或失水患者大剂量口服，可因阿昔洛韦水溶性差、输液过少而析出结晶，阻塞肾小管、肾小球，造成肾衰竭，肾功能不正常的患者和婴儿，需减少药量。

66. 答案：A

解析：该题针对"常见药源性疾病"知识点进行考核。药源性胃肠道疾病：有些药能引起肠蠕动减慢甚至肠麻痹，如抗精神病药氯丙嗪类、丙米嗪、阿米替林、氯氮平、多塞平。

67. 答案：B

解析：该题针对"常见药源性疾病"知识点进行考核。药物引起的锥体外系反应：氯丙嗪及其衍生物的锥体外系反应发生率高。此外利血平、氟哌啶醇、五氟利多、甲基多巴、左旋多巴、碳酸锂、甲氧氯普胺和吡罗昔康等也可致锥体外系反应。

68. 答案：D

解析：该题针对"常见药源性疾病"知识点进行考核。药源性肝脏疾病：药物性肝损伤可以出现各种肝脏疾病的表现，咪唑类抗真菌药（酮康唑、氟康唑、伊曲康唑）易引起。

69. 答案：C

解析：该题针对"驾驶员用药"知识

点进行考核。可使驾驶员出现定向力障碍的药物：抑酸药雷尼替丁、西咪替丁、法莫替丁可减少胃酸的分泌，但能引起幻觉、定向力障碍。

70. 答案：D

解析：该题针对"驾驶员用药"知识点进行考核。可使驾驶员视物模糊或变色困难的药物：解热镇痛药布洛芬服后偶见头晕、头昏、头痛，少数人可出现视力降低和辨色困难；另吲哚美辛可出现视力模糊、耳鸣、复视

71. 答案：D

解析：药品不良反应评价原则：①用药时间与不良反应出现的时间有无合理的先后关系。②可疑 ADR 是否符合药物已知的 ADR 类型。如果不符合，也不能轻易否定，进一步确定是否为新的不良反应出现。③停药或减少剂量后，可疑 ADR 是否减轻或消失。④再次接触可疑药物是否再次出现同样反应。再次给药可能会给患者带来风险，应慎用此法。⑤所怀疑的 ADR 是否可用患者的病理状态、并用药、并用疗法的影响来解释。不良反应的评价结果有 6级，即肯定、很可能、可能、可能无关、待评价、无法评价。

药品不良反应因果关系评价表见表

分级	①	②	③	④	⑤
肯定	+	+	+	+	−
很可能	+	+	+	?	−
可能	+	±	±?	?	±?
可能无关	−	−	±?	?	±?
待评价	需要补充材料才能评价				
无法评价	评价的必须资料无法获得				

+ 表示肯定；− 表示否定；± 表示难以肯定或否定；? 表示不明

72. 答案：B

解析：药物的乳汁分泌影响因素：①药物的脂溶性，脂溶性高的药物易分布到乳汁中，如地西泮；②药物的蛋白结合程度，蛋白结合率高的药物不易分布到乳汁中，如华法林；③乳汁的 pH 值比母体血浆 pH 值低，碱性药物易于分布到乳汁中，如红霉素、青霉素。

73. 答案：A

解析：肾功能不全者给药方案调整：

减量法	①简易法：肾功能轻度、中度和重度损害时，抗菌药每日剂量分别减低至正常剂量的 2/3 ~ 1/2、1/2 ~ 1/5、1/5 ~ 1/10 ②根据内生肌酐清除率调整用药方案
延长给药间隔	成年男性：$Clcr = \dfrac{(140 - 年龄) \times 体重}{72 \times Scr}$ 成年女性 = 男性 ×0.85
二者结合	③其他——可按药物说明书上介绍的各种图、表、公式调整用药剂量与给药间期 ④个体化给药——进行血药浓度监测 TDM

74. 答案：D

解析：驾驶员慎用药物防范措施：①开车前 4 小时慎用药物，或服后休息 6 小时再开车。②注意复方制剂中有无对驾驶能力有影响的成分。③对易产生嗜睡的药物，服用的最佳时间为睡前半小时。④改用替代药，如过敏时尽量选用对中枢神经抑制作用小的抗过敏药，如咪唑斯汀、氯雷他定、地洛他定。感冒时选用不含镇静药和抗过敏药的日片。

75. 答案：C

解析：新生儿药动学：①吸收：胃膜发育不完善，口服给药分情况，经胃完全经肠少（氨苄西林易过脑屏障），皮嫩肉少循环差，不予皮下和肌内，静脉给药起效快（量不能大，速不能快），透皮吸收快而多，一不小心会中毒（硼酸、水杨酸、萘甲唑啉）。②分布：体液比重超成人，多数蛋白结合少，易中毒；特殊药物结合强，药物争夺血浆蛋白，血中游离胆红素浓度升高，会出现核黄疸（磺胺类药、吲哚美

辛）。③代谢：代谢酶活性好，多数药物代谢似成人，有例外需谨慎；氯霉素可致新生儿灰婴综合征。④排泄：新生儿肾不全，青霉素 G、氨基糖苷类抗菌药物、氨茶碱、吲哚美辛等排泄慢；水电酸碱调节差，大剂量或长期使用利尿剂、水杨酸制剂易出现酸碱及电解质失衡，尿液偏酸，碱性药物的排出增多。

76. 答案：D

解析：肝功能不全调整剂量的方法：①根据生化指标调整，尼美舒利——出现黄疸或 ALT 或 AST > 3ULN：停药；②根据 CTP 评分调整剂量：A 级或轻度肝功能不全，用正常患者 50% 的维持剂量；B 级或中度肝功能不全，用维持剂量的 25%；C 级或重度肝功能不全，应使用经临床试验证实安全性好或药动学不受肝病影响或可进行有效监测的药物。

77. 答案：A

解析：根据儿童特点选择适宜的给药方案：①口服给药，最方便、最安全、最经济；②注射给药，剂量准确，奏效快，对小儿刺激大；③透皮给药，方便且痛苦小；④直肠给药，药物不经过肝脏直接进入体循环，常用栓剂，如小儿退热栓剂；⑤单剂量包装，避免一日或多次剂量一次误服等。

78. 答案：D

解析：抗过敏药服用后休息 6 小时再开车。

79. 答案：E

解析：药用炭不适用于 3 岁以下儿童。

80. 答案：C

解析：苯丙哌林是白天工作的驾驶员可以选用的非处方药。

81. 答案：D

解析：有心功能不全史的患者应当慎用布洛芬解热镇痛，其机制是用药后可能发生尿潴留和水肿。

82. 答案：B

解析：喷托维林可造成儿童呼吸抑制，故 5 岁以下儿童不宜应用。

83. 答案：C

解析：易经乳汁分泌的药物的特性是脂溶性高、碱性药物、不与血浆蛋白结合的游离药物。

84. 答案：D

解析：错误的是 D 选项，碱化尿液只能加快酸性药物的排泄，而且不是肾功能不全患者的调整方法。

85. 答案：B

解析：老年人服用含有盐酸伪麻黄碱的抗感冒药后，可致的不良反应血压升高。

86. 答案：A

解析：甲硝唑可干扰酒精代谢过程，导致双硫仑样反应的药品。

87. 答案：C

解析：儿童高热首选的药品是对乙酰氨基酚。

B 型题

[1～3]

答案：ACD

解析：该题针对"药物警戒"知识点进行考核。药物警戒信号通过评价后，可将事前检出的信号归类为：①确认的信号，有明确的风险，有必要采取措施以降低风险；②尚不确定的信号，有潜在的风险，需要继续密切监测；③驳倒的信号，并不存在风险，目前不需采取措施。

[4～6]

答案：ABD

解析：该题针对"药物警戒"知识点进行考核。①据美国 FDA 统计，近 40 年有 121 种药品撤市，其中 33% 发生在上市后 2 年内；50% 发生于上市后 5 年内；半数以上的严重不良反应发生于上市后；

10%的药品增加了黑框警告。如发生在2001年的"拜斯亭（西立伐他汀）"撤市事件，2003年的万络（罗非昔布）事件，也是由于上市后风险评估发现大剂量服用万络者患心肌梗死和心脏猝死的危险增加了3倍，导致全球撤市。②加替沙星可致严重或致死性低血糖或高血糖。③他汀类药物可导致横纹肌溶解症。

[7~8]

答案：CD

解析：该题针对"药物警戒"知识点进行考核。考查各种药源性疾病中的归属；茶碱、咖啡因、可卡因等容易引起癫痫发作，属于药源性神经损害；咪唑类抗真菌药（酮康唑、氟康唑、伊曲康唑）有导致肝功能异常、中毒性肝炎、肝衰竭等症状的报道。灰黄霉素也有导致肝衰竭的报道。

[9~10]

答案：DC

解析：该题针对"常见药源性疾病"知识点进行考核。①顺铂引起的肾损害一般是可逆的，但大剂量或连续用也可产生不可逆性肾小管坏死。②含有马兜铃酸的中药引致肾损害的主要特点是肾间质纤维化，从而可引起急、慢性肾小管间质性病变。

[11~12]

答案：DA

解析：该题针对"常见药源性疾病"知识点进行考核。①氨基糖苷类抗生素肾毒性大小的顺序为：新霉素、庆大霉素、阿米卡星、妥布霉素、奈替米星、链霉素。②唑类抗真菌药（酮康唑、氟康唑、伊曲康唑）有导致肝功能异常、中毒性肝炎、肝衰竭等症状的报道。灰黄霉素也有导致肝衰竭的报道。

[13~16]

答案：BDCA

解析：该题针对"常见药源性疾病"

知识点进行考核。①可引起癫痫发作的药物有：中枢神经兴奋药物中的哌甲酯、茶碱、咖啡因、安非他明、可卡因、麻黄碱等；几乎所有的抗精神病药包括佐替平、锂盐、氯氮平、吩噻嗪类、抗抑郁药氯丙米嗪及马普替林；抗心律失常药如利多卡因、美西律，抗菌药如异烟肼、两性霉素B等；抗疟药如氯喹、乙胺嘧啶、奎宁。此外抗组胺药、驱虫药、麻醉药、抗肿瘤药都可能引起癫痫发作。②可引起再生障碍性贫血的药物包括：氯霉素、保泰松、吲哚美辛、阿司匹林、对乙酰氨基酚、环磷酰胺、甲氨蝶呤、羟基脲、氯喹、甲氟喹、阿的平、苯妥英钠、甲硫氧嘧啶、丙硫氧嘧啶、卡比马唑、磺胺异噁唑、复方磺胺甲噁唑等。③可引起听神经障碍（主要为耳聋）的药物有：氨基糖苷类抗生素、奎宁、氯喹、水杨酸类及依他尼酸等。④药物引起的锥体外系反应：氯丙嗪及其衍生物的锥体外系反应发生率高。此外利血平、氟哌啶醇、五氟利多、甲基多巴、左旋多巴、碳酸锂、甲氧氯普胺和吡罗昔康等也可致锥体外系反应。

[17~18]

答案：EC

解析：该题针对"妊娠妇女用药"知识点进行考核。氨基糖苷类抗生素可致胎儿永久性耳聋及肾脏损害；妊娠5个月后用四环素可使婴儿牙齿黄染，牙釉质发育不全，骨生长障碍；噻嗪类利尿药可引起死胎、胎儿电解质紊乱、血小板减少症；氯喹引起视神经损害、智力障碍和惊厥；长期应用氯丙嗪可致婴儿视网膜病变；抗甲状腺药如丙硫氧嘧啶、甲巯咪唑、碘剂可影响胎儿甲状腺功能，导致死胎、先天性甲状腺功能低下或胎儿甲状腺肿大，甚至压迫呼吸道引起窒息；孕妇摄入过量维生素D导致新生儿血钙过高、智力障碍，肾或肺小动脉狭窄及高血压；妊娠期缺乏维生素 A 引起新生儿白内障；分娩前应用氯霉素可引起新生儿循环障碍和灰婴综合征。

[19～21]

答案：DEA

解析：该题针对"妊娠妇女用药"知识点进行考核。妊娠早期（即妊娠初始 3 个月）是胚胎器官和脏器的分化时期，最易受外来药物的影响引起胎儿畸形。沙利度胺（反应停）可引起胎儿肢体、耳、内脏畸形；雌激素、孕激素和雄激素常引起胎儿性发育异常；叶酸拮抗剂如甲氨蝶呤，可致颅骨和面部畸形、腭裂等；烷化剂如氮芥类药物引起泌尿生殖系异常，指（趾）畸形；其他如抗癫痫药（苯妥英钠、三甲双酮等）、抗凝血药（华法林）等均能引起畸形。

[22～24]

答案：ABD

解析：该题针对"妊娠妇女用药"知识点进行考核。①A 级：在有对照组的早期妊娠妇女中未显示对胎儿有危险（并在中、晚期妊娠中亦无危险的证据），可能对胎儿的伤害极小。如各种水溶性维生素、正常剂量的脂溶性维生素 A 和 D、枸橼酸钾、氯化钾等。②B 级：在动物生殖试验中并未显示对胎儿的危险，但无孕妇的对照组，或对动物生殖试验显示有不良反应（较不育为轻），但在早孕妇女的对照组中并不能肯定其不良反应（并在中、晚期妊娠亦无危险的证据）。如青霉素、阿莫西林、阿昔洛韦、氨苄西林舒巴坦、哌拉西林三唑巴坦、苄星青霉素、多黏菌素 B、头孢呋辛、头孢克洛、头孢拉定、头孢哌酮钠舒巴坦钠、头孢曲松钠、红霉素、克林霉素、美洛西林、美罗培南等抗菌药物，降糖药阿卡波糖、二甲双胍、门冬胰岛素，

解热镇痛药对乙酰氨基酚、消化系统用药法莫替丁、雷尼替丁、泮托拉唑均属 B 级。③D 级：对人类胎儿的危险有肯定的证据，仅在对孕妇肯定有利时，方予应用（如生命垂危或疾病严重而无法应用较安全的药物或药物无效）。伏立康唑、妥布霉素、链霉素、甲巯咪唑、缬沙坦氨氯地平片、卡马西平属于 D 级，降压药卡托普利、依那普利、比索洛尔、美托洛尔在妊娠中晚期使用时亦属此类。

[25～27]

答案：ABE

解析：该题针对"妊娠妇女用药"知识点进行考核。①A 级：在有对照组的早期妊娠妇女中未显示对胎儿有危险（并在中、晚期妊娠中亦无危险的证据），可能对胎儿的伤害极小。如各种水溶性维生素、正常剂量的脂溶性维生素 A 和 D、枸橼酸钾、氯化钾等。②B 级：在动物生殖试验中并未显示对胎儿的危险，但无孕妇的对照组，或对动物生殖试验显示有不良反应（较不育为轻），但在早孕妇女的对照组中并不能肯定其不良反应（并在中、晚期妊娠亦无危险的证据）如青霉素、阿莫西林、阿昔洛韦、氨苄西林舒巴坦、哌拉西林三唑巴坦、苄星青霉素、多黏菌素 B、头孢呋辛、头孢克洛、头孢拉定、头孢哌酮钠舒巴坦钠、头孢曲松钠、红霉素、克林霉素、美洛西林、美罗培南等抗菌药物，降糖药阿卡波糖、二甲双胍、门冬胰岛素，解热镇痛药对乙酰氨基酚、消化系统用药法莫替丁、雷尼替丁、泮托拉唑均属 B 级。③X 级：动物或人的研究中已证实可使胎儿异常，或基于人类的经验知其对胎儿有危险，对人或对两者均有害，而且该药物对孕妇的应用危险明显大于其益处。该药禁用于已妊娠或将妊娠的妇女。降脂药辛伐他汀、洛伐他汀、阿托伐他汀、氟伐他

汀、瑞舒伐他汀；抗病毒药利巴韦林；激素类药物米非司酮、炔诺酮、缩宫素、非那雄胺、戈舍瑞林；以及沙利度胺、华法林、甲氨蝶呤、米索前列醇、前列腺素E₁、碘甘油等均属此类。

[28～29]

答案：CA

解析：该题针对"妊娠妇女用药"知识点进行考核。①临产期使用某些药物如抗疟药、磺胺药、硝基呋喃类、解热镇痛药如氨基比林、大剂量脂溶性维生素K等，对红细胞缺乏葡萄糖-6-磷酸脱氢酶者可引起溶血。②四环素可使婴儿牙齿黄染，牙釉质发育不全，骨生长障碍。

[30～31]

答案：AB

解析：该题针对"妊娠妇女用药"知识点进行考核。①妊娠早期（即妊娠初始3个月）是胚胎器官和脏器的分化时期，最易受外来药物的影响引起胎儿畸形。沙利度胺（反应停）可引起胎儿肢体、耳、内脏畸形；雌激素、孕激素和雄激素常引起胎儿性发育异常；叶酸拮抗剂如甲氨蝶呤，可致颅骨和面部畸形、腭裂等；烷化剂如氮芥类药物引起泌尿生殖系异常，指趾畸形；其他如抗癫痫药（苯妥英钠、三甲双酮等）、抗凝血药（华法林）等均能引起畸形。②妊娠后期孕妇使用抗凝药华法林、大剂量苯巴比妥或长期服用阿司匹林治疗，可导致胎儿严重出血，甚至死胎。

[32～34]

答案：EBC

解析：该题针对"哺乳期妇女用药"知识点进行考核。乳汁中药物的浓度取决于药物的理化性质、蛋白结合程度及其在母体中的药物浓度。①脂溶性高的药物易分布到乳汁中，但母乳中分布的药量不会超过母体摄取量的1%～2%。如地西泮脂溶性较强，可分布到乳汁中，哺乳期妇女应避免使用。②由于乳汁的pH比母体血浆pH值低，碱性药物如红霉素易于分布到乳汁中，而酸性药物如青霉素G、磺胺类则不易进入乳汁中。③药物与血浆蛋白结合后分子变大，难以通过细胞膜，只有在血浆中处于游离状态的药物才能通过细胞膜进行转运和转化。因此蛋白结合率高的药物不易分布到乳汁中。如华法林具有较高的血浆蛋白结合率，因此较少进入乳汁。

[35～36]

答案：BC

解析：该题针对"哺乳期妇女用药"知识点进行考核。由于乳汁的pH值比母体血浆pH值低，碱性药物如红霉素易于分布到乳汁中，而酸性药物如青霉素G、磺胺类则不易进入乳汁中。

[37～38]

答案：BE

解析：该题针对"新生儿用药"知识点进行考核。①新生儿的酶系统尚不成熟和完备，某些药物代谢酶分泌量少且活性不足，诸如水解作用、氧化作用和还原作用等生化反应能力弱，药物代谢缓慢，血浆半衰期延长。如新生儿应用氯霉素后，由于缺乏葡萄糖醛酸转移酶，不能与葡萄糖醛酸结合成无活性的代谢物，导致血浆中游离的氯霉素增多，使新生儿皮肤呈灰色，引起灰婴综合征。②新生儿总体液量占体重的80%（成人为60%），较成人高，因此水溶性药物在细胞外液稀释后浓度降低，排出也较慢。早产儿的卡那霉素分布容积较成熟儿小，因此血药峰浓度较成熟儿高，易造成卡那霉素中毒，对听神经和肾功能造成影响。

[39～41]

答案：EAB

解析：该题针对"新生儿用药"知识

点进行考核。①吸收：新生儿胃肠道正处于发育阶段，胃黏膜尚未发育完全，胃酸分泌量少，胃内酸度较低，胃排空慢，肠蠕动不规则，胆汁分泌功能不完全，这些因素使主要在胃内吸收的药物吸收较完全，而主要在十二指肠吸收的药物吸收减少。新生儿口服给药的吸收与成人有显著差别，例如口服氨苄西林容易通过新生儿发育不完全的血脑屏障进入脑组织，吸收迅速而完全，吸收率比成人高 1 倍，因此新生儿用药不应是简单地将成人用药折量后服用。②代谢：药物代谢的主要酶系统如细胞色素 P450、细胞色素 C 还原酶等在新生儿肝脏中的活性接近成人，故新生儿肝脏对多数药物具有足够的代谢能力。但某些酶系统在新生儿尚有不足，可使药物的代谢减慢，血浆半衰期延长，容易出现蓄积中毒。其中尤以催化与葡萄糖醛酸及甘氨酸结合的酶活性低下，故需经此类结合作用后才能排出的药物的半衰期延长，极易导致中毒。③排泄：新生儿的肾脏也处于发育阶段，肾小球的滤过率只有成人的 30% ～ 40%，肾小管的排泄功能亦低。因此主要有肾小球滤过或经肾小管排泄的药物的消除半衰期均较成人长。青霉素 G、氨基糖苷类抗菌药物、氨茶碱、吲哚美辛等均排泄慢，易蓄积中毒。因此使用这类药物时应减少给药剂量或延长给药间隔时间。

[42～45]

答案：CEDA

解析：该题针对"儿童用药"知识点进行考核。①米诺环素属于四环素类药物，四环素类可致牙齿黄染及牙釉质发育不良。不可用于 8 岁以下儿童。②左氧氟沙星属于氟喹诺酮类药物。动物试验证实氟喹诺酮类药可影响幼年动物软骨发育，导致承重关节损伤，因此应避免用于 18 岁以下的儿童。③庆大霉素属于氨基糖苷抗生素。

氨基糖苷抗生素对肾脏和听力及前庭功能的毒性反应较大，持续高浓度引起的耳毒性反应可致永久性耳聋，婴幼儿可致终身聋哑，后果严重。④新生儿的灰婴综合征是由于新生儿肝酶发育不全，肾脏排泄功能较弱，氯霉素在体内蓄积所致。

[46～47]

答案：CB

解析：该题针对"儿童用药"知识点进行考核。①口服给药是最方便、最安全、最经济的给药途径，但影响因素较多，剂量不如注射给药准确，特别是吞咽能力差的婴幼儿受到一定限制。幼儿用糖浆、水剂、冲剂等较合适，年长儿可用片剂或丸剂，服药时要注意避免牛奶、果汁等食物的影响，小婴儿喂药时最好将其抱起或头略抬高，以免呛咳时将药吐出。病情需要时可采用鼻饲给药。②注射给药比口服给药奏效快，但对小儿刺激大。肌内注射时药物的吸收与局部血流量有关，要充分考虑注射部位的吸收状况，避免局部结块、坏死，如使用含苯甲醇为添加剂的溶媒会导致臀肌挛缩症的严重不良反应。临床上多选择臀大肌外上方，但注射次数过多可能造成臀部肌肉损害，需加以注意。静脉注射常在病情危重抢救时用，平时多采用静脉滴注，静脉滴注可给予较大容量的药物，应根据年龄大小、病情严重程度控制给药量和给药速度，在治疗用药时间较长时，提倡使用序贯疗法，及时改用口服剂型，以提高疗效和减少药品不良反应。

[48～50]

答案：BCA

解析：该题针对"肝功能不全患者用药"知识点进行考核。根据肝功能减退对有关药物药动学的影响和发生毒性反应的可能性，可将药物分为以下 4 类，作为给药方案调整时参考。①由肝脏清除，但并无明显毒性反应的药物须谨慎使用，必要时减量给药。②经肝或相当药量经肝清除，肝功能减退时其清除或代谢物形成减少，可致明显毒性反应的药物在有肝病时尽可能避免使用。有研究表明有些药物在肝硬化患者的肾清除率降低，例如头孢匹胺、西拉普利、氟康唑、锂盐和氧氟沙星。③肝肾两种途径清除的药物：在严重肝功能减退时血药浓度升高，加之此类患者常伴功能性肾功能不全，可使血药浓度更明显升高，故须减量应用。④经肾排泄的药物在肝功能障碍时，一般无须调整剂量。但这类药物中肾毒性明显的药物在用于严重肝功能减退者时，仍需谨慎或减量，以防肝肾综合征的发生。

[51～54]

答案：DABC

解析：该题针对"肾功能不全患者用药"知识点进行考核。①肾小管分泌减少：尿毒症患者体内蓄积的内源性有机酸可与弱酸性药物在转运上发生竞争，使药物经肾小管分泌减少。轻、中度肾衰竭时，这种竞争所致的有机酸排出减少可能比功能性肾单位减少更重要。②肾小管重吸收增加：肾功能不全患者体内酸性产物增加，尿液pH值下降，弱酸性药物离子化减少，重吸收增加。③肾血流量减少：某些疾病，如休克、心力衰竭、严重烧伤均可致肾血流量减少。由于肾血流量减少，肾小球滤过、肾小管分泌、重吸收功能均可能发生障碍，从而导致药物经肾排泄减少。④肾小球滤过减少：如地高辛、普鲁卡因胺、氨基糖苷类抗生素都主要经肾小球滤过而排出体外。急性肾小球肾炎及严重肾缺血患者肾小球滤过率下降，上述药物排泄减慢。

[55～57]

答案：EAC

解析：该题针对"肾功能不全患者用

药"知识点进行考核。肾功能轻度、中度和重度损害时，抗菌药每日剂量分别减低至正常剂量的2/3～1/2，1/2～1/5，1/5～1/10。

[58～60]

答案：ECA

解析：该题针对"肾功能不全患者用药"知识点进行考核。①维生素B和维生素C：腹膜透析患者容易从透析液中丢失水溶性维生素如维生素B_1、维生素B_6和维生素C。每日补充维生素C 0.1g，维生素B_1和维生素B_6各10mg。②非甾体抗炎药：透析患者有时可出现骨关节的疼痛或头痛。可以服用非甾体抗炎药来缓解疼痛，如对乙酰氨基酚。除非有医嘱，否则避免服用阿司匹林，因为阿司匹林可以干扰凝血功能，还会刺激胃黏膜。可以使用外用的双氯芬酸乳膏等。③缓泻药：透析过程中由于饮食及服用药物的缘故，有时难以保持正常的肠道运动而易形成便秘。便秘容易增加腹腔感染的机会，导致腹膜炎的发生；便秘还容易造成腹膜透析液引流不畅。可通过增加食物中纤维素的含量来通便。如果单纯食疗不能解决便秘问题，可使用适当的缓泻药，如开塞露、乳果糖等。

[61～63]

答案：ABC

解析：该题针对"肾功能不全患者用药"知识点进行考核。①血液和腹膜透析均可清除的药物：阿米卡星、庆大霉素、卡那霉素、奈替米星、链霉素、妥布霉素、氟胞嘧啶、头孢拉定、头孢噻吩、氨曲南、异烟肼、甲基多巴、米诺地尔、阿司匹林、硝普钠、锂盐、甲丙氨酯、苯巴比妥。②能由血液透析清除，但不能由腹膜透析清除的药物：头孢唑林、头孢氨苄、头孢噻肟、头孢孟多、头孢西丁、拉氧头孢、阿昔洛韦、美西林、阿莫西林、阿洛西林、氨苄西林、羧苄西林、美洛西林、青霉素、哌拉西林、替卡西林、氯霉素、甲硝唑、磺胺甲噁唑、甲氧苄啶、舒巴坦、茶碱、普鲁卡因胺、阿替洛尔、西咪替丁、雷尼替丁、对乙酰氨基酚、甲氨蝶呤、卡托普利。③不能由透析清除的药物：咪康唑、酮康唑、利福平、两性霉素B、头孢尼西、头孢哌酮、头孢曲松、氯唑西林、双氯西林、甲氧西林、苯唑西林、多西环素、米诺环素、万古霉素、克林霉素、红霉素、氯喹、洋地黄毒苷、地高辛、奎尼丁、利血平、可乐定、多塞平、二氮嗪、肼屈嗪、哌唑嗪、拉贝洛尔、硝苯地平、普萘洛尔、噻吗洛尔、硝酸异山梨酯、硝酸甘油、甲氧氯普胺、美沙酮、丙氧芬、阿米替林、丙米嗪、去甲替林、普罗替林、氯丙嗪、氟哌啶醇、卡马西平、苯妥英钠、丙戊酸钠、氮芥、苯丁酸氮芥、肝素、胰岛素。

[64～66]

答案：BEA

解析：该题针对"驾驶员用药"知识点进行考核。①抗病毒药：金刚烷胺可刺激大脑与精神有关的多巴胺受体，服后有幻觉、精神错乱、眩晕、嗜睡、视力模糊。②抗高血压药：利血平、氨苯蝶啶片服后使尿量增多，尿意频繁，影响驾驶；吲达帕胺服后3小时产生利尿作用，4小时后作用最强，出现多尿、多汗或尿频。哌唑嗪服后出现尿频、尿急。③解热镇痛药：布洛芬服后偶见有头晕、头昏、头痛，少数人可出现视力降低和辨色困难；另吲哚美辛可出现视力模糊、耳鸣、色视。

[67～68]

答案：AB

解析：该题针对"驾驶员用药"知识点进行考核。阿托品可使驾驶员视物模糊或辨色困难；氨苯蝶啶可引起驾驶员多尿；

苯噻啶可以起驾驶员嗜睡和疲乏；西咪替丁可引起驾驶员定向力障碍；右美沙芬可引起驾驶员嗜睡、眩晕。

[69～71]

答案：ABC

解析：该题针对"驾驶员用药"知识点进行考核。①解除胃肠痉挛药：东莨菪碱可扩大瞳孔，持续3～5日，出现视物不清；阿托品可使睫状肌调节麻痹，导致驾驶员视近物不清或模糊，约持续1周。②抗过敏药可拮抗致敏物组胺，同时也抑制大脑的中枢神经，引起镇静，服后表现为神志低沉、嗜睡，其强度因个人的敏感性、品种和剂量而异。③利尿药：阿米洛利及复方制剂服后尿液排出过多，出现口渴、头晕、视力改变。

[72～73]

答案：BA

解析：引起药源性疾病的因素：①患者的因素：a. 年龄因素，婴幼儿、老年人；b. 性别因素，女性的月经期、妊娠期、哺乳期、避孕药的影响；c. 遗传因素（药源性疾病个体间的显著差异），如异烟肼的代谢酶N－乙酰转移酶，个体间差异很大；苯妥英钠的羟化酶有个体差异，胆碱酯酶有遗传性缺陷的患者琥珀胆碱代谢异常；d. 基础疾病因素，如慢性肝病、肾病；e. 过敏反应，过敏体质患者，如抗生素、磺胺等；f. 不良生活方式，如饮酒、吸烟。②药物因素：a. 与药理作用有关的因素——不良反应；b. 药物相互作用因素，药物配伍变化、药动学的相互作用、药效学的相互作用；c. 药物制剂因素——赋形剂、溶剂、稳定剂或染色剂、污染物、异物、药物副产物、分解产物，如胶囊中色素常可引起固定性药疹；"亮菌甲素"事件是由于用二甘醇代替丙二醇造成的；d. 药物的使用，如庆大霉素、万古霉素、氯化钾不得静脉注射。

[74~76]

答案：AEC

解析：引起牙釉质发育不良和牙齿黄染的抗菌药物是米诺环素。可影响幼儿软骨发育，导致承重关节损伤的药物是左氧氟沙星。可导致新生儿脑性核黄疸的药品是磺胺甲噁唑。

[77~78]

答案：AC

解析：肝功能不全者给药方案调整：①代谢途径：肝脏清除，无明显毒性反应谨慎使用，必要时减量给药；②代谢途径：相当药量经肝清除，可致明显毒性反应，避免使用；③代谢途径：肝肾双途径清除（常伴有功能性肾功能不全），减量应用；③代谢途径：经肾排泄，无肾毒性，无需调整剂量；肾毒性明显，谨慎或减量，预防肝肾综合征。

[79~81]

答案：BAC

解析：他汀类药物引起的典型药源性疾病是肌病，横纹肌溶解；非甾体抗炎药引起的典型药源性疾病是胃肠道疾病；氨基糖苷类药物引起的典型药源性疾病是神经系统疾病。

[82~84]

答案：BAD

解析：属于A级的药物是葡萄糖，属于B级的药物是阿莫西林；属于X级的药物是沙利度胺。万古霉素和卡马西平是C级。

[85~87]

答案：DEA

解析：治疗老年人便秘，慎用的泻药是硫酸镁；治疗糖尿病患者便秘，慎用的泻药是乳果糖；可能会导致便秘的药品是吗啡。

C型题

[1~3]

答案：BDE

解析：该题针对"药品不良反应"知识点进行考核。药品不良反应按照程度分为轻度、中度、重度三级：轻度：指轻微的反应或疾病，症状不发展，一般无需治疗。中度：指不良反应症状明显，重要器官或系统功能有中度损害。重度：指重要器官或系统功能有严重损害，缩短或危及生命。

[4~6]

答案：ABE

解析：该题针对"用药错误的基本知识"知识点进行考核。我国目前尚无官方发布的用药错误分级，实际工作中通常借鉴美国国家用药错误报告及预防协调委员会制订的分级标准，即根据用药错误发生程度和发生后可能造成危害的程度，将用药错误分为A至I九级。定义如下：A级：客观环境或条件可能引发差错（差错隐患）。B级：发生差错但未发给患者，或已发给患者但未使用。C级：患者已使用，但未造成伤害。D级：患者已使用，需要监测差错对患者的后果，并根据后果判断是否需要采取措施预防和减少伤害。E级：差错造成患者暂时性伤害，需要采取预防措施。F级：差错对患者的伤害可导致患者住院或延长住院时间。G级：差错导致患者永久性伤害。H级：差错导致患者生命垂危，需要应用维持生命的措施。I级：差错导致患者死亡。

[7~10]

答案：CBAC

解析：输液中颗粒物属于药物制剂因素；直接静脉注射庆大霉素，则易引起呼吸抑制，这种致病因素属于药物的使用；口服避孕药致阿米替林清除率下降诱因主要是"性别因素";肝硬化患者应用利多卡因，可引起严重中枢神经系统疾病诱因主要是"病理因素"。

[11～14]

答案：DEDC

解析：妊娠3～5周是药物致畸的高敏感期，四环素可使婴儿牙齿黄染、牙釉质发育不全，尤其是在妊娠5个月后；妊娠妇女不宜选用的抗菌药物是氟喹诺酮类；妊娠用药后期，导致胎儿严重出血，甚至死胎的药物是华法林。

[15～17]

答案：AEE

解析：维生素B_1是主动转运的，其余都不是；β受体阻断剂因为受体减少，药物敏感性减弱；口服抗凝血药敏感性异常增加。

[18～21]

答案：DEEC

解析：老年、精神病、痴呆患者发生用药错误为"认知缺失"；护士对新购入药品的知识缺乏培训属于"管理缺失"；静脉用药的浓度计算错误属于"操作失误"；药品包装外观相似属于"产品缺陷"。

[22～25]

答案：EDAB

解析：枸橼酸钾属于A级，非那雄胺属于X级，红霉素属于B级，链霉素属于D级。

[26～29]

答案：BDEA

解析：异烟肼与利福平所导致的药源性损害是肝；阿米替林可能引起肠蠕动减慢，甚至肠麻痹；甲基多巴可能导致锥体外系反应；新霉素是氨基糖苷类抗生素中肾毒性最大的。

X型题

1. 答案：ABCD

解析：该题针对"药物警戒"知识点进行考核。药物警戒的实现在工作中可通过下列途径实现药物警戒：①早期发现未知（新的）严重不良反应和药物相互作用，提出新信号；②监测药品不良反应的动态和发生率；③确定风险因素，探讨不良反应机制；④对药物的风险/效益进行定量评估和分析；将全部信息进行反馈，改进相关监督、管理、使用的法律、法规。

2. 答案：ABCDE

解析：该题针对"药品不良反应"知识点进行考核。由于ADR的机理和影响因素错综复杂，遇到可疑ADR时，需要进行认真的因果关系分析评价，来判断是否属于ADR。①用药时间与不良反应出现的时间有无合理的先后关系。即要有用药在前，不良反应在后的关系，出现反应的时间间隔要合理。报告时要注明用药时间和ADR出现时间。②可疑ADR是否符合药物已知的ADR类型。出现的不良反应符合药物已知的ADR类型，有助于确定，但是如果不符合，也不能轻易否定，因为许多药物（尤其是新药）的不良反应还没有被完全了解，使用多年的老药也常有新的不良反应出现。③所怀疑的ADR是否可用患者的病理状态、并用药、并用疗法的影响来解释。许多ADR是由于原患疾病本身、药物的相互作用，或药物与其他疗法的相互作用所引起。因此应详细了解并用药物及其他疗法，进行综合分析。④停药或减少剂量后，可疑ADR是都减轻或消失。发现可疑ADR，尤其严重的反应，应停药或降低剂量，若不良反应消失或减轻，则有利于因果关系的分析判断。⑤再次接触可疑药物是否再次出现同样反应。ADR的再出现可以肯定因果关系，但再次给药可能会给患者带来风险，应慎用此法。

3. 答案：AB

解析：该题针对"药品不良反应"知

识点进行考核。我国药品不良反应的监测范围：①对于上市 5 年以内的药品和列为国家重点监测的药品，应报告该药品引起的所有可疑不良反应。②对于上市 5 年以上的药品，主要报告该药品引起的严重、罕见或新的不良反应。

4. 答案：ACDE

解析：该题针对"药品不良反应"知识点进行考核。引起药源性疾病的因素：①患者的因素：a. 年龄因素；b. 性别因素；c. 遗传因素；d. 基础疾病因素；e. 过敏反应；f. 不良生活方式。②药物因素：a. 与药理作用有关的因素；b. 药物相互作用因素，药物配伍变化、药动学的相互作用、药效学的相互作用；c. 药物制剂因素；d. 药物的使用。

5. 答案：ABCDE

解析：该题针对"药品不良反应"知识点进行考核。解析可参考第 4 题。

6. 答案：ABCDE

解析：该题针对"药品不良反应"知识点进行考核。引起药源性疾病的因素包括患者因素与药物因素。

7. 答案：ABCD

解析：该题针对"常见药源性疾病"知识点进行考核。可导致药源性肝损害——咪唑类（氟康唑）、抗结核药（利福平）、他汀类（辛伐他汀）、沙坦类、水杨酸类、对乙酰氨基酚、乙醇、奎尼丁、甲基多巴等。

8. 答案：CE

解析：该题针对"常见药源性疾病"知识点进行考核。高浓度快速滴注抗病毒药物阿昔洛韦或失水患者大剂量口服，可因阿昔洛韦水溶性差、输液过少而析出结晶，阻塞肾小管、肾小球，造成肾衰竭，肾功能不正常的患者和婴儿，需减少药量。另外，磺胺类药物也是会导致结晶尿。

9. 答案：ABCD

解析：该题针对"常见药源性疾病"知识点进行考核。可引起听神经障碍（主要为耳聋）的药物有：氨基糖苷类抗生素、奎宁、氯喹、水杨酸类及依他尼酸等。

10. 答案：ABCD

解析：该题针对"常见药源性疾病"知识点进行考核。引起粒细胞减少症的药物有：氯霉素、锑制剂、磺胺类、复方阿司匹林、吲哚美辛、异烟肼、甲硫氧嘧啶、丙硫氧嘧啶、氯氮平等。

11. 答案：CD

解析：该题针对"常见药源性疾病"知识点进行考核。药源性肝脏疾病。又称药物性肝损伤（drug-induced liver disease, DILI）是最主要的药源性疾病之一，越来越引起医药界、制药业、管理部门及公众重视，成为药品审批失败、增加警示以及撤市的主要原因。它是欧美国家急性肝衰竭（ALF）的主要原因，而 ALF 已经成为欧美国家肝移植重要原因之一。发生多具不可预测性，住院患者约 1% 可发生药物性肝损伤，实际发生数至少为报道的 16 倍。药源性肝损害多有一定的潜伏期，用药 2 周内发病者占 50% ~70%。药物性肝损伤可以出现各种肝脏疾病的表现，药物、宿主基因型和环境因素共同决定药物性肝损伤的发生，其中药物因素系直接毒性作用和代谢产物所致，常见药物包括麻醉剂：氟烷、异氟烷；抗菌药物：异烟肼、利福平、酮康唑、磺胺类药物；抗癫痫/惊厥药物：苯妥英钠、丙戊酸钠、卡马西平；非甾体类抗炎药、解热镇痛药：对乙酰氨基酚、吡罗昔康、双氯芬酸、舒林酸；咪唑类抗真菌药（酮康唑、氟康唑、伊曲康唑）；羟甲戊二酰辅酶 A 还原酶抑制剂（他汀类）如洛伐他汀、辛伐他汀、普伐他汀、氟伐他汀和阿托伐他汀都能导致肝酶升高或肝炎；其他：沙坦类抗高血压药、拉贝洛尔、烟酸、丙硫氧嘧啶、水杨酸类、乙醇、奎尼丁、甲基多巴。宿主基因型则与 CYP、NAT2、GSTM1、UMT2B7、MDRP2、MDR3 和 HLA 相关。环境因素则包括了其他疾病、药物相互作用、酒精、年龄、性别、病毒等。

12. 答案：ABC

解析：该题针对"常见药源性疾病"知识点进行考核。药物引起的锥体外系反应：氯丙嗪及其衍生物的锥体外系反应发生率高，此外利血平、氟哌啶醇、五氟利多、甲基多巴、左旋多巴、碳酸锂、甲氧氯普胺和吡罗昔康等也可致锥体外系反应。

13. 答案：ABCD

解析：该题针对"常见药源性疾病"知识点进行考核。药物引起的锥体外系反应：氯丙嗪及其衍生物的锥体外系反应发生率高，此外利血平、氟哌啶醇、五氟利多、甲基多巴、左旋多巴、碳酸锂、甲氧氯普胺和吡罗昔康等也可致锥体外系反应。可引起癫痫发作的药物有：中枢神经兴奋药物中的哌醋甲酯、茶碱、咖啡因、安非他明、可卡因、麻黄碱等；几乎所有的抗精神病药包括佐替平、锂盐、氯氮平、吩噻嗪类、抗抑郁药氯丙米嗪及马普替林；抗心律失常药如利多卡因、美西律，抗菌药如异烟肼、两性霉素 B 等；抗疟药如氯喹、乙胺嘧啶、奎宁。此外抗组胺药、驱虫药、麻醉药、抗肿瘤药都可能引起癫痫发作。可引起听神经障碍（主要为耳聋）的药物有：氨基糖苷类、奎宁、氯喹、水杨酸类及依他尼酸等。

14. 答案：ABCDE

解析：该题针对"常见药源性疾病"知识点进行考核。可引起再生障碍性贫血的药物包括：氯霉素、保泰松、吲哚美辛、阿司匹林、对乙酰氨基酚、环磷酰胺、甲氨蝶呤、羟基脲、氯喹、甲氟喹、阿的平、苯妥英钠、甲硫氧嘧啶、丙硫氧嘧啶、卡比马唑、磺胺异噁唑、复方磺胺甲噁唑等。

15. 答案：ACDE

解析：该题考查具有直接肾毒性、引起药源性肾病的药物。氨基糖苷类抗生素 98%～99% 从肾小球滤过，具有直接肾毒性，应用不当可引起药源性肾病。利福平主要经肝代谢，肝毒性强，可引起药源性肝病。

16. 答案：ABCDE

解析：该题针对"常见药源性疾病"知识点进行考核。药源性疾病的诊断方法：①追溯用药史；②确定用药时间、用药剂量和临床症状发生的关系；③询问用药过敏史和家族史；④排除药物以外的因素；⑤致病药物的确定；⑥必要的实验室检查；⑦流行病学的调查。

17. 答案：ACE

解析：该题针对"常见药源性疾病"知识点进行考核。可引起再生障碍性贫血的药物包括：氯霉素、保泰松、吲哚美辛、阿司匹林、对乙酰氨基酚、环磷酰胺、甲氨蝶呤、羟基脲、氯喹、甲氟喹、阿的平、苯妥英钠、甲硫氧嘧啶、丙硫氧嘧啶、卡比马唑、磺胺异噁唑、复方磺胺甲噁唑等。引起溶血性贫血的药物有：苯妥英钠、氯丙嗪、吲哚美辛、保泰松、甲灭酸、氟灭酸、奎尼丁、甲基多巴、氯磺丙脲、甲苯磺丁脲、维生素 K、异烟肼、利福平、对氨基水杨酸、氨苯砜、氯喹、阿的平、伯氨喹、磺胺类等。引起粒细胞减少症的药物有：氯霉素、锑制剂、磺胺类、复方阿司匹林、吲哚美辛、异烟肼、甲硫氧嘧啶、丙硫氧嘧啶、氯氮平等。引起血小板减少症的抗肿瘤药有：阿糖胞苷、环磷酰胺、白消安、甲氨蝶呤、巯嘌呤等。另外氢氯噻嗪类利尿药亦可引起血小板减少。有些药能引起血小板减少性紫癜，如利福平、阿苯达唑等。

18. 答案：ABE

解析：该题针对"常见药源性疾病"知识点进行考核。非甾体抗炎药常引起消化系统疾病，布洛芬、吲哚美辛、萘普生、吡罗昔康、酮洛酸、阿司匹林等，均曾有引起胃出血、胃穿孔、十二指肠溃疡穿孔、大便潜血的报道。即使环氧酶－2抑制剂塞来昔布等，理论上能够避免胃肠出血的新品种，也不能完全避免。其他如呋塞米、依他尼酸、利血平、吡喹酮、维生素D等亦可诱发消化道溃疡及出血。有些药由于对胃肠黏膜或迷走神经感受器有刺激作用，能引起恶心呕吐，如硫酸亚铁、抗酸药、吡喹酮、丙戊酸钠、氨茶碱都可引起恶心、呕吐、偶致腹泻。抗癌药如氮芥、氟尿嘧啶、甲氨蝶呤等也可引起恶心呕吐。有些药能引起肠蠕动减慢甚至肠麻痹，如抗精神病药氯丙嗪类、丙米嗪、阿米替林、氯氮平、多塞平；抗组胺药、阿托品、东莨菪碱、苯海索等；有些药能引起便秘或腹泻。如美国批准的治疗腹泻型肠易激综合征的阿洛司琼，上市不久即出现了26例局部缺血性结肠炎，包括4例死亡。

19. 答案：BCDE

解析：该题针对"药源性疾病的诊断方法及治疗"知识点进行考核。药源性疾病的治疗：①停用致病药物：致病药物是药源性疾病的起因，因此治疗首先要考虑停用致病药物。药源性疾病停药后多能自愈或缓解。但是，有些药源性疾病所致的器质性损伤，停药后不一定能立即恢复，甚至是不可逆的，对器质性损伤的治疗可按相应疾病的常规方法处理。②排除致病药物：停药终止了致病药物继续进入体内，排除了病因，但体内残留的致病药物，仍在起作用，为了排除这部分药物可以采用输液、利尿、导泻、洗胃、催吐、吸附、血液透析等办法，加速残留药物的排除，清除病因。③拮抗致病药物：有些药物的作用可被另外一些药物抵消，例如，鱼精蛋白可使肝素失去抗凝活性，如果致病药物有拮抗剂存在，及时使用拮抗剂可治疗或缓解症状。④调整治疗方案：根据患者具体情况，必须继续用药时，宜权衡利弊，调整治疗方案，如延长给药间隔、减少给药剂量等，必要时进行治疗药物监测。⑤对症治疗：症状严重时，应注意对症治疗，即根据症状用药治疗。例如，皮肤过敏症状可用抗过敏药物治疗，发热则用解热镇痛药治疗，过敏性休克则应按过敏性休克抢救治疗等。

20. 答案：ABCDE

解析：该题针对"药源性疾病的诊断方法及治疗"知识点进行考核。用药时注意以下几点可预防或减少不良反应的发生：①了解患者及家族的药物和食物等过敏史，了解药物食物过敏史对有过敏倾向和特异质以及有ADR家族史的患者十分重要。②注意特殊人群用药，对于老年人、小儿，尤其新生儿、孕妇、哺乳期妇女及肝肾功能不全的患者，应根据其特点谨慎用药。③用药、品种应合理，避免不必要的重复或联合用药。注意了解患者从不同科室开具的处方药品和自用药品使用情况，以免发生药物不良相互作用。④使用新药，必须掌握相关药物资料，慎重用药并进行严密观察。近年来新药品种层出不穷，由于新药的不良反应及远期效果的临床资料有限，特别是对于儿童、妊娠期妇女及老年人应慎用新药。⑤注意定期监测器官功能，使用对器官功能有损害的药物时，需按规定检查器官功能。如应用利福平、异烟肼时检查肝功能，应用氨基糖苷类抗生素时检查听力、肾功能等。⑥注意ADR症状，用药期间应注意观察 ADR 的早期症状，以便及时停药和处理，防止恶化。⑦注意药物的迟发反应，这种反应常发生于用药数月或数年后，如药物的致癌、致畸作用。

21. 答案：ABCDE

解析：该题针对"用药错误的防范"知识点进行考核。预防用药错误的策略：①倡导和建立正确的用药安全文化。②环境与流程的优化与持续改进。③管理规范到位：a. 规范处方行为，预防沟通失误：取消手写处方，避免处方或医嘱书写字迹潦草而导致辨认错误；禁止处方使用缩写；b. 规范药品购入管理，预防产品缺陷引发用药错误：淘汰和不购入药名读音相似、包装相似的药品，使用替代品，避免处方和调剂差错；c. 规范操作流程，定期检查落实；d. 使用药物评估系统，对收集数据的可靠性和用药错误报告进行评估，制订药品质量改进和安全使用的计划。④人员培训：制订新药新知识培训制度，预防因医务人员知识缺失造成的用药错误。

22. 答案：ABDE

解析：该题针对"儿童用药"知识点进行考核。儿童用药剂量的计算可分为四类：①根据儿童年龄计算；②根据儿童体重计算；③根据体表面积计算；④按成人剂量折算表计算。

23. 答案：ABCD

解析：该题针对"儿童用药"知识点进行考核。儿童时期是机体处于不断生长发育的阶段，因此表现出的基本特点有三方面：①个体差异、性别差异和年龄差异都非常大；②对疾病造成损伤的恢复能力较强；③自身防护能力较弱。

24. 答案：ABCDE

解析：临产期使用某些药物如抗疟药、磺胺药、硝基呋喃类、解热镇痛药如氨基比林、大剂量脂溶性维生素 K 等，对红细胞缺乏葡萄糖－6－磷酸脱氢酶者可引起溶血。

25. 答案：ABCDE

解析：该题针对"妊娠妇女用药"知识点进行考核。所有选项均为正确观点。

26. 答案：ACD

解析：该题针对"妊娠妇女用药"知识点进行考核。A 级：在有对照组的早期妊娠妇女中未显示对胎儿有危险（并在中、晚期妊娠中亦无危险的证据可能对胎儿的伤害极小。如各种水溶性维生素、正常剂量的脂溶性维生素 A 和 D、枸橼酸钾、氯化钾等。

27. 答案：ABCDE

解析：该题针对"妊娠妇女用药"知识点进行考核。B 级：在动物生殖试验中并未显示对胎儿的危险，但无孕妇的对照组，或对动物生殖试验显示有不良反应（较不育为轻），但在早孕妇女的对照组中并不能肯定其不良反应（并在中、晚期妊娠亦无危险的证据），如青霉素、阿莫西林、阿昔洛韦、氨苄西林舒巴坦、哌拉西林三唑巴坦、苄星青霉素、多黏菌素 B、头孢呋辛、头孢克洛、头孢拉定、头孢哌酮钠舒巴坦钠、头孢曲松钠、红霉素、克林霉素、美洛西林、美罗培南等抗菌药物，降糖药阿卡波糖、二甲双胍、门冬胰岛素，解热镇痛药对乙酰氨基酚、消化系统用药法莫替丁、雷尼替丁、泮托拉唑均属 B 级。

28. 答案：AD

解析：该题针对"妊娠妇女用药"知识点进行考核。C 级：在动物的研究中证实对胎儿有不良反应（致畸或使胚胎致死或其他），但在妇女中无对照组或在妇女和动物研究中无可以利用的资料，药物仅在权衡对胎儿的利大于弊时给予。如阿米卡星、氯霉素、咪康唑、万古霉素、去甲万古霉素、氧氟沙星、环丙沙星、莫西沙星、利奈唑胺等抗菌药物；更昔洛韦、奥司他韦等抗病毒药；格列吡嗪、罗格列酮、吡格列酮、瑞格列奈等降糖药；奥美拉唑、多潘立酮等消化系统用药；氨氯地平、比索洛尔、美托洛尔等降压药均属于此类。

29. 答案：ABCE

解析：该题针对"妊娠妇女用药"知识点进行考核。D级：对人类胎儿的危险有肯定的证据，仅在对孕妇肯定有利时，方予应用（如生命垂危或疾病严重而无法应用较安全的药物或药物无效）。伏立康唑、妥布霉素、链霉素、甲巯咪唑、缬沙坦氨氯地平片、卡马西平属于D级，降压药卡托普利、依那普利、比索洛尔、美托洛尔在妊娠中晚期使用时亦属此类。

30. 答案：ABC

解析：该题针对"妊娠妇女用药"知识点进行考核。X级：动物或人的研究中已证实可使胎儿异常，或基于人类的经验知其对胎儿有危险，对人或对两者均有害，而且该药物对孕妇的应用危险明显大于其益处。该药禁用于已妊娠或将妊娠的妇女。降脂药辛伐他汀、洛伐他汀、阿托伐他汀、氟伐他汀、瑞舒伐他汀；抗病毒药利巴韦林；激素类药物米非司酮、炔诺酮、缩宫素、非那雄胺、戈舍瑞林；以及沙利度胺、华法林、甲氨蝶呤、米索前列醇、前列腺素 E_1、碘甘油等均属此类。

31. 答案：ABCD

解析：该题针对"妊娠妇女用药"知识点进行考核。哺乳期用药对策：①权衡利弊用药；②选用适当药物；③关注婴儿乳汁摄取的药量；④加强用药指导。

32. 答案：ABDE

解析：该题针对"哺乳期妇女用药"知识点进行考核。药物经乳汁排泄是哺乳期所特有的药物排泄途径，几乎药物都能通过被动扩散进入乳汁，只是浓度可有不

同，这就导致了某些药物血药浓度水平下降，而乳汁中的药物可对乳儿产生不良影响。乳汁中药物的浓度取决于药物的理化性质、蛋白结合程度及其在母体中的药物浓度。①脂溶性高的药物易分布到乳汁中，但母乳中分布的药量不会超过母体摄取量的 1%～2%。如地西泮脂溶性较强，可分布到乳汁中，哺乳期妇女应避免使用。②由于乳汁的 pH 比母体血浆 pH 值低，碱性药物如红霉素易于分布到乳汁中，而酸性药物如青霉素 G、磺胺类则不易进入乳汁中。③药物与血浆蛋白结合后分子变大，难以通过细胞膜，只有在血浆中处于游离状态的药物才能通过细胞膜进行转运和转化。因此蛋白结合率高的药物不易分布到乳汁中。如华法林具有较高的血浆蛋白结合率，因此较少进入乳汁。

33. 答案：ABC

解析：该题针对"新生儿用药"知识点进行考核。某些药物与新生儿血浆蛋白结合能力强，如磺胺类药、吲哚美辛等可与血胆红素竞争血浆蛋白，故新生儿应用磺胺类药物后可使血中游离的胆红素浓度增高，而新生儿血脑屏障尚未形成完全，胆红素易进入脑细胞内，使脑组织黄染，严重者导致死亡。

34. 答案：ABCD

解析：该题针对"新生儿用药"知识点进行考核。新生儿血浆蛋白与许多药物的结合力均低于成人，致使血浆中的游离药物浓度升高，容易导致药物中毒，如新生儿使用苯巴比妥容易中毒，是由于新生儿血浆蛋白结合药物能力差，游离的苯巴比妥血药浓度过高所致。某些药物与新生儿血浆蛋白结合能力强，如磺胺类药、吲哚美辛等可与血胆红素竞争血浆蛋白，故新生儿应用磺胺类药物后可使血中游离的胆红素浓度增高，而新生儿血脑屏障尚未

形成完全，胆红素易进入脑细胞内，使脑组织黄染，严重者导致死亡。因此磺胺类药物不宜用于新生儿及早产儿。

35. 答案：ABDE

解析：该题针对"老年人用药"知识点进行考核。这些胃肠道功能的变化对被动扩散方式吸收的药物几乎没有影响，如阿司匹林、对乙酰氨基酚、复方磺胺甲噁唑等。但对于按主动转运方式吸收的药物如维生素 B_1、维生素 B_6、维生素 B_{12}、维生素 C、铁剂、钙剂等，因需要载体参与吸收而导致吸收减少。

36. 答案：ABCD

解析：该题针对"老年人用药"知识点进行考核。老年人心脏肾上腺素 β 受体敏感性降低，对 β 受体激动剂与阻断剂的反应均减弱。

37. 答案：ABDE

解析：该题针对"肝功能不全患者用药"知识点进行考核。肝脏的生理功能复杂，目前尚无用于评价肝脏消除药物能力并作为药物剂量调整依据的内源性指标。由于生化检查简单可行，临床常用生化指标评价肝功能损害，常用的指标有 ALT、AST、ALP 和 BIL。

38. 答案：ABCD

解析：该题针对"肝功能不全患者用药"知识点进行考核。肝功能不全患者用药原则：①明确诊断，合理选药。②避免或减少使用对肝脏毒性大的药物。③注意药物相互作用，特别应避免与肝毒性的药物合用。④肝功能不全而肾功能正常的病人可选用对肝毒性小，并且从肾脏排泄的药物。⑤初始剂量宜小，必要时进行 TDM，做到给药方案个体化。⑥定期监测肝功能，及时调整治疗方案。

39. 答案：ABCDE

解析：该题针对"肝病患者应慎用的药物"知识点进行考核。A、B、C、D、E都是对肝脏有损害的药物，所以肝病患者应用时候要注意。

40. 答案：ABC

解析：该题针对"肾功能不全患者用药"知识点进行考核。肾功能不全患者用药原则：①明确诊断，合理选药。②避免或减少使用肾毒性大的药物。③注意药物相互作用，特别应避免与有肾毒性的药物合用。④肾功能不全而肝功能正常者可选用双通道（肝肾）排泄的药物。⑤根据肾功能的情况调整用药剂量和给药间隔时间，必要时进行 TDM，设计个体化给药方案。

41. 答案：ABCDE

解析：该题针对"肾功能不全患者用药"知识点进行考核。影响药物通过透析膜的因素有：①药物的特性，如分子大小、水溶性、蛋白结合率、分布容积等；②透析器的特性，如透析膜的组成成分、孔径大小、滤过面积、透析液流速等；③血液成分阻力及透析液成分阻力。一般情况下，分子量大于 500 的药物、低水溶性的药物、血浆蛋白结合率高的药物、分布容积大的药物不易通过透析膜被清除。

42. 答案：ACD

解析：该题针对"肾功能不全患者用药"知识点进行考核。铁剂帮助身体合成红细胞。不要在服用钙剂的同时服用铁剂，因为它们可互相络合而不能发挥药效，也不要在服药的同时饮用茶水，这样会降低药效。宜在两餐中间服用铁剂。透析患者有时可出现骨关节的疼痛或头痛。可以服用非甾体抗炎药来缓解疼痛，如对乙酰氨基酚。除非有医嘱，否则避免服用阿司匹林，因为阿司匹林可以干扰凝血功能，还会刺激胃黏膜。水负荷过多是肾衰竭患者高血压的一个主要原因，很多腹膜透析患者随着充分透析和水负荷的纠正，抗高血压药需要逐渐减量，大多数患者甚至不需要再服用抗高血压药。因此，为了更好地控制血压，需要患者每天测量血压，并做记录。以便医师及时调整抗高血压药的使用，防止低血压的发生。

43. 答案：BDE

解析：该题针对"肾功能不全患者用药"知识点进行考核。腹膜透析患者容易从透析液中丢失水溶性维生素如维生素 B_1、维生素 B_6 和维生素 C。每日补充维生素 C 1g，维生素 B_1 和维生素 B_6 各 10mg。

44. 答案：ABCD

解析：该题针对"肾功能不全患者用药"知识点进行考核。透析患者常用药物：磷结合剂、维生素 D、铁剂、维生素 B 和维生素 C、泻药、人促红素、非甾体抗炎药。

45. 答案：CDE

解析：该题针对"肾功能不全患者用药"知识点进行考核。铁剂帮助身体合成红细胞。不要在服用钙剂的同时服用铁剂，因为它们可互相络合而不能发挥药效，也不要在服药的同时饮用茶水，这样会降低药效。宜在两餐中间服用铁剂。

46. 答案：ABCDE

解析：该题针对"肾功能不全患者用药"知识点进行考核。血液和腹膜透析均可清除的药物：阿米卡星、庆大霉素、卡那霉素、奈替米星、链霉素、妥布霉素、氟胞嘧啶、头孢拉定、头孢噻吩、氨曲南、异烟肼、甲基多巴、米诺地尔、阿司匹林、硝普钠、锂盐、甲丙氨酯、苯巴比妥。

47. 答案：ABCD

解析：该题针对"驾驶员用药"知识点进行考核。可引起驾驶员嗜睡的药物：①抗感冒药：多采用复方制剂，组方有解热药、鼻黏膜血管收缩药或抗过敏药，后两者可缓解鼻塞、打喷嚏、流鼻涕和流泪等症状，但服药后易使人嗜睡。②抗过敏药：可拮抗致敏物组胺，同时也抑制大脑的中枢神经，引起镇静，服后表现为神志低沉、嗜睡，其强度因个人的敏感性、品种和剂量而异。③镇静催眠药：所有的镇静催眠药对中枢神经都有抑制作用，可诱导睡眠。④抗偏头痛药：苯噻啶服后可有嗜睡和疲乏。⑤质子泵抑制剂：奥美拉唑、兰索拉唑、泮托拉唑服后偶见有疲乏、嗜睡的反应。

48. 答案：AC

解析：该题针对"驾驶员用药"知识点进行考核。可使驾驶员出现定向力障碍的药物：①镇痛药：哌替啶注射后偶致定向力障碍、幻觉。②抑酸药：雷尼替丁、西咪替丁、法莫替丁可减少胃酸的分泌，但能引起幻觉、定向力障碍。③避孕药：长期服用可使视网膜血管发生异常，出现复视、对光敏感、疲乏、精神紧张，并使定向能力发生障碍，左右不分。

49. 答案：ABCDE

解析：该题针对"驾驶员用药"知识点进行考核。可使驾驶员视物模糊或辨色困难的药物：①解热镇痛药：布洛芬服后偶见有头晕、头昏、头痛，少数人可出现视力降低和辨色困难；另吲哚美辛可出现视力模糊、耳鸣、色视。②解除胃肠痉挛药：东莨菪碱可扩大瞳孔，持续 3～5 日，出现视物不清；阿托品可使睫状肌调节麻痹，导致驾驶员视近物不清或模糊，约持续 1 周。③扩张血管药：二氢麦角碱除偶发呕吐、头痛外，还使视力模糊而看不清路况。④抗心绞痛药：硝酸甘油服后可出现视力模糊。⑤抗癫痫药：卡马西平、苯妥英钠、丙戊酸钠在发挥抗癫痫病作用的同时，可引起视力模糊、复视或眩晕，使驾驶员看路面或视物出现重影。⑥抗精神病药：利培酮服后偶见头晕、视力模糊、注意力下降等反应。

50. 答案：BCDE

解析：该题针对"驾驶员用药"知识点进行考核。首先明确具有何种不良反应会影响驾驶员：疲倦、嗜睡、困乏和精神不振、视物模糊、辨色困难、多尿、平衡力下降等。分析各个选项：依那普利属于ACEI类没有上述不良反应。右美沙芬属于镇咳药可引起嗜睡、眩晕。奥美拉唑属于质子泵抑制剂偶见有疲乏、嗜睡的反应。金刚烷胺可刺激大脑与精神有关的多巴胺受体，服后有幻觉、精神错乱、眩晕、嗜睡、视力模糊。双嘧达莫服后约 25% 的人出现头痛、眩晕。

51. 答案：BCDE

解析：该题针对"驾驶员用药"知识点进行考核。开车前 4 小时慎用上述药物，或服后休息 6 小时再开车。

52. 答案：ABDE

解析：该题针对"老年人用药"知识点进行考核。①老年人胃液 pH 改变，胃排空速度和胃肠运动变化，消化道血流量减少，吸收组织面积缩小，都会使药物吸收随着年龄增长而减少。②对于通过主动转运吸收的药物（如维生素 B_1、维生素 B_6、维生素 B_{12}、维生素 C、铁剂、钙剂等）来说，这些药物的吸收需要酶和糖蛋白等载体参与，而老年人这些蛋白的分泌下降，故吸收减弱。③肾功能随年龄增长而减退，表现为老年人肾小球滤过率降低，肾血流量明显减少，肾小管功能减退。因此，一些主要经肾脏排泄的药物或活性代谢产物易在体内蓄积导致不良反应，如地高辛、别嘌醇、万古霉素、氨基糖苷类等。④由于老年人肝血流量减少及代谢能力下降，一些药物（如普萘洛尔）的首过效应消除量减少，生物利用度升高，可能出现不良反应。

53. 答案：ABCD

解析：药物妊娠毒性分级——美国食品药品监督管理局（FDA）：①A 级，对胎儿伤害极小，最安全，如正常剂量脂溶性维生素 A 和 D、枸橼酸钾、氯化钾等。②B 级，动物生殖试验中并未显示对胎儿的危险，缺乏人体试验，相对安全，如青霉素、——西林、头孢——、红霉素、克林霉素、美罗培南、阿昔洛韦；降糖药：门冬胰岛素、阿卡波糖、二甲双胍、解热镇痛药对乙酰氨基酚；消化系统用药：法莫替丁、雷尼替丁、泮托拉唑。③C 级，动物的研究中证实对胎儿有不良反应，缺乏人体试验，权衡利弊，谨慎使用，如抗生素：阿米卡星、喹诺酮类、万古霉素、去甲万古霉素、氯霉素、咪康唑；降糖药：磺脲类、胰岛素增敏剂。④D 级，对人类胎儿的危险有肯定的证据，不得已才选用，如伏立康唑、妥布霉素、链霉素、甲巯咪唑、卡马西平；降压药：——沙坦、——普利。⑤X 级，动物或人的研究中已证实可使胎儿异常，禁用，如降脂药：——他汀；抗病毒药：利巴韦林；激素类药物：米非司酮、炔诺酮、缩宫素；其他：沙利度胺、华法林、甲氨蝶呤、碘甘油。

54. 答案：ACD

解析：老年人药效学方面的改变：①对大多数药物敏感性增高、药物作用增强，a. 对中枢神经系统药物敏感性增高：镇静催眠药、镇痛药、抗抑郁药、抗精神病药；b. 对利尿药和降压药敏感性增加：使用血管扩张剂、α 受体阻滞剂、抗抑郁药易发生体位性低血压；c. 对肝素及口服抗凝药（华法林）敏感性增加，易出现出血并发症。②少数药物敏感性降低、反应减弱，老年人对 β 受体激动剂及阻滞剂的敏感性均减弱，作用钝化。③用药依从性差而影响药效。

55. 答案：ABCD

解析：药源性神经疾病：①锥体外系反应：氯丙嗪及衍生物、利血平、甲基多巴、左旋多巴、甲氧氯普胺。②听神经障碍：氨基糖苷类、抗疟药（氯喹、奎宁）、水杨酸类、依他尼酸等。③癫痫发作：中枢神经兴奋药物、抗精神病、抗抑郁药、抗心律失常药、抗菌药（异烟肼、两性霉素 B 等）、抗疟药（氯喹、乙胺嘧啶、奎宁）。

56. 答案：BCD

解析：透析患者用药注意事项：①磷结合剂类的钙剂，磷不能通过透析充分被清除出现高磷血症。②钙剂、碳酸镧、司维拉姆，必须在进食的同时服用，否则无效。服用量大时易出现高钙血症。③活性维生素 D、缺乏活性形式的维生素 D、骨化三醇、阿法骨化醇，应在睡前服药。④铁剂，帮助身体合成红细胞，不与钙同服，不饮茶，两餐中间服用铁剂。⑤维生素 B 和维生素 C，透析时丢失水溶性维生素，每日补充。⑥缓泻药，透析过程中易便秘，可用开塞露、乳果糖，也可以食疗。⑦促红素（EPO），肾衰竭时不能产生足够 EPO 贫血，只能采用注射方式给药。⑧非甾体抗炎药，透析患者有时骨关节疼痛或头痛，可选用对乙酰氨基酚、双氯芬酸乳膏，避免服用阿司匹林。

57. 答案：ABCDE

解析：药物警戒信号来源：①被动监测——自发报告体系，是药物警戒工作的基本方式。②主动监测——定点监测和处方事件监测是两种常用的 ADR 主动监测方法。③专业刊物发表的病例报道，如《药物不良反应杂志》等多种医药类期刊均有 ADR 报道。④病例随访、登记等。

58. 答案：ABD

解析：儿童药效学方面的改变：①中枢神经系统：可致昏迷及惊厥：抗组胺药、氨茶碱、阿托品；第 8 对脑神经损伤：氨基糖苷类抗生素；良性颅压增高：四环素、维生素 A，年龄越小，对镇静药耐受力越大，剂量可相对偏大。②内分泌系统：糖皮质激素、人参、蜂皇浆等中药影响垂体分泌、促性腺激素的药物，对氨基水杨酸、磺胺类抑制甲状腺激素合成，造成生长发育障碍。③血液系统：氯霉素可引起再生障碍性贫血。④水盐代谢：对泻下药、利尿药比较敏感；长期禁食容易出现低血钾；严重呕吐常导致低钠血症；腹泻患儿容易出现脱水、酸中毒；苯妥英钠影响钙盐吸收；糖皮质激素在影响钙盐吸收的同时，还影响骨骼钙盐代谢，导致骨质疏松、脱钙，严重者发生骨折，影响生长发育；四环素与钙盐形成络合物，伴随钙盐沉积于牙齿及骨骼中，致使儿童牙齿黄染，影响骨质发育。⑤运动系统：喹诺酮类抗菌药物可引起关节痛、关节肿胀及软骨损害，影响骨骼发育。

59. 答案：ABCD

解析：通过血液或腹膜透析清除的药物：①血液和腹膜透析均可清除，如：a. 氨基糖苷类：阿米卡星、庆大霉素等；b. 抗生素：头孢拉定、头孢噻吩、氨曲南、异烟肼；c. 其他：阿司匹林、硝普钠、苯巴比妥、氟胞嘧啶。②能由血液透析清除，但不能由腹膜透析清除，如青霉素、头孢——、——西林、磺胺甲噁唑、甲氧苄啶、甲硝唑、氯霉素、对乙酰氨基酚、西咪替丁、雷尼替丁、阿替洛尔、卡托普利。③不能由透析清除的药物，如酮康唑、两性霉素 B、头孢哌酮、头孢曲松、胰岛素、肝素、地高辛。

60. 答案：ABCD

解析：E 选项错在是驾驶员在服药后 4 小时不宜从事工作。

61. 答案：ABCE

解析：开展药品不良反应报告与检测的目标和意义不包括为医疗事故鉴定和诉讼提供证据。

62. 答案：BC

解析：属于药品质量缺陷的情况有腺苷钴胺糖衣片色泽不匀、精蛋白锌胰岛素注射液外观可见沉淀物，A 不属于质量缺陷，D 和 E 是正常的。

63. 答案：ABCE

解析：可使丙氨酸氨基转移酶（ALT）升高的药品有伊曲康唑、灰黄霉素、琥乙红霉素、氟伐他汀。联苯双酯是保肝药。

64. 答案：ACE

解析：地西泮、尼美舒利、吗啡禁用于儿童。

第五章 药品的临床评价方法与应用

A 型题

1. 答案：D

解析：该题针对"治疗药物评价与药物基因组学"知识点进行考核。药品临床评价可分为两个阶段，即上市前临床试验阶段、上市后药品临床再评价阶段。上市前要经过三期（Ⅰ期、Ⅱ期和Ⅲ期）临床试验；批准上市后还要经过Ⅳ期临床试验即为上市后药品再评价阶段。

2. 答案：B .

解析：该题针对"治疗药物评价与药物基因组学"知识点进行考核。Ⅰ期临床试验是初步的临床药理学及人体安全性评价试验阶段。观察人体对于新药的耐受程度和药动学，为制订给药方案提供依据。试验对象主要为健康志愿者，试验样本数一般为 20～30 例。

3. 答案：C

解析：该题针对"治疗药物评价与药物基因组学"知识点进行考核。Ⅱ期临床试验是治疗作用的初步评价阶段。初步评价药物对目标适应证患者的治疗作用和安全性，为Ⅲ期临床试验研究的设计和给药剂量方案的确定提供依据。试验对象为目标适应证患者，试验样本数多发病不少于300 例，其中主要病种不少于 100 例，要求多中心即在 3 个及 3 个以上医院进行。

4. 答案：D

解析：该题针对"治疗药物评价与药物基因组学"知识点进行考核。Ⅳ期临床试验是上市后药品临床再评价阶段。试验样本数常见病不少于 2000 例。

5. 答案：D

解析：该题针对"治疗药物评价与药物基因组学"知识点进行考核。药品临床评价是一项实事求是的工作，必须讲究科学性和诚信，须强调公平和公正。评价结论不能受行政领导、制药公司和医药代表等各方面的干预和干扰。为了防止偏倚，在药品临床评价中强调采用循证医学的手段，不能单凭少数人和单位的临床经验，而是应该要求以多中心、大样本、随机、双盲、对照的方法，运用正确数据统计得出结论。

6. 答案：D

解析：该题针对"治疗药物评价与药物基因组学"知识点进行考核。Ⅱ期临床试验是治疗作用的初步评价阶段。初步评价药物对目标适应证患者的治疗作用和安全性，为Ⅲ期临床试验研究的设计和给药剂量方案的确定提供依据。试验对象为目标适应证患者，试验样本数多发病不少于300 例，其中主要病种不少于 100 例，要求多中心即在 3 个及 3 个以上医院进行。

7. 答案：A

解析：该题针对"治疗药物评价与药物基因组学"知识点进行考核。硝苯地平为第一代短效钙拮抗剂，曾广泛用于治疗高血压，降压效果很好，也无明显的肝、肾毒性，该药还被推广用于治疗急性心肌梗死、不稳定型心绞痛和心力衰竭。20 世纪 90 年代中期人们才从病例对照研究和荟萃分析中发现，与利尿剂和 β 受体阻滞剂相比，硝苯地平可有效降低血压，但可能增加心肌梗死和死亡的危险，剂量越大，风险的增加越明显。使用硝苯地平治疗心肌梗死、心力衰竭，以及在无 β 受体阻滞剂为基础的情况下单独使用硝苯地平治疗不稳定型心绞痛是危险的。以往临床应用只看到它的降压作用和无明显肝、肾毒性，而循证医学评价提供了这类药物的远期效应和重大事件。

8. 答案：E

解析：该题针对"治疗药物评价与药物基因组学"知识点进行考核。药品上市前的安全性信息包括药品的毒理学、致癌、致畸和生殖毒性、不良反应、禁忌证等，新药临床试验期间，用药单一，用于特定目标人群和针对唯一的适应证，对于出现的不良事件较好归因。但上市前临床研究样本量相对较小，患者受试范围较窄，观察时期有限，一些发生率较低或迟发的不良反应难以观察到。

9. 答案：C

解析：该题针对"治疗药物评价与药物基因组学"知识点进行考核。成本－效果分析与成本－效益分析的差异在于：药物治疗的效果不以货币为单位表示，而是用其他量化的方法表达治疗目的，如延长患者生命时间等。

10. 答案：A

解析：该题针对"治疗药物评价与药物基因组学"知识点进行考核。最小成本分析用于两种或多种药物治疗方案的选择，虽然只对成本进行量化分析，但也需要考虑效果，这是最小成本分析与成本分析的区别，因为成本分析仅关注投入成本。最小成本分析可以为总体医疗费用的控制和医疗资源优化配置提供基本信息。

11. 答案：C

解析：该题针对"治疗药物评价与药物基因组学"知识点进行考核。一个安全、

有效、稳定、经济的药品，其基本前提必须是质量合格。控制药品质量的标准一般包括法定标准、企业标准和研究用标准三类。

12. 答案：C

解析：该题针对"治疗药物评价与药物基因组学"知识点进行考核。药物经济学研究的四种方法主要差别在于对用药结果的不同测量上，每种方法各有其优缺点。

13. 答案：C

解析：该题针对"治疗药物评价与药物基因组学"知识点进行考核。成本－效用分析是更细化的成本效果分析，效用指标是指患者对某种药物治疗后所带来的健康状况的偏好（即主观满意程度），主要为质量调整生命年（QALY）或质量调整预期寿命两种，分别是生命年数或预期生命年数乘以这段时间内的健康效用值（权重值），即它不仅关注药物治疗的直接效果，同时关注药物治疗对患者生活质量所产生的间接影响，着重于分析医疗成本与患者生活质量提升的关系。

14. 答案：C

解析：该题针对"循证医学与药物治疗"知识点进行考核。2001 年英国 Cochrane 中心联合循证医学和临床流行病学领域最权威的专家，根据研究类型分别制订了详细的分级并沿用至今。①推荐强度分 A ~ D 四级。A 级：结果一致的 I 级临床研究结论；B 级：结果一致的 II、III 级临床研究结论或 I 级临床研究的推论；C 级：IV 级临床研究的结论或 II、III 级临床研究的推论；D 级：V 级临床研究的结论或任何级别多个研究有矛盾或不确定的结论。②证据级别分别是：1a：同质 RCT 的系统评价；1b：单个 RCT（可信区间窄）；1c：全或无病案系列；2a：同质队列研究的系统评价；2b：单个队列研究（包括低质量 RCT，如随访率 80%）；2c：结果研究，生态学研究；3a：同质病例

对照研究的系统评价；3b：单个病例对照；4：病例系列研究（包括低质量队列和病例对照研究）；5：基于经验未经严格论证的专家意见。

15. 答案：B

解析：该题针对"循证医学与药物治疗"知识点进行考核。2001 年英国 Cochrane 中心联合循证医学和临床流行病学领域最权威的专家，根据研究类型分别制订了详细的分级并沿用至今。推荐强度分 A～D 四级。A 级：结果一致的 I 级临床研究结论；B 级：结果一致的 II、III 级临床研究结论或 I 级临床研究的推论；C 级：IV 级临床研究的结论或 II、III 级研究的推论；D 级：V 级临床研究的结论或任何级别多个研究有矛盾或不确定的结论。

16. 答案：B

解析：该题针对"循证医学与药物治疗"知识点进行考核。循证医学正在改变着许多医师多年来形成的单凭书本和经验进行诊治的习惯和行为。如在英国过去对低血容量、烧伤和低血浆白蛋白患者的常规治疗方法是补充白蛋白，但是在柯克朗系统评述（Cochrane systematic review，CSR）发表后，证实这种常规治疗方法使苏格兰和威尔士每年 1000～3000 人死亡，因而英国医师开始改变盲目使用白蛋白的行为。

17. 答案：B

解析：该题针对"新药临床评价的分期"知识点进行考核。I 期临床试验样本数一般为 20～30 例。II 期临床试验样本数是多发病不少于 300 例，其中主要病种不少于 100 例。IV 期临床试验样本数是常见病不少于 2000 例。

18. 答案：E

解析：该题针对"新药临床评价的分期"知识点进行考核。解析参 17 题。

19. 答案：D

解析：该题针对"新药临床评价的分期"知识点进行考核。解析参 17 题。

20. 答案：D

解析：治疗药品评价包括有效性、安全性、经济性和药品质量。

B 型题

[1～2]

答案：DA

解析：上市后药品临床在评价阶段是 IV 期，观察人体对新药的耐受程度和药动学评价阶段是 I 期。

[3～4]

答案：DE

解析：新药临床评价的分期：

阶段	目的	试验对象	样本数
I 期	初步的临床药理学及人体安全性评价	健康志愿者	20～30 例
II 期	初步评价药物对目标适应证患者的治疗作用和安全性	目标适应证患者	不少于 300 例，主要病种不少于 100 例，多中心——3 个及 3 个以上医院进行
III 期	扩大的临床试验阶段（新药得到批准试生产后进行）	目标适应证患者	
IV 期	上市后药品临床再评价阶段	普通或特殊人群	常见病不少于 2000 例

[5～7]

答案：CED

解析：该题针对"治疗药物评价与药物基因组学"知识点进行考核。①上市前临床试验观测的指标限于实验设计内容，其他临床指标容易被忽视，属于新药四期临床评价的局限性中的第四点考察不全面。②特殊人群未纳入：基于伦理学要求，研究对象有局限性。II 期临床试验一般将老年人、妊娠及哺乳期妇女、婴幼儿、18岁以下未成年人以及肝、肾功能不全的人群排除在外，因此药品在特殊人群中使用会遇到的问题在此期间不能被发现。③病例数目少：我国新药审批办法规定Ⅱ期临床试验病例数不少于300例，一些发生频率低于1%的不良反应在此期间很难被发现。

[8~10]

答案：CDD

解析：该题针对"治疗药物评价与药物基因组学"知识点进行考核。①Ⅰ期临床试验：初步的临床药理学及人体安全性评价试验阶段。观察人体对于新药的耐受程度和药动学，为制订给药方案提供依据。试验对象主要为健康志愿者，试验样本数一般为20~30例。②Ⅱ期临床试验：治疗作用的初步评价阶段。初步评价药物对目标适应证患者的治疗作用和安全性，为Ⅲ期临床试验研究的设计和给药剂量方案的确定提供依据。试验对象为目标适应证患者，试验样本数多发病不少于300例，其中主要病种不少于100例，要求多中心即在3个及3个以上医院进行。③Ⅲ期临床试验：新药得到批准试生产后进行的扩大的临床试验阶段。进一步验证药物对目标适应证患者的治疗作用和安全性，评价利益与风险关系，最终为药物注册申请获得批准提供充分的依据。

[11~12]

答案：BC

解析：该题针对"治疗药物评价与药物基因组学"知识点进行考核。①Ⅰ期临床试验：初步的临床药理学及人体安全性评价试验阶段。观察人体对于新药的耐受程度和药动学，为制订给药方案提供依据。试验对象主要为健康志愿者，试验样本数一般为20~30例。②Ⅲ期临床试验：新药得到批准试生产后进行的扩大的临床试验

阶段。进一步验证药物对目标适应证患者的治疗作用和安全性，评价利益与风险关系，最终为药物注册申请获得批准提供充分的依据。

[13~14]

答案：CD

解析：该题针对"治疗药物评价与药物基因组学"知识点进行考核。①成本-效果分析：与成本-效益分析的差异在于，药物治疗的效果不以货币为单位表示，而是用其他量化的方法表达治疗目的，如延长患者生命时间等。②成本-效用分析：是更细化的成本效果分析，效用指标是指患者对某种药物治疗后所带来的健康状况的偏好（即主观满意程度），主要为质量调整生命年（QALY）或质量调整预期寿命两种，分别是生命年数或预期生命年数乘以这段时间内的健康效用值（权重值），也即它不仅关注药物治疗的直接效果，同时关注药物治疗对患者生活质量所产生的间接影响，着重于分析医疗成本与患者生活质量提升的关系。

X型题

1. 答案：BDE

解析：该题针对"循证医学与药物治疗"知识点进行考核。循证医学核心（三要素）：是在医疗决策中，将临床证据、个人经验与患者的实际状况和意愿三者相结合。证据来源：①大样本的随机对照临床试验（RCT）；②系统性评价（systematic review）；③荟萃分析（Meta分析）。

2. 答案：ABCD

解析：该题针对"治疗药物评价与药物基因组学"知识点进行考核。药品上市后的安全性信息，可来自上市后大范围用药的研究，包括特殊人群（妊娠及哺乳期妇女、儿童、老年及肝肾功能损害患者等）用药，药物相互作用，药物过量及人种间

安全性差异等。E 属于药品上市前的安全性评价内容。

3. 答案：ABCDE

解析：该题针对"治疗药物评价与药物基因组学"知识点进行考核。新药临床评价是按照研发实验设计的要求进行的，受到许多人为因素的限制，不能充分反映临床上可能遇到的多变且复杂的实际问题，因此存在一定的局限性：①病例数目少：我国新药审批办法规定Ⅱ期临床试验病例数不少于 300 例，一些发生频率低于 1% 的不良反应在此期间很难被发现。②观察时间短：上市前临床试验的疗程和观察期一般较短，故一些需要长时间应用才能发生的或停药后迟发的药品不良反应在此期间不能被发现。③特殊人群未纳入：基于伦理学要求，研究对象有局限性。Ⅱ期临床试验一般将老年人、妊娠及哺乳期妇女、婴幼儿及 18 岁以下未成年人，以及肝、肾功能不全的人群排除在外，因此药品在特殊人群中使用会遇到的问题在此期间不能被发现。④考察不全面：上市前临床试验观测的指标只限于实验设计所规定的内容，因此未被列入规定要求观测考察的一些临床指标在此期间容易被忽视。⑤管理有漏洞：上市前临床试验可能会因管理不善，试验设计（随机、盲法、对照）不严谨，以致引入药物研制单位或研究人员的主观偏倚，可能对药物有效性和安全性评价失实，此虽属非正常现象，但在 GCP 实施不完善的情况下仍有可能发生，应引起注意。

4. 答案：ABC

解析：该题针对"治疗药物评价与药物基因组学"知识点进行考核。一个新药按 GCP 管理要求必须经过四期的临床试验，即上市前要经过三期（Ⅰ期、Ⅱ期和Ⅲ期）临床试验，批准上市后还要经过Ⅳ期临床试验，此为狭义的临床再评价阶段。

广义的上市后药品临床再评价贯穿在药品的整个使用过程中，是大规模的人群使用后随时都在进行的评价。

5. 答案：ABC

解析：该题针对"治疗药物评价与药物基因组学"知识点进行考核。Ⅳ期临床试验属于上市后药品临床再评价阶段，不属于上市前的临床试验。生物等效性实验不属于临床试验。

6. 答案：CD

解析：该题针对"治疗药物评价与药物基因组学"知识点进行考核。治疗药物的有效性评价，具体包括了新药临床评价和临床疗效评价两大部分。一个新药按 GCP 管理要求必须经过四期的临床试验，即上市前要经过三期（Ⅰ期、Ⅱ期和Ⅲ期）临床试验，批准上市后还要经过Ⅳ期临床试验，此为狭义的临床再评价阶段。备选答案 A、B 实系临床前研究（实验室）阶段，E 用语不规范。

7. 答案：BCD

解析：该题针对"治疗药物评价与药物基因组学"知识点进行考核。药物经济学的研究方法：①最小成本分析；②成本－效果分析；③成本－效益分析；④成本－效用分析。

8. 答案：AC

解析：该题针对"治疗药物评价与药物基因组学"知识点进行考核。成本－效益分析：将药物治疗的成本与所产生的效益归化为以货币为单位的数字，用以评估药物治疗方案的经济性。最小成本分析：用于两种或多种药物治疗方案的选择，虽然只对成本进行量化分析，但也需要考虑效果，这是最小成本分析与成本分析的区别，因为成本分析仅关注投入成本。最小成本分析可以为总体医疗费用的控制和医疗资源优化配置提供基本信息。

9. 答案：ABC

解析：该题针对"循证医学与药物治疗"知识点进行考核。循证医学强调任何医疗决策应建立在最佳科学研究证据基础上。循证医学的核心是在医疗决策中将临床证据、个人经验与患者的实际状况和意愿三者相结合。

第六章　药物治疗基础知识

A 型题

1. 答案：E

解析：阿米替林的体内过程个体差异大。

2. 答案：D

解析：苯妥英钠的有效治疗浓度范围与中毒浓度范围相接近。

3. 答案：A

解析：血清肌酐法是根据患者生化指标制订个体化给药方案。

4. 答案：E

解析：实施给药个体化的第一个步骤是明确诊断疾病。

5. 答案：E

解析：该题针对"药物治疗方案制订的一般原则"知识点进行考核。药物治疗方案制订的一般原则包括：①药物治疗的安全性；②药物治疗的有效性；③药物治疗的经济性；④药物治疗的规范性。

6. 答案：B

解析：调整给药方案的基本方法：①应调整给药方案情况：a. 治疗窗改变；b. 血药浓度－时间曲线改变；c. 治疗窗和药时曲线均改变。②调整给药方案的方法：a. 根据 TDM 结果调整给药方案：稳态一点法、一点法和重复一点法、PK/PD 参数法、Bayesian 反馈法；b. 根据患者生化指标调整给药方案：经肾脏排泄的药物——肌酐清除率，经肝脏消除的药物——肝功能指标，对于抗凝药——国际标准化比值（INR）。③调整给药方案的途径：改变日剂量，改变给药间隔，或两者同时改变。

B 型题

[1～4]

答案：CDBA

解析：适宜主要由肾小球滤过排泄的药物是血清肌酐法；需要建立全面的多中心的药动学研究成果数据库是 Bayesian 反馈法；初次和第二次给药后，同一时间取血样，求出两个参数 K 和 Vd 是重复一点法；可先初步确定患者的药动学参数，按比例调整，得到较为合理的给药方案是比例法。

[5～7]

答案：EDA

解析：服用对乙酰氨基酚达到退热效果后就可停用属于治疗必需，则应减少剂量或延长给药间隔，不要长期服用；慢性肝炎患者应用较小剂量的麻醉药或镇痛药（有肝毒性）亦可诱发肝性脑病属于尽量避免使用对肝脏有损害的药物；结核病患者使用异烟肼，在用药前、用药中与用药后都应检查肝功能属于定期检查肝功能。

[8～10]

答案：BDC

解析：一患者 Scr 为 $177\mu mol/L$ 使用普鲁卡因胺抗心律失常，属于特殊人群用药；苯妥英钠剂量增加到一定程度，再稍有增加即可引起很大的变化，属于具有非线性药动学特征的药物；地高辛治疗浓度范围为 $0.9\sim2.0ng/mL$，潜在中毒浓度 > $2.4ng/mL$，属于治疗指数低、安全范围窄、毒副作用强的药物。

X 型题

1. 答案：AE

解析：血清肌酐法和国际标准化比值（INR）是根据患者生化指标制订个体化给药方案。

2. 答案：BDE

解析：药物效应基因大致可分为药物代谢酶、药物作用靶点和致病相关基因。

3. 答案：ACDE

解析：B 选项应该是治疗重症感染时要使用较高剂量的抗菌药物，而不是超出治疗剂量。

4. 答案：ABCE

解析：维生素不需要避免与其他药物同时服用。

5. 答案：ABCE

解析：应用糖皮质激素的原则不包括小剂量、短疗程。有些是需要长疗程治疗，有些需要大剂量冲击疗法。

6. 答案：ABE

解析：调整给药方案的基本方法：①应调整给药方案情况：a. 治疗窗改变；b. 血药浓度－时间曲线改变；c. 治疗窗和药时曲线均改变。②调整给药方案的方法：a. 根据 TDM 结果调整给药方案：稳态一点法、一点法和重复一点法、PK/PD 参数法、Bayesian 反馈法；b. 根据患者生化指标调整给药方案：经肾脏排泄的药物——肌酐清除率，经肝脏消除的药物——肝功能指标，对于抗凝药——国际标准化比值（INR）。③调整给药方案的途径：改变日剂量，改变给药间隔，或两者同时改变。

7. 答案：ABCD

解析：药物治疗方案制订的一般原则：①安全性是药物治疗的前提。②有效性是选择药物的首要标准，利大于弊才有实际意义。③经济性，以最低的药物成本（总成本，而不是单一的药费），实现最好的治疗效果。④规范性，既要考虑指南的严肃性，又要注意个体化的灵活性。

第七章 常用医学检查指标的解读

A 型题

1. 答案：E

解析：在钩虫病、血吸虫病高发区和贫血孕妇应该常规补充的元素是铁。

2. 答案：C

解析：该题针对"白细胞计数"知识点进行考核。白细胞的正常参考区间为：成人末梢血（4.0～10.0）×10⁹/L；成人静脉血（3.5～10.0）×10⁹/L；新生儿（15.0～20.0）×10⁹/L；6 个月～2 岁婴幼儿（11.0～12.0）×10⁹/L。

3. 答案：B

解析：该题针对"尿隐血和尿沉渣白细胞"知识点进行考核。尿液中如混合有 0.1% 以上血液时，肉眼可观察到血尿，血液量在 0.1% 以下时，仅能通过潜血反应发现。尿液隐血（BLD）反映尿液中存在血红蛋白和肌红蛋白，正常人尿液中不能测出。正常成人的尿液中可有少数白细胞，超过一定数量时则为异常，尿中白细胞多为炎症感染时出现的中性粒细胞，已发生退行性改变，又称为脓细胞。尿沉渣白细胞是检测离心尿沉淀物中白细胞的数量。

4. 答案：E

解析：该题针对"乙型肝炎血清免疫学检查"知识点进行考核。乙型肝炎病毒表面抗原的简写为 HBsAg；乙型肝炎病毒表面抗体的简写为 HBsAb；乙型肝炎病毒 e 抗原的简写为 HBeAg；乙型肝炎病毒 e 抗体的简写为 HBeAb；乙型肝炎病毒核心抗体 HBcAb。

5. 答案：D

解析：该题针对"乙型肝炎血清免疫学检查"知识点进行考核。解析参考第 4 题。

6. 答案：B

解析：该题针对"乙型肝炎血清免疫学检查"知识点进行考核。解析参考第 4 题。

7. 答案：A

解析：白细胞分类计数：①有粒白细胞：中性粒细胞 0.50～0.70（50%～70%）；嗜酸性粒细胞 0.01～0.05（1%～5%）；嗜碱性粒细胞 0～0.01（0%～1%）。②无粒白细胞：淋巴细胞 0.20～0.40（20%～40%）；单核细胞 0.03～0.08（3%～8%）。

8. 答案：B

解析：尿常规

项目	正常参考区间	异常
尿沉渣白细胞	阴性	离心尿中白细胞增多（超过 5 个）：泌尿系统感染、慢性肾盂肾炎、膀胱炎、前列腺炎
尿沉渣管型	0 或偶见	肾实质性病变的证据，急、慢性肾盂肾炎可见白细胞管形
尿沉渣结晶	少量	痛风——尿酸盐结晶；慢性肾病——草酸盐结晶；服用磺胺药、氨苄西林、巯嘌呤、扑米酮等药，可出现结晶尿

9. 答案：B

解析：

生化指标	正常参考范围	临床意义
血糖	空腹：成人 3.9～6.1mmol/L 餐后 2 小时血糖：<7.8mmol/L	糖尿病、长程应用肾上腺糖皮质激素、甲状腺激素、利尿剂、加替沙星
糖化血红蛋白（HbA1c）	高效液相法4.8%～6.0%	反映测定前 3 个月内的平均血糖水平，且用于糖尿病患者用药的疗效观察和用药监测
血淀粉酶（AMY）	速率法血清 80～220U/L	增高：急性胰腺炎等胰腺疾病 降低：肝癌、肝硬化、糖尿病等
尿淀粉酶		同上
肌酸激酶（CK）	男性：25～200U/L 女性：25～170U/L	增高：心肌梗死、各种肌肉疾病、脑梗死、服用羟甲戊二酰辅酶 A 还原酶抑制剂（他汀类药物）

10. 答案：C

解析：糖皮质激素对血液成分产生的影响：

（1）嗜酸性粒细胞

增多	①过敏性疾病（支气管哮喘、荨麻疹、药物性皮疹、血管神经性水肿）；②皮肤病与寄生虫病；③血液病；④药物：头孢类药物
减少	①伤寒、副伤寒及大手术后、严重烧伤等应激状态；②长期应用肾上腺糖皮质激素、坎地沙坦、甲基多巴等

（2）淋巴细胞（参与免疫过程）

增多	①传染病；②血液病；③移植排斥反应
减少	传染病的急性期、放射病、细胞免疫缺陷病（如艾滋病）、长期应用肾上腺糖皮质激素后或接触放射线等

（3）其他

疾病	中性粒细胞	嗜酸性粒细胞	嗜碱性粒细胞	淋巴细胞	单核细胞
伤寒	↓	↓			↑
副伤寒	↓	↓			
结核	↓				↑
疟疾					↑
长期大量糖皮质激素		↓	↓	↓	
速发型过敏反应		↑	↑		

11. 答案：E

解析：肝功能检查：①丙氨酸氨基转移酶（ALT）和天门冬氨酸氨基转移酶（AST）：参考范围：成人 <40U/L。临床意义：a. ALT 增高的程度与肝细胞被破坏的程度成正比；b. ALT、AST 的测定可反映肝细胞损伤程度；c. 急性或轻型肝炎时，AST、ALT 均升高，AST/ALT 比值 <1；d. 慢性肝炎尤其是肝硬化时，AST、ALT 均升高，AST/ALT 比值 >1；e. 抗生素、抗真菌药、抗病毒药、他汀类调血脂药可以起转氨酶升高。②γ－谷氨酰转移酶（γ－GT）：参考范围：男性 11～50U/L，女性 7～32U/L。临床意义：升高可提示肝内或肝后胆管梗阻，某些药物可使其升高，如抗惊厥药苯妥英钠、镇静药苯巴比妥或乙醇。③碱性磷酸酶（ALP）：增高见于：a. 肝胆疾病；b. 骨骼疾病；c. 药物：羟甲戊二酰辅酶 A 还原酶抑制剂（他汀类药）。

12. 答案：B

解析：血常规：①白细胞：成人静脉血（3.5～10.0）×10^9/L；成人末梢血（4.0～10.0）×10^9/L；新生儿（15.0～20.0）×10^9/L；6 个月～2 岁（11.0～12.0）×10^9/L。②红细胞（120 天）：女（3.5～5.0）×10^{12}/L；男（4.0～5.5）×

10^{12}/L；儿童（4.2～5.2）×10^{12}/L；新生儿和婴儿高。③血红蛋白：女性110～150g/L；男性120～160g/L；新生儿170～200g/L。④血小板：（100～300）×10^9/L（生存期8～11天）⑤红细胞沉降率：女性0～20mm/h；男性0～15mm/h。

13. 答案：C

解析：根据监测国际标准化比值来调整用药剂量。①凝血酶原时间（PT）：正常参考范围12～16秒；临床意义：监测口服抗凝剂的首选指标，但是监测结果缺乏可比性。②国家标准化比值（INR）：正常参考范围0.8～1.5；临床意义：用于维生素K拮抗剂（如华法林）抗凝效果的监测。INR的安全有效范围通常为2.0～3.0。

14. 答案：C

解析：血清尿素氮升高，血肌酐升高是肾脏疾病的标志。

15. 答案：B

解析：接种乙型肝炎疫苗后，血清免疫学检查可呈阳性反应的指标是乙型肝炎病毒表面抗体。

16. 答案：B

解析：最能够判断肾脏疾病的是血肌酐（Cr）增高。

17. 答案：C

解析：糖化血红蛋白正常值为4.8%～6.0%。

18. 答案：E

解析：血小板由骨髓巨核细胞产生，生存期8～11天，正常值（100～300）×10^9/L，血小板在1日内的不同时间可相差6%～10%。

19. 答案：A

解析：血红蛋白是红细胞的主要组成部分，而不是血液的主要成分，血红蛋白能更好地反映贫血的程度，血红蛋白减少

是诊断贫血的重要指标，但不能确定贫血类型，男性血红蛋白的正常值为120～160g/L，女性血红蛋白的正常值为110～150g/L。

20. 答案：C

解析：米泔水样便常见于由于肠道受刺激分泌大量水分所致，可见于霍乱和副霍乱等。

21. 答案：C

解析：尿酸是体内嘌呤类代谢分解的产物，人体尿酸主要来自细胞核蛋白分解代谢，尿酸增高有可能是生理性的，比如食用高嘌呤食物等，尿酸具有酸性，主要以钾、钠盐的形式从尿液排出。

22. 答案：D

解析：尿酮体是体内脂肪酸氧化的中间产物，酮体在肝脏产生，如酮体产生的速度大于组织的利用速度，则血液中酮体增加出现酮血症。人体每日的肌酐排出量较为恒定。

23. 答案：E

解析：HMG－CoA还原酶抑制剂可能导致碱性磷酸酶（ALP）升高。

24. 答案：C

解析：磷酸激酶也叫肌酸激酶，检查值升高的意义是心肌梗死、各种肌肉疾病、脑血管疾病。

25. 答案：D

解析：淀粉酶升高可以诊断急性胰腺炎。

26. 答案：C

解析：维生素C是酸性的，可能导致尿液酸碱度降低。

27. 答案：D

解析：粪隐血可见于消化道溃疡。

28. 答案：A

解析：糖尿病患者一旦出现尿酮体阳性，可以提示患者病情尚未控制。

29. 答案：E

解析：各种中性粒细胞增多症会使淋巴细胞减少。

30. 答案：E

解析：金黄色葡萄球菌、肺炎链球菌等化脓菌感染常呈现人体白细胞计数高于正常值。

31. 答案：D

解析：丙氨酸氨基转移酶是一组催化氨基酸与α-酮酸间氨基转移反应的酶类，丙氨酸氨基转移酶（ALT）旧称谷丙转氨酶（GPT），是一个指标，丙氨酸氨基转移酶不是只存在于肝脏中，还存在于肾、心肌等，正常人的 ALT 应小于40U/L。

32. 答案：D

解析：一般情况下，粪便中无可见红细胞，检测结果通常为阴性。粪隐血可见于消化道溃疡、消化道肿瘤和其他疾病。正常情况下，粪便中粪胆原检查呈阳性反应。

33. 答案：C

解析：尿沉渣管型是尿液中的蛋白质在肾小管内聚集而成，而不是沉渣；常见的管型种类有透明管型、细胞管型、颗粒管型、蜡样管型、脂肪管型和细菌管型；尿沉渣中的无机物沉渣主要为结晶体，多来自食物和盐类代谢的结果；尿沉渣结晶检测结果有临床意义。

34. 答案：C

解析：当人体肾脏的肾小球通透能力增加，会出现蛋白尿；蛋白尿分为功能性蛋白尿和病理性蛋白尿，所以 B 错误；尿液中出现葡萄糖取决于血糖水平、肾小球滤过葡萄糖速度、近端肾小管重吸收和尿流量；尿蛋白用一般的定性方法检测不出。

35. 答案：B

解析：嗜酸性粒细胞有吞噬功能；支气管哮喘患者的嗜酸性粒细胞增多；嗜酸性粒细胞可以吞噬抗原抗体复合物；嗜酸性粒细胞具有变形运动，但是在免疫过程中起重要作用的是淋巴细胞。

36. 答案：D

解析：白细胞、单核细胞、淋巴细胞不是有粒细胞，正常白细胞中性粒细胞的比例最高。

37. 答案：C

解析：血清尿素氮主要经肾小球滤过而随尿液排出体外；当肾实质受损害时，可使血液中血清尿素氮的水平升高；人体肾功能正常时，肌酐排除率恒定；血肌酐浓度可在一定程度上准确反映肾小球滤过功能的损害程度。

38. 答案：A

解析：白蛋白为非急性时相蛋白；球蛋白是多种蛋白质的混合物，增高主要以γ球蛋白增高为主；A/G 比值小于1，提示有慢性肝炎、肝硬化、肝实质性损害、肾病综合征等病变；正常人 A/G 比值的正常范围在（1.5～2.5）：1。

39. 答案：B

解析：丙氨酸氨基转移酶（GPT）与谷丙转氨酶（GPT）是同一概念，天门冬氨酸氨基转移酶（AST）与谷草转氨酶（GST）是同一概念；天门冬氨酸氨基转移酶的测定值不只反映肝脏的功能，还反映心肌梗死和其他疾病；在慢性肝炎尤其是肝硬化时，AST 升高的幅度高于 ALT；AST/ALT 的数值可以鉴别肝炎的性质。

40. 答案：D

解析：白细胞（WBC）计数增大须考虑各种细菌感染。

41. 答案：E

解析：血清尿素氮（BUN）增高，提示病人罹患严重的肾盂肾炎。

42. 答案：C

解析：评价肾功能的可靠指标是血清肌酐。

43. 答案：D

解析：血肌酐（Cr）增高，提示病人可能患肾损害。

44. 答案：E

解析：血清白蛋白（A）与球蛋白（G）比值的正常值范围是 1.5：1~2.5：1。

45. 答案：B

解析：能提示患者大量或长期应用广谱抗生素的粪便细胞显微镜检出物是真菌。

46. 答案：B

解析：汞、铅中毒、催眠药中毒、有机磷中毒都会导致中性粒细胞增多。

47. 答案：E

解析：能提示动脉硬化与高脂血症的血液生化检查结果是血清 TC 升高、TG 升高或 HDL-Ch 降低。

48. 答案：B

解析：维生素 B 不会改变血红蛋白正常值。

49. 答案：B

解析：最可能引起白细胞增多的疾病是金葡菌感染。

50. 答案：A

解析："大三阳"区别于"小三阳"的主要项目 HBeAg（+）。

51. 答案：A

解析：男性红细胞沉降率检查值的正常范围是 0~15mm/h。

52. 答案：D

解析：泡腾片不可以作为咀嚼片服用。

53. 答案：D

解析：出现粪便黑色，有光泽，且粪便潜血试验呈阳性症状时，首先考虑的疾病是胃、十二指肠溃疡伴出血。

B 型题

[1~2]

答案：AB

解析：肝功能检查：①丙氨酸氨基转移酶（ALT）和天门冬氨酸氨基转移酶（AST）：参考范围为成人 <40U/L；临床意义：a. ALT 增高的程度与肝细胞被破坏的程度成正比；b. ALT、AST 的测定可反映肝细胞损伤程度；c. 急性或轻型肝炎时，AST、ALT 均升高，AST/ALT 比值 <1；d. 慢性肝炎尤其是肝硬化时，AST、ALT 均升高，AST/ALT 比值 >1；e. 抗生素、抗真菌药、抗病毒药、他汀类调血脂药可以起转氨酶升高。②γ-谷氨酰转移酶（γ-GT）：参考范围为男性 11~50U/L，女性 7~32U/L；临床意义：升高可提示肝内或肝后胆管梗阻，某些药物可使其升高，如抗惊厥药苯妥英钠、镇静药苯巴比妥或乙醇。③碱性磷酸酶（ALP）：增高见于：a. 肝胆疾病；b. 骨骼疾病；c. 药物：羟甲戊二酰辅酶 A 还原酶抑制剂（他汀类药）。④总蛋白（TP）：参考范围为成人 60~80g/L。⑤白蛋白（ALB）：参考范围为成人 35~55g/L；临床意义：维持渗透压和营养状况，反映肝功能受损。营养不良、消耗过多、丢失过多、合成障碍（肝）均可使之降低。⑥球蛋白（GLB）：参考范围为 20~30g/L；临床意义：参与机体免疫，增高见于炎症、感染、自身免疫病。⑦A/G 比值：参考范围为（1.5~2.5）：1；临床意义：A/G 比值小于 1，提示有慢性肝炎、肝硬化、肝实质性损害、肾病综合征。

[3~4]

答案：CE

解析：细菌感染患者可出现嗜酸性粒细胞增多；过敏性疾病患者可出现嗜碱性粒细胞减少。

[5~7]

答案：ACE

解析：该题考查血常规的正常值范围，需要记忆。

[8～11]

答案：EDAA

解析：该题考查肝功能的正常值范围，需要记忆。

[12～14]

答案：DCA

解析：该题考查白细胞分类计数的正常值范围，需要记忆。

[15～18]

答案：EADD

解析：可引起粪隐血阳性的是胃及十二指肠溃疡患者；可引起粪胆原增加的是溶血性黄疸；常引起粪便白细胞增多的是细菌性痢疾；可引起粪便红细胞增多的是细菌性痢疾。

[19～21]

答案：DAE

解析：过敏性肠炎、慢性菌痢等可引起冻状便；各种肠道染性或非感染性腹泻，或急性胃肠炎可引起稀糊状或水样粪便；直肠癌可引起细条便。

[22～25]

答案：BEAC

解析：具有变形运动和吞噬功能，可吞噬抗原抗体复合物或细菌的细胞为嗜酸性粒细胞；具有活跃的变形运动和强大的吞噬功能，并且能活化 T、B 细胞，在特异性免疫中起重要作用的细胞为单核细胞；为血液中的主要吞噬细胞，在白细胞中所占比例最高，且在急性感染中重要作用的细胞为中性粒细胞；无吞噬功能，但细胞颗粒中含有许多生物活性物质如肝素、组胺、慢反应物质等的细胞为嗜碱性粒细胞。

[26～29]

答案：EBCD

解析：高密度脂蛋白胆固醇是一种抗动脉粥样硬化的脂蛋白，可将胆固醇从肝外组织转运到肝脏进行代谢；三酰甘油酯是人体储存能量的形式，直接参与胆固醇和胆固醇酯合成；低密度脂蛋白胆固醇是空腹血浆中的主要脂蛋白，可将胆固醇运输到肝外组织；极低密度脂蛋白胆固醇可运输内源性脂肪。

[30～33]

答案：ECDA

解析：代表乙型肝炎病毒表面抗原的是 HBsAg；代表乙型肝炎病毒表面抗体的是 HBsAb；代表乙型肝炎病毒 e 抗原的是 HBeAg；代表乙型肝炎病毒核心抗体的是 HBcAb。

[34～37]

答案：BCDA

解析：抗真菌药可致中性粒细胞减少；硝酸甘油可致血红蛋白量增多；甲基多巴可致嗜酸性粒细胞减少；阿司匹林可致血小板减少。

[38～40]

答案：CDE

解析：口服避孕药可能导致血清总胆固醇升高；服用他汀类血脂调节药可能导致血清碱性磷酸酶升高；大量或长期使用抗生素可能导致粪便细胞显微镜检查检出真菌。

C 型题

[1～3]

答案：EED

解析：血肌酐（Cr）增高提示病人可能患急慢性肾小球肾炎；血清尿素氮与血清肌酐可判断肾功能受损；1 个月～1 岁婴儿的血清肌酐的检测值正常区间是 18～35μmol/L。

[4～7]

答案：EBAE

解析：红霉素类的酯化物具有肝毒性；辛伐他汀最可能导致碱性磷酸酶（ALP）

升高；ALT 与 AST 均超过正常值，且 AST/ALT 大于 1，此结果提示病人可能患肝硬化；成人男性 γ-谷氨酰转移酶的正常值参考范围是 11～50U/L。

[8～11]

答案：CDEA

解析：白细胞计数中成人静脉血正常值是（3.5～10）×10⁹/L；白细胞群体中占比例最少的是嗜碱性粒细胞；女性红细胞沉降率正常值是 0～20mm/h；极重度贫血是指血红蛋白＜30g/L。

[12～15]

答案：ACAD

解析：氨基糖苷类抗生素引起的是肾毒性蛋白尿；氯化铵可能使尿液酸碱度降低；尿沉渣管型最能提示肾实质性病变；血糖正常性糖尿的临床意义可提示肾性肾小球肾炎。

[16～18]

答案：DEC

解析：诊断急性乙型肝炎和判断病毒复制的指标为抗 HBc-IgM 阳性；"大三阳"区别于"小三阳"的主要检查项目是 HBeAg 阳性；提示其母亲妊娠期间血清免疫学检查结果应是 HBsAg、HBeAg 均呈阳性。

X 型题

1. 答案：CDE

解析：尿素氮（BUN）、血清肌酐（Scr）、肌酐清除率（Ccr）属于肾功能中、重度受损的评价指标。

2. 答案：ABCE

解析：该题考查的是肝功能检查。可致 ALT 活力上升的其他药物主要有：①抗生素，利福平、林可霉素、克林霉素、羧苄西林、苯唑西林、氯唑西林、多黏菌素、头孢呋辛、头孢美唑、头孢曲松、头孢哌酮、头孢他啶、拉氧头孢、头孢地秦、亚

胺培南/西司他丁钠等均偶可引起血清 AST 或 ALT 升高。②抗真菌药，氟康唑、伊曲康唑等可致血清 AST 一过性升高。灰黄霉素大剂量时有肝毒性，可见 AST 或 ALT 升高，个别人出现胆汁淤积性黄疸。③抗病毒药，阿昔洛韦、泛昔洛韦可致 ALT 及 AST 升高。

3. 答案：ACD

解析：肝功能检查：

①丙氨酸氨基转移酶（ALT）和天门冬氨酸氨基转移酶（AST）：参考范围为成人＜40U/L；临床意义：a. ALT 增高的程度与肝细胞被破坏的程度成正比；b. ALT、AST 的测定可反映肝细胞损伤程度；c. 急性或轻型肝炎时，AST、ALT 均升高，AST/ALT 比值＜1；d. 慢性肝炎尤其是肝硬化时，AST、ALT 均升高，AST/ALT 比值＞1；e. 抗生素、抗真菌药、抗病毒药、他汀类调血脂药可以起转氨酶升高。②γ-谷氨酰转移酶（γ-GT）：参考范围为男性 11～50U/L，女性 7～32U/L；临床意义：升高可提示肝内或肝后胆管梗阻，某些药物可使其升高，如抗惊厥药苯妥英钠、镇静药苯巴比妥或乙醇。③碱性磷酸酶（ALP）：增高见于：a. 肝胆疾病；b. 骨骼疾病；c. 药物：羟甲戊二酰辅酶 A 还原酶抑制剂（他汀类药）。

4. 答案：CDE

解析：

标志物	大三阳 有传染性	小三阳 传染性小	临床意义
HBsAg	√	√	"澳抗"，乙型肝炎病毒表面的一种糖蛋白。阳性提示感染
HBsAb			保护性抗体，阳性表明机体对乙肝病毒具有免疫力

续表

标志物	大三阳 有传染性	小三阳 传染性小	临床意义
HBeAg	√		乙肝病毒颗粒的核心部分，阳性表明病毒在复制，HBV 活动性复制和传染性强的标志
HBeAb		√	非中和抗体，不能抑制 HBV 的增殖。可反映肝细胞受到 HBV 侵害，发病或恢复时均可出现
HBcAb	√	√	非中和抗体，不能抑制 HBV 的增殖。IgM 阳性，病毒在复制；IgG 阳性，既往感染过

第八章　常见病症的自我治疗

A 型题

1. 答案：D

解析：该题针对"沙眼的概述"知识点进行考核。沙眼是由病原性沙眼衣原体侵入结膜和角膜引起的慢性传染性眼病。

2. 答案：E

解析：该题针对"手足真菌感染的药物治疗"知识点进行考核。手、足癣尤其是角化皲裂型足癣推荐口服抗真菌药治疗，特比萘芬用于治疗严重的体股癣、手足癣和甲癣。

3. 答案：A

解析：该题针对"肠道寄生虫病"知识点进行考核。噻嘧啶对肠道寄生虫具有神经肌肉阻滞作用，使蛔虫产生痉挛性麻痹，虫体停止运动，另可使虫体单个细胞去极化，肌肉张力增加，虫体失去自主活动，其作用快，先显著收缩后麻痹不动，使虫体安全排出体外作用快而优于哌嗪。

4. 答案：D

解析：该题针对"痤疮的药物治疗"知识点进行考核。《国家非处方药目录》收载的抗寻常痤疮药有：克林霉素磷酸酯凝胶、2.5% 或 5% 过氧化苯酰凝胶、5% ~10% 过氧化苯酰乳膏、维 A 酸凝胶及乳膏剂。寻常痤疮相关考点总结：①非处方药：a. 皮脂腺分泌过多所致的寻常型痤疮，首选——过氧化苯酰凝胶；b. 对轻、中度寻常型痤疮——维 A 酸乳膏剂/凝胶剂；c. 对炎症突出的痤疮，轻中度者——维 A 酸和克林霉素磷酸酯凝胶；d. 痤疮伴感染显著者——红霉素 - 过氧化苯甲酰凝胶、克林霉素磷酸酯凝胶或溶液。②处方药：a. 中、重度痤疮伴感染显著者——阿达帕林凝胶/壬二酸乳膏/米诺环素；b. 囊肿型痤疮——维胺酯/异维 A 酸；c. 葡萄糖酸锌——有助于减轻炎症和促进痤疮愈合。

5. 答案：B

解析：该题针对"腹泻的治疗"知识点进行考核。病毒性腹泻此时应用抗生素或微生态制剂基本无效，可选用抗病毒药，如阿昔洛韦、泛昔洛韦。

6. 答案：E

解析：该题针对"腹泻的治疗"知识点进行考核。非感染性的急慢性腹泻，抗动力药可缓解急性腹泻症状，首选洛哌丁胺，其抑制肠蠕动，延长肠内容物的滞留时间，抑制大便失禁和便急，减少排便次数，增加大便的稠度。

7. 答案：D

解析：该题针对"腹泻的治疗"知识点进行考核。对腹痛较重者或反复呕吐腹泻者腹痛剧烈时可服山莨菪碱片，一次 5mg，一日 3 次或痛时服用。

8. 答案：A

解析：该题针对"腹泻的治疗"知识点进行考核。感染性腹泻对细菌感染的急性腹泻应可选服吡哌酸、左氧氟沙星、环丙沙星。

9. 答案：E

解析：该题针对"发热的药物治疗"知识点进行考核。对 5 岁以下儿童高热时紧急退热，可应用 20% 安乃近溶液滴鼻，婴儿每侧鼻孔滴1～2滴，2岁以上儿童每侧鼻孔滴2～3滴。

10. 答案：B

解析：该题针对"发热的药物治疗"知识点进行考核。布洛芬：具有解热镇痛抗炎作用，其镇痛作用较强，比阿司匹林强16～32倍；抗炎作用较弱，退热作用与阿司匹林相似但较持久。对胃肠道的不良反应较轻，易于耐受，为此类药物中对胃肠刺激性最低的。

11. 答案：D

解析：该题针对"发热的药物治疗"知识点进行考核。对乙酰氨基酚：对中枢神经系统前列腺素合成的抑制作用比对外周前列腺素合成的抑制作用强，解热作用强，镇痛作用较弱，但作用缓和而持久，对胃肠道刺激小，正常剂量下较为安全有效，大剂量对肝脏有损害，可作为退热药的首选，尤其适宜老年人和儿童服用。

12. 答案：D

解析：肠道寄生虫病用药注意事项与患者教育：①空腹服用，增加药物与虫体的直接接触，增强疗效。②坚持用药，第一次疗程后如未根治，需进行第2个疗程的治疗；但2次疗程间应至少间隔1～2周时间。③避免蛔虫游走，加用噻嘧啶、左旋咪唑等驱虫药以避免发生。④不良反应，抗蠕虫药不宜长时间应用，否则对人体的糖代谢也会产生影响。⑤禁忌证，2岁以下儿童禁用，尤其噻嘧啶对1岁以下儿童禁用，对肝肾功能不全者要慎用；抗蠕虫药对癫痫、急性化脓性或弥漫性皮炎患者禁用；对活动性消化性溃疡者慎用；噻嘧啶与哌嗪有拮抗作用，不能合用。

13. 答案：D

解析：关节痛及其药物治疗：①临床基础：风湿性关节炎（侵犯大关节，游走性疼痛）；类风湿关节炎（小关节受累，晚期则造成关节变形）；骨关节炎（关节软骨病变）与衰老、肥胖、炎症、过度使用等相关；②非处方药：解热镇痛药；③处方药：硫酸氨基葡萄糖胶囊：选择性地作用于骨性关节，有直接抗炎作用，可缓解骨关节的疼痛症状。

14. 答案：D

解析：消化不良的药物治疗：

消化不良的原因	非处方药	处方药
上腹痛综合征	龙胆碳酸氢钠	抗酸药、胃黏膜保护药
餐后不适综合征	胃动力药：多潘立酮；伴恶心：甲氧氯普胺	莫沙必利
胰腺分泌功能不足或由于胃肠、肝胆疾病引起消化酶不足者	胰酶片、多酶片（餐中服用）	复方阿嗪米特肠溶片（餐后服用）
食欲减退者	口服维生素B、维生素B$_6$，口服干酵母片	
偶然性消化不良或进食蛋白食物过多者	乳酶生、胃蛋白酶合剂、双歧三联杆菌胶囊	

15. 答案：E

解析：维生素D是脂溶性维生素。

16. 答案：B

解析：异维A酸在治疗期间及治疗结束后1个月应避免献血。

17. 答案：E

解析：依巴斯汀可能抑制心脏钾离子慢通道，有引起尖端扭转型室性心动过速或Q－T间期延长的危险。

18. 答案：C

解析：痤疮的非处方药：

非处方药	适用情况	注意事项
过氧化苯酰凝胶	皮脂腺分泌过多者	能漂白毛发、衣服，不宜用在有毛发的部位。晨起洗漱后应用
维 A 酸乳膏剂或凝胶剂	轻、中度寻常型痤疮	用药部位要避免强烈的日光照射。睡前应用
维 A 酸和克林霉素磷酸酯凝胶	炎症突出的痤疮	
红霉素 – 过氧化苯甲酰凝胶、克林霉素磷酸酯凝胶或溶液	痤疮伴感染显著	

19. 答案：C

解析：肠道寄生虫病药物治疗非处方药：

药名	作用特点
阿苯达唑甲苯达唑	杀虫：对虫卵有杀灭作用，干扰虫体摄取葡萄糖，但是容易引起蛔虫游走
枸橼酸哌嗪	驱虫：麻痹虫体肌肉的作用，使之不能附着在人体的肠壁，随肠蠕动而排出
噻嘧啶	驱虫：神经肌肉阻滞作用，使虫体痉挛性麻痹
复方制剂	①复方甲苯达唑：甲苯达唑 100mg，盐酸左旋咪唑 25mg，克服了单用引起的蛔虫游走、口吐蛔虫的不足 ②复方阿苯达唑：阿苯达唑 67mg，双羟噻嘧啶 250mg，克服了单用排虫缓慢的不足

20. 答案：A

解析：营养不良——肠内营养剂和肠外营养剂：

肠内营养剂	特点
氨基酸型	无渣，粪便排出量少，不需消化液或极少消化液便可吸收
短肽型	低渣，需少量消化液吸收，排粪便量少；适用于有或有部分胃肠道功能患者
整蛋白型	可刺激消化腺体分泌消化液，在体内消化吸收过程同正常食物。适于咽下困难、意识丧失的患者；及癌症、烧伤等；有诸多疾病适用型

肠外营养剂	作用
碳水化合物制剂	提供所需能量的 50% ~ 60%；单独应用可发生糖代谢紊乱
脂肪乳剂	供能占总能量的 25% ~ 50%
氨基酸制剂	参与蛋白质的合成代谢
维生素	肠外营养的维生素多为复方制剂
微量元素	短期禁食者不需补充，若禁食超过 1 个月则应补充
电解质	维持人体水、电解质和酸碱平衡

21. 答案：E

解析：荨麻疹用药注意事项：①及时就诊，应用抗过敏药物 3 天后仍不见疗效时，及时去医院诊治。②皮试者，拟进行变应原皮试者，应在停止使用抗过敏药 48 ~ 72 小时后进行。

22. 答案：E

解析：治疗疼痛首选的非处方药是对乙酰氨基酚。

23. 答案：A

解析：白细胞和粒细胞计数急剧下降，应使用利血生。

24. 答案：A

解析：特拉唑嗪的首次日剂量不超过 1mg。

25. 答案：C

解析：长期大量服用维生素 D，可能引起骨硬化。

26. 答案：B

解析：老年人应用后敏感性增高易引起"晨起跌倒"的药物是地西泮。

27. 答案：C

解析：疼痛药物治疗：

（1）腹痛及其药物治疗

临床基础		腹腔内外脏器的病变：炎症、肿瘤、出血、梗阻、穿孔、创伤及功能障碍等。临床上常分为急性与慢性两类
药物治疗	非处方药	氢溴酸山莨菪碱、颠茄浸膏片
	处方药	阿托品肌内注射，严重疼痛者可选用可待因片或氨酚待因片

（2）腹痛以外的其他钝痛药物治疗

药物	非处方药	处方药
解热镇痛药	首选对乙酰氨基酚：镇痛不宜超过 10 日	塞来昔布：急性疼痛，首剂 400mg；双氯芬酸钠缓释片：适用于轻度及长期治疗疼痛者
	布洛芬：是耐受性最好的非甾体抗炎药	
	双氯芬酸钠二乙胺乳胶剂：缓解轻至中度疼痛	

注意：腹痛患者服用消旋山莨菪碱片后24小时，症状未缓解，应立即就医。

28. 答案：B

解析：肠绞痛不应使用解热镇痛药。

29. 答案：C

解析：发热是直肠温度超过 37.6℃，口腔温度超过 37.3℃，腋下温度超过 37.0℃。

30. 答案：B

解析：低热者体温 37.4℃～38℃，中等度热 38.1℃～39℃，高热 39.1℃～41℃。

31. 答案：B

解析：有心功能不全史的患者慎用布洛芬，用药后可能引发尿潴留和水肿。

32. 答案：C

解析："解热镇痛药用于解热一般不超过 3 日，症状未缓解应及时就诊或向医师咨询"的最主要依据为退热属对症治疗，可能掩盖病情，影响疾病诊断。

33. 答案：B

解析：解热镇痛药用于退热，两次用药的间隔时间应为 4～6 小时。

34. 答案：D

解析：特异体质者容易过敏，用药后可能发生过敏。

35. 答案：C

解析：对乙酰氨基酚的优势是正常剂量下较为安全有效。

36. 答案：E

解析：阿司匹林的劣势是儿童用药可引起 Reye 综合征，尤其是病毒性感染引起的发热。

37. 答案：D

解析：布洛芬的优势是对胃肠道的不良反应较轻。

38. 答案：C

解析：对乙酰氨基酚的 1 日用量不得超过 4g。

39. 答案：C

解析：贝诺酯 1 日用量不得超过 2.5g。

40. 答案：E

解析："不宜同时应用两种以上的解热镇痛药"的主要原因是可能引起肝、肾、胃肠道的损伤。

41. 答案：C

解析：用于疼痛治疗、镇痛作用明显的非处方药是阿司匹林。

42. 答案：A

解析：用于疼痛治疗、耐受性最好的非甾体抗炎药是布洛芬。

43. 答案：E

解析：适用于缓解肌肉、软组织和关节轻中度疼痛的非处方药是双氯芬酸钠二乙胺乳胶剂。

44. 答案：C

解析：适用于急性疼痛、骨关节炎的处方药是塞来昔布。

45. 答案：E

解析：适用于对轻度及长期治疗疼痛的处方药是双氯芬酸钠缓释片。

46. 答案：D

解析：肠绞痛不应使用解热镇痛药治疗。

47. 答案：C

解析：视疲劳是指视物时出现视觉障碍，且有眼部紧张感及压迫感等不适，严重者可伴有头晕头痛、胃肠功能障碍、健忘等全身症状的一组临床症候群，视物时症状加重是其显著的临床特征。

48. 答案：C

解析：酞丁安滴眼剂对沙眼衣原体有强大的抑制作用。

49. 答案：A

解析：治疗沙眼的药物中，属于处方药的是 2% 硝酸银。

50. 答案：B

解析：最适宜治疗沙眼和流行性急性结膜炎的是酞丁安滴眼剂。

51. 答案：D

解析：连续应用抗菌药物/糖皮质激素眼用制剂的时间不宜超过 10 天。

52. 答案：E

解析：流行性出血性结膜炎不得应用抗菌药物/糖皮质激素眼用制剂。

53. 答案：C

解析：为治疗感冒连续服用抗感冒药的时间不应该超过 7 天。

54. 答案：D

解析：病毒神经氨酸酶抑制剂（扎那米韦、奥司他韦）使用的最佳时间是在流感症状初始 48 小时内。

55. 答案：C

解析：使鼻黏膜血管收缩、解除鼻塞症状是伪麻黄碱。

56. 答案：E

解析：菠萝蛋白酶呈现改善体液局部循环作用。

57. 答案：C

解析：季节性过敏性鼻炎主要的诱因是花粉。

58. 答案：C

解析：局部给药治疗鼻塞的处方药是布地奈德鼻喷雾剂。

59. 答案：C

解析：苯丙哌林是白天工作的驾驶员可选用止咳的非处方药。

60. 答案：C

解析：剧咳者宜首选止咳的非处方药是苯丙哌林。

61. 答案：A

解析：患胸膜炎伴胸痛的咳嗽患者宜选用的止咳药物是可待因。

B 型题

[1~2]

答案：AD

解析：（1）非处方药的选择：苯丙哌林、喷托维林、右美沙芬。

咳嗽	药物选择
病因	刺激性干咳——苯丙哌林、喷托维林
时间	白天咳嗽——苯丙哌林；夜间咳嗽——右美沙芬
程度	频繁或程度剧咳——苯丙哌林；咳嗽较弱——喷托维林
并发症	感冒所伴随的咳嗽常选用右美沙芬复方制剂

（2）处方药的选择

可待因	频繁、剧烈无痰干咳及刺激性咳嗽，尤其适用于胸膜炎伴胸痛的咳嗽患者
黏液调节剂：羧甲司坦	痰多咳嗽
祛痰剂：氨溴索	
抗感染药物	控制感染和炎性因子

[3~5]

答案：ABD

解析：阴道炎药物治疗：

类型	非处方药	处方药	
真菌性阴道炎	首选硝酸咪康唑栓，次选克霉唑栓，还可用制霉菌素、益康唑栓剂	伊曲康唑口服；氟康唑口服	①同时患有滴虫及念珠菌感染首选曲古霉素口服；②滴虫、细菌、真菌引起的阴道感染选聚甲酚磺醛栓剂、硝呋太尔阴道片治疗
滴虫性阴道炎	甲硝唑栓剂或泡腾片、替硝唑栓剂或泡腾片、制霉菌素栓剂和泡腾片	首选甲硝唑口服；次选替硝唑口服	
细菌性阴道病			

[6～8]

答案：ADE

解析：急性结膜炎分型及药物治疗：

类型	病因	非处方药	处方药
急性卡他性结膜炎	细菌	金霉素、红霉素、酞丁安、磺胺醋酰钠滴眼液、利福平、四环素滴眼液、杆菌肽眼膏	一般细菌：左氧氟沙星滴眼液、四环素眼膏等
			铜绿假单胞性结膜炎：多黏菌素B、磺苄西林滴眼液。
			真菌性角膜炎：两性霉素B、克霉唑滴眼液。
流行性结膜炎	腺病毒	0.1%酞丁安或阿昔洛韦滴眼液	0.1%碘苷滴眼液
流行性出血性结膜炎	腺病毒70型		0.1% 羟苄唑、0.1%利巴韦林滴眼液
过敏性结膜炎	过敏	醋酸可的松、醋酸氢化可的松或色甘酸钠滴眼液和眼膏	1%泼尼松滴眼液
春季卡他性结膜炎	过敏		

注意：尚未确诊的"红眼"患者不能使用抗菌药物/糖皮质激素滴眼液。如确诊后必须使用此类制剂，不应超过10天，并在使用期间定期测量眼压

[9～10]

答案：EB

解析：荨麻疹药物治疗：

类型	非处方药	处方药
一般荨麻疹	1代抗组胺药：氯苯那敏（对抗组胺过敏作用强）、异丙嗪（对治疗皮肤黏膜的变态反应效果良好）、苯海拉明	2代抗组胺药：西替利嗪、氯雷他定、依巴斯汀、地氯雷他定；急性者或伴有胃肠道症状时，酌情口服泼尼松等糖皮质激素
伴血管性水肿的荨麻疹	赛庚啶	
局部用药	薄荷酚洗剂、炉甘石洗剂涂敷止痒和收敛	
辅助用药	色甘酸钠、酮替芬、维生素C、乳酸钙、葡萄糖酸钙片	

[11～12]

答案：CE

解析：伴有高血压的患者应慎用的是含伪麻黄碱的复方制剂；反复应用可引起药物依赖性的是含可待因的复方制剂。

[13～14]

答案：DA

解析：消化不良患者宜选用干酵母；细菌感染性腹泻患者宜选用小檗碱。

[15～17]

答案：CAB

解析：可用于紫癜辅助治疗的药物是维生素C；可用于治疗夜盲症的药物是维生素A；可用于治疗口腔溃疡，大剂量服用后，尿液可能呈黄色的药物是复合维生素B。

[18～19]

答案：BE

解析：孕妇过量服用可诱发新生儿坏血病的药物是维生素C；可减慢肠蠕动，引起便秘并排黑便的药物是硫酸亚铁。

[20～21]

答案：BE

解析：治疗真菌性阴道炎可选用克霉唑栓；治疗急性湿疹可选用炉甘石洗剂。

[22～23]

答案：EC

解析：抗感冒药的组方原则：

组方	成分	作用
解热镇痛药	阿司匹林、对乙酰氨基酚	退热、缓解头痛和全身痛
鼻黏膜血管收缩药	伪麻黄碱	解除鼻塞症状，有助于保持咽鼓管和窦口通畅
抗过敏药	氯苯那敏、苯海拉明	减少打喷嚏和鼻溢液，轻微的镇静作用
中枢兴奋药	咖啡因	加强解热镇痛药的疗效；拮抗抗组胺药的嗜睡作用

[24～27]

答案：AECD

解析：对胎儿骨骼发育可能产生不良反应，妊娠期妇女避免使用的药品是左氧氟沙星；在乳汁中分泌量较高，主要用于治疗厌氧菌感染的药品是甲硝唑；对胎儿及母体均无明显影响，也无致畸作用，妊娠期感染时可选用的的药品是磷霉素；对母体及胎儿有一定的耳、肾毒性，仅在有明确指征时方可使用，并应进行治疗药物监测的治疗耐药革兰阳性菌所致严重感染的药品是万古霉素。

[28～29]

答案：AD

解析：因可抑制患儿的生长和发育，小儿应避免使用的长效糖皮质激素是地塞米松；无需在肝脏代谢，严重肝功能不全者宜选用的中效糖皮质激素是泼尼松龙。

[30～33]

答案：ACBE

解析：属于蒽醌类抗生素的抗肿瘤药是多柔比星；属于抗代谢药的抗肿瘤药是甲氨蝶呤；属于植物来源的半合成生物碱的抗肿瘤药是拓扑替康；属于铂类化合物的抗肿瘤药是奥沙利铂。

[34～35]

答案：CB

解析：患者心力衰竭症状加重而发生水钠潴留时，应选用的利尿剂是呋塞米；患有轻度液体潴留，伴高血压而肾功能正常的心力衰竭患者，应选用的利尿剂是氢氯噻嗪。

[36～38]

答案：BAE

解析：抗心律失常药胺碘酮可致的主要用药风险是肺毒性；抗心力衰竭药地高辛可致的主要用药风险是心脏毒性；抗排异药环孢素可致的主要用药风险是肾毒性。

[39～40]

答案：DC

解析：可引起子宫收缩导致胎儿窒息，妊娠期妇女须禁用的药品是麦角新碱；可分泌到乳汁中导致婴儿引起肝毒性，哺乳期妇女须禁用的药品是米诺环素。

[41～42]

答案：AB

解析：便秘用药注意事项：

针对性治疗	尽量不用或少用，一旦便秘缓解，就应停用；连续使用不宜超过 7 天，若还未缓解应及时就医
缓泻药适应证	①长期慢性便秘者：乳果糖，不宜用硫酸镁；②结肠低张力所致的便秘：刺激性泻药比沙可啶；③结肠痉挛所致的便秘：膨胀性或润滑性泻药；④痉挛性和功能性便秘：微生态制剂
特殊人群用药	①长期卧床的老年患者——长期规律不间断使用乳果糖，可预防粪便嵌塞；②妊娠期妇女——中等剂量乳果糖；③儿童——直肠给药，不宜应用缓泻药
缓泻药 ADR	①长期服用番泻叶、芦荟、大黄等含蒽醌类泻药会发生结肠黑变病；②长期服用刺激性泻剂可能引起泻剂性肠病

[43～44]

答案：EC

解析：在体、股癣尚未根治前，禁止应用的是肾上腺皮质激素制剂；治疗体、股癣需连续 1～4 周，足癣 1 个月，甲癣 6 个月的是咪康唑。

[45～47]

答案：DEC

解析：三叉神经痛者首选的是卡马西平；推荐反复性偏头痛者服用的是麦角胺咖啡因片；推荐长期精神紧张、紧张性头痛者应用的是地西泮。

[48～50]

答案：ADE

解析：晚期妊娠及哺乳期妇女不宜用，

可以延长孕期的是布洛芬；尤其适于老年人和儿童退热的是对乙酰氨基酚；适于 5 岁以下儿童高热时紧急退热的是 20% 安乃近溶液。

[51～53]

答案：DEE

解析：解热镇痛药治疗痛经不宜超过 5 日；内服麻黄素治疗鼻黏膜肿胀不宜超过 7 日；使用地塞米松粘贴片治疗口腔溃疡不宜超过 7 日。

[54～55]

答案：DE

解析：头痛伴颈部僵硬、恶心、发热和全身痛，可能有脑膜炎；一只眼突然失明，伴头痛、头晕，提示有颈内动脉病变或损伤。

[56～57]

答案：BD

解析：有间歇发作的寒战、高热，继之大汗可能是化脓性感染；持续高热，居高不下，伴随寒战、胸痛、咳嗽、吐铁锈色痰可能为肺炎。

[58～59]

答案：CE

解析：铜绿假单胞菌（绿脓杆菌）性结膜炎常用多黏菌素 B、磺苄西林滴眼剂；对真菌性结膜炎宜用两性霉素 B、克霉唑滴眼剂。

[60～61]

答案：CD

解析：损害以鳞屑为主，伴有稀疏而干的小水疱，属于鳞屑型；常发生在足跟、足跖、足旁部，皮肤干燥粗厚、角化过度、纹理增粗，属于角化型。

[62～65]

答案：BDCE

解析：对抗组胺过敏作用超过异丙嗪和苯海拉明，且对中枢神经系统的抑制作用

较弱的是氯苯那敏；对伴随血管性水肿的荨麻疹可选用赛庚啶；局部用药可选择具止痒和收敛作用的洗剂薄荷酚；对病情严重者推荐口服第二代抗组胺处方药氯雷他定。

[66～69]

答案：EECC

解析：镇咳药治疗咳嗽、缓泻药治疗便秘不宜超过 7 日；解热镇痛药治疗发热、麻黄素滴鼻剂治疗鼻黏膜肿胀不宜超过 3 日。

[70～72]

答案：BED

解析：镇痛氨酚待因片；解痉氢溴酸山莨菪碱片；调节内分泌肌内注射黄体酮。

[73～75]

答案：EDC

解析：抗感冒药中咖啡因的作用是拮抗抗组胺药的嗜睡作用；抗感冒药中伪麻黄碱的作用是使鼻黏膜血管收缩；抗感冒药中菠萝蛋白酶的作用是改善体液局部循环。

[76～78] 答案：CBD

解析：脓疱疮有脓疱和脓痂；寻常痤疮的症状是毛囊周围炎症；鼻黏膜肿胀是鼻黏膜充血（鼻塞）。

[79～81]

答案：DEA

解析：荨麻疹的主要病因是物理因素如冷、热、光等；过敏性鼻炎是体外环境因素作用导致的鼻腔黏膜免疫反应；鼻黏膜肿胀是由于感冒。

[82～83]

答案：DB

解析：双氯芬酸是为了退热、缓解头痛和全身痛；氯苯那敏是为了减少打喷嚏和鼻腔溢液。

[84～85]

答案：CD

解析：急性便秘可选硫酸镁；痉挛性

便秘可选羧甲基纤维素钠。

[86 ~ 88]

答案：EAB

解析：功能性便秘可选乳果糖；急慢性便秘或习惯性便秘可选比沙可啶；低张力性便秘可选甘油栓。

[89 ~ 92]

答案：BCED

解析：病毒性腹泻可使用阿昔洛韦；激惹性腹泻可使用硝苯地平；急、慢性功能性腹泻首选洛哌丁胺；腹泻伴腹痛剧烈时可服山莨菪碱。

[93 ~ 96]

答案：EACB

解析：对痢疾、大肠杆菌感染的轻度急性腹泻应首选黄连素；对摄食脂肪过多者可服用胰酶和碳酸氢钠；对摄食蛋白质而致消化性腹泻者宜服胃蛋白酶；因化学刺激引起的腹泻可使用双八面蒙脱石。

[97 ~ 99]

答案：CEA

解析：脂肪泻和白陶土色便见于肠道梗阻，吸收不良综合征；黄水样便见于金葡菌性食物中毒；米泔水样便见于霍乱或副霍乱。

[100 ~ 103]

答案：EADB

解析：粪便呈稀薄水样且量多为小肠性腹泻；脓血便或黏液便见于菌痢；暗红色果酱样便见于阿米巴痢疾；血水或洗肉水样便见于嗜盐菌性食物中毒。

[104 ~ 105]

答案：AC

解析：有黏膜破坏，频频排脓血性粪便，并伴有腹痛、里急后重为痢疾样腹泻；不含红细胞、脓细胞，不伴有腹痛、里急后重为水泻。

[106 ~ 108]

答案：BAD

解析：对食欲缺乏者可服用非处方药维生素 B_1；对由于胃肠、肝胆疾病引起的消化酶不足者可选用胰酶片；对进食蛋白食物过多者可用胃蛋白酶合剂。

[109 ~ 110]

答案：ED

解析：感冒所伴随的咳嗽常选用右美沙芬复方制剂；对频繁、剧烈无痰干咳及刺激性咳嗽可应用处方药可待因。

C 型题

[1 ~ 3]

答案：BEE

解析：发热用药与健康提示：

解热对症	治标不治本，可能掩盖病情；解热一般不超过 3d，症状未缓解及时就医
掌握用量	高热骤降，有可能引起虚脱；两次用药间隔一定的时间（4~6 小时）
餐后服药	解热镇痛药对胃肠道有刺激
有副作用	不宜同时应用 2 种以上
有交叉过敏反应	对解热药或其中成分之一有过敏史时，不宜再使用其他同类药
特殊人群	WHO 建议 2 个月以内的婴儿禁用任何退热药；儿童体温达到 39℃ 经物理降温无效时，可适当用药，最好选用含布洛芬的混悬液或含对乙酰氨基酚的滴剂，但不宜用阿司匹林
有禁忌证	血小板减少症者、有出血倾向者、上消化道出血或穿孔病史者，应慎用或禁用

[4 ~ 7]

答案：BDBD

解析：发热定义：发热（发烧）是指人体体温升高，超过正常范围。①腋下温度超过 37.0℃；②口腔温度超过 37.3℃；③直肠温度超过 37.6℃；④昼夜体温波动超过 1℃。发热分级：①低热：37.4℃ ~ 38℃；②中等度热：38.1℃ ~ 39℃；③高热：39.1℃ ~ 41℃；⑤超高热：41℃ 以上。

用药与健康提示：①解热对症：治标不治本，可能掩盖病情；解热一般不超过3天，症状未缓解及时就医；②掌握用量：高热骤降，有可能引起虚脱；两次用药间隔一定的时间（4~6小时）。"解热镇痛药用于解热一般不超过3日，症状未缓解应及时就诊或向医师咨询"的依据主要是退热属对症治疗，可能掩盖病情，影响疾病诊断。

[8~11]

答案：CBAC

解析：患者有发热而且是黏液便，考虑为感染性腹泻；洛哌丁胺不能作为有发热的细菌性痢疾的治疗药；药用炭不可与抗生素同时服用，因为能吸附药物；诺氟沙星不适宜用于18岁以下的儿童，所有不可以加用诺氟沙星。

[12~15]

答案：CCDE

解析：伪麻黄碱可以使鼻黏膜血管收缩、解除鼻塞症状；布地奈德鼻喷雾剂是局部给药治疗鼻塞的处方药；伪麻黄碱是口服给药治疗鼻塞的非处方药；口服给药治疗过敏性鼻炎的首选非处方药是氯雷他定。

[16~20]

答案：EAEAC

解析：感冒初，出现卡他症状宜服用含伪麻黄碱、氯苯那敏的制剂；口服奥司他韦治疗流感较为有效的用药时间是症状出现的48小时以内；菠萝蛋白酶能够改善体液局部循环；老年伴前列腺增生症的感冒患者服用含有氯苯那敏的抗感冒药后，可引起的严重不良反应是急性尿潴留；老年伴高血压病患者服用含有伪麻黄碱的抗感冒药后，可引起的不良反应是严重高血压。

[21~23]

答案：ECE

解析：复方阿嗪米特肠溶片不属于治疗肠道菌群失调性腹泻的微生态制剂；治疗细菌感染性腹泻应首选的非处方药黄连素（也叫小檗碱）；治疗因化学刺激引起的腹泻首选的非处方药是双八面蒙脱石。

[24~26]

答案：EDD

解析：服用胃动力药多潘立酮治疗消化不良，最佳用药时间是餐前0.5~1小时；"助消化药不宜与抗菌药物、吸附剂同时服用"；如必须联用，应间隔的时间是2~3小时；大便常规检查见有大量脂肪球说明胰腺功能不全，应该补充胰蛋白酶。

X型题

1. 答案：ACD

解析：微生态制剂可以治疗的腹泻和菌群有关的腹泻，包括感染性腹泻后期、激惹性腹泻和肠道菌群失调性腹泻。

2. 答案：CDE

解析：在服用抗甲状腺药治疗期间应当禁服含碘的药物。

3. 答案：ABCD

解析：沙眼的非处方药治疗：

药品	作用	用药注意事项
磺胺醋酰钠滴眼液	抗菌药，阻止细菌合成叶酸	不宜与其他滴眼液混合使用；过敏史者禁用，过敏体质者慎用
硫酸锌滴眼液	低浓度时呈收敛保护作用，高浓度有杀菌和凝固作用	急性结膜炎者忌用（有腐蚀性，低浓度溶液局部也有刺激性）；葡萄糖-6-磷酸脱氢酶缺乏者禁用

续表

药品	作用	用药注意事项
酞丁安滴眼液	对沙眼衣原体有强大的抑制作用，对轻度沙眼疗效最好	育龄妇女慎用，妊娠期妇女禁用
金霉素眼膏	对沙眼衣原体有抗菌作用	不宜长期连续使用，使用 3～4 日症状未缓解时，应停药就医
红霉素眼膏	适用于沙眼、结膜炎、角膜炎	

注意：禁用可的松眼药水治疗慢性沙眼，会加重病情。

4. 答案：ABCD

解析：该题针对"口腔溃疡的治疗"知识点进行考核。治疗口腔溃疡的非处方药有：①西地碘含片可直接卤化细菌的体蛋白，杀菌力强，对细菌繁殖体、芽孢和真菌也有较强的杀菌作用。②甲硝唑口颊片粘附于黏膜患处，一次 1 片，一日 3 次。饭后用，临睡前加用 1 片。③地塞米松粘贴片具有很强的抗炎作用，降低毛细血管的通透性，减少炎症的渗出，贴片用量较小而作用直接、持久，可促进溃疡愈合。④口服维生素类药物可维持正常的代谢功能，促进病损愈合。

5. 答案：BCDE

解析：内服甲硝唑与替硝唑治疗阴道炎禁用于哺乳期妇女、妊娠期初始 3 个月妇女、过敏或其他硝基咪唑类药过敏者、有活动性中枢神经系统疾病和血液病者。

6. 答案：ACDE

解析：疾病如精神紧张、胃肠功能障碍等不是常年性过敏性鼻炎的过敏原，其余选项都是过敏原。

7. 答案：BC

解析：感冒、鼻部过敏或感染、过敏性鼻炎出现的继发症状都是鼻黏膜肿胀的病因主要的诱因。精神紧张和内分泌失调与鼻黏膜肿胀无关。

8. 答案：CDE

解析：解热镇痛药对钝痛有效，不可用于创伤性剧痛。

9. 答案：BCD

解析：扎那米韦、金刚乙胺、奥司他韦是处方药，阿司匹林和对乙酰氨基酚是非处方药。

10. 答案：CDE

解析：蹲便时间较长，但排出的是软便属于低张力性便秘，比沙可啶不可以嚼碎要整片吞服。

11. 答案：BD

解析：欧车前亲水胶和酚酞是用于便秘治疗的处方药。洛哌丁胺是治疗腹泻的，匹维溴铵是治疗疼痛的，比沙可啶是非处方药。

12. 答案：ABDE

解析：胃蛋白酶在弱酸性环境中消化力最强，其余都是正确的。

13. 答案：ABCDE

解析：该题针对"导致消化不良的因素"知识点进行考核。选项都是正确的。

14. 答案：ACD

解析：磺胺醋酰钠滴眼液、酞丁安滴眼液、红霉素眼膏是治疗急性结膜炎的非处方药。硫酸锌滴眼液用于治疗沙眼，庆大霉素滴眼液是处方药。

15. 答案：CD

解析：脓疱疮是由金葡菌和溶血性链球菌感染引起。

16. 答案：BCDE

解析：左旋咪唑是处方药，其余选项均正确。

17. 答案：ABDE

解析：氯己定可与牙膏中的阴离子表面活性剂产生配伍禁忌，不是阳离子。

18. 答案：ACDE

解析：口腔溃疡的直径为 0.2～0.5cm。

19. 答案：ABCD

解析：鼻黏膜肿胀的临床表现鼻塞、嗅觉减退、发音低闷、流鼻涕。打喷嚏不是。

20. 答案：BE

解析：氟康唑和伊曲康唑是处方药。

21. 答案：BCE

解析：泼尼松片和10%硝酸银溶液是治疗口腔溃疡的处方药。

22. 答案：BDE

解析：苯丙哌林不会引起嗜睡，右美沙芬对口腔黏膜没有麻醉作用。

23. 答案：CE

解析：舒马曲坦和麦角胺咖啡因片可以治疗偏头痛。

24. 答案：ABCDE

解析：该题针对"痛经的临床表现"知识点进行考核。

25. 答案：ABDE

解析：对于结肠低张力所致的便秘，应于睡前服用刺激性泻药，达到次日清晨排便的目的。

26. 答案：ABCD

解析：有时可在小腹的左侧摸到包块及发生痉挛的肠管，不是右侧。

27. 答案：ABCDE

解析：考查便秘的原因，选项都是正确的。

28. 答案：ABCDE

解析：选项都是正确的。

29. 答案：AD

解析：地西泮（安定）是治疗失眠的，西咪替丁是抑酸药，治疗上腹痛综合征，多潘立酮是非处方药。

30. 答案：BCDE

解析：消化不良不仅是在空腹时不适。

31. 答案：BCDE

解析：对于痰液较多的咳嗽应以化痰为主。

32. 答案：AE

解析：氨溴索和羧甲司坦可以使痰液易于排出。

33. 答案：ABCDE

解析：该题针对"头痛的治疗"知识点进行考核。选项的描述都是正确的。

34. 答案：ABCD

解析：三叉神经痛是短暂性阵发性的，不是持续性的。

35. 答案：BCDE

解析：对乙酰氨基酚对于孕妇是绝对安全的这个说法是错误的。

36. 答案：ABDE

解析：对乙酰氨基酚对肝脏有损害。

37. 答案：ABCDE

解析：该题针对"引起发热的原因"知识点进行考核。选项的描述都是正确。

38. 答案：ABCDE

解析：选项中对于体温的描述都是正确的。

39. 答案：ABCD

解析：庆大霉素滴眼液是处方药。

40. 答案：ABCDE

解析：该题针对"抗过敏药的不良反应"知识点进行考核。选项的描述都是正确的

41. 答案：ABC

解析：热性荨麻疹多见于青年女性，巨大荨麻疹多为一侧单发。

42. 答案：ABCDE

解析：该题针对"荨麻疹的病因"知识点进行考核。选项的描述都是正确的

43. 答案：ABCD

解析：对油脂分泌多者可选用硫磺皂，忌用碱性大的肥皂。

44. 答案：ABCDE

解析：该题针对"痤疮的临床表现"

知识点进行考核。选项的描述都是正确的

45. 答案：ACDE

解析：青春期雄激素增高是痤疮的病因，而不是雌激素高。

46. 答案：ABCDE

解析：该题针对"脓疱疮的药物治疗"知识点进行考核。选项的描述都是正确的

47. 答案：ACD

解析：用药后引起蛔虫游走时可加用噻嘧啶、左旋咪唑；抗蠕虫药不可长期

应用。

48. 答案：ABCD

解析：泼尼松或左旋咪唑是处方药。

49. 答案：ABCD

解析：发热是指腋下温度超过 37.0℃。

50. 答案：BCDE

解析：缓泻药一般可在睡前给药。

51. 答案：BCDE

解析：胰酶与西咪替丁合用，由于后者抑制胃酸的分泌，增加胃肠的 pH 值，防止胰酶失活，增强疗效。

第九章 呼吸系统常见疾病

A 型题

1. 答案：E

解析：该题针对"慢性阻塞性肺病的用药注意事项"知识点进行考核。吸入型糖皮质激素仅能较低程度地起到支气管扩张作用，且给药后需要一定的潜伏期，对 COPD 患者宜合并应用肾上腺素能 β_2 受体激动剂，以尽快松弛支气管平滑肌。所以不用于哮喘的急性发作期。

2. 答案：A

解析：该题针对"支气管哮喘的特征"知识点进行考核。支气管哮喘简称哮喘，是由多种细胞（如嗜酸性粒细胞、肥大细胞、T 淋巴细胞、中性粒细胞、平滑肌细胞和气道上皮细胞等）和细胞组分参与的气道慢性炎症性疾病。主要特征包括气道慢性炎症，气道对多种刺激因素呈现的高反应性，广泛多变的可逆性气流受限，以及随病程延长而导致的一系列气道结构的改变及气道重构。

3. 答案：C

解析：该题针对"肺结核的用药注意事项"知识点进行考核。①肺结核患者的消毒与隔离：a. 咳嗽、打喷嚏和高声讲话时不能直向旁人，同时要用手或手帕掩住口鼻，手帕应煮沸消毒；b. 不随地吐痰，做好痰液的消毒处理，痰吐在纸上和擦拭口鼻分泌物的纸张一起烧掉；c. 患者所用食具应于餐后煮沸消毒；d. 将患者所用卧具每日在阳光下暴晒 2 小时；e. 密切接触者应进行卡介苗接种。②增强体质，增加高蛋白和维生素的摄入，日光浴。③口服抗结核药应早晨空腹顿服，如果耐受性较差，可由医生决定改为饭后或分服。④充分了解抗结核药物服用中可能出现的不良反应，一旦出现要及时报告医生。⑤定期随诊，监测血常规和肝肾功能。

4. 答案：C

解析：CAP 和 HAP 治疗药物的选择：

(1) 社区获得性肺炎 CAP	
青壮年和无基础疾病	常用青霉素类、第一代头孢菌素；对耐药肺炎链球菌可用氟喹诺酮类；不单独用大环内酯类抗菌药物（耐药率高）
老年人、有基础疾病或需要住院的	常用氟喹诺酮类，第二、三代头孢菌素，β - 内酰胺类/β - 内酰胺酶抑制剂或厄他培南，可联合大环内酯类
重症 CAP	β - 内酰胺类联合大环内酯或氟喹诺酮类；青霉素过敏者用氟喹诺酮类和氨曲南
(2) 医院获得性肺炎 HAP	
结合本地区流行病学资料和患者个体情况	常用第二、三代头孢菌素，β - 内酰胺类/β - 内酰胺酶抑制剂，氟喹诺酮类或碳青霉烯类。
重症 HAP	氟喹诺酮类或氨基糖苷类联合抗假单胞菌的 β - 内酰胺类、碳青霉烯类的任何一种，必要时可联合万古霉素、替考拉宁或利奈唑胺

5. 答案：E

解析：临床上抗结核药物治疗：

（1）抗结核药注意事项

药物	不良反应	
异烟肼	周围神经病——肌肉痉挛、四肢感觉异常、视神经炎、视神经萎缩等，同服维生素 B_6	
利福平	消化道症状、服药后排泄物呈橘红色	肝功能损害
利福喷汀	不适用与结核性脑膜炎	
乙胺丁醇	球后视神经炎——视力模糊、红绿色盲、视野受限；可发生高尿酸血症	
对氨基水杨酸盐	消化道症状、狼疮样综合征、充血性心力衰竭、胃溃疡	
吡嗪酰胺	高尿酸血症——非痛风性多关节痛。	
链霉素	典型的氨基糖苷类药物不良反应——耳毒、肾毒、肌肉阻滞，过敏仅次青霉素	孕妇禁用

（2）没有明显中毒症状者保证充分休息时间，肺结核进展期患者应卧床休息，增强体质，增加高蛋白和维生素的摄入，日光浴。

（3）口服抗结核药应早晨空腹顿服，如果耐受性较差，可由医生决定改为饭后或分服；对氨基水杨酸钠毒性较强，剂量不宜过大，不宜"顿服"。

6. 答案：E

解析：支气管哮喘治疗：

（1）支气管哮喘急性发作期的治疗

症状	首选	可联合用		
轻度	定量气雾剂吸入 SABA	吸入短效抗胆碱药气雾剂		缓释茶碱片
中度	雾化吸入 SABA	雾化吸入短效抗胆碱药、激素混悬液	静脉注射茶碱类	尽早口服激素
重度至危重度	持续雾化吸入 SABA 联合雾化吸入短效抗胆碱药、激素混悬液以及静脉注射茶碱类，尽早静脉应用激素			
	呼吸肌疲劳、$PaCO_2 > 45mmHg$、意识改变——机械通气			

（2）急性发作期的严重程度可分为轻度、中度、重度、危重 4 级。

轻度	步行或上楼时气短	可有焦虑
中度	稍事活动感气短	可有焦虑
重度	休息时感气短，端坐呼吸	焦虑、烦躁，大汗淋漓
危重	不能讲话	嗜睡、意识模糊

7. 答案：C

解析：（1）支气管平滑肌松弛剂（COPD 治疗的核心药物）：①糖皮质激素：吸入剂、口服、静脉；②β_2 受体激动剂；③胆碱能受体阻断剂：短效、长效；④磷酸二酯酶抑制剂：氨茶碱、缓释茶碱、二羟丙茶碱；⑤白三烯受体阻断剂：扎鲁司特、孟鲁司特；⑥过敏介质阻释剂：酮替芬、色甘酸钠，该类药物不用于急性发作，用于预防发作。

（2）药物选用：①COPD 急性加重期——首选短效支气管舒张剂吸入或茶碱类静脉应用；必要时——短期加用口服或静脉糖皮质激素；②COPD 稳定期——规律使用长效支气管扩张剂；不主张应用口服或静脉激素；③哮喘急性发作——首选短效支气管舒张剂吸入（按需使用），可联合激素吸入；重症——可静脉糖皮质激素（慎用地塞米松）；危重——机械通气；④哮喘慢性持续期——吸入型糖皮质激素一般连续应用 2 年，不主张口服激素。

（3）可用于急性发作期的药物：短效 β_2 受体激动剂（首选）、短效抗胆碱药（异丙托溴铵）、磷酸二酯酶抑制剂（茶碱）等。

8. 答案：D

解析：肺结核化疗方案：①初治涂阴肺结核治疗方案：a. 每日用药方案：2HRZ/4HR；b. 间歇用药方案：2H3R3Z3/4H3R3；c. 每日用药方案：2HRZE/4HR；②复治涂

阳肺结核治疗方案：a. 每日用药方案：2HRZSE/4~6HRE；b. 间歇用药方案：2H3R3Z3S3E3/6H3R3E3。

注：H 代表异烟肼、R 代表利福平、Z 代表吡嗪酰胺、S 代表链霉素、E 代表乙胺丁醇；药物名称前数字表示服药月数，右下方数字表示每周用药次数。

9. 答案：A

解析：社区获得性肺炎：①青壮年和无基础疾病的 CAP 患者——常用青霉素类、第一代头孢菌素；对耐药肺炎链球菌可用对呼吸道感染有特效的氟喹诺酮类；②老年人、有基础疾病或需要住院的 CAP——第二、三代头孢菌素、β-内酰胺类/β-内酰胺酶抑制剂或厄他培南等碳青霉烯类，可联合应用大环内酯类或氟喹诺酮类。

10. 答案：C

解析：肺炎用药注意事项与患者教育：①一旦怀疑为肺炎即马上给予首剂抗菌药物，病情稳定后转为口服治疗。②观察疗效（治疗后 48~72 小时对病情进行评价）；③疗程，肺炎的抗菌药物疗程至少 5 天，大多数患者需要 7~10 天或更长疗程，如体温正常 48~72 小时，无肺炎任何一项临床不稳定征象可停用抗菌药物。

11. 答案：A

解析：患者教育：①戒烟；避免吸入粉尘、烟雾、有害气体；②预防感冒；③改善营养状态——呼吸衰竭期避免摄入高碳水化合物；④自我治疗：a. 控制性低浓度氧疗；b. 缓解期可进行呼吸操训练，如腹式呼吸、缩唇呼吸锻炼、吹气球等；加强康复锻炼，减少氧耗量，增大潮气量，消除肺内气体陷闭。

12. 答案：A

解析：该题针对"支气管哮喘"知识点进行考核。茶碱的主要不良反应包括恶心、呕吐、心律失常、血压下降及尿多，偶可兴奋呼吸中枢，严重者可引起抽搐乃至死亡。静脉注射速度过快可引起严重反应，甚至死亡。由于茶碱的治疗窗窄以及茶碱代谢存在较大个体差异，有条件的应在用药期间监测其血药浓度，安全有效浓度为 6~15μg/mL。

13. 答案：A

解析：该题针对"支气管哮喘"知识点进行考核。SABA 治疗哮喘急性发作的首选药物，有吸入、口服和静脉三种制剂。首选吸入给药，常用沙丁胺醇和特布他林。吸入剂包括定量气雾剂（MDI）、干粉剂和雾化溶液。SABA 应采取"按需间歇使用"，不宜长期、单一使用。主要不良反应有心悸、骨骼肌震颤和低钾血症。

14. 答案：D

解析：该题针对"慢性阻塞性肺病"知识点进行考核。白细胞计数增高，中性粒细胞增多两者都意在提示感染，题干也明确了为耐甲氧西林金葡菌感染，耐甲氧西林的金葡菌对青霉素、头孢类、氨基糖苷类、四环素类、红霉素和克林霉素都是耐药的，而万古霉素对耐甲氧西林的金葡菌有强大的杀菌作用。该题需要结合药理学知识作答，属于典型的药学综合案例分析题目。

15. 答案：D

解析：该题针对"慢性阻塞性肺病"知识点进行考核。规范应用白三烯受体阻断剂：①白三烯受体阻断剂的起效时间慢，作用较弱，一般连续应用 4 周后才见疗效，且有蓄积性，仅适用于轻、中度哮喘和 COPD 稳定期的控制，或合并应用以减少糖皮质激素和 β₂ 受体激动剂的剂量。②在治疗 COPD 时不宜单独应用，对 12 岁以下儿童、妊娠及哺乳妇女宜在权衡利弊后慎重应用。③体外试验表明，高浓度的扎鲁司特可抑制 CYP1A2，竞争性抑制氨茶碱的代谢，使茶碱血药浓度升高，在与茶碱合用时，应监测茶碱的血药浓度。

16. 答案：B

解析：该题针对"肺结核"知识点进行考核。结核主要经呼吸道传播，消化道传播为次要途径，其他如泌尿生殖系统、皮肤伤口感染均较少见。

17. 答案：E

解析：该题针对"肺结核"知识点进行考核。典型肺结核起病缓慢，病程较长，有低热、乏力、食欲减退、咳嗽及少量咯血。但多数患者病灶轻微，无显著症状，经 X 线健康检查时偶被发现。老年肺结核患者，易被长年慢性支气管炎的症状所掩盖。

18. 答案：E

解析：该题针对"肺结核"知识点进行考核。早期杀菌活性：迅速杀伤结核菌，最大限度降低传染性，主要品种有异烟肼（H）、利福平（R）、链霉素（S）、阿米卡星（A）、乙胺丁醇（E）等。灭菌活性：消灭组织内（包括细胞内）的持留菌，最大限度减少复发，主要品种有利福平（R）、吡嗪酰胺（Z）、异烟肼（H）等。

19. 答案：E

解析：该题针对"肺结核"知识点进行考核。目前已有 10 余种高效和有效的抗结核药，治疗原则是"早期、联合、适量、规律和全程用药"。联合是指根据病情及抗结核药的作用特点，联合两种以上药物，以增强与确保疗效；适量是指掌握发挥药物最大疗效而又产生最小的毒副作用，并根据不同病情及不同个体，给予适合的给药剂量；规律是指在强化阶段和巩固阶段每日 1 次用药或每周 2~3 次间歇用药，均应有规律，不可随意更改方案或无故随意停药，亦不可随意间断用药；全程指完成

抗结核杆菌的全程治疗，满足连续用药的时间，短程化疗通常为 6~9 个月。

B 型题

[1~3]

答案：BCE

解析：适用于阿司匹林哮喘伴有过敏性鼻炎的预防和维持治疗的药物是孟鲁司特钠咀嚼片；与环丙沙星有相互作用合并使用应做血液浓度监测的药物是茶碱片；起效较缓慢，应告知患者用后漱口的药物是布地奈德吸入剂。

[4~5]

答案：DB

解析：用药后有可能出现球后视神经炎的抗结核药物是乙胺丁醇；用药期间尿液可呈橘红色的抗结核药物是利福平。

[6~7]

答案：BD

解析：该题针对"慢性阻塞性肺病"知识点进行考核。①多索茶碱对急性心肌梗死者禁用，不得与其他黄嘌呤类药物同时使用，与麻黄碱或其他肾上腺素类药物同时使用须慎重。②二羟丙茶碱对活动性消化溃疡和未经控制的惊厥性疾病患者禁用。对哮喘急性严重发作的患者不选本品。对高血压或消化道溃疡出血史患者慎用。大剂量可致中枢兴奋，预服镇静药可防治。对妊娠及哺乳期妇女慎用。

[8~10]

答案：AED

解析：该题针对"慢性阻塞性肺病"知识点进行考核。①吸入型糖皮质激素为控制呼吸道炎症的预防性用药，起效缓慢且须连续和规律地应用 2 天以上方能充分发挥作用，因此，即使是在患者无症状时仍应常规使用。②白三烯受体阻断剂的起效时间慢，作用较弱相当于色甘酸钠，一般连续应用 4 周后才见疗效，且有蓄积

性，仅适用于轻、中度哮喘和稳定期的控制，或合并应用以减少糖皮质激素和 β_2 受体激动剂的剂量。③对哮喘急性发作和支气管平滑肌痉挛者宜合并应用肾上腺素能 β_2 受体激动剂，以尽快松弛支气管平滑肌。

[11～12]

答案：AE

解析：该题针对"肺结核"知识点进行考核。①结核病化学治疗药的作用：早期杀菌活性：迅速杀伤结核菌，最大限度降低传染性，主要品种有异烟肼（H）、利福平（R）、链霉素（S）、阿米卡星（A）、乙胺丁醇（E）等。②灭菌活性：消灭组织内（包括细胞内）的持留菌，最大限度减少复发，主要品种有利福平（R）、吡嗪酰胺（Z）、异烟肼（H）等。防止耐药：异烟肼、利福平、乙胺丁醇、氧氟沙星、左氧氟沙星、莫西沙星和克拉霉素。

C 型题

[1～3]

答案：BCE

解析：该题针对"肺炎"知识点进行考核。①题干中提示的症状可确定为肺炎，由于并不是在医院内发生的肺炎，所以它属于社区获得性肺炎。②青壮年和无基础疾病的 CAP 患者，常用青霉素类、第一代头孢菌素。由于我国肺炎链球菌对大环内酯类抗菌药物耐药率高，故不单独用该类药物治疗。对耐药肺炎链球菌可用对呼吸道感染有特效的氟喹诺酮类（莫西沙星、吉米沙星和左氧氟沙星）。③氟喹诺酮类可使承重关节软骨发生永久性损害，故禁用于 18 岁以下儿童。

[4～6]

答案：CCE

解析：COPD 分期治疗原则：①急性加重期：首选短效支气管舒张剂吸入或茶碱类静脉应用，可针对性使用抗菌药物，必要时可短期加用口服或静脉糖皮质激素，促进排痰，加强营养支持，保持大便通畅。②COPD 稳定期：应规律应用 β_2 受体激动剂、抗胆碱能药物等支气管舒张剂。FEV_1 <50% 预计值且有临床症状及反复加重的 COPD 患者可长期规律吸入激素，并推荐联合应用 β_2 受体激动剂为宜；稳定期不主张应用口服或静脉激素。

[7～9]

答案：CAD

解析：抗甲状腺药：丙硫氧嘧啶、甲巯咪唑，用于甲亢初治患者、新生儿、儿童和 20 岁以下的患者，首选抗甲状腺药治疗。抗甲状腺药物用药注意事项：①不良反应：可引起白细胞减少和粒细胞减少，皮疹、肝功能损害，用药期间应监测。②禁忌证：结节性甲状腺肿合并甲亢者、甲状腺癌患者禁用。③妊娠甲亢者及哺乳期甲亢者采用最小有效剂量，且首选丙硫氧嘧啶。甲巯咪唑有致畸作用，用药期间尽量不孕。

[10～11]

答案：CD

解析：支气管哮喘急性发作，应首选治疗药物是短效 β_2 受体激动剂（常用雾化吸入），即沙丁胺醇气雾剂；长期维持治疗宜选用糖皮质激素加长效 β_2 受体激动剂，即沙美特罗氟替卡松粉吸入剂。

[12～14]

答案：CDB

解析：此患者最需鉴别的是呼吸困难的原因，是支气管哮喘还是心源性哮喘；在没有确诊情况下，不宜应用的药物吗啡，因为吗啡禁用于支气管哮喘；如无法在短期内做出鉴别又急需尽快缓解呼吸困难可选用氨茶碱，因为氨茶碱对支气管哮喘和心源性哮喘都有效。

[15~17]

答案：BAE

解析：哮喘患者禁用β受体阻断剂；控制气道炎症可以选择糖皮质激素类药物，比如丙酸倍氯米松气雾剂；哮喘没有办法根治。

X型题

1. 答案：ABCDE

解析：支气管哮喘治疗药品种类与药品名称对应：①糖皮质激素——布地奈德、丙酸氟替卡松，氢化可的松琥珀酸钠；②白三烯受体阻断剂——扎鲁司特、孟鲁司特；③β_2受体激动剂——沙丁胺醇、特布他林；④磷酸二酯酶抑制剂——茶碱类药物；⑤抗胆碱药（胆碱能受体阻断剂）异丙托溴铵，噻托溴铵；⑥IgE抗体——是重组鼠抗人IgE单克隆抗体。

2. 答案：AB

解析：抗结核药物的分类

早期杀菌活性药物	迅速杀伤结核菌，最大限度降低传染性	异烟肼（H）、利福平（R）、乙胺丁醇（E）、链霉素（S）、阿米卡星
灭菌活性药物	消灭组织内的结核菌，最大限度减少复发	异烟肼、利福平、吡嗪酰胺（Z）
防止耐药的药物		异烟肼、利福平、乙胺丁醇、氧氟沙星、左氧氟沙星、莫西沙星和克拉霉素

3. 答案：ABDE

解析：该题考查慢性阻塞性肺病发病的危险因素。风险因素有：①吸烟；②大气污染和粉尘、职业粉尘；③感染；④遗传因素（如α_1-抗胰蛋白酶缺乏症）和肺发育不良；⑤副交感神经功能亢进，气道高反应性；⑥营养不良；⑦社会经济地位较差。

4. 答案：BCDE

解析：该题针对"慢性阻塞性肺病"知识点进行考核。用于COPD的药物主要是：①支气管平滑肌松弛剂：β受体激动剂；胆碱能受体阻断剂；磷酸二酯酶抑制剂；过敏介质阻释剂；糖皮质激素；白三烯受体阻断剂。②镇咳药。③祛痰药和黏痰调节剂。④抗生素。

5. 答案：ABCD

解析：该题针对"慢性阻塞性肺病"知识点进行考核。β受体激动剂对心血管功能不全、高血压、甲状腺功能亢进患者及妊娠期妇女慎用；老年及对β受体激动剂敏感者慎用；使用时应从小剂量开始，逐渐加大剂量。

6. 答案：BCDE

解析：该题针对"慢性阻塞性肺病"知识点进行考核。对茶碱类药过敏者禁用茶碱缓释片和氨茶碱。对急性心肌梗死、严重心肌炎、活动性消化溃疡者、惊厥者禁用。对心律失常、青光眼、充血性心力衰竭、肺源性心脏病者、高血压、冠心病、严重低血氧症、甲状腺功能亢进者、妊娠及哺乳期妇女慎用。

7. 答案：BCDE

解析：该题针对"慢性阻塞性肺病"知识点进行考核。吸入型皮质激素长期、高剂量用药时，可能发生全身反应，包括肾上腺皮质功能低下、儿童青少年发育迟缓、骨内矿物质密度减少、白内障和青光眼，虽上述反应发生的可能性和程度远小于口服糖皮质激素治疗，但对长期接受吸入型糖皮质激素治疗的患儿建议定期监测身高。

8. 答案：ABCE

解析：该题针对"肺结核"知识点进行考核。典型肺结核起病缓慢，病程较长，有低热、乏力、食欲减退、咳嗽及少量咯血。但多数患者病灶轻微，无显著症状，经X线健康检查时偶被发现。老年肺结核患者，易被长年慢性支气管炎的症状所掩盖。①全身症状表现为午后低热、乏力、食欲减退、消瘦、盗汗等，也称结核中毒症状。妇女可有月经失调或闭经。若肺部病灶进展播散，常呈不规则高热。检查有轻度贫血、血小板增高、血沉增快、球蛋白增高等炎性指标出现。②呼吸系统症状：咳嗽、咳痰、咯血、胸痛、呼吸困难。

9. 答案：ABC

解析：该题针对"肺结核"知识点进行考核。早期杀菌活性：迅速杀伤结核菌，最大限度降低传染性，主要品种有异烟肼（H）、利福平（R）、链霉素（S）、阿米卡星（A）、乙胺丁醇（E）等。灭菌活性：消灭组织内（包括细胞内）的持留菌，最大限度减少复发，主要品种有利福平（R）、吡嗪酰胺（Z）、异烟肼（H）等。防止耐药：异烟肼、利福平、乙胺丁醇、

氧氟沙星、左氧氟沙星、莫西沙星和克拉霉素。

10. 答案：ABCDE

解析：该题针对"肺结核"知识点进行考核。结核病的治疗原则是"早期、联合、适量、规律和全程用药"。联合是指根据病情及抗结核药的作用特点，联合两种以上药物，以增强与确保疗效；适量是指掌握发挥药物最大疗效而又产生最小的毒副作用，并根据不同病情及不同个体，给予适合的给药剂量；规律是指在强化阶段和巩固阶段每日1次用药或每周2~3次间歇用药，均应有规律，不可随意更改方案或无故随意停药，亦不可随意间断用药；全程指完成抗结核杆菌的全程治疗，满足连续用药的时间，短程化疗通常为6~9个月。

第十章　心血管系统常见病

A 型题

1. 答案：D

解析：妊娠高血压常用的降压药物有硫酸镁、甲基多巴、拉贝洛尔、美托洛尔、氢氯噻嗪及硝苯地平。

2. 答案：E

解析：该题考查血脂异常治疗药物的选择。他汀类是治疗 TC 类高血脂的首选药物。

3. 答案：D

解析：增强华法林抗凝作用的药物有阿司匹林、水杨酸钠、吲哚美辛、保泰松、奎宁、利尿酸、甲磺丁脲、甲硝唑、别嘌醇、红霉素、氯霉素、部分氨基糖苷类抗生素、头孢菌素类、西咪替丁、氯贝丁酯、右旋甲状腺素、对乙酰氨基酚等。

4. 答案：C

解析：控制摄盐、增加摄入可溶性纤维、选择能降低 LDL－ch 的植物甾醇、减少饱和脂肪酸和胆固醇的摄入（动物脂肪）等饮食疗法可治疗高脂血症。

5. 答案：E

解析：男性患者应避免用甲基多巴，以免发生阳痿。

6. 答案：D

解析：该题考查的是高血压药物的分类，氨苯蝶啶属于利尿药。

7. 答案：C

解析：对于合并糖尿病、慢性肾脏病、心力衰竭或病情稳定的冠心病的高血压患者，血压控制目标值＜130/80mmHg。

8. 答案：D

解析：血管扩张剂一般是在其他药物，例如贝那普利、倍他乐克、非洛地平等药物无效的情况下使用。因为血管扩张剂长期使用会引起反应性低血压，还会导致血管弹性减弱等。中枢性降压药抑制中枢，特点是降压效果快，但持续不佳，此类降压药物对于长期降压要求来说已经不被应用。

9. 答案：D

解析：非重症、非急症高血压降压治疗有效，至少维持治疗 1 年时间才可考虑减少剂量。

10. 答案：C

解析：老年人高血压应逐步降压，CCB、ACEI、ARB、利尿剂或 β 受体阻滞剂都可考虑选用。合并 2 型糖尿病患者优先选用 ACEI 或 ARB。

11. 答案：D

解析：治疗高血压危象首选硝普钠。

12. 答案：A

解析：高血压合并心肌梗死和心力衰竭患者，首先考虑 ACEI 或 ARB 和 β 受体阻滞剂。

13. 答案：A

解析：利血平的主要不良反应有抑郁、心动过缓、消化性溃疡。

14. 答案：E

解析：5 类主要抗高血压药，即利尿剂、β－B、ACEI、ARB、CCB，均可作为降压治疗的起始用药和维持用药，而米诺地尔属于钾通道开放药。

15. 答案：B

解析：甲基多巴作用时间较短，停药

后 48 小时内需给予其他降压治疗。

16. 答案：C

解析：原发性高血压通常需要终身治疗，使血压平稳保持在正常范围，避免血压过高或经常大幅度波动引起心、脑、肾等重要脏器的损害。

17. 答案：D

解析：在没有医生建议的情况下，不能随意开始或停止服药或改变剂量。

18. 答案：E

解析：高血压患者应限制钠盐摄入。

19. 答案：E

解析：很高危与高危患者，必须立即开始对高血压及并存的危险因素和临床情况进行药物治疗。

20. 答案：B

解析：混合型血脂异常，以高 TG 为主，首选贝丁酸类。

21. 答案：C

解析：混合型血脂异常，以高 TC 为主，如对他汀类有禁忌，则次选烟酸。

22. 答案：B

解析：他汀药物和苯氧酸衍生物（贝特类降脂药）合用更易引起横纹肌溶解症。同时服用环孢素、烟酸衍生物、伊曲康唑、红霉素、克拉霉素、阿奇霉素和米贝拉地尔等影响细胞色素 P450 酶系（肝药物代谢酶）药物的患者更易发生该症。

23. 答案：A

解析：横纹肌溶解症是 HMG-CoA 还原酶抑制剂（他汀类）药物的不良反应。

24. 答案：D

解析：考来烯胺可用于高胆固醇血症和以胆固醇升高为主的混合型高脂血症。

25. 答案：B

解析：联合用药作用机制不同的药物降压作用可能协同或互补；小剂量联合可以减少单一大剂量用药导致的严重不良反应；并用药物可以互相限制另一药物诱导的不良代偿；有利于防治患者存在的多种危险因素与并发症。可见药物治疗机制不同。

26. 答案：C

解析：高胆固醇血症首选他汀类。

27. 答案：B

解析：一般情况下，高血压病人服用 1 日 1 次的长效降压药的最佳时间是晨 7 时。

28. 答案：B

解析：该题针对"稳定型心绞痛的药物治疗"知识点进行考核。稳定型心绞痛发作时可含服作用较快的硝酸酯类制剂。这类药物一方面可扩张冠脉，降低阻力，增加冠脉循环的血流量，另一方面还能够扩张外周血管，减少静脉回流心脏的血量，降低心室容量、心排血量和血压，减低心脏前后负荷和心肌的需氧，从而缓解心绞痛。

29. 答案：B

解析：该题针对"洋地黄的中毒处理"知识点进行考核。洋地黄中毒的处理：发生洋地黄中毒后应立即停药。单发性室性期前收缩、一度房室传导阻滞等停药后常自行消失；对快速性心律失常者，如血钾浓度低则可用静脉补钾，如血钾不低可用利多卡因或苯妥英钠。电复律一般禁用，因易致心室颤动。有传导阻滞及缓慢性心律失常者可予阿托品静脉注射，此时异丙肾上腺素易诱发室性心律失常，不宜应用。

30. 答案：A

解析：该题针对"高血压的临床表现"知识点进行考核。高血压定义：未使用降压药物的情况下诊室收缩压 ≥140mmHg 和（或）舒张压 ≥90mmHg。原发性高血压多见于中老年人，起病隐匿，进展缓慢，病程常长达数年至数十年。初期较少出现症状，约半数患者因体检或因其他疾病测量血压后，才偶然发现血压升高。常见症状有头痛、头晕、心悸，如发生高血压的严重并发症即靶器官功能性损害或器质性损害，则出现相应的临床表现。

31. 答案：A

解析：该题针对"心力衰竭的临床表现"知识点进行考核。左心衰竭以肺循环淤血及心排血量降低为主要表现。肺淤血达到一定程度时，患者不能平卧，因平卧时回心血量增多且横膈上抬，呼吸更为困难。高枕卧位、半卧位甚至端坐时方可好转。肺部湿性啰音：由于肺毛细血管压增高，液体渗出到肺泡而出现湿性啰音，可从局限于肺底部直至全肺。除基础心脏病的固有体征外，一般均有心脏扩大及相对性二尖瓣关闭不全的反流性杂音、肺动脉瓣区第二心音六进及舒张期奔马律。

32. 答案：E

解析：该题针对"深静脉血栓形成的用药注意事项"知识点进行考核。①使用抗凝治疗时，应尽量避免肌内注射，以避免形成血肿。②使用华法林时，开始时需要每周2~3次监测PT/INR值，然后每月1次，监测其疗效。③肝素5000~10000IU一次静脉注射，之后1000~1500IU/h持续静脉滴注，其滴速以激活的部分凝血活酶时间（APTT）2倍于对照值为调整指标。随后肝素间断静注或低分子肝素皮下注射。用药时间一般不超过10天。④华法林在用肝素后1周内开始或与肝素同时开始使用。

33. 答案：B

解析：该题针对"高血压"知识点进行考核。ACEI：此类药物对于高血压患者具有良好的靶器官保护和心血管终点事件预防作用。ACEI单用降压作用明确，对糖脂代谢无不良影响。限盐或加用利尿剂可增加ACEI的降压效应。尤其适用于伴慢性心力衰竭、心肌梗死后伴心功能不全、糖尿病肾病、非糖尿病肾病、代谢综合征、蛋白尿或微量白蛋白尿患者。

34. 答案：C

解析：高血压合并其他疾病。

合并症	首选药物
心梗、心衰	ACEI 或 ARB 和 β 受体阻滞剂
2 型糖尿病	ACEI 或 ARB，能有效减轻和延缓糖尿病肾病的进展
慢性肾功能不全	ACEI 或 ARB 在肾功能不全早、中期能延缓肾功能恶化；在肌酐清除率 < 30mL/min 或血肌酐超过 265μmol/L 时，可能反而使肾功能恶化
脑血管病	首选 CCB 和 ARB 可降低脑卒中的发生率；CCB 中的尼莫地平还可促进脑血流
同型半胱氨酸升高	叶酸（0.4 ~ 2mg/d）与维生素 B$_6$（30mg/d）和维生素 B$_{12}$（500μg/d）（H 型高血压）

35. 答案：D

解析：常用调脂药物。

种类	代表药物	不良反应
HMG – CoA 还原酶抑制剂	——他汀	肝损害（ALT、AST 升高）横纹肌溶解（CK 升高、肌痛）
苯氧芳酸类（贝特类）	非诺贝特 苯扎贝特	肝损害、横纹肌溶解
胆酸螯合剂	考来烯胺	干扰其他药物的吸收
胆固醇吸收抑制剂	依折麦布	胃肠道反应、头痛、肌肉疼痛及转氨酶升高
烟酸类（属B族维生素）	烟酸缓释剂 阿昔莫司	高尿酸血症、诱发溃疡病
ω – 3 脂肪酸制剂	多烯酸乙酯	鱼油腥味所致恶心、腹部不适
其他：普罗布考	尤其适用于纯合子型家族性高胆固醇血症	

36. 答案：A

解析：深静脉血栓患肢肿胀、疼痛，活动后加重，抬高患肢可好转。

37. 答案：C

解析：深静脉血栓形成（DVT）多发生于下肢，血栓脱落可引起肺栓塞。病因有：静脉壁损伤、血流缓慢和血液高凝状态。治疗 DVT 的主要目的是预防肺栓塞：①卧床：抬高患肢超过心脏水平，直至水肿及压痛消失。②抗凝——防止血栓增大，a. 肝素；b. 华法林：与肝素重叠用药 4~5 天开始使用；c. 新型抗凝药物：达比加群酯，利伐沙班。③溶栓治疗——仅限于某些较严重的髂股静脉血栓患者

38. 答案：C

解析：冠心病：①稳定型心绞痛（劳力性心绞痛）的临床表现——以发作性胸痛（前胸压榨性疼痛或憋闷感觉）；②诱因：常由体力劳动或情绪激动所诱发，饱食、寒冷、吸烟、心动过速、休克亦可诱发；③性质：常为压迫、发闷或紧缩性，也可有烧灼感或仅觉胸闷，但不是针刺或刀扎样锐性痛，偶伴濒死感；④持续时间：多为 3~5 分钟，很少超过半小时；⑤缓解方式：停止诱发因素可缓解；含服硝酸酯类药物也能在几分钟内缓解。

39. 答案：E

解析：高脂血症用药注意事项与患者教育。①高脂血症、动脉硬化、心脑血管疾病或糖尿病等心脑血管疾病高危患者需要长期甚至终生接受调脂治疗。②药物服用时间：贝特类药物清晨服用；他汀类药物晚间或睡前服用；阿托伐他汀与瑞舒伐他汀可每天固定一个时间服用。

40. 答案：D

解析：洋地黄中毒表现。①各类心律失常——快速房性心律失常伴传导阻滞是洋地黄中毒的特征性表现；②胃肠道表现——恶心、呕吐；③神经系统症状——视力模糊、黄视、绿视。

41. 答案：E

解析：心力衰竭：药物治疗及用药注意事项。

①利尿剂——防低血钾；利尿剂是心衰治疗中唯一能够控制体液潴留的药物，但不能作为单一治疗，适量应用至关重要。a. 氢氯噻嗪——轻度心力衰竭可首选；b. 呋塞米——轻度、重度都可选用；c. 螺内酯——抑制心血管重塑，改善心衰的远期预后。②RAAS 抑制剂——防高血钾；a. 肾素抑制剂：阿利吉仑，不推荐用于 ACEI/ARB 的替代治疗；b. 血管紧张素转换酶抑制剂（ACEI）：——普利；c. 血管紧张素受体拮抗剂（ARB）：——沙坦；d. 醛固酮受体拮抗剂：依普利酮。③β 受体阻断剂：a. 长期应用可延缓疾病进展，改善心肌重构，减少猝死；与 ACEI 联合应用具有叠加效应；b. 一经诊断均应立即以小剂量起始，避免过快或突然撤药；c. 目标剂量：以控制清晨静息心率 55~60 次/分，一般不宜低于 55 次/分为达到目标剂量。④正性肌力药物

正性肌力药 { 洋地黄类：地高辛、毛花苷 C（西地兰）、毒毛花苷 K
非洋地黄类 { β 受体激动剂：多巴胺、多巴酚丁胺磷酸二酯酶抑制剂：米力农、氨力农

42. 答案：D

解析：心房颤动：控制心室率：目标是 <110 次/分。常用药物：①β 受体阻断剂、非二氢吡啶类钙通道阻滞剂——地尔硫草、维拉帕米；②洋地黄——去乙酰毛花苷（西地兰）、地高辛，预激综合征伴房颤时慎用

43. 答案：D

解析：高血压治疗目标：①一般高血压人群 <140/90mmHg；②老年高血压患者 <150/90mmHg；③老年收缩期高血压患者：收缩压控制于 150mmHg 以下；如能耐

受可降至 140mmHg 以下；④妊娠高血压130 ~ 140/80 ~ 90mmHg；⑤合并糖尿病、慢性肾脏病、心力衰竭或病情稳定的冠心病的高血压患者 <140/90mmHg。

44. 答案：A

解析：高血压类型：①杓型高血压：一般人从晨起后收缩压和舒张压迅速升高，在上午 9 ~ 10 时达到高峰，而晚上则开始降低，于睡眠时降至低谷。②非杓型高血压：少部分患者（约 10%）由于血压昼夜节律异常、动脉硬化、左心功能不全，血压于夜间降低小于 10% 或大于日间血压20%，血压曲线呈非杓型曲线。

治疗方式：①"早晨服用降压药"适用于"杓型"血压。②非杓型高血压的药物治疗：a. 钙通道阻滞剂、血管紧张素 Ⅱ 受体阻断剂睡前服药可使昼夜血压比值增高，有助于非杓型血压向杓型血压的转化。b. 晚上服用长效 β 受体阻断剂可以在不影响整体血压控制的同时，更有效降低清晨血压。c. 清晨服用利尿剂，则有助于非杓型血压转化为杓型血压。

45. 答案：D

解析：高脂血症：血脂检查结果的解读。

血脂异常		临床意义
TC、LDL – C、TG	升高	三者均为动脉粥样硬化的危险因素，其中 LDL – C 最为重要
HDL – C	降低	具有抗动脉粥样硬化作用

46. 答案：A

解析：洋地黄中毒的处理：①立即停药；②单发性室性期前收缩、一度房室传导阻滞等停药后常自行消失；③快速性心律失常：血钾浓度低则可用静脉补钾，血钾不低可用利多卡因或苯妥英钠。禁用电复律，因易致心室颤动；④

有传导阻滞及缓慢性心律失常者可予阿托品静脉注射。

47. 答案：B

解析：心房颤动药物治疗。

治疗方法	具体药物
抗凝、抗血小板治疗	香豆素类口服抗凝药物——华法林；抗血小板药——阿司匹林、氯吡格雷；新型抗凝药物——达比加群酯、利伐沙班（可以作为华法林的替代药物）
转复房颤的药物	胺碘酮（合并器质性心脏病和心力衰竭时用）、普罗帕酮、多非利特、依布利特
维持窦律的药物	胺碘酮、普罗帕酮、多非利特、β 受体阻断剂（不论是否合并器质性心脏病，均有预防房颤复发的作用）、索他洛尔
控制心室率：目标是 <110 次/分	β 受体阻断剂、非二氢吡啶类钙通道阻滞剂——地尔硫草、维拉帕米；洋地黄——去乙酰毛花苷（西地兰）、地高辛

B 型题

[1 ~ 4]

答案：CABA

解析：贝丁酸类药是降低 TG 为主要治疗目标时的首选药。吉非贝齐不能和他汀联合应用，非诺贝特可以考虑与他汀联合应用，但仅用于混合型血脂异常患者需要降低胆固醇和三酰甘油时。因此，高 TG 血症、低 HDL 血症用贝丁酸类。他汀类药物，是羟甲基戊二酰辅酶 A（HMG – CoA）还原酶抑制剂，此类药物通过竞争性抑制内源性胆固醇合成限速酶（HMG – CoA）还原酶，阻断细胞内羟甲戊酸代谢途径，使细胞内胆固醇合成减少，从而反馈性刺激细胞膜表面（主要为肝细胞）低密度脂蛋白受体数量和活性增加、使血清胆固醇清除增加、水平降低。因此，高 TC 血症用他汀类。胆酸螯合剂 + 贝特类联合应用于TG、TC 均衡升高情况。

[5 ~ 7]

BDA

解析：人肝脏合成脂肪多在夜间睡眠中进行，因此调节脂肪用药时提倡晚间用药。HMG – CoA 还原酶抑制剂有较为明显的不良反应，因此若出现肌痛、触痛或肌无力等要及时停药。现有血脂调节药只能干扰脂质代谢过程中某一个或几个环节，对脂质和脂蛋白的调节各有一定的侧重，所以为了根本全面的治疗要联合用药。

[8 ~ 10]

答案：CEA

解析：ACEI 或 ARB 在肾功能不全早、中期能够延缓肾功能恶化，伴双侧肾动脉狭窄的高血压患者应选 ACEI。哌唑嗪对血脂代谢有良好影响，能降低 LDL 胆固醇和增加 HDL 胆固醇，对尿酸、血钾及糖代谢无不良作用，用于轻、中度高血压，体位性低血压不宜应用。β 受体阻滞剂有低血糖反应：β 受体阻滞剂不影响胰岛素的降血糖作用，但对正在使用胰岛素治疗的糖尿病患者，使用 β 受体阻滞剂能延缓胰岛素引起低血糖反应后的血糖恢复速度，即产生低血糖反应，故糖尿病患者或低血糖患者应慎用此类药品。

[11 ~ 13]

答案：CBA

解析：特拉唑嗪的不良反应包括无力、体位性低血压、头晕、瞌睡、鼻充血/鼻炎和阳痿。卡托普利的不良反应包括中枢神经系统：昏厥、头痛、眩晕、感觉异常、失眠及疲乏，由低血压引起，尤其在缺钠或血容量不足时；心血管系统：心悸、轻度心率增高、首剂时低血压、头晕等；胃肠道：味觉障碍、恶心、呕吐、腹泻、腹痛、便秘、口干、味觉迟钝、食欲不振、口腔有咸味或金屑味、体重下降等；血液系统：中性细胞减少、粒细胞增多及各类细胞减少。治疗开始后 3 ~ 12 周出现，以

10 ~ 30 天最显著，停药后持续 2 周；过敏反应：血清病样反应、关节痛及皮肤损害；肾脏：尿酮、肾功能损害、肾病综合征、肾小球肾炎等；皮肤：皮疹（常发生于治疗 4 周内）、荨麻疹、斑丘疹、血管性神经性水肿及光过敏。氢氯噻嗪的不良反应以水、电解质紊乱较常见，表现为口干、恶心、呕吐和极度疲乏无力、肌肉痉挛、肌痛、腱反射消失等。

[14 ~ 18]

答案：BBABC

解析：高血压合并糖尿病的降压目标为 <130/80mmHg，合并慢性肾病的降压目标为 <130/80mmHg，普通高血压患者要将血压降到 <140/90mmHg，年轻人 <130/80mmHg，老年人 SBP <150mmHg。

[19 ~ 22]

答案：CBDA

解析：高血压低危组：高血压 1 级，不伴有危险因素；中危组：高血压 1 级伴 1 ~ 2 个危险因素，或高血压 2 级不伴或伴有不超过 2 个危险因素；高危组：高血压 1 ~ 2 级伴至少 3 个危险因素；极高危组：高血压 3 级或高血压 1 ~ 2 级伴靶器官损害及相关的临床疾病。

[23 ~ 27]

答案：DACEC

解析：继发性高血压是病因明确的高血压，当查出病因并有效去除或控制病因后，作为继发症状的高血压可被治愈或明显缓解；继发性高血压在高血压人群中占 5% ~ 10%；常见病因为肾实质性、肾血管性高血压，内分泌性和睡眠呼吸暂停综合征等，由于精神心理问题而引发的高血压也时常可以见到。基于目前的医学发展水平和检查手段，能够发现导致血压升高的确切病因，称之为继发性高血压；反之，不能发现导致血压升高的确切病因，则称

为原发性高血压。急进型高血压患者血压显著升高（舒张压多持续在 130 ~ 140mmHg 或更高）。其临床表现基本上与缓进型高血压相似，但头痛症状明显，病情严重，发展迅速。高血压危象是指发生在高血压病过程中的一种特殊临床现象，也可见于症状性高血压。它是在高血压的基础上，周围小动脉发生暂时性强烈收缩，导致血压急剧升高的结果。可发生在缓进型高血压病的各期（尤其是第一、二期），亦可见于急进型高血压。恶性高血压也称急进型高血压，较少见，多见于青壮年。可由缓进型高血压恶化而来，或起病即为急进型高血压。临床上起病急，进展快，血压升高明显，常超过 230/130mmHg。

[28 ~ 31]

答案：BACD

解析：吉非贝齐属于贝丁酸类，阿昔莫司属于烟酸类，考来烯胺属于胆酸螯合剂，辛伐他汀属于 HMG - oA 还原酶抑制剂，用多巴胺受体激动剂（如左旋多巴、溴隐亭等）治疗帕金森征所引起的恶心和呕吐，为多潘立酮的特效适应证。

[32 ~ 35]

答案：CBAE

解析：当脂类水平 TG > 2.26mmol/L，LDL - ch > 3.64mmol/L，TC > 5.72mmol/L 或 HDL - ch < 1.04mmol/L 需进行药物治疗。

[36 ~ 37]

答案：AD

解析：缬沙坦属于血管紧张素 II 受体阻断剂，阿替洛尔属于 β 受体阻断剂。

[38 ~ 39]

答案：AC

解析：低剂量单品种效果不满意时可采用两种或多种抗高血压药属于联合用药行为。降压治疗应当一直坚持，不可以随意停药，容易反复，药物平稳控制血压1 ~ 2 年后，再酌情逐渐减少药物品种和剂量。

[40 ~ 41]

答案：AE

解析：利尿剂如噻嗪类大剂量可以影响胎盘血流，可减少血容量、使胎儿缺氧。血管紧张素转换酶抑制剂妊娠期高血压患者禁用，因为其可致羊水过少、胎儿生长迟缓、甚至畸形。

[42 ~ 44]

答案：AEB

解析：非二氢吡啶类钙通道阻滞剂有维拉帕米，地尔硫草；二氢吡啶类钙通道阻滞剂有氨氯地平、硝苯地平、尼群地平等。米诺地尔属于直接血管扩张剂，依那普利属于血管紧张素转换酶抑制剂，氨苯蝶啶属于保钾利尿剂。

[45 ~ 46]

答案：AE

解析：属于肾和肾功能异常的是水钠潴留和血容量增加；属于异常细胞膜离子转运的是钙离子通透性增加。

[47 ~ 48]

答案：AD

解析：血压定义：未使用降压药物的情况下诊室收缩压≥140mmHg 和（或）舒张压≥90mmHg。

分类	收缩压（mmHg）		舒张压（mmHg）
正常血压	< 120	和	< 80
正常高值	120 ~ 139	和（或）	80 ~ 89
高血压	≥140	和（或）	≥90
1 级高血压（轻度）	140 ~ 159	和（或）	90 ~ 99
2 级高血压（轻度）	160 ~ 179	和（或）	100 ~ 109
3 级高血压（重度）	≥180	和（或）	≥110
单纯收缩期高血压	≥140	和	< 90

注：①当收缩压和舒张压分属于不同级别时，以较高的分级为准；②以高血压诊断标准（140/90）为基础，高压加20，低压加升一级，临界值归于高一级。

[49～50]

答案：BA

解析：①稳定型心绞痛发作时的治疗：a. 发作时立刻休息；b. 药物治疗：硝酸甘油：0.5mg，舌下含服，1～2分钟即开始起作用；硝酸异山梨酯：5～10mg，舌下含化，2～5分钟见效。②稳定型心绞痛缓解期的治疗：a. 硝酸酯类药，选择长效制剂；b. 抗血小板药物，首选阿司匹林75mg，不能耐受者用氯吡格雷替代；c. 他汀类药物——所有冠心病患者均应给予。降低冠状动脉疾病的死亡和心肌梗死发生率；d. β受体阻断剂；e. ACEI或ARB，显著降低冠心病患者的心血管死亡风险；f. 钙通道阻滞剂，非二氢吡啶类长效制剂；g. 其他：曲美他嗪（提高氧的利用效率）、尼可地尔（更适合于有微循环障碍的女性冠心病患者）。③血管重建治疗：a. 经皮冠状动脉介入治疗（PCI）：目前已成为冠心病治疗的重要手段。b. 冠状动脉旁路移植术（CABG）：适合多支病变和病变广泛的患者。

[51～52]

答案：CA

解析：调脂药物的选择

高脂血症类型		首选	可选
高胆固醇血症		他汀类	依折麦布、胆酸螯合剂
高三酰甘油血症		贝特类	烟酸类、ω-3脂肪酸制剂
混合型高脂血症	一般情况	他汀类	
	TG≥5.65 mmol/L	贝特类	避免发生急性胰腺炎的危险
	TC、LDL-C与TG均显著升高	他汀类+贝特类/酸类联合使用	可明显改善血脂谱，但肌病和肝脏毒性的可能性增加。
低HDL-C血症		烟酸（15%～35%）	他汀类和贝特类（5%～10%）

[53～54]

答案：EA

解析：调脂药物的选择（略）。

C型题

[1～3]

答案：ACB

解析：该题针对"血脂异常的药物治疗"知识点进行考核。①高胆固醇血症，首选他汀类，如单用他汀不能使血脂达到治疗目标值可加用依折麦布或胆酸螯合剂，强化降脂作用，但联合用药的临床证据仍然较少。②高三酰甘油血症，首选贝特类，也可选用烟酸类和ω-3脂肪酸制剂。③低HDL-C血症，可供选择药物相对较少。烟酸为目前升高HDL-C水平较为有效的药物，升高HDL-C幅度为15%～35%。他汀类和贝特类升高HDL-C幅度一般限于5%～10%。

[4～6]

答案：ACD

解析：该题针对"深静脉血栓形成的临床表现及治疗药物和用药注意事项"知识点进行考核。①该患者手术后，血液处于高凝状态，且患者制动，为深静脉血栓形成的风险因素，且该患者术后7天出现患肢肿胀、疼痛，抬高患者可缓解，为深静脉血栓的临床表现。②深静脉血栓形成的药物治疗的主要目的是预防肺栓塞，需使用的药物包括：a. 抗凝药物：肝素、华法林、新型抗凝药（达比加群酯、利伐沙班、阿哌沙班）；b. 溶栓治疗药物：链激酶、尿激酶和阿替普酶。而氯吡格雷为抗血小板聚集药物。③减弱华法林抗凝作用的常用药物有：维生素K、苯巴比妥、雌激素、糖皮质激素、口服避孕药、螺内酯等；增强华法林抗凝作用的常用药物有：抗血小板药、非甾体类抗炎药、抗菌药物类等。

[7~9]

答案：CBC

解析：该题针对"心衰竭的临床表现、药物的选用及不良反应"知识点进行考核。①风湿性心脏病病史，劳累性呼吸困难，咳嗽，咳粉红色泡沫样痰，半卧位，口唇发绀，两肺大量水泡音及哮鸣音，以上症状和体征为急性左心衰竭的典型表现。②洋地黄对缺血性心脏病、高血压性心脏病、慢性心瓣膜病及先天性心脏病所致的慢性心力衰竭效果较好。③快速房性心律失常伴传导阻滞是洋地黄类药物中毒的特征性表现。

[10~11]

答案：AC

解析：STEMI。

（1）临床表现：与梗死的面积大小、部位密切相关。

发病先兆	新发生心绞痛（初发型心绞痛）或原有心绞痛加重（恶化型心绞痛）为最突出。
疼痛	诱因多不明显，且常发生于安静时；疼痛程度重、持续时间较长，含服硝酸甘油不能缓解
全身症状	发热（38℃左右）、心动过速、白细胞增高和红细胞沉降率增快，疼痛发生后24~48小时出现，持续约1周。
胃肠道症状	频繁的恶心、呕吐和上腹胀痛、肠胀气。重症者可发生呃逆
心律失常	多发生在起病1~2天，而以24小时内最多见。室性心律失常最多，室颤是是入院前主要的死因
低血压和休克	主要是心源性，为心肌广泛坏死，心排血量急剧下降所致
心力衰竭	主要是急性左心衰竭，严重者可发生肺水肿，随后可有右心衰竭表现

（2）辅助检查：①心电图：ST段抬高呈弓背向上型，宽而深的Q波及T波倒置；②心肌酶谱：心肌酶谱蛋白I（cTnI）或T（cTnT）、肌红蛋白、CK-MB、CK明显升高并有动态演变。

（3）治疗：①治疗原则：尽快恢复心肌的血液灌注（到达医院后30分钟内开始溶栓或90分钟内开始介入治疗）；及时处理严重心律失常、泵衰竭和各种并发症，防止猝死。②一般治疗：休息：急性期12小时内卧床；24小时内床上行肢体活动（若无并发症）；第3天可在病房内走动（若无低血压）；吸氧；监测、解除疼痛（最有效的方法——心肌再灌注；对症——吗啡2~4mg静脉注射，必要时5~10分钟后重复）。③药物治疗：硝酸酯类药、β受体阻断剂、ACEI或ARB、他汀类药物、抗血小板药物、抗凝治疗（溶栓后——肝素；未溶栓——低分子肝素）。④再灌注心肌——起病3~6小时（最多12小时）内进行；溶栓疗法——无条件施行介入治疗时选择。

[12~14]

答案：CBB

解析：（1）高血压定义：未使用降压药物的情况下诊室收缩压≥140mmHg和（或）舒张压≥90mmHg。

分类	收缩压（mmHg）		舒张压（mmHg）
正常血压	<120	和	<80
正常高值	120~139	和（或）	80~89
高血压	≥140	和（或）	≥90
1级高血压（轻度）	140~159	和（或）	90~99
2级高血压（轻度）	160~179	和（或）	100~109
3级高血压（重度）	≥180	和（或）	≥110
单纯收缩期高血压	≥140	和	<90

（2）降压药物种类：常用降压药——一线降压药：①利尿剂（氢氯噻嗪、吲达帕胺）；②β受体阻断剂（——洛尔）；③钙通道阻滞剂（CCB）（——地平）；④血管紧张素转换酶抑制剂（ACEI）（——普利）；⑤血管紧张素Ⅱ受体拮抗剂（ARB）

（——沙坦）。

[15～17]

答案：CAB

解析：心力衰竭临床表现，以肺循环淤血及心排血量降低为主要表现：①不同程度的呼吸困难：a. 劳力性呼吸困难；b. 端坐呼吸；c. 夜间阵发性呼吸困难；②咳嗽、咳痰、咯血，急性左心衰发作时可出现粉红色泡沫样痰；③体征：肺——湿性啰音；心脏——奔马律。

心房颤动的心电图表现：①P波消失，代之以小而不规则的基线波动，称为f波，频率约350～600次/分；②心室律极不规则，通常在100～160次/分；③QRS波形态通常正常。

药物治疗：①硫酸吗啡；②洋地黄制剂：常首选毛花苷C（西地兰）③利尿药：应立即选用快作用强利尿药；④血管扩张药：常用制剂有硝酸甘油、硝普钠、酚妥拉明等；⑤氨茶碱；⑥肾上腺皮质激素；⑦多巴胺和多巴酚丁胺。对于并快速型房颤或室上性心动过速所致左房衰应首选毛花苷C，也可酌用β受体阻滞药。

[18～19]

答案：AE

解析：①硝苯地平控释片缓慢恒速或接近迅速释放药物，且每日用药1次，与相应普通制剂相比，用药间隔有所延长；葡萄柚汁影响CYP3A4代谢，同时抑制CYP3M的活性，因此，很多通过CYP3A4代谢的药物与葡萄柚汁同服会引起生物利用度增加，如二氢吡啶类钙通道阻滞剂、免疫抑制剂等，可能会导致其血浓浓度升高。②硝苯地平控释片缓慢恒速或接近迅速释放药物，且每日用药1次，与相应普通制剂相比，用药间隔有所延长；葡萄柚汁影响CYP3A4代谢，同时抑制CYP3M的活性，因此，很多通过CYP3A4代谢的药

物与葡萄柚汁同服会引起生物利用度增加，如二氢吡啶类钙通道阻滞剂、免疫抑制剂等，可能会导致其血浓浓度升高。

[20～22]

答案：DCE

解析：①氨氯地平：每天剂量2.5～10，分服次数：1次。②氯吡格雷推荐剂量为每天75mg，心血管疾病症状不是很明显，可2～3天服一次，就餐结束前与食物同服可减少对胃的刺激程度。③辛伐他汀的用药时间应当在晚间。

[23～25]

答案：BDC

解析：①三药联合：二氢吡啶类钙通道阻滞剂＋ACEI（或ARB）＋噻嗪类利尿剂组成的联合方案最为常用；四药联合：主要用于难治性高血压患者，在三药联合基础上加用第四种药物如β受体阻断剂、螺内酯、可乐定或α受体阻断剂。②α受体阻断剂适用高血压伴前列腺增生患者，也用于难治性高血压患者的治疗。开始用药应在入睡前，以防体位性低血压发生，使用中注意测量坐立位低血压，最好使用控释制剂。体位性低血压禁用。③单硝酸异山梨酯用药初期可能会出现硝酸酯引起的血管扩张性头痛，通常连续使用数日后，症状可消失。

[26～29]

答案：CDEB

解析：①ACEI类尤其适用于伴慢性心衰、心肌梗死后伴心功能不全、糖尿病肾病、非糖尿病肾病、代谢综合征、蛋白尿或微量蛋白尿患者；最常见不良反应为持续性干咳。②他汀类适应证韦高胆固醇血症和以胆固醇升高为主的混合型高脂血症。③高血压患者教育中第二条限盐摄入。

X型题

1. 答案：ABCD

解析：降压药的联合应用：①联合用

药的适应证：2 级高血压和（或）伴有多种危险因素、靶器官损害或临床疾患的高危人群。②联合用药的方法：a. 两药联合——经典联合方案：组合一，ACEI 或 ARB + 噻嗪类利尿剂；组合二，D－CCB + ACEI 或 ARB；组合三，D－CCB + 噻嗪类利尿剂；组合四，D－CCB + β 受体阻滞剂。b. 三药联合的方案：二氢吡啶类钙通道阻滞剂 + ACEI（或 ARB）+噻嗪类利尿剂组成的联合方案最为常用。c. 四药联合的方案——难治性高血压患者。

2. 答案：ACDE

解析：心力衰竭的药物治疗

利尿剂
RAAS 抑制剂 ⎫
β 受体阻断剂 ⎬ 按需要联合用药
正性肌力药物 ⎭

3. 答案：ABE

解析：高血压的治疗药物。

具体药物	适用范围
二氢吡啶类——地平	显著降低高血压患者脑卒中风险。老年高血压、单纯收缩期高血压、伴稳定型心绞痛、冠状动脉或颈动脉粥样硬化及周围血管病患者
ACEI——普利 ARB——沙坦	具有良好的靶器官保护和心血管终点事件预防作用。尤其适用于伴慢性心力衰竭、心肌梗死后伴心功能不全、糖尿病肾病、非糖尿病肾病、代谢综合征、蛋白尿或微量白蛋白尿患者
氢氯噻嗪吲达帕胺	老年高血压、单纯收缩期高血压或伴心力衰竭患者
美托洛尔比索洛尔——选择性 β₁ 受体阻断剂	可降低血压，也可保护靶器官、降低心血管事件风险。尤其适用于伴快速性心律失常、冠心病心绞痛、慢性心力衰竭、交感神经活性增高以及高动力状态的高血压患者
α 受体阻断剂——唑嗪	不作为首选药降压。适用高血压伴前列腺增生患者，也用于难治性高血压患者

4. 答案：ABCDE

解析：冠心病可分为五种临床类型：无症状性心肌缺血型；心绞痛型；心肌梗死型；缺血性心肌病型；猝死型。

5. 答案：ABCD

解析：心房颤动用药注意事项与患者教育：①忘服 1 次华法林，第二天把漏服的华法林和当天的常规剂量一起服用即可。如果漏服数天，就必须按照停药后重新开始服药处理。②开始时需要每周 2 ~ 3 次监测 PT/INR 值，然后每月 1 次，监测其疗效。③使用抗凝治疗时，应尽量避免肌内注射，以避免形成血肿。

6. 答案：CDE

解析：高血压病特殊人群的降压治疗。

特殊人群	首选药物
老年人	CCB、ACEI、ARB、利尿剂或 β 受体阻断剂
儿童青少年	ACEI 或 ARB 和 CCB
妊娠高血压≥150/100mmHg 时应开始药物治疗	硫酸镁（A）——治疗严重先兆子痫的首选药物；甲基多巴（B）、氢氯噻嗪（B）、拉贝洛尔（C）、美托洛尔（C）及硝苯地平（C）

7. 答案：ACDE

解析：稳定型和非稳定型心绞痛治疗药物：

稳定型心绞痛	UA 和 NSTEMI		STEMI
硝酸酯类药、β 受体阻断剂、钙通道阻滞剂、ACEI 或 ARB、他汀类药物	硝酸酯类药物、β 受体阻断剂、钙通道阻滞剂、ACEI 或 ARB、调脂治疗	抗心肌缺血	硝酸酯类药、β 受体阻断剂、ACEI 或 ARB 他汀类药物、无钙通道阻滞剂
抗血小板药物、其他：曲美他嗪，尼可地尔	抗血小板药物（阿司匹林）；ADP 受体阻断剂，如氯吡格雷；血小板糖蛋白Ⅱb/Ⅲa 受体阻断剂）；抗凝治疗		抗血小板药物、抗凝治疗（溶栓后－肝素；未溶栓－低分子肝素）、再灌注心肌－溶栓

8. 答案：BCDE

解析：该题考查血脂异常非药物治疗方法。控制饮食措施除 B、C、D、E 外，还要适当增加蛋白质和碳水化合物的比例。戒烟为"改善生活方式"的要求。

9. 答案：ABCDE

解析：治疗 DVT 的主要目的是预防肺栓塞：①卧床：抬高患肢超过心脏水平，直至水肿及压痛消失。②抗凝——防止血栓增大，a. 肝素；b. 华法林：与肝素重叠用药 4～5 天开始使用；c. 新型抗凝药物：达比加群酯、利伐沙班。③溶栓治疗——仅限于某些较严重的髂股静脉血栓患者。④下腔静脉滤器放置术——预防肺栓塞。

10. 答案：BCDE

解析：高血压联合用药不一定非要给药途径一致，可以口服配合其他方式。

11. 答案：ABCDE

解析：高血压性心脏病主要为血压升高加重心脏负荷，引起左心室肥厚，继而心脏扩大、心律失常和反复心力衰竭发作有关，可以引起冠心病。

12. 答案：ABCD

解析：RAAS 不可以调节人体内的受体比例。

13. 答案：BCDE

解析：HMG－CoA 还原酶抑制剂与其他调脂药（如贝特类、烟酸等）合用时可增加药物不良反应，不宜与环孢素、雷公藤、环磷酰胺、大环内酯类抗菌药以及咪唑类抗真菌药（如酮康唑）等合用。

14. 答案：ABCDE

解析：高脂血症患者应注意的饮食因素。所有选项的说法都正确。

第十一章　神经系统常见疾病

A 型题

1. 答案：E

解析：该题针对"短暂性脑缺血发作的药物治疗"知识点进行考核。对于短暂性脑缺血高危患者应给予有效的抗栓治疗。对 TIA 尤其是反复发生 TIA 的患者应首先考虑选用：①抗血小板药物：a. 肠溶阿司匹林；b. 氯吡格雷；c. 其他药物治疗还包括双嘧达莫（DPA）、噻氯匹定。②抗凝药物对伴发房颤、风湿性二尖瓣病变、人工机械瓣膜的 TIA 患者（感染性心内膜炎除外）建议选用华法林抗凝治疗。③降纤药物：TIA 患者有时存在血液成分改变，如纤维蛋白原含量明显增高或频繁发作，可考虑选用巴曲酶或降纤酶治疗。

2. 答案：D

解析：该题针对"帕金森病的用药注意事项"知识点进行考核。注意药物 - 食物相互作用，肉类蛋白质中某些氨基酸会影响左旋多巴作用，应限制摄入，早中餐低蛋白饮食，以碳水化合物为主；应避免同时进食蛋白质类食物，应隔开 2～3 小时。蚕豆可延长左旋多巴疗效。

3. 答案：D

解析：该题针对"抑郁症的用药注意事项"知识点进行考核。抗抑郁药的合理应用与药学监护：①诊断要确切。②剂量逐步递增，尽可能采用最小有效剂量。如需换药应注意氟西汀需停药 5 周才能换用 MAOIs，其他 SSRIs 需停药 2 周再换用 MAOIs。MAOIs 停 2 周后才能换用 SSRIs。③应尽可能单一用药，应足量、足疗程治疗；当换药治疗无效时，可考虑两种作用机制不同的抗抑郁药联合使用。④对抑郁症应实施全程治疗，急性期治疗至少 3 个月；其中症状完全消失者进入巩固期治疗 4～9 个月，尽量使用原有效药物和原有效剂量；复发病例在巩固期后视复发次数和频度还应进行 1～5 年的维持期治疗。⑤各种抗抑郁药均不宜与 MAOIs 类药物联合使用。⑥5 - 羟色胺综合征主要发生在 SSRIs 与单胺氧化酶抑制剂合用时。⑦SSRI 可通过乳汁分泌而影响婴儿，对妊娠或准备怀孕的妇女及哺乳期妇女慎用；对重度肾功能不全患者慎用；肝硬化者单次服用 SSRI 后，几乎所有 SSRI 的血浆半衰期均延长 1 倍，尤其老年人血药浓度更高。因此肝病患者宜减少 SSRI 剂量与使用频率。⑧SSRIs 停药后出现戒断症状顺序依次为：氟伏沙明和帕罗西汀＞西酞普兰＞舍曲林＞氟西汀。

4. 答案：B

解析：该题针对"癫痫的药物治疗"知识点进行考核。应依发作类型及以前用药及疗效情况选择抗癫痫药物。①局灶性发作：卡马西平（或奥卡西平）、丙戊酸钠、托吡酯、拉莫三嗪、左乙拉西坦等。②全面性发作：丙戊酸钠、卡马西平、苯妥英钠、苯巴比妥、托吡酯、拉莫三嗪、左乙拉西坦等。

5. 答案：B

解析：PD 治疗药物选择：①老年前期（＜65 岁）患者，且不伴认知障碍：a. 复方左旋多巴一般在其他 5 种药治疗效果不佳时加用。b. 如果出现认知功能减退，或因特殊工作之需，需要显著改善运动症状，复方左旋多巴也可作为首选。②老年（≥65 岁）患者，或伴认知障碍：首选复方左旋多巴，必要时可加用其他 5 种。③注意：老年男性患者尽可能不用苯海索，除非是有严重震颤并明显影响日常生活能力的患者。

6. 答案：C

解析：治疗失眠症的药物：

类别	代表药物	特点
（1）苯二氮䓬类受体激动剂（BZRAs）	①苯二氮䓬类药物（BZDs）：硝西泮、氯氮䓬（利眠宁）、艾司唑仑（舒乐安定）	亦可用于焦虑症
	②非苯二氮䓬类药物（non - BZDs）：唑吡坦、唑吡坦控释剂、佐匹克隆、右佐匹克隆、扎来普隆	①仅有单一的催眠作用，无肌松弛和抗惊厥作用；②半衰期短，一般不产生日间困倦，是目前推荐为治疗失眠的一线药物
（2）褪黑素和褪黑素受体激动剂	雷美尔通（催眠）、阿戈美拉汀（催眠和抗抑郁）	不良反应很小，可在老年人群中使用，也用于倒时差；雷美尔通已获准长期治疗失眠
（3）具有催眠效果的抗抑郁药物	多塞平、米氮平、SSRIs（如帕罗西汀）	如：唑吡坦和帕罗西汀联用可以快速缓解失眠症状，同时协同改善抑郁和焦虑症状

7. 答案：A

解析：脑出血：

	脑出血（ICH）——脑实质内出血	原发性蛛网膜下腔出血（SAH）
常见病因	高血压、脑淀粉样血管病、脑动静脉畸形、动脉瘤、血液病等	颅内动脉瘤（50% ～85%），其次为脑血管畸形

续表

	脑出血（ICH）——脑实质内出血	原发性蛛网膜下腔出血（SAH）
诱因	剧烈的运动或情绪波动、用力排便、饱餐、饮酒等	
临床表现	突发出现局灶性神经功能缺损症状。脑淀粉样血管病引起的出血常具反复性和多发性	突发剧烈头痛，持续不能缓解或进行性加重。主要并发症包括：再出血、脑血管痉挛、脑积水等

检查	脑出血（ICH）	原发性蛛网膜下腔出血（SAH）
头颅CT	最有效、最迅速的诊断方法	首选方法，动态 CT 检查有助于了解出血的吸收情况
腰穿	没有条件或不能进行CT 扫描者，协助诊断脑出血，但应慎重，以免诱发脑疝	出血量少或距起病时间较长临床可疑诊断时需要行腰穿检查。
DSA	是确诊颅内动脉瘤最有价值的方法。	

8. 答案：B

解析：①抑郁症可见于任何年龄阶段，好发年龄在 20 ～50 岁，平均发病年龄约为 40 岁。该病具有高发病、高复发、高致残的特点。②抑郁症的发生与遗传、生物化学、心理、社会和环境等多种因素有关，其发病机制至今尚未完全清楚。及时恰当的治疗能提高抑郁症的临床治愈率。③心境低落是核心，晨重夜轻有规律；思维迟缓言语少，反应迟钝难交流；认知损害学习难，近事记忆有减退；意志活动被抑制，木僵状态较严重；睡眠障碍体重减，躯体症状多伴随。

9. 答案：B

解析：癫痫持续状态的治疗——紧急处理：①院前急救：抽搐期——防摔、防咬、防误吸、防窒息；②送医院抢救——控制癫痫发作；③药物选择：首选地西泮静脉注射，每分钟不超过 2 ～5mg。也可用苯妥英钠静脉注射。④原则：一次用足够剂量达到完全控制发作的目的，切忌少量多次重复用药。

10. 答案：A

解析：改善认知功能的药物治疗：

类别	药物	用药选择
胆碱酯酶抑制剂	多奈哌齐	用于轻至重度 AD 患者
	卡巴拉汀	用于 AD 和帕金森病的轻至中度痴呆症
	加兰他敏	用于早期 AD 患者
非竞争性 N－甲基天冬氨酸受体（NM-DA）拮抗剂	美金刚	美金刚单药或与多奈哌齐合用对中至重度 AD 患者有一定疗效

11. 答案：B

解析：急性脑梗死的溶栓治疗时间窗最多达到 4.5 小时左右；甘油果糖是一种相对缓慢的脱水剂，它的效果没有甘露醇来得快，但对肾功能损害要小得多，但价格也相对贵很多，临床上甘露醇的应用还是首选；不可以在使用溶栓药的同时联合使用阿司匹林；也不能在使用溶栓药的同时联合使用抗凝药。

12. 答案：C

解析：老年失眠患者推荐使用 non－BZDs 或褪黑素受体激动剂。

13. 答案：A

解析：苯海索为抗胆碱药。

14. 答案：B

解析：克灭鼠可以引起人体出现鼻出血、便血、尿血及凝血时间延长。

15. 答案：E

解析：该题针对"缺血性脑血管病"知识点进行考核。急性缺血性卒中溶栓治疗的时间窗非常短暂（3 小时），在时间窗内迅速明确诊断，没有禁忌证者应予溶栓治疗，极大降低致残率。

16. 答案：E

解析：该题针对"缺血性脑血管病"知识点进行考核。分期治疗策略：①急性期：急性缺血性卒中溶栓治疗的时间窗非常短暂（3 小时），在时间窗内迅速明确诊断，没有禁忌证者应予溶栓治疗，极大降低致残率。腔隙性脑梗死不宜脱水，主要是改善循环；大、中梗死应积极抗脑水肿降颅压，防止脑疝形成。在一般内科支持治疗的基础上，可酌情选用改善脑循环、脑保护、抗脑水肿降颅压等措施。②恢复期：以康复锻炼、改善功能为目标，并进行心脑血管疾病的二级预防。③后遗症期：护理和功能代偿，并进行心脑血管疾病的二级预防。

17. 答案：A

解析：该题针对"缺血性脑血管病"知识点进行考核。预防胜于治疗：①一级预防：指未发生卒中前预防卒中的发生，需要有健康生活方式、运动，控制糖尿病、高血压和血脂异常及代谢综合征，给予他汀类与小剂量阿司匹林。②二级预防：指发生卒中后预防复发。在一级预防的基础上，对颈动脉狭窄、软斑块形成的患者建议专科就诊；缺血性卒中约 20% 是心源性栓塞，有效控制房颤可以预防卒中的发生；其他因素如高同型半胱氨酸血症、口服避孕药及高凝危险因素都与脑卒中有关，应注意干预。

18. 答案：C

解析：该题针对"出血性脑血管病"知识点进行考核。脑出血是指原发性非外伤性脑实质内出血，也称出血性脑卒中。发病率为 60～80/（10 万人/年），在西方国家约占卒中的 10%～15%，在我国可占到 20%～30%。急性期病死率为 30%～40%，是急性脑血管病中最高的。在脑出血中，大脑半球出血约占 80%，脑干和小脑出血约占 20%。

19. 答案：E

解析：该题针对"帕金森病"知识点

进行考核老年（≥65 岁）患者，或伴认知障碍：首选复方左旋多巴，必要时可加用 DR 激动剂、MAO－B 抑制剂或 COMT 抑制剂。老年男性患者尽可能不用苯海索，除非是有严重震颤并明显影响日常生活能力的患者。

20. 答案：D

解析：该题针对"痴呆"知识点进行考核。常用的胆碱酯酶抑制剂有 3 种：①多奈哌齐；②卡巴拉汀；③加兰他敏。石杉碱甲也属于胆碱酯酶抑制剂，但教材没有重点介绍，简单了解。

21. 答案：D

解析：该题针对"痴呆"知识点进行考核。痴呆患者及照料者教育：①解释 AD 的病程。目前针对 AD 尚无有效的治疗办法，改善认知功能的药物仅能改善症状，维持功能，并不能改变疾病进程和结局。②对痴呆患者的照顾和调整日常生活方式非常重要。a. 患者的日常行为管理应该具体量化，通过锻炼、平衡膳食、减少应激来促进脑健康；减少患者走失和迷路风险；告知患者和家属其驾驶危险。让患方了解疾病全貌和预后，鼓励患者预立医疗自主计划，帮助制订实际可行的照护目标。针对护理、支持资源、财务和法律问题，为患方提供建议。b. 改善功能措施：改变行为方式定时如厕，对尿失禁患者定时提醒排尿；分级护理支持对日常活动尽可能的不予帮助，以提高患者的独立性。c. 针对有问题的行为，用餐和沐浴时放音乐，行走和小量的运动锻炼，用录像和录音磁带模拟家属的出现，宠物疗法，在患者可以理解的水平说话，使用肢体语言，维持环境光线明亮、避免过多噪音。③服药，卡巴拉汀需要于早晨和晚上与食物同服。④若出现 1 次漏服改善认知功能的药物，请尽快补上，但若接近下次服药时间，则

无需补服。美金刚避免与金刚烷胺、氯胺酮和右美沙芬同时使用。⑤若出现眩晕、晕厥、头痛、思维混乱等症状，需向医生汇报。

22. 答案：A

解析：该题针对"抑郁症"知识点进行考核。帕罗西汀是临床上治疗焦虑症最广泛的一种药物。SSRIs 能减轻焦虑或焦虑伴发的抑郁症状，尤其适用于老年人。

23. 答案：A

解析：该题针对"失眠症"知识点进行考核。长期应用苯二氮䓬类药物不能突然停止使用，因为存在症状反弹和戒断综合征的风险。

24. 答案：B

解析：该题针对"失眠症"知识点进行考核。原发性失眠首选短效 BZRAs，如唑吡坦、佐匹克隆、右佐匹克隆和扎来普隆。

B 型题

[1～3]

答案：BAE

解析：国外抑郁症药物治疗规范，一般推荐 SSRIs、SNRIs 及 NaSSAs 作为一线药物。

类别	代表药物	特点
三环类药物（TCAs）	丙米嗪、阿米替林、氯米帕明、多塞平	有抗胆碱能、心血管和镇静等不良反应
选择性 5－羟色胺再摄取抑制剂（SSRIs）	帕罗西汀、舍曲林、氟伏沙明、西酞普兰	是全球范围内公认的一线抗抑郁药物。SSRIs 的共性有：①广谱性；②高效性；③起效缓；④依从性好；⑤安全性高
5－羟色胺和去甲肾上腺素再摄取抑制剂（SNRI）	文拉法辛和度洛西汀	对 SSRI 无效的严重抑郁症患者也有效。疗效与剂量有关

续表

类别	代表药物	特点
NE 和特异性 5-HT 能抗抑郁药（NaSSAs）	米氮平	尤其适用于治疗伴有睡眠障碍或焦虑障碍的抑郁症。最常见不良反应是体重增加，可引起胆固醇升高
5-羟色胺受体拮抗和再摄取抑制剂（SARI）	曲唑酮	适用于各种轻、中度抑郁发作，重度抑郁效果稍逊
有单胺氧化酶抑制作用的天然药物	路优泰	不能和其他抗抑郁药同时应用
单胺氧化酶抑制剂（MAO-Is）	吗氯贝胺	

[4~5]

答案：DE

解析：缺血性脑卒中药物治疗及合理使用：①脱水治疗：甘露醇、呋塞米、甘油果糖、皮质类固醇激素、七叶皂苷钠；②溶栓治疗：阿替普酶（rt-PA）；③抗血小板制剂：阿司匹林；④抗凝治疗：普通肝素和低分子肝素；⑤降纤治疗：不宜溶栓者使用，巴曲酶、降纤酶；⑥中药治疗：丹参、川芎嗪、三七、葛根素等；⑦神经保护剂：胞二磷胆碱、依达拉奉、丁基苯酞、钙通道阻滞剂。

[6~8]

答案：ADC

解析：帕金森病：常用 PD 治疗药物（6 种）：

药物	适应证	注意事项
促多巴释放剂：金刚烷胺	少动、强直、震颤，伴异动症	减量宜慢，突然停药会导致病情恶化，不宜晚上服用。哺乳期妇女禁用

续表

药物	适应证	注意事项
复方左旋多巴	对震颤、肌强直、运动迟缓均有效	易诱发致残性运动并发症（症状波动、异动），不宜突然停药。活动性消化道溃疡慎用，闭角型青光眼、精神病患者禁用
多巴胺受体激动剂：普拉克索		单独使用疗效不如 L-dopa
MAO-B 抑制剂：司来吉兰	早期轻度症状	胃溃疡患者慎用，应避免与 5-羟色胺再摄取抑制剂合用
COMT 抑制剂：恩托卡朋	L-dopa 治疗伴发疗效减退、症状波动的患者，无症状波动的 PD 患者改善生活质量，延缓症状波动发生	
抗胆碱能药：苯海索	年轻、症状突出的患者	如果加用左旋多巴，需隔开 2~3 小时，停药时逐渐减量

[9~10]

答案：CB

解析：癫痫首选药物：①持续状态：地西泮静注；②大发作：苯妥英钠；③小发作：乙琥胺；④大发作＋小发作（混合型）：丙戊酸钠；⑤精神运动发作：卡马西平；⑥三叉神经痛：卡马西平。

[11~12]

答案：AA

解析：该题针对"癫痫"知识点进行考核。常用口服抗癫痫药物包括：①一线抗癫痫药物：卡马西平、丙戊酸钠、苯妥英钠等；②二线抗癫痫药物：奥卡西平、托吡酯、拉莫三嗪、左乙拉西坦等。当药物控制不佳或其他特殊癫痫综合征可请神经外科会诊。

[13~16]

答案：BADE

解析：该题针对"焦虑症"知识点进

行考核。艾司唑仑属于苯二氮䓬类药物；丁螺环酮属于5－HT$_{1A}$受体部分激动剂；阿米替林属于三环类药物；舍曲林属于选择性5－羟色胺再摄取抑制剂；度洛西汀属于5－羟色胺和去甲肾上腺素再摄取抑制剂。

[17～18]

答案：EC

解析：该题针对"抑郁症"知识点进行考核。抗抑郁症药根据化学结构及作用机制可分为以下几类：①非选择性5－HT和NA再摄取抑制剂：由于这些药物结构中都有2个苯环和1个杂环，故统称为三环类抗抑郁症药，如丙米嗪、阿米替林、多塞平、氯米帕明等。②选择性去甲肾上腺素再摄取抑制剂：如地昔帕明、马普替林、米安色林、去甲替林、普罗替林、阿莫沙平等。③选择性5－HT再摄取抑制剂：如氟西汀、帕罗西汀、舍曲林、西酞罗帕、氟伏沙明等。④单胺氧化酶抑制剂：如吗氯贝胺、托洛沙酮、苯乙肼、异卡波肼、反苯环丙胺等。⑤5－羟色胺和去甲肾上腺素重摄取双重抑制剂：如度洛西汀和米那普仑。

C 型题

[1～3]

答案：BBE

解析：本组题针对"脑出血的临床表现和治疗方法"知识点进行考核。①该患者既往高血压病史，有情绪激动的诱因，发病急，表现为突发局灶性神经功能缺损症状（言语不清，左侧肢体无力，左侧巴宾斯基征阳性），伴血压增高、意识障碍，符合脑出血的诊断。②脑出血患者应首先降低颅内压，防止发生脑疝。降低颅内压首先以高渗脱水药为主，如甘露醇或甘油果糖、甘油氯化钠等。③脑出血时不急于降血压，应先降颅内压，再根据血压情况决定是否进行降血压治疗。

[4～6]

答案：ADB

解析：该题针对"痛风临床表现、药物选用"知识点进行考核。①急性痛风性关节炎的临床表现：有药物、饮酒和饮食等诱因。临床特点为起病急，病情重、变化快，多以单关节非对称性关节炎为主常在夜间发作。关节出现红、肿、热、痛和功能障碍，疼痛剧烈，第一跖趾关节为最常见发作部位，该患者的临床表现符合急性痛风性关节炎的诊断。②秋水仙碱治疗急性痛风的首选药物。别嘌醇痛风急性期禁用，因其不仅无抗炎镇痛作用，而且会使组织中的尿酸结晶减少和血尿酸下降过快，促使关节内痛风石表面溶解，形成不溶性结晶而加重炎症反应，引起痛风性关节炎急性发作。痛风急性发作者不宜服用苯溴马隆，以防发生转移性痛风。痛风急性发作期禁用丙磺舒，因其无镇痛和抗炎作用。③对痛风伴有剧痛者首选对乙酰氨基酚、吲哚美辛或双氯芬酸，次选布洛芬或尼美舒利。

[7～8]

答案：AD

解析：①癫痫临床基础：发病年龄有两个高峰，分别为10岁以前和60岁以后。根据大脑双侧还是单侧受累分为全面性发作和部分性发作。昼夜脑电图监测有助于诊断和分型。a. 全面性发作；b. 部分性发作：可有失神发作（短暂意识丧失、停止活动、颤动、手持物品跌落），肌肉失去张力或痉挛、体感异常等。c. 癫痫持续状态：连续发作超过5分钟。1岁以内及65岁以上发病率最高。d. 并发症。②癫痫药物治疗：失神发作可选用的抗癫痫药物有：丙戊酸钠、乙琥胺。③癫痫首选药物：a. 持续状态：地西泮静注；b. 大发作：苯妥英钠；c. 小发作：乙琥胺；d. 大发作＋小发作（混合型）：丙戊酸钠；e. 精神运动发作：卡马西平；f. 三叉神经痛：卡马西平。

[9~10]

答案：AB

解析：帕金森病临床表现：①震颤——静止性震颤，搓丸样。②肌强直——齿轮样或铅管样。③运动迟缓——启动困难、运动缓慢和随意动作减少，表现为面具脸、坐位起立困难、发音困难、构音障碍和吞咽困难等。④步态异常——帕金森病最突出的表现"慌张步态"。⑤平衡障碍——中晚期的症状。⑥非运动症状——如便秘、血压低、认知损害、抑郁、睡眠障碍、麻木、疼痛、不安腿综合征等。⑦随着疾病进展，日常生活能力显著丧失而严重致残，终至卧床不起，死因常为吸入性肺炎、跌倒骨折等并发症。

帕金森病治疗药物选择：①老年前期（<65 岁）患者，且不伴认知障碍：a. 复方左旋多巴一般在其他 5 种药治疗效果不佳时加用。b. 如果出现认知功能减退，或因特殊工作之需，需要显著改善运动症状，复方左旋多巴也可作为首选。②老年（≥65 岁）患者，或伴认知障碍：首选复方左旋多巴，必要时可加用其他 5 种。③注意：老年男性患者尽可能不用苯海索，除非是有严重震颤并明显影响日常生活能力的患者。

X 型题

1. 答案：ABCDE

解析：缺血性脑卒中药物治疗及合理使用：①脱水治疗：甘露醇、呋塞米、甘油果糖、皮质类固醇激素、七叶皂苷钠；②溶栓治疗：阿替普酶（rt‑PA）；③抗血小板制剂：阿司匹林；④抗凝治疗：普通肝素和低分子肝素；⑤降纤治疗：不宜溶栓者使用，巴曲酶、降纤酶；⑥中药治疗：丹参、川芎嗪、三七、葛根素等；⑦神经保护剂：胞二磷胆碱、依达拉奉、丁基苯酞、钙通道阻滞剂。

2. 答案：ABCDE

解析：癫痫的治疗：①常用药物：a. 一线抗癫痫药物：卡马西平、丙戊酸钠、苯妥英钠、苯巴比妥等。b. 二线抗癫痫药物：奥卡西平、托吡酯、拉莫三嗪、左乙拉西坦等。②依发作类型及以前用药及疗效情况选择抗癫痫药物：a. 全面性发作：一线 + 二线；b. 灶性发作：一线 + 二线—二苯。

3. 答案：ABCDE

解析：脑出血急性期治疗。①治疗原则：脱水降颅压，减轻脑水肿；调整血压，防止继续出血；加强护理，防治并发症；促进神经功能恢复。②治疗措施：a. 一般治疗；b. 降低颅内压，减轻脑水肿；c. 调整血压；d. 亚低温治疗；e. 防治并发症；f. 外科治疗；g. 康复治疗。③一般治疗：a. 安静卧床，床头抬高，保持呼吸道通畅，定时翻身，拍背，防止肺炎、压疮。b. 对烦躁不安者或癫痫者，应用镇静、止痉和止痛药。c. 头部降温，用冰帽或冰水以降低脑部温度，降低颅内新陈代谢，有利于减轻脑水肿及颅内高压。④调整血压：不急于降血压，应先降颅内压。一般不应使用降血压药物，尤其是强力降压剂。对严重高血压的处理应比脑梗死积极。⑤降低颅内压：a. 脱水剂；b. 利尿剂。⑥注意热量补充和水、电解质及酸碱平衡。⑦其他：冬眠低温疗法、巴比妥治疗、激素治疗、神经营养药物的应用、防治并发症等。

4. 答案：ABCD

解析：癫痫一般治疗原则：①应依发作类型及以前用药及疗效情况选择抗癫痫药物：a. 全面性发作：一线 + 二线；b. 灶性发作：一线 + 二线—二苯。②遵循单药治疗原则。③小剂量起始，滴定增量，长期规律用药；有条件应测定药物的血浆浓度。④药物选择个体化：a. 育龄期妇女酌情选用卡马西平（或奥卡西平）、拉莫三嗪；b. 孕前 3 个月和孕初 3 个月每日加用叶酸 5mg；c. 肝功能损害慎用丙戊酸钠（每月测肝功能）；d. 过敏体质患者慎用卡马西平、奥卡西平、拉莫三嗪等。⑤逐渐停药，停药的过程为半年至 1 年。

5. 答案：ABDE

解析：帕金森病药物治疗原则——"low" 和 "slow" 原则：①药物治疗的目标是延缓疾病进展，尽可能延长症状控制的年限。②疾病早期可适当暂缓用药。如疾病影响患者的日常生活和工作能力，则应开始症状性治疗。③药物治疗坚持"low" 和 "slow" 原则，从小剂量开始，缓慢滴定增量。

6. 答案：ABCD

解析：该题针对"出血性脑血管病"知识点进行考核。脑出血急性期绝对卧床休息，定期翻身，防止压疮；翻身时注意保护头部，动作轻稳，以免加重出血，抬高床头 15°～30°，以减少脑部血流量，减轻脑水肿；要保持瘫痪肢体功能位；保证患者安静休息，严格控制探视人员。

7. 答案：ACE

解析：该题针对"癫痫"知识点进行考核。常用口服抗癫痫药物包括：①一线抗癫痫药物：卡马西平、丙戊酸钠、苯妥英钠等；②二线抗癫痫药物：奥卡西平、托吡酯、拉莫三嗪、左乙拉西坦等。

8. 答案：ABE

解析：该题针对"癫痫"知识点进行考核。应依发作类型及以前用药及疗效情况选择抗癫痫药物。①局灶性发作：卡马西平（或奥卡西平）、丙戊酸钠、托吡酯、拉莫三嗪、左乙拉西坦等。②全面性发作：丙戊酸钠、卡马西平、苯妥英钠、苯巴比妥、托吡酯、拉莫三嗪、左乙拉西坦等。

9. 答案：ABC

解析：该题针对"帕金森病"知识点进行考核。预防：一级预防：避免接触杀虫剂、锰、一氧化碳等；防止脑动脉硬化，治疗高血压、糖尿病和高脂血症；避免或减少应用奋乃静、利血平、氯丙嗪等药物。二级预防：早期发现、早期诊断、早期治疗。三级预防：运动可防止和推迟关节强直和肢体挛缩，注意体位性低血压，晚期卧床患者防止关节固定、压疮、坠积性肺炎。

10. 答案：ABCDE

解析：该题针对"抑郁症"知识点进行考核。抑郁发作临床以心境低落、思维迟缓、认知功能损害、意志活动减退和躯体症状为主。

11. 答案：ABC

解析：该题针对"抑郁症"知识点进行考核。

12. 答案：ABCDE

解析：该题针对"抑郁症"知识点进行考核。选项中的说法均正确。

第十二章 消化系统常见疾病

A 型题

1. 答案：E

解析：三联疗法为四联疗法方案中去除铋剂，根除 Hp 治疗的四联疗法有：①PPI + 克拉霉素 + 阿莫西林 + 铋剂。②PPI + 克拉霉素 + 甲硝唑 + 铋剂。

2. 答案：B

解析：阿仑膦酸钠适用于治疗绝经后妇女的骨质疏松症，以预防髋部和脊柱骨折（椎骨压缩性骨折），也适用于男性骨质疏松症以增加骨量。

3. 答案：D

解析：四联疗法，是指胶体铋剂 + 三种抗生素的治疗方案。常用的药物组合及用量如下：①枸橼酸铋钾 240mg + 阿莫西林 750mg + 甲硝唑 400mg + 奥美拉唑 20毫克；②枸橼酸铋钾 240mg + 红霉素 500mg + 甲硝唑 400mg + 奥美拉唑 20mg；③枸橼酸铋钾 240mg + 四环素 500mg + 甲硝唑 400mg + 奥美拉唑 20mg。7 ~ 14 日为 1 个疗程，一个疗程结束后要继续单独服用枸橼酸铋钾 6 周，剂量和用法同前。注意阿莫西林要皮试（阿莫西林为青霉素类广谱抗生素）。

4. 答案：C

解析：该题针对"消化性溃疡"知识点进行考核。致消化性溃疡的攻击因子。

胃酸与胃蛋白酶	胃酸分泌增加，起到关键作用
Hp 感染	是最主要的病因，约 90% 的 DU 和 80% GU 均由 Hp 感染所致
药物	非甾体抗炎药、糖皮质激素、某些抗肿瘤药、口服铁剂或氯化钾等可直接损害黏膜屏障，氯吡格雷延缓溃疡的愈合
应激	严重创伤、大手术、大面积烧伤、颅脑病变等引起胃黏膜缺血、缺氧
其他	十二指肠内容物反流、吸烟、酒精

5. 答案：E

解析：RE 患者需要强力抑酸治疗。

6. 答案：E

解析：该题针对"消化性溃疡"知识点进行考核。抗消化性溃疡的常规治疗主张联合用药。

7. 答案：C

解析：该题针对"消化性溃疡"知识点进行考核。黏膜保护剂：具有增强黏膜抗损伤能力和加速溃疡愈合的作用，有前列腺素类似物（米索前列醇、恩索前列素等）、吉法酯（每片 400mg 中含吉法酯 50mg 和铝硅酸镁 50mg）、替普瑞酮、瑞巴派特、铋盐等。铋盐（枸橼酸铋钾、胶体果胶铋）在酸性环境下能与溃疡基底膜坏死组织上的蛋白质结合，形成一层保护膜覆盖于溃疡表面，并有杀伤 Hp、抑制 Hp 分泌的酶的作用。米索前列醇用于 NSAIDs 引起的胃黏膜损害，但腹泻、腹痛、呕吐等胃肠道不良反应使得许多患者难以耐受，所以对于必须长期服用阿司匹林的患者首选同时服用 PPI。

8. 答案：E

解析：该题针对"抗消化性溃疡药物的类别"知识点进行考核。三硅酸镁属于抗酸药，具有中和或吸附胃酸的作用，不属于抑酸剂。丙谷胺为胃泌素受体阻断剂，哌仑西平为胆碱受体阻断剂，西咪替丁为组胺 H_2 受体阻断剂，奥美拉唑为质子泵抑制剂（D）。

9. 答案：E

解析：该题针对"胆石症和胆囊炎"知识点进行考核。不针对胆石症或慢性胆囊炎长期服用中药或溶石药物。

10. 答案：A

解析：该题针对"胆石症和胆囊炎"知识点进行考核。B 超检查发现胆囊息肉（gallbladder polyps）很常见，通常患者无症状。多数为胆固醇结晶，少数为胆囊腺瘤，有发展为胆囊癌的风险。处理原则：当胆囊息肉直径超过 8mm 时，建议看外科。小胆囊息肉每年 B 超随诊，不必用药。

11. 答案：E

解析：消化性溃疡攻击因子：

胃酸与胃蛋白酶	胃酸分泌增加，起到关键作用
Hp 感染	是最主要的病因，约 90% 的 DU 和 80% GU 均由 Hp 感染所致
药物	非甾体抗炎药、糖皮质激素、某些抗肿瘤药、口服铁剂或氯化钾等可直接损害黏膜屏障，氯吡格雷延缓溃疡的愈合
应激	严重创伤、大手术、大面积烧伤、颅脑病变等引起胃黏膜缺血、缺氧
其他	十二指肠内容物反流、吸烟、酒精

12. 答案：B

解析：法莫替丁主要剂型有片剂、胶囊剂、注射剂等。为组织胺 H_2 受体拮抗剂，能够抑制胃酸分泌。适用于胃及十二指肠溃疡、反流性食管炎、上消化道出血、卓 - 艾综合征等。不属于质子泵抑制剂。

13. 答案：E

解析：奥美拉唑，主要用于十二指肠溃疡和卓 - 艾综合征，也可用于胃溃疡和反流性食管炎；静脉注射可用于消化性溃疡急性出血的治疗。与阿莫西林和克林霉素或与甲硝唑与克拉霉素合用，以杀灭幽门螺杆菌。选用奥美拉唑最为合适。

14. 答案：A

解析：胶体铋对 Hp 有杀灭作用。前列腺素能抑制胃酸分泌，其抑酸的程度与应用的剂量成正比，对基础和刺激后胃酸分泌均有抑制作用。替普瑞酮是萜烯（teprene）的衍生物。主要适用于急性胃炎及慢性胃炎急性加重期，胃溃疡。吉法酯可以提高胃黏膜组织内前列腺素浓度。

15. 答案：D

解析：胃溃疡上腹部压痛点在中线偏左。

16. 答案：E

解析：十二指肠溃疡主要临床表现为上腹部疼痛，可为钝痛、灼痛、胀痛或剧痛，也可表现为仅在饥饿时隐痛不适。典型者表现为轻度或中度剑突下持续性疼痛，可被制酸剂或进食缓解。临床上约有 2/3 的疼痛呈节律性：早餐后 1 ~ 3 小时开始出现上腹痛，如不服药或进食则要持续至午餐后才缓解。食后 2 ~ 4 小时又痛，进餐后可缓解。约半数患者有午夜痛，患者常可痛醒。节律性疼痛大多持续几周，随着缓解数月，可反复发生。

17. 答案：E

解析：三硅酸镁在医药上用于制<u>抗酸药</u>，能中和胃酸和保护溃疡面，作用缓慢而持久，用于缓解胃酸过多引起的胃痛、胃灼热感（烧心）、反酸。

18. 答案：B

解析：感染的幽门螺杆菌没有彻底清除为最主要原因。

19. 答案：A

解析：该题考查胃黏膜保护剂品种。硫糖铝可中和胃酸，属于传统的抗酸剂；硫糖铝具有黏膜保护作用，近年主要用作胃黏膜保护剂。前列腺素类似物（米索前列醇、恩前列素等）、替普瑞酮、瑞巴派特等新的黏膜保护剂具有增强黏膜抗损伤能力和加速溃疡愈合的作用，均不属于抗酸剂。

20. 答案：D

解析：胶体果胶铋服药期间本品可使大便呈黑褐色。

21. 答案：C

解析：丙谷胺又叫丙谷酰胺，属抗酸药及治疗消化性溃疡病药。

22. 答案：E

解析：消化性溃疡治疗主张联合用药。

23. 答案：D

解析：幽门螺杆菌是导致消化性溃疡的最主要病因。

B 型题

[1~3]

答案：ACE

解析：该题针对"消化性溃疡"知识点进行考核。抗酸药及胃黏膜保护剂：①抗酸药：多为弱碱性药物，可即刻中和或吸附胃酸，减轻疼痛（如碳酸氢钠、三硅酸镁）；同时还具有黏膜保护作用（如氢氧化铝、铝碳酸镁等）。抗酸药通常作为对症药物短期服用，多在上腹痛前、腹痛时；铝碳酸镁还能够可逆性结合胆酸，可用于胆汁反流性损害（晚上服）。②黏膜保护剂：具有增强黏膜抗损伤能力和加速溃疡愈合的作用，有前列腺素类似物（米索前列醇、恩索前列素等）、吉法酯（每片400mg 中含吉法酯 50mg 和铝硅酸镁50mg）、替普瑞酮、瑞巴派特、铋盐等。铋盐（枸橼酸铋钾、胶体果胶铋）在酸性环境下能与溃疡基底膜坏死组织上的蛋白质结合，形成一层保护膜覆盖于溃疡表面，并有杀伤 Hp、抑制 Hp 分泌的酶的作用。米索前列醇用于 NSAIDs 引起的胃黏膜损害，但腹泻、腹痛、呕吐等胃肠道不良反应使得许多患者难以耐受，所以对于必须长期服用阿司匹林的患者首选同时服用PPI。③复方制剂：多种抗酸剂和黏膜保护剂组成复方药物。属于新型黏膜保护剂的是瑞巴派特。

[4~5]

答案：CA

解析：该题针对"消化性溃疡"知识点进行考核。①解除平滑肌痉挛和镇痛：阿托品一次 0.5mg 皮下注射，必要时 4~6小时给予 1 次；或口服溴丙胺太林一次15~30mg，1 日 3 次；或曲美布汀一次100mg，一日 3 次。②传统的抗酸剂如硫糖铝等，除中和胃酸外，尚具有黏膜保护作用，且价廉和不良反应少，口服一次 1g，1 日 3~4 次，餐前 1 小时服用。

[6~9]

答案：BEDA

解析：枸橼酸铋钾服药期内口中可能带有氨味，并可使舌、粪染成黑色；也有报道出现恶心等消化道症状，但停药后即消失。硫糖铝不良反应较常见的是便秘；少见或偶见的有腰痛、腹泻、眩晕、昏睡、口干、消化不良、恶心、皮疹、瘙痒以及胃痉挛。西咪替丁长期服用，可引起男性乳房女性化、男性勃起功能障碍。米索前列醇主要不良反应为稀便或腹泻，发生率约为8%，大多数不影响治疗。其他可有轻微短暂的恶心、头痛、眩晕和腹部不适。

[10~12]

答案：EAC

解析：宜于餐后 1~2 小时服用的抗酸药是三硅酸镁，每日用用 1 次的抑酸药是奥美拉唑，宜于餐前 0.5 ~ 1 小时服用的胃黏膜保护药是枸橼酸铋钾。

[13 ~ 16]

答案：ECDB

解析：大出血：柏油样便，面色苍白、血压下降；穿孔：上腹部剧痛，腹膜刺激征阳性；幽门梗阻：反复发作性呕吐，呕吐物有隔夜食物；癌变：疼痛性质改变，明显消瘦、贫血。

[17 ~ 20]

答案：ADCB

解析：氢氧化铝有便秘作用，故长期便秘者应慎用。哌仑西平有轻度口干、眼睛干燥及视力调节障碍等轻微副作用，停药后症状即消失。雷尼替丁可引起突发性的心律不齐、心动过缓、心源性休克及轻度的房室阻滞。一般情况下，没有先兆。虽然对胆碱能神经介质比较敏感的病人可能有预兆，但对于危重病人，服用雷尼替丁需要进行心脏功能监护或同时服用阿托品以预防。枸橼酸铋钾服药期内口中可能带有氨味，并可使舌、粪染成黑色；也有报道出现恶心等消化道症状，但停药后即消失。

[21 ~ 24]

答案：BACE

解析：抗酸药宜餐后 1 ~ 2 小时服用，组胺 H_2 受体拮抗剂多提倡睡前服用，胃黏膜保护药空腹或餐前 0.5 ~ 1 小时服用，胃泌素受体阻断剂餐前 15 分钟给药。

C 型题

[1 ~ 3]

答案：ECA

解析：（1）胃溃疡临床表现

典型表现——上腹痛	①慢性病程（达数年至数十年）；②复发性：反复发作，常有季节性（秋冬及冬春之交）；③节律性：DU 常表现为饥饿痛（两餐之间出现上腹痛，持续至下餐进餐后缓解）、夜间痛或清晨痛；GU 表现为餐后痛（餐后约 1 小时出现，持续 1 ~ 2 小时后缓解）
不典型表现	无规律上腹隐痛或不适，仅为消化不良症状，可伴上腹胀、灼热、恶心等；部分患者可无症状，而是 PU 并发症就诊
体征	局限性上腹压痛
并发症	出血（最常见）、穿孔、幽门梗阻、癌变（少数）

（2）根除 Hp 治疗——促进愈合，预防复发，"见之杀之"。

	四联疗法	三联疗法
	根除率较高	根除率下降
青霉素不过敏者	PPI + 克拉霉素 + 阿莫西林 + 铋剂 7 ~ 14 天	肾功能减退，不耐受铋剂者选用。四联疗法为去除铋剂
青霉素过敏者	PPI + 克拉霉素 + 甲硝唑 + 铋剂 7 ~ 14 天（耐药性较高）	

（3）抑制胃酸治疗：DU 的愈合时间通常为 4 周；GU 的愈合时间通常为 6 ~ 8 周。

（4）抗酸药及胃黏膜保护剂：①抗酸药：多为弱碱性药物，可即刻中和或吸附胃酸，减轻疼痛（如碳酸氢钠、三硅酸镁）；同时还具有黏膜保护作用（如氢氧化铝、铝碳酸镁等）；②黏膜保护剂：具有增强黏膜抗损伤能力和加速溃疡愈合的作用。前列腺素类似物（米索前列醇等）、吉法酯、替普瑞酮、瑞巴派特、铋盐等；复方制剂：多种抗酸剂和黏膜保护剂组成复方药物。

[4 ~ 6]

答案：CDC

解析：消化性溃疡（略）。

[7~9]

答案：CEB

解析：抗消化性溃疡的药物有：①抗酸药：如氢氧化铝、铝碳酸镁等。②黏膜保护剂：有前列腺素类似物（米索前列醇、恩索前列素等）、吉法酯（每片400mg中含吉法酯50mg和铝硅酸镁50mg）、替普瑞酮、瑞巴派特、铋盐等。铋盐（枸橼酸铋钾、胶体果胶铋）。③复方制剂：多种抗酸剂和黏膜保护剂组成复方药物。溴丙胺太林具有解痉、镇痛的作用。

X型题

1. 答案：ABCE

解析：消化性溃疡的用药注意事项：①根除Hp用药前权衡全身情况，核查患者用药记录单，避免出现药物不良反应。例如他汀类药物与克拉霉素同服增加肌溶解风险，可暂时停服；②阑尾炎或急腹症时，服用氢氧化铝制剂可使病情加重，可增加阑尾穿孔的危险，应禁用。④抗酸药、铋盐、氢氧化铝凝胶和铝碳酸镁等形成保护膜制剂不要餐后服用，多在上腹痛前、腹痛时临时服用；不要与铁剂、钙剂及喹诺酮类等多种药物合用，以免影响药物吸收。

2. 答案：ABCDE

解析：用药注意事项与患者教育：

喂养管的材料选择	首选聚氨酯的导管（柔软、耐受性好，对PH不敏感）
给药途径	分次口服、鼻饲、胃造瘘、空肠造口等
储存保管	药品应在25℃以下密闭保存；开启后冷处保存并于24小时内用完
禁忌证	不能应用于完全肠梗阻、严重的短肠综合征或高排泄量的瘘。在半乳糖血症患者、严重腹腔内感染者也禁用
科学喂养	儿童应注意食物成分的正确搭配，改变挑食、偏食等不良饮食习惯

3. 答案：ACDE

解析：该题针对"消化性溃疡"知识点进行考核。消化性溃疡病攻击因子包括：①胃酸与胃蛋白酶：遗传、饮食、精神因素、胃排空延缓，以及慢病（如肝硬化、肺心病、尿毒症、充血性心衰等）均可使胃酸分泌增加，卓-艾综合征（胃泌素瘤）是一种少见的内分泌肿瘤，刺激胃酸大量释放；②胃黏膜幽门螺杆菌（Helicobacter pylori，Hp）感染；③药物：特别是非甾体抗炎药（NSAIDs），通过抑制环氧合酶减少前列腺素E合成，其他如糖皮质激素、某些抗肿瘤药、口服铁剂或氯化钾等可直接损害黏膜屏障，氯吡格雷延缓溃疡的愈合；④应激：严重创伤、大手术、大面积烧伤、颅脑病变及多脏器功能衰竭等引起胃黏膜缺血、缺氧，使得屏障功能和修复能力受损；⑤十二指肠内容物反流，其中胆盐、磷脂酶A和胰酶等破坏胃黏膜屏障；⑥吸烟，胃黏膜血流量下降；⑦酒精，直接破坏黏膜屏障。其中胃酸、Hp和NSAIDs是最主要的病因。

4. 答案：ABD

解析：该题针对"消化性溃疡"知识点进行考核。消化性溃疡临床表现：①典型表现：上腹痛并有如下特点：a. 慢性病程：病程可达数年至数十年。b. 复发性：反复发作，常有季节性，常在秋冬及冬春之交发病。c. 节律性：DU常表现为饥饿痛（两餐之间出现上腹痛，持续至下餐进餐后缓解）、夜间痛或清晨痛；GU表现为餐后痛（餐后约1小时出现，持续1~2小时后缓解）。②不典型表现，缺乏上述特异性表现，仅为无规律上腹隐痛或不适，可伴上腹胀、灼热、恶心等消化不良症状；部分患者（特别是老年患者、糖尿病患者）可无症状，而是以上消化道出血、穿孔等PU并发症就诊。③体征：局限性上腹压痛。

5. 答案：ABCD

解析：该题针对"消化性溃疡"知识点进行考核。对消化性溃疡治疗的目的是：①缓解或消除症状；②治愈和加速创面愈合；③防止严重并发症（如胃和十二指肠出血、穿孔或梗阻）的出现；④防止溃疡复发。

6. 答案：ACDE

解析：消化性溃疡病无并发症者的非药物治疗应饮食宜有节律、减少精神应激、消除有害环境因素、停用导致溃疡和出血的药物等。

7. 答案：BCDE

解析：胃黏膜保护剂为保护胃黏膜作用，不属于抑酸剂。

8. 答案：ABCDE

解析：避免吸烟、避免焦虑和紧张、避免用非甾体抗炎药、根除 HP、选择正规有效的治疗方案等都可以防止复发。

9. 答案：ABCDE

解析：儿童、妊娠、哺乳期、长期维持治疗、疑有恶性肿瘤者都不宜用 PPI 治疗。

第十三章　内分泌及代谢性疾病

A 型题

1. 答案：D

解析：绝经后女性是 OP 的风险因素之一。

2. 答案：A

解析：当嘌呤的代谢异常、体内核酸大量分解或食入高嘌呤食物时，血尿酸水平升高，形成暂无症状、无痛风石的高尿酸血症。

3. 答案：D

解析：秋水仙碱是治疗急性痛风的首选药物。

4. 答案：C

解析：对有剧痛的痛风者首选对乙酰氨基酚、吲哚美辛或双氯芬酸，次选布洛芬或尼美舒利。

5. 答案：C

解析：痛风急性发作其他药物治疗无效或不能使用时，可短程使用糖皮质激素泼尼松。

6. 答案：E

解析：痛风发作间歇期及慢性痛风和痛风性肾病期药物治疗：苯溴马隆、丙磺舒、别嘌醇、非布索坦。

7. 答案：C

解析：痛风发作间歇期及慢性痛风和痛风性肾病期药物治疗：苯溴马隆、丙磺舒、别嘌醇、非布索坦。

8. 答案：C

解析：对与肿瘤化疗相关的高尿酸血症者，别嘌醇的治疗应在肿瘤化疗前开始。

9. 答案：B

解析：秋水仙碱不宜长期应用，若长期应用可引起骨髓抑制、血尿、少尿、肾衰竭、胃肠道反应等不良反应。胃肠道反应是严重中毒的前驱症状，一出现时应立即停药。

10. 答案：E

解析：痛风碱化尿液应选择碳酸氢钠、枸橼酸钠，维持尿液 pH6.5，以防止发生肾结石。

11. 答案：E

解析：阿司匹林和水杨酸盐可抑制苯溴马隆的排除尿酸作用。

12. 答案：B

解析：骨质疏松症的临床表现：疼痛、脊柱变形、脆性骨折。

13. 答案：E

解析：骨质疏松的药物治疗：①补充钙剂和维生素 D；②不同类型 OP 的药物选择：a. 老年性骨质疏松症：钙剂、维生素 D 和一种骨吸收抑制剂的三联药物治疗；b. 绝经后骨质疏松：激素替代治疗、选择性雌激素调节因子类药物（雷洛昔芬）、降钙素、双膦酸盐（阿仑膦酸）、甲状旁腺素；③继发性骨质疏松：a. 高尿钙继发甲状旁腺功能亢进，氢氯噻嗪 12.5～25mg/d 减轻尿钙的丢失，另外可选双膦酸盐或降钙素；b. 糖皮质激素所致 OP，双膦酸盐，补钙和维生素 D；c. 抗癫痫药所致 OP，长期口服维生素 D；d. 接受去势治疗的前列腺癌患者，二膦酸盐。

14. 答案：A

解析：老年性骨质疏松症——钙剂、

维生素 D 和一种骨吸收抑制剂（以双膦酸盐尤其是阿仑膦酸盐）的三联药物治疗为目前较为公认的治疗方案。

15. 答案：E

解析：雌激素治疗骨质疏松给药途径常见为口服、局部涂敷、皮下植入和经皮给药，但各种给药方法优劣并存。

16. 答案：C

解析：选择性雌激素调节因子类药物妊娠期妇女禁用；正在或既往有血栓、静脉血栓栓塞性疾病者禁用；过敏者禁用；肝功能不全、胆汁淤积、严重肾功能不全、难以解释的子宫出血、子宫内膜癌患者禁用。

17. 答案：C

解析：采用联合用药，雌激素与钙制剂、维生素 D、孕激素、雄激素联合用药的预防或治疗效果会优于单一用药，也可减少雌激素的用量。

18. 答案：D

解析：鲑鱼降钙素比鳗鱼降钙素有更好的缓解骨质疏松骨痛的作用，但不良反应也多。

19. 答案：C

解析：可加重或引起 OP 的药物有：锂盐、抗癫痫药、糖皮质激素、肝素、苯妥英、质子泵拮抗剂、甲状腺素、5 羟色胺再摄取抑制剂等。

20. 答案：B

解析：2 型糖尿病主要由遗传易感性、高热量饮食、缺少运动、向心性肥胖等复杂的病理生理过程联合作用而致高血糖。

21. 答案：D

解析：2 型糖尿病目前仅有二甲双胍被批准用于儿童。

22. 答案：D

解析：使用中的胰岛素笔芯不宜冷藏，可与胰岛素笔一起使用或随身携带，但在

室温下最长可保存 4 周。

23. 答案：B

解析：空腹血糖（FBG）较高者选用格列本脲。

24. 答案：E

解析：该题考查的是佝偻病的药物治疗。该题在选择时需要特别注意题干，题干给出的是"治疗"性用药剂量，要跟"预防"性用药相区别。佝偻病的治疗：口服剂量 2000 ~ 4000IU/d（50 ~ 100μg/d），1 个月后改为维持量。口服困难或腹泻时，可一次性肌注 15 万 ~ 30 万 IU，1 ~ 3 个月后口服维持量。恢复期用预防量维持，婴幼儿每日 10 ~ 20μg（400 ~ 800IU），为防止同时摄入大量维生素 A，应使用单纯维生素 D 制剂，例如维生素 D_3 或维生素 D_2 片或者维生素 D_3 乳剂（胆维丁乳剂）。

25. 答案：C

解析：该题针对"胰岛素的种类"知识点进行考核。属于超短效的胰岛素制剂是门冬或赖脯胰岛素。

26. 答案：A

解析：该题针对"胰岛素的种类"知识点进行考核。属于超长效的胰岛素制剂是地特胰岛素和甘精胰岛素。

27. 答案：B

解析：该题针对"胰岛素的种类"知识点进行考核。属于中效的胰岛素制剂是低精蛋白锌胰岛素。

28. 答案：D

解析：该题针对"胰岛素的种类"知识点进行考核。属于长效的胰岛素制剂是精蛋白锌胰岛素。

29. 答案：B

解析：该题针对"骨质疏松症的药物治疗"知识点进行考核。肾上腺皮质激素所致的骨质疏松治疗，用钙制剂＋维生素 D＋双膦酸盐。

30. 答案：A

解析：该题针对"骨质疏松症的药物治疗"知识点进行考核。抗癫痫药所致OP，治疗时需长期口服维生素 D，推荐剂量为 400 ~ 800IU/d。

31. 答案：C

解析：该题针对"骨质疏松症的药物治疗"知识点进行考核。高尿钙继发甲状旁腺功能亢进可应用氢氯噻嗪 12.5 ~ 25mg/d 减轻尿钙的丢失。

32. 答案：A

解析：①甲亢临床表现：吃的多不长肉，光着膀子还出汗，手颤抖心慌慌，瞪着眼睛脖子粗。②药物治疗：a. 抗甲状腺药：丙硫氧嘧啶、甲巯咪唑，用于甲亢初治患者、新生儿、儿童和 20 岁以下的患者，首选抗甲状腺药治疗。b. 其他治疗药物：碘化钾用于甲亢术前准备（能诱发甲亢）；碳酸锂可抑制甲状腺激素分泌，主要用于对于抗甲状腺药和碘剂均过敏的患者，临时控制甲状腺毒症。

33. 答案：B

解析：注射胰岛素时宜注意：①注射时宜变换注射部位，两次注射点要间隔 2cm，以确保稳定吸收，防止皮下脂肪营养不良。②未开启的胰岛素应冷藏保存。③使用中的胰岛素笔芯不宜冷藏，但在室温下最长可保存 4 周。

34. 答案：B

解析：佝偻病的药物防治：

维生素 D	口服	预防：生后 15 天起至 18 岁每日补充维生素 D 400IU，最高可耐受量为 800IU
		治疗：口服剂量 2000 ~ 4000IU/d（50 ~ 100μg/d），1 个月后改为维持量。如胆维丁乳剂（单纯 VD）
	肌注	口服困难或吸收不良的婴幼儿，可以肌肉注射维生素 D_3 7500μg（30 万 IU）作为突击疗法

续表

钙剂	口服	用含元素钙高，胃肠道刺激小的制剂，例如碳酸钙 D_3 片剂等
	静脉	因血钙低出现抽搐时：可即刻予 10% 葡萄糖酸钙稀释后静脉推注

35. 答案：B

解析：甲状腺功能减退黏液水肿性昏迷的治疗：①黏液水肿性昏迷：a. 多在冬季寒冷时发病。b. 诱因为严重的全身性疾病、甲状腺激素替代治疗中断、寒冷、手术、麻醉和使用镇静药等。c. 临床表现为嗜睡、低体温（< 35℃）、呼吸徐缓、心动过缓、血压下降、四肢肌肉松弛、反射减弱或消失，甚至昏迷、休克、肾功能不全危及生命。②治疗：a. 补充甲状腺激素，首选 T_3 静脉注射，每 4 小时 10μg，至患者清醒后改为口服；或 L - T_4 首次静脉注射 300μg，以后每日 50μg，至患者清醒后改为口服。b. 氢化可的松 200 ~ 300mg/d 持续静脉滴注，患者清醒后逐渐减量。c. 保温、供氧、保持呼吸道通畅，必要时行气管切开、机械通气等。d. 根据需要补液，但是液体入量不宜过多。⑤控制感染，治疗原发疾病。

36. 答案：D

解析：糖尿病特殊人群用药：

儿童	二甲双胍	唯一被批准儿童用药
老年患者	α - 糖苷酶抑制剂、GLP - 1、DPP - 4 抑制剂、甘精胰岛素	对低血糖的耐受能力差，应选择降糖平稳、安全的降糖药物
糖尿病合并肾病者	格列喹酮	只有少量经肾排泄
进餐不规律的患者	格列美脲	每日 1 次用药

37. 答案：A

解析：秋水仙碱治疗急性痛风的首选药物，有两种用法：①首剂 0.5 ~ 1mg 顿服，以后 0.5mg，每 2 小时，直至疼痛缓解或出现呕吐或腹泻，24 小时内最大剂量为 6mg，症状缓解后 0.5mg，2 ~ 3 次/日，维持数天后停药。②1mg，3 次/日，1 周后剂量减半，疗程 2 ~ 3 周。适合老年患者。多数患者在 24 ~ 48 小时急性症状缓解。用于预防痛风发作，秋水仙碱 0.5 ~ 1mg/d。秋水仙碱的特效还具有特征性诊断意义。

38. 答案：A

解析：①甲亢药物治疗：a. 抗甲状腺药：丙硫氧嘧啶、甲巯咪唑，用于甲亢初治患者、新生儿、儿童和 20 岁以下的患者，首选抗甲状腺药治疗。b. 其他治疗药物：碘化钾用于甲亢术前准备（能诱发甲亢）；碳酸锂可抑制甲状腺激素分泌，主要用于对于抗甲状腺药和碘剂均过敏的患者，临时控制甲状腺毒症。②其他治疗：a. 放射性 ^{131}I 治疗——内科手术刀，适应证：抗甲状腺药物有过敏、不宜手术，或术后复发，中度甲亢，25 岁以上者。b. 手术治疗——甲状腺次全切术，口服药无效，停药后复发，或不愿长期服药者；甲状腺巨大有压迫症状者；结节性甲状腺肿伴甲亢者。

39. 答案：D

解析：2 型糖尿病的药物治疗：①根据血糖升高的时段选药：a. 单纯餐后血糖高，空腹和餐前血糖不高，首选 α - 葡萄糖苷酶抑制剂，——波糖。b. 餐后血糖升高为主，伴餐前血糖轻度升高，首选胰岛素增敏剂噻唑烷二酮类——格列酮。②根据糖尿病类型选药：a. 肥胖型糖尿病，首选二甲双胍。b. 非肥胖型糖尿病（有良好 β 细胞储备功能），促胰岛素分泌剂，磺酰脲类降糖药和格列奈类。

40. 答案：B

解析：骨质疏松：①老年性骨质疏松症——"三联药物"治疗，钙制剂 + 维生素 D + 骨吸收抑制剂（双膦酸盐，尤其是阿仑膦酸钠）；②绝经后骨质疏松——激素替代治疗（HRT），钙制剂 + 维生素 D + 雌激素（或雌激素受体调节剂）。

41. 答案：D

解析：妊娠期间不宜用左甲状腺素与抗甲状腺药物共同治疗甲状腺功能亢进症。

42. 答案：E

解析：老年性骨质疏松症钙剂、维生素 D 和一种骨吸收抑制剂（以双膦酸盐尤其是阿仑膦酸钠）的三联药物治疗为目前较为公认的治疗方案。

43. 答案：B

解析：过量服用维生素 D 所发生中毒的典型临床表现：一般表现：乏力，血压高，头痛，激惹，呼吸道感染；消化道症状：恶心、呕吐、口渴、食欲不振、腹泻或便秘等；泌尿系统表现：多尿，间质性肾炎，肾结石等。

44. 答案：B

解析：别嘌醇禁用于痛风急性期，因为它不仅无抗炎镇痛作用，而且会使组织中的尿酸结晶减少和血尿酸下降过快，促使关节内的痛风石表面溶解，形成不溶性结晶而加重炎症反应，引起痛风性关节炎急性发作。

45. 答案：C

解析：该题针对"胰岛素的保存温度"知识点进行考核。需要在冷处贮存的常用药品（冰箱冷藏，2℃ ~ 10℃）：①胰岛素制剂：胰岛素、低精蛋白胰岛；②人血液制品：胎盘球蛋白、人血球蛋白、健康人血；③抗毒素、抗血清：精制破伤风抗毒素、精制抗狂犬病血清；④生物制品：促干细胞生长素、促红细胞生长；⑤维生素 D；⑥降钙素：蛋白质类药物；⑦子宫收缩及引产药：缩宫素、麦角新碱、脑垂体叶素；⑧抗凝药：尿激酶、链激酶、凝血酶、巴曲酶、降纤酶；⑨微生态制剂：双歧三联活菌（培菲康）；⑩抗心绞痛药：亚硝酸异戊酯吸入剂。

46. 答案：E

解析：诱发骨质疏松的病因有：膳食结构不合理，饮食中长期缺少钙、磷或维生素D；妇女停经或切除卵巢后；妊娠、哺乳；活动量小，户外活动少；大量和长期饮酒、喝咖啡，吸烟，服用药物。

47. 答案：E

解析：激素替代治疗妇女绝经后骨质疏松症的主要副作用是增加子宫内膜的危险性。

48. 答案：A

解析：补充钙制剂的适宜时间是清晨和睡前各服用一次。

49. 答案：C

解析：该题针对"治疗骨质疏松症药物的合理应用"知识点进行考核。钙是体内最活跃的元素之一，在组成人体结构的诸元素中排序仅次于氧、碳、氢、氮元素，约占体重的2%。足量钙的摄入对骨的生长发育起着重要的作用，钙制剂对维持受老龄化影响的皮质骨骨量，使其丢失相对减少有一定作用，作用不及磷酸盐、雌激素，但优于不补钙制剂者。补钙的同时宜补充维生素D，维生素D是有效吸收钙所必需的。补充钙应选用含量高、生物利用度好、制剂浓度高的药物。钙制剂与肾上腺皮质激素、异烟肼、四环素或含铝抗酸药合用，会减少钙的吸收，同时也影响异烟肼、四环素的吸收，不宜同服，与铁剂合用时，可使铁剂的吸收减少。阳光可参与制造维生素D，运动有助于保持骨骼强壮，也利于钙和维生素D的吸收，因此，每日应进行有规律的和适宜的运动。食物尤其是蔬菜和水果含有较多的草酸和磷酸盐，可与钙形成不溶性的钙盐，使钙的吸收减少，进而影响钙的吸收。

50. 答案：E

解析：原发性甲亢最常见，继发性甲亢较少见。

51. 答案：A

解析：甲亢的临床表现：①全身表现：怕热，多汗，乏力，体重减轻；②神经精神方面：神经质，易激动，情绪不稳定，焦虑不安，活动过多，注意力分散，失眠；③心血管系统：心悸，心跳加快，心律不齐，心绞痛；④消化系统：吃得多但容易饿，大便次数增多，腹泻；⑤皮肤肌肉：皮肤潮湿、搔痒，肌肉软弱无力、疼痛，甚至肢体突然不能活动（周期性瘫痪）；⑥生殖内分泌：月经不规则，阳痿，生育力下降。⑦血液系统：可以引起白细胞减少、血小板减少或贫血。

52. 答案：E

解析：酮康唑适用于系统性真菌感染的治疗。

B型题

[1～3]

答案：ADE

解析：卡比马唑的维持剂量是一日5～15mg；甲巯咪唑的初制剂量是一日30～60mg；丙硫氧嘧啶的初制剂量是一日300～600mg。

[4～6]

答案：CAE

放射性碘的不良反应是甲状腺功能低下；硫脲类最严重的不良反应是粒细胞缺乏；碘制剂的不良反应是血管神经性水肿。

[7～8]

答案：BE

抗甲状腺药分阶段治疗时间初治阶段为1～2个月；抗甲状腺药分阶段治疗时间维持阶段为1～1.5年。

[9～12]

答案：DBEA

解析：2 型糖尿病的药物治疗：①根据血糖升高的时段选药：a. 单纯餐后血糖高，空腹和餐前血糖不高，首选 α - 葡萄糖苷酶抑制剂，——波糖。b. 餐后血糖升高为主，伴餐前血糖轻度升高，首选胰岛素增敏剂噻唑烷二酮类。②根据糖尿病类型选药：a. 肥胖型糖尿病，首选二甲双胍。b. 非肥胖型糖尿病（有良好 β 细胞储备功能）促胰岛素分泌剂，磺酰脲类降糖药和格列奈类。③糖尿病合并肾病者可首选格列喹酮。

[13～16]

答案：BADC

解析：胰岛素的制剂种类：超短效——门冬或赖脯胰岛素；短效——普通胰岛素；中效：低精蛋白锌胰岛素；长效——精蛋白锌胰岛素；超长效——地特胰岛素、甘精胰岛素。

[17～18]

答案：BE

解析：各不良反应对应的药物是：①肌痛、关节痛和高血压：西格列汀、维格列汀；②腹胀、肠鸣音亢进：阿卡波糖、伏格列波糖；③心力衰竭和水肿：罗格列酮；④消化道反应、过敏和白细胞减少：甲苯磺丁脲；⑤乳酸性酸中毒：二甲双胍。

[19～22]

答案：BABE

解析：糖皮质激素所致 OP，治疗时需长期口服维生素 D。老年性骨质疏松，治疗为钙制剂 + 维生素 D + 骨吸收抑制剂（双膦酸盐）。绝经后骨质疏松治疗为激素替代疗法：钙制剂 + 维生素 D + 雌激素（或雌激素受体调节剂）。

[23～24]

答案：AB

解析：应用降钙素可能引起过敏，双磷酸盐可能引起食管炎。

[25～26]

答案：EC

解析：不能同时使用两种或更多的同类药物的是双磷酸盐，妊娠期过量使用维生素 D 可导致胎儿畸形、甲状腺功能抑制而使新生儿长期低血钙抽搐。

[27～28]

答案：AC

解析：发作间歇期的治疗原则是应有效控制血尿浓度、排酸；急性发作期的治疗原则是以控制关节炎症（红肿、疼痛）为目的，尽早使用抗炎药。

[29～32]

答案：BADE

解析：（1）痛风急性发作期——重点是控制症状

秋水仙碱	首选药物，秋水仙碱的特效还具有特征性诊断意义	
非甾体抗炎药	乙酰氨基酚	胃肠道不良反应小，但是没有抗炎作用
	吲哚美辛	镇痛和抗炎，且能抑制尿酸盐结晶的吞噬，在秋水仙碱疗效不好时作为替代药
	可选	双氯芬酸布洛芬或尼美舒利
糖皮质激素	迅速缓解症状，但停药后易复发。上述药物治疗无效或不能使用时，可短程使用糖皮质激素	

（2）发作间歇期及慢性痛风和痛风性肾病——重点是降低尿酸水平：①抑制尿酸生成——别嘌醇、非布索坦；②促进尿酸排出——苯溴马隆、丙磺舒。

[33～34]

答案：DB

解析：尿酸生成过多的高尿酸血症的首选药物是别嘌醇，急性痛风性关节炎期首选药物是秋水仙碱。

[35~38]

答案：ABCE

解析：本组题针对"糖皮质激素类药物的临床应用"知识点进行考核。肾上腺皮质功能不全采用糖皮质激素替代疗法；感染中毒性休克时，在有效的抗菌药物治疗下，可早期、短时间突击使用大剂量糖皮质激素；对严重感染，必须和有效而足量的抗菌药物合用；对过敏性休克，糖皮质激素为次选，可与首选药肾上腺素合用。

[39~42]

答案：BCEA

解析：抗炎效能最大的糖皮质激素是地塞米松，短效糖皮质激素是氢化可的松，不宜外用的糖皮质激素是泼尼松，对受体亲和力最大的糖皮质激素是甲泼尼松。

[43~45]

答案：BCD

解析：长期服用格列本脲等磺酰脲类药物可抑制胰高血糖素分泌。艾塞那肽属于胰高血糖素样多肽-1受体激动剂，仅用于皮下注射。阿卡波糖属于α-葡萄糖苷酶抑制剂，可减少葡萄糖的吸收而使血糖峰值降低。

[46~48]

答案：DAB

解析：该题针对"降糖药物的不良反应及临床应用"知识点进行考核。胰岛素为最常用的降糖药物，适用于各种类型的糖尿病，反应较轻，但仍可引起过敏性休克。西格列汀可同时作用于胰岛α、β细胞。二甲双胍、苯乙双胍等用于肥胖及单用饮食控制无效者的糖尿病患者。

[49~52]

答案：BECA

解析：术后复发的甲状腺功能亢进症选用放射性碘，单纯性甲状腺肿选用小剂量碘剂，糖尿病选用格列齐特，甲状腺功能亢进症的内科治疗选用丙硫氧嘧啶。

[53~56]

答案：DECA

解析：阿卡波糖是α-葡萄糖苷酶抑制剂。阿格列汀是二肽基肽酶-4抑制剂。格列齐特是磺酰脲类。低精蛋白锌胰岛素是中效类胰岛素。

[57~60]

答案：DCAB

解析：肥胖糖尿病患者选用二甲双胍，甲状腺危象选用大剂量碘剂，糖尿病酮症酸中毒患者选用胰岛素，对胰岛素产生耐受者选用格列本脲。

[61~62]

答案：BC

解析：抗甲状腺药治疗分为三个阶段（疗程中务求避免间断服药）：

初治阶段	控制症状为准，1~2个月后甲状腺功能恢复正常	服药3个月如症状仍明显，应检查有无干扰因素，如不规则服药，服用碘剂、精神或感染应激
减药阶段	根据病情每2~4周递减药量1次，一般需2~3个月	症状显著减轻，体重增加，心率下降至80~90次/分，T_3或T_4接近正常时可减药
维持阶段	维持期1~1.5年，避免间断给药	在疗效不稳定而不愿采用其他方案者，维持阶段可延至2~3年或更长

C 型题

[1~2]

答案：BA

解析：2型糖尿病的药物治疗：①根据血糖升高的时段选药：a. 单纯餐后血糖高，空腹和餐前血糖不高，首选α-葡萄糖苷酶抑制剂，——波糖。b. 餐后血糖升高为主，伴餐前血糖轻度升高，首选胰岛素增敏剂噻唑烷二酮类，——格列酮。②根据糖尿病类型选药：a. 肥胖型糖尿病，首选二甲双胍。b. 非肥胖型糖尿病（有良好 β 细胞储备功能）促胰岛素分泌剂，磺酰脲类降糖药和格列奈类。③特殊人群用药：a. 儿童，二甲双胍，唯一被批准儿童用药；b. 老年患者，α - 糖苷酶抑制剂、GLP - 1、DPP - 4 抑制剂、甘精胰岛素，对低血糖的耐受能力差，应选择降糖平稳、安全的降糖药物；c. 糖尿病合并肾病者，格列喹酮，因只有少量经肾排泄；d. 进餐不规律的患者，格列美脲，每日 1 次用药。

[3 ~ 5]

答案：ADB

解析：急性痛风性关节炎：单关节非对称性关节炎为主，第一跖趾关节为最常见发作部位，常在夜间发作。关节出现红、肿、热、痛和功能障碍，疼痛剧烈，在 6 小时内可达高峰。

痛风急性发作期——重点是控制症状。

秋水仙碱	首选药物，秋水仙碱的特效还具有特征性诊断意义。	
非甾体抗炎药	对乙酰氨基酚	胃肠道不良反应小，但是没有抗炎作用
	吲哚美辛	镇痛和抗炎，且能抑制尿酸盐结晶的吞噬，在秋水仙碱疗效不好时作为替代药
	可选	双氯芬酸布洛芬或尼美舒利
糖皮质激素	迅速缓解症状，但停药后易复发。上述药物治疗无效或不能使用时，可短程使用糖皮质激素	

[6 ~ 7]

答案：DE

解析：该题针对"糖尿病的药物治疗"知识点进行考核。应重点掌握。

[8 ~ 11]

答案：ABAE

解析：胰岛素最常见的不良反应是低血糖。糖尿病酮症酸中毒、糖尿病昏迷患者、2 型糖尿病感染时，应选用磺酰脲类

降糖药的主要不良反应是低血糖和休克。糖尿病的慢性并发症包括大血管病变、微血管病变、糖尿病神经系统并发症、糖尿病足。

[12 ~ 14]

答案：CED

解析：在使用丙磺舒期间应摄入充足的水分（2500mL/d），并维持尿液呈微碱性，保证尿液 pH 在 6.0 ~ 6.5，以减少尿酸结晶和痛风结石及肾内尿酸沉积的危险。秋水仙碱通过抑制粒细胞浸润抗痛风。

[15 ~ 17]

答案：CED

解析：用药期间出现血促甲状腺（TSH）水平增高，属于不正常反应，应该及时减量或停药。WHO 推荐 12 岁以上儿童日摄入碘的安全范围是 150μg。甲状腺功能亢进应限制含碘食物。

[18 ~ 19]

答案：BA

解析：老年性骨质疏松的主要诱发因素是增龄衰老。氟化物小剂量对骨量有益；降低骨折的发生率；大剂量可使骨形成异常，反而增加骨脆性，尤其是增加皮质骨骨折。

X 型题

1. 答案：ABC

解析：糖尿病三多一少：多饮、多尿、多食。

2. 答案：ABCE

解析：急性并发症是指糖尿病急性代谢紊乱，包括糖尿病酮症酸中毒、高渗性非酮症糖尿病昏迷，以及在糖尿病降糖治疗过程中出现的乳酸性酸中毒及低血糖昏迷。

3. 答案：ABCDE

解析：1 型糖尿病患者在发病时就需要胰岛素治疗，而且需终生胰岛素替代治疗以维持生命和生活。2 型糖尿病患者在

生活方式和口服降糖药联合治疗的基础上，如果血糖仍然未达到控制目标，即可开始口服药物和胰岛素的联合治疗。一般经过较大剂量多种口服药物联合治疗后 HbA1c 仍大于 7.0% 时，就可以考虑启动胰岛素治疗。新发病并与 1 型糖尿病鉴别困难的消瘦糖尿病患者。在糖尿病病程中（包括新诊断的 2 型糖尿病患者），出现无明显诱因的体重下降时，应该尽早使用胰岛素治疗。对于血糖较高的初发 2 型糖尿病患者，由于口服药物很难使血糖得到满意的控制，而高血糖毒性的迅速缓解可以部分减轻胰岛素抵抗和逆转 β 细胞功能，故新诊断的 2 型糖尿病伴有明显高血糖时可以使用胰岛素强化治疗。还有一些特殊情况下也须应用胰岛素治疗：围手术期；出现严重的急性并发症或应激状态时需临时使用胰岛素度过危险期，如糖尿病酮症酸中毒、高渗性高血糖状态、乳酸酸中毒、感染等；出现严重慢性并发症，如糖尿病足、重症糖尿病肾病等；合并一些严重的疾病，如冠心病、脑血管病、血液病、肝病等；妊娠糖尿病及糖尿病合并妊娠的妇女，妊娠期、分娩前后、哺乳期，如血糖不能单用饮食控制达到要求目标值时，需用胰岛素治疗，禁用口服降糖药。继发性糖尿病和特异性糖尿病人。

4. 答案：ABCDE

解析：饮食控制、运动治疗、血糖监测、药物治疗、糖尿病健康教育都是糖尿病治疗应当注意的。

5. 答案：BD

解析：别嘌醇（allopurinol）是结构上环绕于黄嘌呤的化合物（在嘌呤环上第七位是 C，第八位是 N），对黄嘌呤氧化酶有很强的抑制作用，常用来治疗痛风。泼尼松主要用于过敏性与炎症性疾病。秋水仙碱通过减低白细胞活动和吞噬作用及减少乳酸形成从而减少尿酸结晶的沉积，减轻炎性反应，而起止痛作用。主要用于急性痛风，对一般疼痛、炎症和慢性痛风无效。丙磺舒和苯溴马隆是通过促进尿酸排泄治疗痛风的。

6. 答案：ADE

解析：瑞格列奈通过与不同受体结合以关闭 β 细胞膜中 ATP－依赖性钾通道，使 β 细胞去极化，打开钙通道，使钙的流入增加。此过程诱导 β 细胞分泌胰岛素。格列齐特主要对胰腺有直接作用，促进 Ca^{2+} 向胰岛 β 细胞的转运，而刺激胰岛素的分泌。

7. 答案：BCDE

解析：青霉素不会干扰环孢素的代谢而增加其肾毒性。

8. 答案：ABDE

解析：痛风治疗应当维持尿液在 pH6.5 左右。

9. 答案：ABCD

解析：泼尼松龙可以用于急性期痛风治疗。

10. 答案：BCDE

解析：急性并发症是指糖尿病急性代谢紊乱，包括糖尿病酮症酸中毒、高渗性非酮症糖尿病昏迷，以及在糖尿病降糖治疗过程中出现的乳酸性酸中毒及低血糖昏迷。

11. 答案：ABC

解析：1 型糖尿病患者的胰岛素分泌不足，可选用胰岛素注射给药，或与 α－糖苷酶抑制剂、双胍类降糖药联合使用。

12. 答案：ABCE

解析：甲状腺功能减退症的临床表现：①一般表现：疲劳怕冷没精神，反应迟钝记性差，面部浮肿目光呆，面色苍白有贫血，声音嘶哑毛发稀，眉毛脱落有特点（外1/3）。②肌肉与关节：肌肉痉挛关节痛，也有部分肌萎缩。③心血管系统和黏液水肿昏迷：心动过缓心脏损，心包积液心脏大。④黏液性水肿：病情严重需注意，黏液水肿可昏迷。⑤其他方面：月经不调生育难，厌食腹胀体重增。⑤实验室检查：T_4降低 TSH 高，诊断甲减不可少；T_4降低 TSH 正常，中枢甲减有可能。

第十四章 泌尿系统常见疾病

A 型题

1. 答案：B

解析：该题针对"尿失禁的治疗"知识点进行考核。急迫性尿失禁治疗药物为抗胆碱能药物，代表药有奥昔布宁、索利那新等。

2. 答案：A

解析：该题针对"尿失禁的治疗"知识点进行考核。压力性尿失禁的药物治疗主要是针对中、重度尿失禁患者应用，选择性 α_1 受体激动剂，如米多君。

3. 答案：B

解析：尿路感染临床表现：

部位		临床表现
膀胱炎（占尿路感染的60%以上）		尿频、尿急、尿痛、排尿不适、下腹痛和排尿困难——尿路刺激症状少数患者出现腰痛、发热，但体温常不超过38.0℃
肾盂肾炎	急性肾盂肾炎	育龄女性最多见。起病较急，有突出的全身症状——寒战、发热（体温＞38.0℃）、腰痛、恶心、呕吐等。伴有泌尿系统症状。体格检查一侧或两侧肋脊角或输尿管点压痛和（或）肾区叩击痛
	慢性肾盂肾炎	半数以上患者可有急性肾盂肾炎病史表现有程度不同的低热、间歇性尿频、腰痛及肾小管功能受损表现（夜尿增多、低比重尿等）
导管相关性尿路感染		是指留置导尿管48小时内发生的感染

4. 答案：A

解析：抗前列腺增生药物：

药物	代表药物	作用特点	注意事项
α 肾上腺素能受体阻断剂	多沙唑嗪、阿夫唑嗪、特拉唑嗪、坦索罗辛	减轻前列腺张力和膀胱出口梗阻，数小时到数天后症状即有改善。不影响前列腺体积和血清PSA水平	不良反应：体位性低血压
5α 还原酶抑制剂	非那雄胺、度他雄胺	适用于伴有前列腺体积增大的BPH患者。可降低雄激素水平，提高最高尿流率的作用。可降低PSA水平（需校正）。3～6个月治疗症状才缓解，6～12个月后可使前列腺体积缩小	不良反应：性欲降低、勃起功能减退、射精障碍等。度他雄胺显效快，服用1个月内即能缓解症状

5. 答案：B

解析：泌尿系统常见疾病：尿失禁

分型	原因及表现	药物治疗
压力性尿失禁（SUI）	腹压增高时出现	选择性 α_1 受体激动剂（米多君），主要针对中、重度尿失禁患者应用
急迫性尿失禁	不能控制的尿频、尿急、夜尿增多	首选抗胆碱能药物（奥昔布宁、索利那新），4～6周后疗效达峰
充盈性尿失禁	老年男性多见，常见原因是良性前列腺增生、前列腺癌和尿道狭窄	α 受体阻滞剂和（或）5α 还原酶抑制剂

6. 答案：D

解析：治疗大肠埃希菌所致的尿路感

染常用药物有喹诺酮类（氧氟沙星、环丙沙星）、半合成青霉素类（阿莫西林）、头孢素类（头孢呋辛）等，对于再感染，可用长程低剂量抑菌治疗，即每晚临睡前排尿后服用小剂量抗菌药物 1 次，如复方磺胺甲噁唑、呋喃妥因、氧氟沙星。

7. 答案：B

解析：该题针对"尿路感染"知识点进行考核。膀胱炎约占尿路感染的 60% 以上，致病菌多为大肠埃希菌，约占 75% 以上。

8. 答案：A

解析：该题针对"尿路感染"知识点进行考核。①急性肾盂肾炎：可发生于各年龄段，育龄女性最多见。通常起病较急，在全身症状（寒战、发热、腰痛、恶心、呕吐等）出现同时会伴有泌尿系统症状，老年人表现不典型，可仅表现为纳差、淡漠、谵妄等。而体格检查中会发现一侧或两侧肋脊角或输尿管点压痛和（或）肾区叩击痛。②膀胱炎：约占尿路感染的 60% 以上，致病菌多为大肠埃希菌，约占 75% 以上。主要表现为尿频、尿急、尿痛、排尿不适、下腹痛和排尿困难。尿液常浑浊、有异味，约 30% 可出现血尿。一般无全身感染症状，少数患者出现腰痛、发热，但体温常不超过 38.0℃。

9. 答案：C

解析：该题针对"尿路感染"知识点进行考核。尿路感染定位：上尿路感染常有发热、寒战，伴明显腰痛，输尿管点和（或）肋脊点压痛、肾区叩击痛等。而下尿路感染，常以膀胱刺激征为突出表现，一般少有发热、腰痛等。

10. 答案：A

解析：该题针对"尿路感染"知识点进行考核。抗尿路感染药物治疗总体原则：①选用致病菌敏感的抗菌药物。无病原学结果前，一般首选对革兰阴性杆菌有效的

抗菌药物，尤其是初发 UTI。治疗 3 天症状无改善，应按药敏结果调整用药。②抗菌药物在尿和肾内的浓度要高。③选用肾毒性小、不良反应少的抗菌药物。④单一药物治疗失败、严重感染、混合感染、出现耐药菌株时应联合用药。⑤对不同类型的尿路感染给予不同治疗疗程。⑥综合考虑感染部位、菌种类型、基础疾病、中毒症状程度等因素。

11. 答案：A

解析：该题针对"尿路感染"知识点进行考核。妊娠期尿路感染：宜选用毒性小的抗菌药物（阿莫西林、呋喃妥因或头孢菌素类等）。孕妇的急性膀胱炎治疗时间为 3~7 日。孕妇急性肾盂肾炎应静脉滴注抗菌药物治疗，可用半合成广谱青霉素或第三代头孢菌素，疗程 2 周。反复发生尿感者，可用呋喃妥因行长程低剂量抑菌治疗。

12. 答案：B

解析：该题针对"尿失禁"知识点进行考核。急性、可逆性/暂时性尿失禁由一些可矫正的因素引起，通过治疗可使尿失禁情况改善。如谵妄、活动受限（关节炎、骨折、心力衰竭、视力障碍、脑卒中、步态不稳）、尿潴留、急性感染、粪嵌塞、多尿（摄入过多、糖尿病、高钙血症、心力衰竭、低蛋白血症水肿、饮酒和咖啡）、心理因素、抑郁、环境因素、药物（抗胆碱能药、抗抑郁药、利尿剂、镇静催眠药、阿片类镇痛药等）。

13. 答案：A

解析：该题针对"尿失禁"知识点进行考核。抗胆碱能药物通过竞争性抑制乙酰胆碱，从而抑制膀胱的不稳定收缩，是治疗急迫性尿失禁的首选药物。

14. 答案：E

解析：该题针对"下尿路症状/良性前

列腺增生"知识点进行考核。抗胆碱药如阿托品、苯海索和抗抑郁药丙米嗪等，可使老年前列腺增生患者抑制排尿括约肌而导致尿潴留。

15. 答案：B

解析：该题针对"下尿路症状/良性前列腺增生"知识点进行考核。前列腺增生应为多发于老年男性

16. 答案：B

解析：该题针对"下尿路症状/良性前列腺增生"知识点进行考核。

B 型题

[1~3]

答案：CDB

解析：该题针对"下尿路症状/良性前列腺增生"知识点进行考核。考查前列腺增生症的治疗：①肾上腺素能 α 受体阻断剂：可选用药物有 3 种（特拉唑嗪、阿夫唑嗪、坦洛新），特拉唑嗪明显改善尿最大流速、残尿量及阻塞症状。②5α 还原酶抑制剂可抑制前列腺生长，抑制前列腺内双氢睾酮（DHT）水平，达到去除睾丸的水平，使前列腺体积显著缩小，提高最高尿流率，改善梗阻性症状。5α 还原酶抑制剂：非那雄胺、依立雄胺、度他雄胺。③雄激素受体阻断剂可使增生的前列腺缩小，可与睾酮、双氢睾酮竞争受体，但无抗促性腺激素或孕酮的活性。患者经 3 个月治疗后前列腺可缩小，6 月后排尿症状和尿流率得到改善。代表药氟他胺口服一次 250mg，1 日 3 次。或普适泰（舍尼通）一次 74mg（1 片），1 日 2 次，早晚服用。可依患者年龄和症状适当增减。一般服用 3 个月起效，最佳疗程为 6 个月。代表药氟他胺、普适泰（舍尼通）。

[4~5]

答案：CD

解析：前列腺增生治疗药物的合理使用：

药物	代表药物	作用特点	注意事项
α 肾上腺素能受体阻断剂	多沙唑嗪、阿夫唑嗪、特拉唑嗪、坦索罗辛	减轻前列腺张力和膀胱出口梗阻，数小时到数天后症状即有改善。不影响前列腺体积和血清 PSA 水平	不良反应：体位性低血压
5α 还原酶抑制剂	非那雄胺、度他雄胺	适用于伴有前列腺体积增大的 BPH 患者。可降低雄激素水平，提高最高尿流率的作用。可降低 PSA 水平（需校正）。3~6 个月治疗症状才缓解，6~12 个月后可使前列腺体积缩小	不良反应：性欲降低、勃起功能减退、射精障碍等。度他雄胺显效快，服用 1 个月内即能缓解症状
抗胆碱能药物	奥昔布宁、索利那新、托特罗定	用于针对伴发 OAB（膀胱过度活动症）的 BPH 患者	严重胃肠动力障碍、重症肌无力、闭角型青光眼、正在使用酮康唑等强力 CYP3A4 抑制剂的重度肾功能不全和（或）肝功能障碍患者禁用
植物制剂	锯叶棕、普适泰		

[6~7]

答案：DA

解析：尿路感染：

尿路感染类型		药物选择	疗程及注意事项
复发性尿路感染	再感染（停药6周后出现，菌株与上次不同）	治疗方法与首次发作相同	反复发生尿路感染可长程低剂量抑菌治疗，如呋喃妥因、氧氟沙星、磺胺甲噁唑；7～10日更换一次，连用半年；每晚临睡前排尿后服用小剂量抗菌药物1次
	复发（尿菌阴转后在6周内再出现，菌种与上次相同）	按药敏试验选择强有力的杀菌性抗菌药物	疗程不少于6周
妊娠期尿路感染		选用毒性小的抗菌药物（阿莫西林、呋喃妥因或头孢菌素类等）	孕妇的急性膀胱炎治疗时间为3～7日

[8～9]

答案：BA

解析：尿失禁：

分型	原因及表现	药物治疗
压力性尿失禁（SUI）	腹压增高时出现	选择性 α_1 受体激动剂（米多君）主要针对中、重度尿失禁患者应用
急迫性尿失禁	不能控制的尿频、尿急、夜尿增多	首选抗胆碱能药物（奥昔布宁、索利那新）；4～6周后疗效达峰
充盈性尿失禁	老年男性多见，常见原因是良性前列腺增生，前列腺癌和尿道狭窄	α 受体阻滞剂和（或）5α 还原酶抑制剂

C 型题

[1～4]

答案：BACB

解析：①急性肾盂肾炎以育龄女性最多见。通常起病较急，在全身症状（寒战、发热、腰痛、恶心、呕吐等）出现同时会

伴有泌尿系统症状，该患者除了具有典型的临床表现外，实验室检查均支持急性肾盂肾炎的诊断。②尿路感染的治疗原则：a. 选用致病菌敏感的抗菌药物。无病原学结果前，一般首选对革兰阴性杆菌有效的抗菌药物，尤其是初发 UTI。治疗 3 天症状无改善，应按药敏结果调整用药。b. 抗菌药物在尿和肾内的浓度要高。c. 选用肾毒性小、不良反应少的抗菌药物。d. 单一药物治疗失败、严重感染、混合感染、出现耐药菌株时应联合用药。e. 对不同类型的尿路感染给予不同治疗疗程。f. 综合考虑感染部位、菌种类型、基础疾病、中毒症状程度等因素。尿路感染以细菌感染为主，革兰阴性杆菌为尿路感染最常见致病菌，其中以大肠埃希菌最为常见，约占全部尿路感染的 85%。

尿路感染类型		药物选择	疗程及注意事项
急性膀胱炎		磺胺类、喹诺酮类、半合成青霉素或头孢菌素类等	药物连用 3 天。停服抗菌药物 7 天后，需进行尿细菌定量培养
急性肾盂肾炎	病情较轻者	门诊口服给药	10～14 日
	严重感染全身中毒症状明显者	住院治疗静脉给药	热退后继续用药 3 日再改为口服抗菌药物，完成 2 周疗程
无症状菌尿（ASB）多见于老年女性和妊娠期妇女		推荐筛查和治疗的人群：孕妇以及接受尿路侵入性操作的患者	

X 型题

1. 答案：BDE

解析：该题针对"尿路感染"知识点进行考核。妊娠期尿路感染：宜选用毒性小的抗菌药物（阿莫西林、呋喃妥因或头孢菌素类等）。孕妇的急性膀胱炎治疗时间为 3～7 日。孕妇急性肾盂肾炎应静脉滴注抗菌药物治疗，可用半合成广谱青霉素或第三代头孢菌素，疗程 2 周。反复发生尿

感者，可用呋喃妥因行长程低剂量抑菌治疗。

2. 答案：ABCDE

解析：该题针对"尿路感染"知识点进行考核。尿路感染定位：上尿路感染常有发热、寒战，伴明显腰痛，输尿管点和（或）肋脊点压痛、肾区叩击痛等。而下尿路感染，常以膀胱刺激征为突出表现，一般少有发热、腰痛等。

3. 答案：ABC

解析：该题针对"尿失禁"知识点进行考核。尿失禁患者原则上，首先要除去诱因和针对原发病进行治疗；所有尿失禁患者均应该进行生活方式调整（饮食改变如避免摄入咖啡、酒精等，多吃蔬菜水果，少食油腻食品，控制体重，戒烟，避免憋尿、避免久坐久站、剧烈运动，避免使用抗组胺等药物，适当运动，改善便秘等），进行行为治疗（膀胱锻炼，盆底肌训练），必要时予以药物治疗和手术治疗。

4. 答案：ABDE

解析：该题针对"尿失禁"知识点进行考核。引起尿失禁的风险因素包括：增龄、多次妊娠、盆腔器官脱垂、肥胖、雌激素缺乏、子宫切除术、吸烟、重体力活动、便秘、咖啡因摄入、慢性病（脑卒中、心力衰竭、慢性阻塞性肺疾病、慢性咳嗽、糖尿病等）、活动能力下降、药物、环境因素等。

5. 答案：ABCD

解析：该题针对"下尿路症状/良性前列腺增生"知识点进行考核。5 - 羟色胺再摄取抑制剂是治疗抑郁症的药物。

6. 答案：ABCD

解析：（1）前列腺增生治疗药物的合理使用

药物	代表药物	作用特点	注意事项
α 肾上腺素能受体阻断剂	多沙唑嗪、阿夫唑嗪、特拉唑嗪、坦索罗辛	减轻前列腺张力和膀胱出口梗阻，数小时到数天后症状即有改善。不影响前列腺体积和血清 PSA 水平	不良反应：体位性低血压
5α 还原酶抑制剂	非那雄胺、度他雄胺	适用于伴有前列腺体积增大的 BPH 患者。可降低雄激素水平，提高最高尿流率的作用。可降低 PSA 水平（需校正）。3～6个月治疗症状才缓解，6～12个月后可使前列腺体积缩小	不良反应：性欲降低、勃起功能减退、射精障碍等。度他雄胺显效快，服用1个月内即能缓解症状
抗胆碱能药物	奥昔布宁、索利那新、托特罗定	用于针对伴发OAB（膀胱过度活动症）的BPH患者	严重胃肠动力障碍、重症肌无力、闭角型青光眼、正在使用酮康唑等强力CYP3A4抑制剂的重度肾功能不全和（或）肝功能障碍患者禁用
植物制剂	锯叶棕、普适泰		

（2）联合治疗：①α_1受体阻断剂和5α还原酶抑制剂合用；②α_1受体阻断剂与 M 受体阻断剂合用。

第十五章　血液系统疾病

A 型题

1. 答案：D

解析：缺铁性贫血（IDA）是指各种原因的缺铁导致红细胞生成减少所引起的低色素性贫血。

2. 答案：C

解析：缺铁性贫血治疗药物的合理使用（补铁）：

治疗目的	纠正缺铁性贫血，还应补足已经耗竭的储存铁		
每日补铁量	成人治疗剂量元素铁每日 180～200mg，预防量元素铁每日 10～20mg		
补铁量	Hb >110g/L，补充元素铁总剂量 5g	Hb 90～110g/L 补充元素铁总剂量 10g	Hb <90g/L 补充元素铁总剂量 15g
药物选择	口服补铁是首选——硫酸亚铁是口服铁剂中的标准制剂，右旋糖酐铁用于其他铁剂疗效不佳者		
	静脉铁剂（右旋糖酐铁，蔗糖铁）——首次用药前，先给予试验剂量，1 小时内无过敏反应再给予足量治疗		

3. 答案：B

解析：巨幼红细胞贫血临床表现与诊断

血液系统	面色苍白、乏力、耐力下降、头昏、心悸等贫血症状。少数患者可以出现轻度黄疸
消化系统	舌乳头萎缩表现舌面光滑呈"牛肉样舌"。胃肠道黏膜萎缩引起食欲下降、恶心、腹泻或便秘等
神经精神症状	肢体麻木、深感觉障碍、共济失调或姿态不稳等表现。精神症状可有抑郁、失眠、记忆力下降、幻觉、人格改变等
检查	血常规呈大细胞性贫血（平均红细胞体积和平均红细胞血红蛋白量升高）。血清叶酸和维生素 B_{12} 水平下降。或诊断性治疗有效。骨髓穿刺检查细胞呈典型的巨幼性改变，可确诊

4. 答案：A

解析：巨幼细胞性贫血发病机制与病因［叶酸和（或）维生素 B_{12} 缺乏］：

叶酸缺乏	摄入减少	
	需要量增加	
	吸收障碍	乙醇、柳氮磺胺吡啶、苯妥英可干扰叶酸吸收
	利用障碍	影响四氢叶酸的形成：甲氨蝶呤、氨苯喋啶、乙胺嘧啶
		增加叶酸的分解或者抑制 DNA 的合成：苯妥英钠、苯巴比妥
维生素 B_{12} 缺乏	摄入减少	
	吸收障碍	是最常见原因。药物：对氨基水杨酸、二甲双胍、秋水仙碱和苯乙双胍等可影响维生素 B_{12} 吸收
	其他	利用障碍、长期血液透析等

5. 答案：B

解析：硫酸亚铁片不良反应：可见胃肠道不良反应，如恶心、呕吐、上腹疼痛，宜饭后服用。

6. 答案：E

解析：巨幼细胞性贫血患者需同时补充叶酸及维生素 B_{12}。

7. 答案：C

解析：该题针对"缺铁性贫血"知识点进行考核。维生素 C 作为还原剂可促进铁转变为 2 价铁，或与铁形成络合物，从而促进吸收，故口服铁剂应同时并用维生素 C。

8. 答案：E

解析：该题针对"缺铁性贫血"知识点进行考核。食物－铁剂相互作用：肉类、果糖、氨基酸、脂肪、维生素 C 可促进铁剂吸收；牛奶、蛋类、钙剂、磷酸盐、草酸盐等可抑制铁剂吸收（减少 40% ~ 50%）；茶和咖啡中的鞣质与铁形成不可吸收盐。

9. 答案：C

解析：该题针对"缺铁性贫血"知识点进行考核。尽管空腹服用亚铁盐吸收最好，但其胃肠反应（胃灼热感、恶心、上腹不适和腹泻等）常使患者不能耐受，因此建议在餐后服用，可有较好的耐受性。

10. 答案：B

解析：该题针对"缺铁性贫血"知识点进行考核。铁剂常与酸成盐形式存在，以 2 价铁（Fe^{2+}）形式吸收；胃酸和维生素 C 可促使 3 价铁（Fe^{3+}）还原成 Fe^{2+}，使铁易于被吸收。

11. 答案：D

解析：该题针对"缺铁性贫血"知识点进行考核。预防铁负荷过重，铁剂在胃肠道的吸收有黏膜自限现象，即铁的吸收与体内储存量有关，正常人的吸收率为 10%，贫血者为 30%。但误服或一次摄入量过大或使用铁制品来煎煮酸性食物，会腐蚀胃黏膜和使血循环中游离铁过量，出现细胞缺氧、酸中毒、休克和心功能不全，应及时清洗胃肠和对症治疗。

B 型题

[1 ~ 2]

答案：BA

解析：该题针对"缺铁性贫血"知识点进行考核。①缺铁性贫血患者口服右旋糖酐铁、琥珀酸亚铁和多糖铁复合物含铁量高，不良反应较硫酸亚铁轻，而疗效相当。②药物 – 铁剂相互作用：抑酸药物（质子泵拮抗剂、H_2 受体拮抗剂）影响三价铁转化为二价铁，避免长期服用；四环素、消胆胺等阴离子药可在肠道与铁络合，碳酸氢钠可与亚铁生成难溶的碳酸铁，均

影响铁剂的吸收。口服铁剂可加用维生素C，胃酸缺乏者与稀盐酸合用有利于铁剂的解离。

[3 ~ 4]

答案：DA

解析：该题针对"缺铁性贫血"知识点进行考核。正常人对铁剂的吸收率为 10% ~ 20%，缺铁时可达 20% ~ 60%。

C 型题

[1 ~ 3]

答案：ACD

解析：（1）缺铁性贫血治疗药物的合理使用（补铁）：

治疗目的	纠正缺铁性贫血，还应补足已经耗竭的储存铁		
每日补铁量	成人治疗剂量元素铁每日 180 ~ 200mg，预防量元素铁每日 10 ~ 20mg		
补铁量	Hb > 110g/L，	Hb 90 ~ 110g/L	Hb < 90g/L
	补充元素铁总剂量 5g	补充元素铁总剂量 10g	补充元素铁总剂量 15g
药物选择	口服补铁是首选——硫酸亚铁是口服铁剂中的标准制剂，右旋糖酐铁用于其他铁剂疗效不佳者		
	静脉铁剂（右旋糖酐铁，蔗糖铁）——首次用药前，先给予试验剂量，1 小时内无过敏反应再给予足量治疗		

（2）用药注意事项与患者教育：①服药时间：餐后服用铁剂，耐受性较好。②预防铁负荷过重：铁剂主要以二价铁形式从十二指肠吸收；正常人对铁的吸收率为 10%，缺铁性贫血者为 30%；铁剂在胃肠道的吸收有黏膜自限现象。③疗效监测（累积补铁 5g）：需监测血红蛋白、血清铁蛋白、网织红细胞计数等；网织红细胞计数最早上升，高峰在 5 ~ 10 天；Hb 2 个月后正常，正常后至少再补充铁剂 4 ~ 6 个月。

（4）食物、药物与铁剂的相互作用

	促进铁剂吸收	抑制铁剂吸收
食物-铁剂相互作用	肉类、果糖、氨基酸、脂肪、维生素C	牛奶、蛋类、钙剂、磷酸盐、草酸盐、茶和咖啡
药物-铁剂相互作用	维生素C、稀盐酸	抑酸药物（质子泵拮抗剂、H₂受体拮抗剂）；四环素、消胆胺、碳酸氢钠

[4~5]

答案：BE

解析：①钩虫感染，缺铁性贫血对症治疗要应用祛钩虫药并服铁剂治疗贫血；②维生素C可以促进铁剂的吸收。

[6~7]

答案：DA

解析：①因伴随出现慢性失血性贫血症状，因此应服用硫酸亚铁进行治疗；②口服铁剂以硫酸亚铁、富马酸亚铁和葡萄糖酸亚铁为佳，因铁以二价铁（亚铁）的形式吸收，而以三价铁（正铁）的形式起作用。

X型题

1. 答案：ABCE

解析：该题针对"缺铁性贫血"知识点进行考核。IDA为多因素发病，主要包括：①需铁量增加：如妊娠期或哺乳期、儿童生长发育迅速；②铁丢失增加：慢性失血比急性失血更常见，如溃疡病、痔疮、月经过多、鼻出血、结直肠息肉或肿瘤、钩虫病、肠道血管畸形等慢性失血性疾病；③铁摄入不足：如偏食；④铁吸收或利用减少：胃酸缺乏（胃大部切除术后、萎缩性胃炎、长期服用抑酸药物）；食物相互作用（如浓茶等含鞣酸食物）；小肠疾病（如克罗恩病、肠结核）。

2. 答案：ABCE

解析：该题针对"缺铁性贫血"知识点进行考核。药物-铁剂相互作用：抑酸

药物（质子泵拮抗剂、H₂受体拮抗剂）影响三价铁转化为二价铁，避免长期服用；四环素、消胆胺等阴离子药可在肠道与铁络合，碳酸氢钠可与亚铁生成难溶的碳酸铁，均影响铁剂的吸收。口服铁剂可加用维生素C，胃酸缺乏者与稀盐酸合用有利于铁剂的解离。

3. 答案：DE

解析：该题针对"缺铁性贫血"知识点进行考核。口服铁剂剂型较多，宜选用二价铁，三价铁剂只有转化为二价铁剂后才能被吸收。药物-铁剂相互作用：抑酸药物（质子泵拮抗剂、H₂受体拮抗剂）影响三价铁转化为二价铁，避免长期服用；四环素、消胆胺等阴离子药可在肠道与铁络合，碳酸氢钠可与亚铁生成难溶的碳酸铁，均影响铁剂的吸收。口服铁剂可加用维生素C，胃酸缺乏者与稀盐酸合用有利于铁剂的解离。

4. 答案：ABCD

解析：该题针对"巨幼细胞性贫血"知识点进行考核。甲氨蝶呤、氨苯喋啶、乙胺嘧啶等能竞争性抑制二氢叶酸还原酶的作用，影响四氢叶酸的形成。苯妥英钠、苯巴比妥可能增加叶酸的分解或者抑制DNA的合成。此外先天性酶缺陷，如甲基FH4转移酶等也可以影响叶酸的利用。

5. 答案：ABCE

解析：该题针对"巨幼细胞性贫血"知识点进行考核。注意，题干是"吸收障碍"，长期血液透析也会导致维生素B₁₂吸收减少，但这是因为透析液具有水溶性，在透析的同时容易丢失水溶性的维生素，所以它不属于吸收障碍。

6. 答案：ABCD

解析：抑酸药物（质子泵拮抗剂、H₂受体拮抗剂）影响三价铁转化为二价铁，避免长期服用；四环素、消胆胺等阴离子

药可在肠道与铁络合，碳酸氢钠可与亚铁生成难溶的碳酸铁，均影响铁剂的吸收。

7. 答案：ACDE

解析：巨幼红细胞贫血患者在服药开始后的第 4 天起网织红细胞水平上升，Hb 可在 1 个月内恢复正常，神经系统症状恢复较慢或不恢复。如果没有原发病，不需要维持治疗。全胃切除术后患者应预防性肌内注射维生素 B_{12}，每月 1 次。伴有神经系统表现者，应连续肌内注射维生素 B_{12}。不能确定只是单纯叶酸缺乏引起的巨幼细胞性贫血者联合应用，以免加重神经精神损害。应用干扰核苷酸合成药物同时补充叶酸和维生素 B_{12}。

第十六章 恶性肿瘤

A 型题

1. 答案：E

解析：该题针对"和缓医疗"知识点进行考核。和缓医疗总原则为：尊重，有益，不伤害和公平。尊重是指尊重患者的意愿和价值观，保障个人的行动权利，但是不能以牺牲他人的利益为代价；有益是指医生对患者的职责是减轻痛苦，恢复健康（如果可能）及保护生命；公平是指对所有患者一视同仁；医生们有责任做到不存偏见，在医疗中应在资源合理使用方面保证公众利益。

2. 答案：B

解析：治疗癌痛第二阶梯止痛药物：弱阿片类药物，如可待因、二氢可待因、曲马多等。

3. 答案：A

解析：常用的抗肿瘤药给药途径：①动脉注药：晚期不宜手术或复发的局限性肿瘤；②肌内注射：用于对组织无刺激性药物（如噻替哌、阿糖胞苷）；③腔内注射：可经脑脊液途径给药的有甲氨蝶呤和阿糖胞苷；④口服给药：装入胶囊或制成肠溶剂以防止药物被胃酸破坏；⑤静脉给药：最常用给药途径，一般用于刺激性药物，a. 静脉推注：适于给强刺激性药物（氮芥、长春新碱）；b. 静脉滴注：适用于抗代谢类药物。

4. 答案：B

解析：抗肿瘤药的不良反应：

不良反应	药物	处理方法
皮肤毒副反应	氟尿嘧啶、博来霉素、白消安可引起色素沉着	抗组胺药、葡萄糖酸钙、糖皮质激素等治疗
过敏反应	门冬酰胺酶、紫杉醇	局部反应——停药、抗过敏；全身反应——肾上腺素、激素等处理
心脏毒性	蒽环类抗生素、多柔比星	维生素、辅酶 Q 进行预防
肺毒性	博来霉素、甲氨蝶呤	博来霉素诱发肺毒性应立即停用，尽早使用糖皮质激素

5. 答案：C

解析：和缓医疗：按阶梯给药。

第一阶梯	非阿片类药物，多指 NSAIDs 药物，有剂量极限性（即天花板效应）
第二阶梯	弱阿片类药物，如可待因、二氢可待因、曲马多等
第三阶梯	强阿片类，主要药物有吗啡、芬太尼透皮贴剂、美沙酮、哌替啶、二氢埃托啡、羟考酮。无封顶效应，即无天花板效应

6. 答案：C

解析：恶心、呕吐是最常见的化疗反应之一，通常晚上呕吐较白天轻。用格拉斯琼、昂丹司琼、托烷司琼等。

7. 答案：E

解析：第三阶梯镇痛药物为强阿片类，以吗啡为代表。

8. 答案：B

解析：腰肌劳损可使用拔罐方法。

9. 答案：D

解析：该题针对"恶性肿瘤的治疗原

则与注意事项"知识点进行考核。静脉给药：①静脉注射：为最常用给药途径，一般用于刺激性药物；②静脉推注：适于给强刺激性药物（如氮芥、长春新碱、长春花碱等）。是预防药物外漏、减轻药物对静脉壁刺激的给药方法；③静脉滴注：适用于抗代谢类药物（如氟尿嘧啶、甲氨蝶呤、阿糖胞苷等），需将药物稀释后加入液体中静脉滴注，以维持血液中有效药物浓度。通常维持4~8小时或按医嘱；④根据药性用溶剂用氯化钠注射液作溶剂有环磷酰胺、博来霉素、喜树碱、亚胺醌、依托泊苷、顺铂；用葡萄糖注射液作溶剂有吡柔比星、卡铂、奥沙利铂；⑤如出现严重静脉炎或化疗药物溶液外溢，应立即停止输液予以处理。

10. 答案：C

解析：该题针对"和缓医疗"知识点进行考核。临终关怀是对于预期寿命少于6个月的慢病终末期患者的一项特殊疗护项目。

11. 答案：B

解析：该题针对"和缓医疗"知识点进行考核。按阶梯给药：按照疼痛的程度和性质选用不同阶梯的止痛药物。第一阶梯：非阿片类药物，多指NSAIDs药物，对轻度疼痛疗效肯定，并可以增强二、三阶药物的效果，有封顶效应。当疼痛得不到缓解时，不宜换用另一种NSAIDs类药物，应该直接升到第二阶梯。第二阶梯：弱阿片类药物，如可待因、二氢可待因、曲马多等。首次使用弱阿片类药物加NSAIDs有良好效果，目前有很多弱阿片类与NSAIDs药物的复合剂，弱阿片类药物的安全使用剂量往往被复合制剂中有封顶效应的NSAIDs剂量所限。第三阶梯：强阿片类，以吗啡为代表，药物种类及剂型多，合理使用将使90%以上的中重度疼痛患者免除疼痛。无封顶效应，即无天花板效应。主要药物有吗啡（有多种剂型，如注射剂，即释、缓释口服吗啡）、芬太尼透皮贴剂、美沙酮、哌替啶、二氢埃托啡、羟考酮。

12. 答案：C

解析：该题针对"和缓医疗"知识点进行考核。按阶梯给药：按照疼痛的程度和性质选用不同阶梯的止痛药物。第一阶梯：非阿片类药物，多指NSAIDs药物，对轻度疼痛疗效肯定，并可以增强二、三阶药物的效果，有封顶效应。当疼痛得不到缓解时，不宜换用另一种NSAIDs类药物，应该直接升到第二阶梯。第二阶梯：弱阿片类药物，如可待因、二氢可待因、曲马多等。首次使用弱阿片类药物加NSAIDs有良好效果，目前有很多弱阿片类与NSAIDs药物的复合剂，弱阿片类药物的安全使用剂量往往被复合制剂中有封顶效应的NSAIDs剂量所限。第三阶梯：强阿片类，以吗啡为代表，药物种类及剂型多，合理使用将使90%以上的中重度疼痛患者免除疼痛。无封顶效应，即无天花板效应。主要药物有吗啡（有多种剂型，如注射剂，即释、缓释口服吗啡）、芬太尼透皮贴剂、美沙酮、哌替啶、二氢埃托啡、羟考酮。

13. 答案：B

解析：该题针对"和缓医疗"知识点进行考核。按阶梯给药：按照疼痛的程度和性质选用不同阶梯的止痛药物。第一阶梯：非阿片类药物，多指NSAIDs药物，对轻度疼痛疗效肯定，并可以增强二、三阶药物的效果，有封顶效应。当疼痛得不到缓解时，不宜换用另一种NSAIDs类药物，应该直接升到第二阶梯。第二阶梯：弱阿片类药物，如可待因、二氢可待因、曲马多等。首次使用弱阿片类药物加NSAIDs有良好效果，目前有很多弱阿片类与NSAIDs药物的复合剂，弱阿片类药物的安全使用剂量往往被复合制剂中有封顶效应的

NSAIDs 剂量所限。第三阶梯：强阿片类，以吗啡为代表，药物种类及剂型多，合理使用将使 90% 以上的中重度疼痛患者免除疼痛。无封顶效应，即无天花板效应。主要药物有吗啡（有多种剂型，如注射剂，即释、缓释口服吗啡）、芬太尼透皮贴剂、美沙酮、哌替啶、二氢埃托啡、羟考酮。

14. 答案：C

解析：抗肿瘤药物引起骨髓抑制，白细胞下降多开始于用药后第 7 天。

15. 答案：A

解析：抗肿瘤药物引起骨髓抑制，需要使用 G-CSF 的指征为 WBC $<2.0 \times 10^9$/L。

16. 答案：A

解析：只有曲马多属于弱阿片类。

17. 答案：D

解析：一级预防为肿瘤病因预防。例如吸烟是肺癌高危因素，那么不吸烟就是病因预防。二级预防是肿瘤早期检查或癌前病变及早发现。例如结肠息肉为腺瘤病时有恶变几率。那么及早切除结肠腺瘤则为二级预防。

18. 答案：C

解析：锐性分离与钝性分离相比，组织牵拉少，破坏小，应该更安全。应当少用钝性分离，尽量使用锐性分离。

19. 答案：E

解析：围术期化疗的目的包括缩小瘤体、减少转移的机会、检测药物敏感度、减少复发机会等。

20. 答案：B

解析：使用抗肿瘤药物 5 天后出现口腔炎、骨髓抑制症状属于早期反应。

B 型题

[1～4]

答案：ACBE

解析：该题针对"恶性肿瘤的治疗原则与注意事项"知识点进行考核。抗肿瘤药物

的急性或亚急性反应指在用药后当时和疗程内出现的过敏、恶心呕吐、腹泻、血象和肝肾功能变化、手指麻木、皮疹、手足综合征和脱发等。长期不良反应指在停药后甚至停药多年后出现的不良反应，如神经毒性、造血功能障碍、间质性肺炎、心脏毒性、皮肤色素沉着、内分泌失调、畸胎、继发第二肿瘤、免疫抑制、不育等。部分药物还有特殊毒性反应，如环磷酰胺引起出血性膀胱炎、蒽环类的心脏毒性、丝裂霉素引起溶血性尿毒症、博来霉素引起肺纤维化，以及紫杉醇、门冬酰胺酶等容易引起过敏反应等。

[5～6]

答案：BC

解析：该题针对"恶性肿瘤的治疗原则与注意事项"知识点进行考核。①顺铂引起的肾损害一般是可逆的，但大剂量或连续用也可产生不可逆性肾小管坏死。顺铂持续缓慢滴注，并在输注前、后 12 小时给予加氯化钾的足量的生理盐水和呋塞米，使尿量保持不少于 100mL/h，可降低顺铂所致肾小管坏死的发生率。②门冬酰胺酶、紫杉醇、多西紫杉醇、甲基苄肼、替尼泊苷等容易引起过敏反应。出现局部反应可停药、抗过敏，观察即可；全身反应则还要应用肾上腺素、激素等处理。

[7～10]

答案：ACBD

解析：顺铂属细胞周期非特异性药物，具有细胞毒性，可抑制癌细胞的 DNA 复制过程，并损伤其细胞膜上结构，有较强的广谱抗癌作用。培美曲塞能够抑制胸苷酸合成酶、二氢叶酸还原酶和甘氨酰胺核苷酸甲酰转移酶的活性，这些酶都是合成叶酸所必需的酶，参与胸腺嘧啶核苷酸和嘌呤核苷酸的生物再合成过程，培美曲塞通过运载叶酸的载体和细胞膜上的叶酸结合蛋白运输系统进入细胞内。放线菌素 D（dactinomycin D）

又称更生霉素，分子中含有一个苯氧环结构，通过它连接两个等位的环状肽链。此肽链可与 DNA 分子的脱氧鸟嘌呤发挥特异性相互作用，使 dactinomycin D 嵌入 DNA 双螺旋的小沟中，与 DNA 形成复合体，阻碍 RNA 多聚酶的功能，抑制 RNA 的合成，特别是 mRNA 的合成，影响核酸转录。依托泊苷为细胞周期特异性抗肿瘤药物，作用于 DNA 拓扑异构酶Ⅱ，形成药物－酶－DNA 稳定的可逆性复合物，阻碍 DNA 修复。紫杉醇是红豆杉属植物中的一种复杂的次生代谢产物，也是唯一可以促进微管聚合和稳定已聚合微管的药物。同位素示踪表明，紫杉醇只结合到聚合的微管上，不与未聚合的微管蛋白二聚体反应。细胞接触紫杉醇后会在细胞内积累大量的微管，这些微管的积累干扰了细胞的各种功能，特别是使细胞分裂停止于有丝分裂期，阻断了细胞的正常分裂。

[11～14]

答案：ABCD

解析：动脉注药用于晚期不宜手术或复发的局限性肿瘤；最常用的给药途径为静脉注射；肌内注射用于对组织无刺激性药物；腔内注射用于癌性胸水。

[15～18]

答案：BACD

解析：柔红霉素不良反应有易引起心律失常，严重者心力衰竭，脱发。氟尿嘧啶注射局部有疼痛、静脉炎或动脉内膜炎。博来霉素常见的不良反应有恶心、呕吐、口腔炎、皮肤反应、药物热、食欲减退、脱发、色素沉着（躯干部）、指甲变色、手足指趾红斑、硬结、肿胀及脱皮等。白消安易出现的色素沉着则为弥漫性的、呈青铜色。

[19～20]

答案：CD

解析：易引起冠脉痉挛、心肌缺血的药物为氟尿嘧啶，易引起心动过缓的药物为紫杉醇。

[21～25]

答案：BABCD

解析：骨肉瘤大部分为恶性肿瘤，骨良性肿瘤多见的是骨软骨瘤，骨肉瘤多见于儿童，骨巨细胞瘤多见于成人，骨肿瘤多发于干骺端。

[26～30]

答案：BDCCA

解析：尿脱落细胞学检查阳性的是膀胱癌，血清前列腺特异性抗原（PSA）升高的是前列腺癌，血清甲胎蛋白（AFP）升高的是睾丸肿瘤，人绒毛膜促性腺激素（HCG）升高的是睾丸肿瘤，出现精索静脉曲张的是肾癌。

[31～32]

答案：EA

解析：人绒毛膜促性腺激素（HCG）是由胎盘的滋养层细胞分泌的一种糖蛋白，由 a－和 b－两个亚单位构成。睾丸畸胎瘤由一种或几种不同胚层（内、中、外胚层）组织构成的睾丸生殖细胞肿瘤。睾丸畸胎瘤多是由两种或两种以上胚层构成，包括内胚层的黏液腺体，中胚层的软骨、骨、肌肉和淋巴组织，以及外胚层的鳞状上皮和神经组织。既往又称为成熟性畸胎瘤、未成熟性畸胎瘤、畸胎瘤分化（成熟型）、畸胎瘤未分化（未成熟型）。因此，睾丸畸胎瘤患者血清中 HCG 最可能升高。肾癌肿瘤细胞可产生促红细胞生成素。

C 型题

[1～2]

答案：DE

解析：伊立替康服用后可能还会有严重腹泻不良反应。针对肿瘤患者的用药原则包括选择肿瘤敏感药物，联合应用毒副作用不同的药物，联合应用时相特异性和非特异性药物，考虑到患者的个体差异。

X 型题

1. 答案：AB

解析：该题针对"恶性肿瘤的治疗原则与注意事项"知识点进行考核。静脉注射为最常用给药途径，一般用于刺激性药物，静脉冲入法适用于强刺激性药物时，如氮芥、长春新碱、长春花碱等。它是为预防药物外漏，减轻药物对静脉壁刺激的给药方法。静脉滴注法适用于抗代谢类药物，如氟尿嘧啶、甲氨蝶呤、阿糖胞苷等需将药物稀释后加入液体中静脉滴注，以此维持血液中有效药物浓度。一般维持在 4~8 小时或按医嘱准确掌握滴注速度。采用适当化疗药物溶剂，很多药物需溶剂稀释后应用，根据药性用溶剂。用氯化钠注射液作溶剂：环磷酰胺、博来霉素、喜树碱、亚胺醌、依托泊苷、顺铂。用葡萄糖注射液作溶剂：甲氨蝶呤、吡柔比星、秋水仙碱、卡铂、奥沙利铂。如出现严重静脉炎或化疗药物溶液外溢，应立即停止输液予以处理。

2. 答案：ADE

解析：该题针对"恶性肿瘤的治疗原则与注意事项"知识点进行考核。

3. 答案：ABCE

解析：该题针对"恶性肿瘤的治疗原则与注意事项"知识点进行考核。治疗肿瘤的方法包括手术切除、放疗、细胞毒性药物化疗、激素调控以及生物治疗等。肿瘤化疗的期望要求是高疗效、少抗药性、轻毒副作用。与其他治疗药物相比，抗肿瘤药的治疗指数小而毒副作用强，联合应用会更有效，会起到协同效应。如果联合用药有不同的作用机制，且主要毒副作用不交叉重叠，疗效会更好。因此，在制订个体化药物治疗方案时，应遵循以下原则：①选择肿瘤敏感药物；②选用毒副作用不同的药物；③联合应用时相特异性和非特异性药物；④考虑到患者的个体差异。

4. 答案：ACDE

解析：该题针对"恶性肿瘤的治疗原则与注意事项"知识点进行考核。多柔比星、柔红霉素、环磷酰胺、依托泊苷、紫杉醇等容易引起脱发。

5. 答案：ABDE

解析：癌痛治疗的患者教育：①注意预防和处理强阿片类药物的不良反应，如便秘、呕吐、尿潴留、呼吸抑制等。②疼痛评估是规范化镇痛治疗的前提和基础，需要根据疼痛的强度选择理想的药物或调整剂量。③不需要忍受疼痛的折磨，规律服用镇痛药，必要时调整药物剂量，让患者无痛地生活（无痛睡眠、无痛休息、无痛活动），以保证患者生活质量。④对于预期生命小于 2 周的患者，不推荐过度应用肠外营养支持和治疗。

6. 答案：ABCD

解析：和缓医疗总体原则——减轻痛苦。

口服给药	能口服尽量口服，提倡无创的给药方式	
按时给药	不是按需给药	
按阶梯给药	第一阶梯	非阿片类药物，多指 NSAIDs 药物，有剂量极限性（即天花板效应）
	第二阶梯	弱阿片类药物，如可待因、二氢可待因、曲马多等
	第三阶梯	强阿片类，主要药物有吗啡、芬太尼透皮贴剂、美沙酮、哌替啶、二氢埃托啡、羟考酮。无封顶效应，即无天花板效应
用药个体化		
注意具体细节，如药物不良反应		

第十七章 常见骨关节疾病

A 型题

1. 答案：B

解析：该题针对"常见的骨关节疾病"知识点进行考核。骨性关节炎伴轻至中度疼痛患者通常首选对乙酰氨基酚。

2. 答案：C

解析：该题针对"常见的骨关节疾病"知识点进行考核。RA 一经诊断即开始 DMARDs 治疗。从疗效和费用等考虑，通常首选甲氨蝶呤，并将它作为联合治疗的基本药物。

3. 答案：C

解析：类风湿关节炎常用药物：

常用药物	特点
非甾类抗炎药（NSAIDs）	具有抗炎、止痛、退热、消肿作用 能减轻 RA 的症状，但不能改变病程和预防关节破坏
改善病情的抗风湿药（DMARDs）	RA 一经诊断即开始 DMARDs 治疗。发挥作用慢，明显改善症状需要 1~6 个月 通常首选甲氨蝶呤，并将它作为联合治疗的基本药物 其他药物：甲氨蝶呤、柳氮磺吡啶、来氟米特、抗疟药、青霉胺、金诺芬、硫唑嘌呤、环孢素、环磷酰胺
糖皮质激素	能迅速减轻关节疼痛、肿胀，作为 DMARDs 起效前的"桥梁"作用。原则是尽可能小剂量、短期使用，用激素时应同时服用 DMARDs。关节腔注射激素 1 年内不宜超过 3 次
生物制剂	肿瘤坏死因子（TNF-α）拮抗剂：依那西普、英夫利西单抗和阿达木单抗；白细胞介素-1（IL-1）拮抗剂：阿那白滞素是目前唯一被批准用于治疗 RA 的 IL-1 拮抗剂；抗 CD20 单抗：利妥昔单抗；细胞毒性 T 淋巴细胞相关抗原 4 免疫球蛋白（CTLA4-Ig）：阿巴西普
植物药	雷公藤多苷、青藤碱、白芍总苷

4. 答案：B

解析：类风湿关节炎常用药物（略）。

5. 答案：E

解析：甲氨蝶呤可以引起显著的骨髓抑制、贫血、再生障碍性贫血、白细胞减少、中性粒细胞减少、血小板减少和出血。

6. 答案：A

解析：西乐葆（化学名为塞来昔布）作为新一代非甾体抗炎镇痛药，通过选择性抑制环氧化酶-2（COX-2）来抑制前列腺素生成，达到抗炎症、镇痛的效果，由于它不会抑制具有胃肠道保护作用的生理酶——环氧化酶-1（COX-1），它胃肠道不良反应风险明显低于传统非甾体抗炎镇痛药。①用于缓解骨关节炎（OA）的症状和体征；②用于缓解成人类风湿关节炎（RA）的症状和体征；③用于治疗成人急性疼痛（AP），如：急性创伤/组织损伤（如急性踝扭伤、急性肩腱炎、滑囊炎），慢性疼痛急性发作（如慢性腰背痛急性发作），术后疼痛；④用于缓解强直性脊柱炎的症状和体征。

7. 答案：C

解析：该题针对"骨性关节炎"知识点进行考核。出现关节弹响，关节酸痛、关节僵硬症状应重视，早期就诊是治疗的关键。

8. 答案：D

解析：该题针对"骨性关节炎"知识点进行考核。

9. 答案：A

解析：①布洛芬适应证：a. 轻到中度

的偏头痛发作期的治疗，偏头痛的预防性治疗；b. 慢性发作性偏侧头痛的治疗；c. 奋力性和月经性头痛的治疗；d. 其他：包括类风湿关节炎、强直性脊柱炎、骨关节炎等关节和肌肉病变。②对乙酰氨基酚，分子式 $C_8H_9NO_2$，通常为白色结晶性粉末，有解热镇痛作用，用于感冒发热、关节痛、神经痛、偏头痛、癌痛及手术后止痛等。③秋水仙碱适应证：a. 痛风：本品可能是通过减低白细胞活动和吞噬作用及减少乳酸形成从而减少尿酸结晶的沉积，减轻炎性反应，而起止痛作用，主要用于急性痛风，对一般疼痛、炎症和慢性痛风无效。b. 抗肿瘤：抑制细胞的丝分裂，有抗肿瘤作用，但毒性大，现已少用。对乳腺癌疗效显著，对子宫颈癌、食管癌、肺癌可能也有一定疗效。部分病人的肿瘤缩小，有利于手术切除。④丙磺舒主要在痛风发作间期和慢性期使用以控制高尿酸血症，适用于血尿酸增高、肾功能尚好、每天尿酸排出不多的病人，也用于噻嗪类利尿剂所致或有发生痛风危险的高尿酸血症的治疗，一般不作为癌症治疗所致高尿酸血症的辅助治疗。由于本品可抑制青霉素及头孢菌素类从肾小管中排泄，增加它们的血药浓度，故可作为一些需维持长期高浓度青霉素和头孢菌素血浓度的疾病的辅助治疗，如亚急性感染性心内膜炎、淋病等。⑤安乃近功能主治：主要用于退热，亦用于治疗急性关节炎、头痛、风湿性痛、牙痛及肌肉痛等。

10. 答案：C

解析： 使用非甾体抗炎药治疗类风湿关节炎时，为预防其胃肠副作用常并用 H_2 受体拮抗剂。

B 型题

[1～2]

答案：BC

（1）骨关节炎常用药物

1. 局部药物治疗	NSAIDs 的乳胶剂、膏剂、贴剂和非NSAIDs 擦剂（辣椒碱等）
2. 全身镇痛药物——首选对乙酰氨基酚	非选择性 NSAIDs：布洛芬、萘普生、萘丁美酮、吲哚美辛、双氯芬酸
	选择性 COX－2 抑制剂：洛索洛芬、依托度酸、美洛昔康、尼美舒利、塞来昔布
3. 关节腔注射	透明质酸钠、糖皮质激素（每年不超过 3～4 次）
4. 改善病情类药物及软骨保护剂	双醋瑞因、氨基葡萄糖

解析：（2）类风湿关节炎常用药物

常用药物	特点
非甾类抗炎药（NSAIDs）	具有抗炎、止痛、退热、消肿作用；能减轻 RA 的症状，但不能改变病程和预防关节破坏
改善病情的抗风湿药（DMARDs）	RA 一经诊断即开始 DMARDs 治疗。发挥作用慢，明显改善症状需要 1～6 个月；通常首选甲氨蝶呤，并将它作为联合治疗的基本药物
	其他药物：甲氨蝶呤、柳氮磺吡啶、来氟米特、抗疟药、青霉胺、金诺芬、硫唑嘌呤、环孢素、环磷酰胺

[3～6]

答案：CEAD

解析： 至少服用 6 个月后才能宣布无效，可导致失明的药物是氯喹，可致齿龈增生的药物是环孢素，服用 4～8 周后起效的药物是柳氮磺吡啶，长期大剂量服用可出现肾损害和骨髓抑制的药物是青霉胺。

[7～10]

答案：ACDB

解析： ①羟氯喹可在视网膜聚集，久服可致视网膜轻度水肿和色素聚集，出现暗点，影响视力，常为不可逆。②环孢素的不良反应较常见的有厌食、恶心、呕吐等胃肠道反应，牙龈增生伴出血、疼痛、约1/3 用药者有肾毒性，可出现血清肌酐、尿素氮增高、肾小球滤过率减低等肾功能损害、高血压等；牙龈增生一般可在停药6 个月后消失；慢性、进行性肾中毒多于治疗后约 12 个月发生。③柳氮磺吡啶可能会引起精子数减少、活动能力下降、畸形比例增高，致使生育力下降；有交叉过敏现象，对磺胺药过敏患者对该品也会过敏。④硫唑嘌呤不良反应有：a. 过敏反应：如全身不适、头晕、恶心、呕吐、腹泻、发热、寒战、肌痛、关节痛、肝功能异常和低血压，应立即停药和给予支持疗法，可使大部分病例恢复。b. 造血功能：可能产生剂量相关性、可逆性骨髓抑制，常见白细胞减少症，偶见贫血及血小板减少性紫癜。c. 感染：使用本药和肾上腺皮质激素的器官移植受者对病毒、真菌和细菌感染的易感性增加。d. 胃肠道反应：偶有恶心，餐后服药可缓解；罕见胰腺炎。⑤甲氨蝶呤：肺部反应，罕见可逆性肺炎。

[11～14]

答案：DABD

解析：属于选择性 COX－2 抑制剂的是塞来昔布，属于非选择性 NASIDs 的是布洛芬，属于抗风湿药的是甲氨蝶呤，与华法林同时使用，可能增加 INR 值的药物是塞来昔布。

C 型题

[1～4]

答案：BCDE

解析：综合上述现象来看，患者患有类风湿关节炎。因为其同时患有胃肠道不适，因此其在治疗关节炎同时还应当保护胃肠道不受损害，因此塞来昔布最为合适。甲氨蝶呤是治疗风湿性关节炎最典型的药物。作为改善病情药物起效前的"桥梁"作用，可迅速减轻关节疼痛和炎症症状的药物是泼尼松。

X 型题

1. 答案：ABCDE

解析：常用 NSAIDs 类药物的用药注意事项：①首选对乙酰氨基酚。只有在一种 NSAIDs 足量使用 1～2 周后，无效才更改为另一种。②避免同时服用 ≥ 两种 NSAIDs。③老年人宜选用半衰期短的 NSAIDs 药物。④对有溃疡病史的老年人，宜服用选择性 COX－2 抑制剂以减少胃肠道的不良反应，但同时应警惕心肌梗死风险。

2. 答案：ABCE

解析：类风湿关节炎：糖皮质激素能迅速减轻关节疼痛、肿胀，作为 DMARDs 起效前的"桥梁"作用。原则是尽可能小剂量、短期使用，用激素时应同时服用 DMARDs。关节腔注射激素 1 年内不宜超过 3 次。

3. 答案：ACDE

解析：该题针对"类风湿关节炎"知识点进行考核。双氯芬酸钠属于非甾体抗炎药（NSAIDs）；青霉素属于抗生素；青霉胺改善病情的抗风湿药（DMARDs）；雷公藤多苷片植物药制剂；甲氨蝶呤——改善病情的抗风湿药（DMARDs）。

4. 答案：ABCD

解析：该题针对"类风湿关节炎"知识点进行考核。治疗的目标除了控制症状，更为关键的是要应用改善病情的药物，延缓病情发展，避免致残。常用药物分为五大类：非甾类抗炎药（NSAIDs）、改善病情的抗风湿药（DMARDs）、生物制剂、糖皮质激素和植物药。

5. 答案：ABCD

解析：该题针对"骨性关节炎"知识点进行考核。骨性关节炎患者教育：①重在预防：注意关节保暖。避免关节过度劳累，避免不良姿势，减少不合理的运动，避免长时间跑、跳、蹲，减少或避免爬楼梯。减少负重。肥胖者应适当减体重，体育锻炼适量。②早期就诊：出现关节弹响，关节酸痛、关节僵硬症状应重视，早期就诊是治疗的关键。③休息与运动：急性期减少运动，注意休息，适当活动，防止关节挛缩；慢性期制订适宜的运动计划，改善或防止关节功能不全和残障。④遵医嘱治疗，注意药物不良反应。

第十八章　病毒性疾病

A 型题

1. 答案：E

解析：该题考查的是艾滋病的药物治疗。抗病毒治疗国际上有 6 大类抗逆转录病毒药物，分述如下。①核苷酸类逆转录酶抑制剂：拉米夫定、替诺福韦、阿巴卡韦、齐多夫定等；去羟肌苷、双脱氧胞苷、司他夫定等由于毒副作用较大，目前已不作为一线治疗方案的选择。②非核苷类逆转录酶抑制剂：如奈韦拉平、依非韦伦等。③蛋白酶抑制剂：如洛匹那韦/利托那韦等。④融合抑制剂。⑤整合酶抑制剂：如雷特格韦。⑥CCR5 拮抗剂。

2. 答案：A

解析：该题考查的是艾滋病的药物治疗。解析请参见 1 题。

3. 答案：D

解析：艾滋病——抗病毒治疗。

鸡尾酒疗法	多种药物联合治疗，尚不能彻底清除病毒
抗病毒治疗指征	目前我国的 HIV 治疗规范建议：CD4⁺T 淋巴细胞计数 <350/μL 或进入艾滋病期的患者均应接受抗病毒治疗；CD4⁺T 淋巴细胞计数 350～500/μL 可采取抗病毒治疗
国内免费治疗的一线方案	拉米夫定＋司他夫定＋奈韦拉平 艾滋病患者需要终生用药。治疗艾滋病失败的最主要的原因是患者的依从性差和产生耐药性

4. 答案：C

解析：

（1）带状疱疹诊断要点：①带状疱疹是水痘－带状疱疹病毒（VZV）感染引起的皮肤疾病。②皮疹沿神经走向呈带状分布，一般不超过躯干中线。③多侵犯肋间神经或三叉神经第一支，亦可见腰腹部、四肢及耳部等。④神经痛是其显著的特征，在皮损消退后可长期遗留神经痛，重者可遗留神经麻痹。

（2）带状疱疹的抗病毒治疗

抗病毒治疗（尽早应用）	①首选阿昔洛韦；②伐昔洛韦经肝脏代谢为阿昔洛韦，其口服生物利用度大于阿昔洛韦
局部治疗	①以干燥和消炎为主，预防感染；②疱疹未破可外擦 0.25% 炉甘石洗剂或阿昔洛韦软膏；③疱疹破溃时，3% 硼酸溶液或 0.5% 新霉素溶液湿敷
对症治疗神经痛	①对症治疗可予以对乙酰氨基酚、布洛芬等；②对严重后遗神经痛患者可予以卡马西平、加巴喷丁、普瑞巴林、盐酸阿米替林等；③严重者可作神经阻滞或椎旁神经封闭
物理治疗	红外线或超短波照射治疗等

5. 答案：B

解析：该题针对"病毒性肝炎"知识点进行考核。①甲型肝炎病毒（HAV）是一种嗜肝小核糖核酸（RNA）病毒，其抵抗力较其他肠道病毒强。②乙型肝炎病毒（HBV）是一种抵抗力较强的嗜肝脱氧核糖核酸（DNA）病毒。③丙型肝炎病毒（HCV）属于黄病毒科丙型肝炎病毒属，也是一种 RNA 病毒。④丁型肝炎病毒（HDV）是需与 HBV 共生才能复制的一种缺陷 RNA 病毒。⑤戊型肝炎病毒（HEV）是一种经肠道传播的 RNA 病毒。

6. 答案：D

解析：该题针对"病毒性肝炎"知识点进行考核。病毒性肝炎的类型与病毒类型：甲型病毒性肝炎——HAV；乙型病毒性肝炎——HBV；丙型病毒性肝炎——HCV；丁型病毒性肝炎——HDV；戊型病毒性肝炎——HEV。

7. 答案：E

解析：该题针对"病毒性肝炎"知识点进行考核。乙型肝炎病毒（HBV）是一种抵抗力较强的嗜肝脱氧核糖核酸（DNA）病毒。

8. 答案：B

解析：该题针对"病毒性肝炎"知识点进行考核。①急性型：a. 急性黄疸型肝炎：甲、戊型肝炎起病较急，可有畏寒、发热，消化道症状更为明显；乙、丙、丁型肝炎多缓慢起病，丙型肝炎起病更隐匿。常出现乏力、食欲不振、厌油腻、恶心、呕吐、腹胀、腹泻、右季肋部胀痛等。随之出现尿色加深，巩膜、皮肤黄染，可有大便颜色变浅、皮肤瘙痒等梗阻性黄疸的表现。肝大，有触痛或叩击痛，部分病例有轻度脾大。b. 急性无黄疸型肝炎：远较急性黄疸型肝炎常见，占急性肝炎病例的90%以上。无黄疸出现，其余表现同急性黄疸型肝炎，但症状较轻。仅有肝大和肝功能异常，一般不易诊断。②慢性型：乙、丙、丁型肝炎可以迁延不愈，形成慢性肝炎。甲、戊型肝炎一般为自限性疾病，不形成慢性和病毒携带状态，但部分免疫功能低下如造血干细胞移植的患者中，戊型肝炎病毒感染可以慢性化。肝炎病毒感染所致的肝炎超过半年迁延不愈，或既往有乙、丙、丁型肝炎或乙肝病毒携带史，本次又因同一种再次出现肝炎症状、体征及实验室异常者可诊断为慢性肝炎。根据临床检查和实验室指标（包括转氨酶、胆红素、白蛋白、白蛋白/球蛋白、凝血酶原活动度、胆碱酯酶）等，可将病情分为轻、中、重三度。

9. 答案：D

解析：该题针对"艾滋病"知识点进行考核。HIV 感染者、无症状病毒携带者和艾滋病患者均是传染源。经性途径传播、经血或血制品传播，以及母婴垂直传播是艾滋病的主要传播途径，尤其是男性同性恋经肛门性交传播是近年来我国新增艾滋病感染者的主要感染途径。同性恋、双性恋、多性伴侣及乱交者，静脉毒品者，多次接受输血及血制品者，HIV/AIDS 感染母亲所生的婴儿，以及处置 HIV 感染者并发生针刺伤等意外暴露的医务人员是感染高危人群。

10. 答案：E

解析：该题针对"艾滋病"知识点进行考核。目前国内免费治疗的一线方案为拉米夫定 + 司他夫定 + 奈韦拉平。

11. 答案：B

解析：该题针对"带状疱疹"知识点进行考核。阿昔洛韦主要经肾排泄，可导致急性肾小管坏死，肾功能不全患者需减量使用。

12. 答案：E

解析：该题针对"带状疱疹"知识点进行考核。带状疱疹局部治疗：以干燥和消炎为主，预防感染。疱疹未破可外擦 0.25% 炉甘石洗剂或阿昔洛韦软膏。疱疹破溃时，3% 硼酸溶液或 0.5% 新霉素溶液湿敷。

13. 答案：E

解析：该题针对"带状疱疹"知识点进行考核。带状疱疹的对症治疗神经痛：可予以对乙酰氨基酚、布洛芬等；对严重后遗神经痛患者可予以卡马西平 50 ~ 100mg bid，逐渐增加剂量，最大剂量不超过 1200mg/d 加巴喷丁 300mg qn 起服用，根据疼痛情况可每日逐渐加量至 300mg tid，600mg tid，普瑞巴林 75～150mg bid 或 50～100mg tid；盐酸阿米替林睡前顿服 12.5mg，每 2～5 天递增 12.5mg；严重者可做神经阻滞或椎旁神经封闭。

14. 答案：D

解析：该题针对"带状疱疹"知识点进行考核。卡马西平与多种药物联合应用有相互作用与对乙酰氨基酚合用，尤其是单次超量或长期大量，肝脏中毒的危险增加，有可能使后者疗效降低。与香豆素类抗凝药合用，可使抗凝药的血浓度降低，半衰期缩短，抗凝效应减弱，应测定凝血酶原时间而调整药量。与雌激素、含雌激素的避孕药、环孢素、左旋甲状腺素或奎尼丁合用时，这些药的效应都会降低，用量应调整。卡马西平应避免与单胺氧化酶抑制剂合用。

15. 答案：A

解析：该题针对"单纯性疱疹"知识点进行考核。单纯疱疹是由人单纯疱疹病毒（HSV）感染所引起的一组以皮肤改变为主的常见传染病。其临床特征为皮肤、黏膜成簇出现单房性水疱，主要发生于面部或生殖器，全身症状轻，易于复发。若发生单纯疱疹性脑炎或全身播散性疱疹时病情重、预后差。

16. 答案：C

解析：该题针对"单纯性疱疹"知识点进行考核。HSV 是双股 DNA 病毒，分为 HSV-Ⅰ型和 HSV-Ⅱ型两个血清型。Ⅰ型主要侵犯面部皮肤黏膜、脑，Ⅱ型主要侵犯生殖器、肛门等部位及新生儿的感染；两者间存在交叉免疫。人是 HSV 唯一的自然宿主，HSV 主要存在于感染者的疱疹液、唾液及粪便中。急性期 HSV 患者及带病毒"正常人"为传染源。70%～90% 的

成人曾感染过 HSV-Ⅰ。病毒经呼吸道、口腔、生殖器黏膜以及破损皮肤进入体内，潜伏于人体多数器官内，当机体免疫功能低下时（发热、月经、妊娠、情绪变化），HSV 被激活复制。HSV-Ⅰ主要在幼年感染；HSV-Ⅱ主要感染在成年后，通过性传播，或新生儿围产期在宫内或产道感染。

17. 答案：D

解析：丁型肝炎病毒（HDV）是需与 HBV 共生才能复制的一种缺陷 RNA 病毒。

18. 答案：A

解析：HBV 是一种抵抗力较强的嗜肝脱氧核糖核酸（DNA）病毒。HBsAg 消失数周后，血中可出现具有保护作用的乙肝表面抗原，可保持多年。HBV 感染通过一系列复杂的免疫反应造成肝细胞损伤。主要传播途径为经血液和血制品传播、经性途径传播、母婴垂直传播。

19. 答案：B

解析：各型病毒性肝炎均可引起重型肝炎，我国以乙型肝炎最多，各型间的同时感染或重叠感染更易诱发重型肝炎。

20. 答案：E

解析：艾滋病的全称是由"获得性""免疫缺陷""综合征"三个关键词依序组成，"获得性"是核心。

21. 答案：E

解析：艾滋病的病原体是人类免疫缺陷病毒，由三个关键词"人类"、"免疫缺陷"、"病毒"依序组成，"免疫缺陷"是核心。

22. 答案：C

解析：近年报告艾滋病患者感染结核杆菌及鸟型分枝杆菌高达 77%，可涉及肺内外。抗药菌株多。WHO 已将结核病作为艾滋病最常见的机会性感染。

23. 答案：D

解析：该题考查单纯疱疹的特点与治

疗。单纯疱疹是由人单纯疱疹病毒感染所引起的一组以皮肤改变为主的常见传染病。

24. 答案：B

解析：HSV－Ⅰ感染：皮肤口腔疱疹、眼疱疹、疱疹性脑炎；HSV－Ⅱ感染：生殖器疱疹、新生儿疱疹。

25. 答案：A

解析：HSV－Ⅰ感染：皮肤口腔疱疹、眼疱疹、疱疹性脑炎；HSV－Ⅱ感染：生殖器疱疹、新生儿疱疹。

B 型题

[1～4]

答案：ABCD

解析：该题针对"艾滋病"知识点进行考核。抗病毒治疗国际上有6大类抗逆转录病毒药物：①核苷酸类逆转录酶抑制剂（NRTI）；②非核苷类逆转录酶抑制剂（NNRTI）；③蛋白酶抑制剂（PI）；④融合抑制剂（FI）；⑤整合酶抑制剂；⑥CCR5把拮抗剂。

[5～8]

答案：ABBA

解析：该题针对"单纯性疱疹"知识点进行考核。HSV 是双股 DNA 病毒，分为 HSV－Ⅰ型和 HSV－Ⅱ型两个血清型。Ⅰ型主要侵犯面部皮肤黏膜、脑，Ⅱ型主要侵犯生殖器、肛门等部位及新生儿的感染；两者间存在交叉免疫。人是 HSV 唯一的自然宿主，HSV 主要存在于感染者的疱疹液、唾液及粪便中。急性期 HSV 患者及带病毒"正常人"为传染源。70%～90%的成人曾感染过 HSV－Ⅰ。病毒经呼吸道、口腔、生殖器黏膜以及破损皮肤进入体内，潜伏于人体多数器官内，当机体免疫功能低下时（发热、月经、妊娠、情绪变化），HSV 被激活复制。HSV－Ⅰ主要在幼年感染；HSV－Ⅱ主要感染在成年后，通过性传播，或新生儿围产期在宫内或产道感染。

[9～12]

答案：DECA

解析：抗病毒治疗国际上有6大类抗逆转录病毒药物。①核苷酸类逆转录酶抑制剂：拉米夫定、替诺福韦、阿巴卡韦、齐多夫定等；去羟基苷、双脱氧胞苷、司他夫定等由于毒副作用较大，目前已不作为一线治疗方案的选择。②非核苷类逆转录酶抑制剂：奈韦拉平、依非韦伦。③蛋白酶抑制剂：洛匹那韦/利托那韦。④融合抑制剂：利巴韦林。⑤整合酶抑制剂：雷特格韦。⑥CCR5 拮抗剂。

[13～16]

答案：DABC

解析：沙奎那韦属于 HIV 蛋白酶抑制剂；扎西他滨属于核苷酸类 HIV 逆转录酶抑制剂；恩夫韦替是"进入抑制剂"；奈韦拉平属于非核苷酸类 HIV 逆转录酶抑制剂。

[17～21]

答案：ADBEA

解析：抗病毒治疗国际上有6大类抗逆转录病毒药物：①核苷酸类逆转录酶抑制剂（NRTI），如拉米夫定、替诺福韦、阿巴卡韦、齐多夫定等；去羟肌苷、双脱氧胞苷、司他夫定等由于毒副作用较大，目前已不作为一线治疗方案的选择；②非核苷类逆转录酶抑制剂（NNRTI），如奈韦拉平、依非韦伦等；③蛋白酶抑制剂（PI），如洛匹那韦/利托那韦等；④融合抑制剂（FI）；⑤整合酶抑制剂，如雷特格韦；⑥CCR5把拮抗剂。具体治疗方案的选择需在专科医生的指导下进行。

[22～24]

答案：DAE

解析：齐多夫定可抑制骨髓造血功能，导致轻度贫血；利托那韦可诱发胰腺炎，导致血清脂酶升高；长春新碱为夹竹桃科植物长春花中提取的有效成分。

C 型题

[1～3]

答案：ECE

解析：获得性免疫缺陷综合征（AIDS）是由人类免疫缺陷病毒（HIV）所引起的传染病，其传播途径为经性途径传播、经血或血制品传播、母婴垂直传播，目前国内免费治疗的一线方案为拉米夫定＋司他夫定＋奈韦拉平。

X 型题

1. 答案：BD

解析：该题针对"单纯性疱疹"知识点进行考核。单纯疱疹的抗病毒治疗：对原发病例，可用阿昔洛韦，0.2g，每日 5 次口服，疗程 7～10 天，也可选择伐昔洛韦。重症患者、HSV 脑炎、新生儿疱疹感染者，使用阿昔洛韦静脉滴注，按体重一次 10mg/kg，tid，疗程 10 天。

2. 答案：BC

解析：肝炎药物治疗：①抗病毒治疗：a. 甲型肝炎及戊型肝炎一般不会变为慢性，主要是支持疗法和对症治疗；b. 抗病毒药物对 HDV－RNA 的合成无抑制作用，关键在于预防；c. 慢性乙肝、丙肝需采取抗病毒治疗。②抗炎保肝治疗：可应用甘草酸制剂、水飞蓟类制剂、B 族维生素、多烯酸磷脂烯胆碱胶囊、葡醛内酯、谷胱甘肽。

3. 答案：ABCDE

解析：慢性乙型肝炎抗病毒治疗：① 适应证：a. HBV－DNA ≥ 10^5 copies/mL（HBeAg 阴性者为 10^4 copies/mL）；b. ALT ≥2 倍正常上限值；c. 肝组织学显示克尔德尔组织学活动指数（Knodell HAI）≥4，或炎症坏死评分≥G2。具有 a 并有 b 或 c 的患者应接受抗病毒治疗。②抗病毒药物：a. α 干扰素（广谱），抑制病毒的复制，不能直接杀灭乙肝病毒，疗程 1 年或更长；b. 核苷酸类似物（恩替卡韦、替诺福韦、拉米夫定、替比夫定和阿德福韦），抑制病毒的聚合酶或逆转录酶，抑制病毒 DNA 的合成和增殖，倾向于长时间治疗

4. 答案：ABCE

解析：乙型病毒性肝炎抗病毒治疗药物有 α 干扰素和核苷酸类似物两大类：①α 干扰素：有普通干扰素（短效）和聚乙二醇干扰素（长效 PEG－IFN）两种；②核苷酸类似物：拉米夫定、阿德福韦、恩替卡韦、替比夫定、替诺福韦。

第十九章 妇科疾病与计划生育

A 型题

1. 答案：C

解析：该题针对"计划生育与避孕"知识点进行考核。宫内节育器是一种安全、有效、简便、经济、长效和可逆的避孕方法，为我国育龄妇女的主要避孕措施。

2. 答案：A

解析：紧急避孕药主要有雌激素－孕激素复方制剂、单孕激素制剂及抗孕激素制剂 3 大类。①雌激素－孕激素复方制剂：复方左炔诺孕酮片；②单孕激素制剂：左炔诺孕酮片；③抗孕激素制剂：米非司酮片。

3. 答案：D

解析：避孕措施的选择：

时期	选择
新婚期	首选复方短效口服避孕药
哺乳期	首选阴茎套。也可选用单孕激素制剂长效避孕针或皮下埋植剂
生育后期	各种避孕方法
绝经过渡期	可采用阴茎套

4. 答案：B

解析：避孕药的不良反应及处理：

不良反应	处理
类早孕反应	一般不需特殊处理
不规则阴道流血	轻者不用处理，流血偏多者，每晚在服用避孕药同时加服雌激素直至停药
闭经	原有月经不规则者应禁用，若连续停经 3 个月，需停药观察

续表

不良反应	处理
体重及皮肤变化	①雌激素引起水钠潴留是导致体重增加的原因之一；②孕激素活性增强能改善皮肤痤疮；③雄激素不良反应食欲亢进，体重增加，面部色斑等
对机体代谢的影响	①对糖代谢的影响，糖耐量异常；②对脂代谢的影响，雌孕激素影响不同：雌激素使 LDL 降低，HDL 升高；③TG 升高；孕激素使 HDL 降低
凝血因子	雌激素可使凝血因子升高，使用较大剂量的雌激素可发生血栓性疾病
对肿瘤的影响	复方口服避孕药中孕激素成分可减少子宫内膜癌的发病几率
对子代的影响	①复方短效口服避孕药不影响子代生长与发育；②长效避孕药停药后 6 个月妊娠安全

5. 答案：B

解析：该题针对"围绝经期综合征"知识点进行考核。潮热、出汗是血管舒缩功能不稳定的表现，是更年期综合征最具特征性的症状。

6. 答案：C

解析：该题针对"围绝经期综合征"知识点进行考核。目前研究与绝经相关的植物雌激素主要是大豆异黄酮，但对机体各个系统的作用存在争议，尚需更大规模的有统一标准的前瞻性随机对照研究来明确。

7. 答案：A

解析：该题针对"计划生育与避孕"知识点进行考核。口服避孕药对机体代谢的影响：①对糖代谢的影响与避孕药中雌、孕激素成分及剂量有关。部分使用者对胰岛功能有一定影响，可出现糖耐量改变，停药后恢复正常。②对脂代谢的影响，雌激素使低密度脂蛋白（LDL）降低，高密度脂蛋白（HDL）升高，也可使甘油三酯升高。而孕激素可对抗甘油三酯升高，使高密度脂蛋白降低。长期应用甾体激素避孕药增加卒中、心肌梗死的发病几率。因此对有心血管疾病发生存在潜在风险的妇女（如年龄较大长期吸烟者，有高血压等心血管疾病者）不宜长期用甾体激素避孕药。

8. 答案：B

解析：该题针对"计划生育与避孕"知识点进行考核。新婚期：可选择复方短效口服避孕药，使用方便，避孕效果好，不影响性生活及生育，列为首选。男用阴茎套也是较理想的避孕方法。还可选用外用避孕栓、薄膜等。由于尚未生育一般不选用宫内节育器。不适宜用安全期、体外排精及长效避孕药。

9. 答案：D

解析：该题针对"计划生育与避孕"知识点进行考核。哺乳期：以不影响乳汁质量及婴儿健康为原则，首选阴茎套。

10. 答案：B

解析：该题针对"计划生育与避孕"知识点进行考核。药物流产的适应证：①妊娠≤49日，本人自愿、年龄<40岁的健康女性；②血或尿的人绒毛膜促性腺激素（HCG）阳性，B超确诊为宫内妊娠；③人工流产术高危因素者，如瘢痕子宫、哺乳期、宫颈发育不良或严重骨盆畸形；④多次人工流产术史，对手术流产有恐惧和顾虑心理者。

11. 答案：C

解析：该题针对"计划生育与避孕"知识点进行考核。外用杀精剂：是性交前

置入女性阴道，具有灭活精子作用的一类化学避孕制剂。目前临床常用有避孕栓剂、片剂、胶冻剂、凝胶剂及避孕薄膜等，活性成分为壬苯醇醚，能破坏精子细胞膜使精子失去活性。应用时应注意：①每次性交前均需使用。②片剂、栓剂和薄膜置入阴道后，需等待5~10分钟，溶解后才能起效而后性生活。若置入30分钟尚未性交，必须再次放置。③绝经过渡期妇女阴道分泌物少，不易溶解。最好选用胶冻剂或凝胶剂，不宜选用其他杀精剂。正确使用外用杀精剂，有效率达95%以上。使用失误，失败率高达20%以上，不作为避孕首选药。

B型题

[1~3]

答案：BDA

解析：长效避孕药激素含量大，不良反应较多，不推荐使用。哺乳期避孕首选阴茎套，也可选用单孕激素制剂长效避孕针或皮下埋植剂。复方短效口服避孕药有复方炔诺酮片、复方甲地孕酮片、复方去氧孕烯片、复方孕二烯酮片、屈螺酮炔雌醇片和炔雌醇环丙孕酮片等。

[4~6]

答案：ABC

解析：单纯孕激素补充治疗适用于绝经过渡期，调整卵巢功能，调整卵巢功能衰退过程中出现的月经问题。单纯雌激素补充治疗适用于已切除子宫的妇女。雌孕激素序贯用药适用于有完整子宫、围绝经期或绝经后期仍希望有月经样出血的妇女。雌孕激素连续联合用药适用于有完整子宫、绝经后期不希望有月经样出血的妇女。

X型题

1. 答案：ACE

解析：该题针对"围绝经期综合征"知识点进行考核。围绝经期综合征患者教

育：①加强心理治疗，鼓励患者；②保持生活规律化，坚持少食动物脂肪，多吃蔬菜水果，避免饮食无节；③预防骨质疏松，围绝经期和绝经后妇女应坚持体育锻炼，增加日晒时间，摄入足量蛋白质和含钙食物；④坚持运动，防止肌肉、组织、关节"失用性萎缩"；⑤不断学习和思考，积极参加社会活动，充实生活内容，精神上有所寄托。善于克制情绪，保持心情舒畅；⑥吸烟会使女性绝经年龄提前，建议戒烟；⑦MHT对延缓皮肤老化有益处，并且不增加体重；⑧在专科医师的指导下选择药物治疗方案。

2. 答案：ABCDE

解析：该题针对"计划生育与避孕"知识点进行考核。生育后期：宜选择长效、安全、可靠的避孕方法，减少非意愿妊娠进行手术带来的痛苦。各种避孕方法（宫内节育器、皮下埋植剂、复方口服避孕药、避孕针、阴茎套等）均适用，根据个人身体状况进行选择。对某种避孕方法有禁忌证者，则不宜使用此种方法。已生育两个或以上妇女，宜采用绝育术为妥。

3. 答案：ABDE

解析：MHT临床应用基本原则：根据中华医学会妇产科分会绝经学组制订的《绝经期管理与激素补充治疗临床应用指南（2012版）》，MHT是一种医疗措施，必须有明确适应证且无禁忌证方可实施；个体化是MHT的重要原则，不仅药物的选择需个体化，剂量也应个体化，并建议选择能达到治疗目的的最低有效剂量；对于有子宫的妇女，补充雌激素的同时必须加上孕激素以保护子宫内膜。强调治疗的窗口期，一般为绝经10年之内或60岁之前。

4. 答案：ACD

解析：围绝经期综合征的用药注意事项与患者教育：

替勃龙代谢成三种化合物而产生雌、孕激素活性和弱的雄激素活性	对乳腺的刺激较少，可能具有更高的乳腺安全性
合并急迫性尿失禁或膀胱过度活动的绝经后期妇女	一线治疗方法为行为治疗和M受体阻断剂（托特罗定、索利那新）加阴道局部使用雌激素
乳腺癌风险	雌激素/孕激素补充治疗5年内不会增加发生风险，5年以上者不确定
MHT中规范应用孕激素不增加子宫内膜癌的风险	
辅助使用自主神经功能调节	谷维素、地西泮。还可以服用维生素B_6、复合维生素B、维生素E及维生素A等
有胆囊疾病者	推荐经皮吸收雌激素

第二十章 中毒解救

A 型题

1. 答案：D

解析：该题针对"蛇咬伤中毒"知识点进行考核。蛇咬伤中毒，到达医院后，先用 0.05% 高锰酸钾液或 3% 过氧化氢冲洗伤口；拔出残留的毒蛇牙；抽吸促使毒液排出；取胰蛋白酶 2000～6000U 加 0.05% 普鲁卡因或注射用水 10～20mL，封闭伤口外周或近侧，需要时隔 12～24 小时可重复。

2. 答案：D

解析：该题针对"中毒解救"知识点进行考核。谷胱甘肽，用于丙烯腈、氰化物、一氧化碳、重金属等中毒。

3. 答案：B

解析：该题针对"中毒解救"知识点进行考核。亚硝酸钠、亚甲蓝、硫代硫酸钠，治疗氰化物中毒。

4. 答案：E

解析：该题针对"中毒解救"知识点进行考核。乙酰半胱氨酸，用于对乙酰氨基酚过量所致的中毒。

5. 答案：D

解析：常用药物中毒解救：

中毒物质	临床表现	救治措施	特效解毒药
巴比妥类急性中毒（——巴比妥）	中枢抑制、呼吸减慢或呼吸衰竭、血压下降、休克等	碱化尿液（异戊巴比妥效果差）	可酌情使用中枢兴奋剂如尼可刹米、戊四氮
苯二氮䓬类镇静催眠药中毒（——西泮、三唑仑）		血液透析和血液灌流疗法不能清除血液中的本类药品	氟马西尼

6. 答案：D

解析：常用鼠药中毒解救：

鼠药	中毒表现	解救	注意事项
香豆素类	出血、关节疼痛、腹部疼痛、低热等	特效解毒剂：维生素 K_1；大剂量维生素 C、输新鲜全血	禁用碳酸氢钠溶液洗胃
氟乙酰胺	抽搐是氟乙酰胺中毒最突出表现	氢氧化铝凝胶或蛋清保护消化道黏膜；特效解毒剂：乙酰胺（解氟灵）	无乙酰胺时，可用无水乙醇 5mL 溶于 10% 葡萄糖注射液 100mL 静脉滴注
磷化锌	呕吐物有蒜臭味	1% 硫酸铜溶液催吐、洗胃；口服硫酸钠导泻	禁用阿朴吗啡催吐；忌用硫酸镁导泻；禁用油类泻剂，也不宜用蛋清、牛奶、动植物油类；禁用胆碱酯酶复活剂

7. 答案：D

解析：中毒解救：清除未吸收的毒物。

吸入性中毒	尽快使患者脱离中毒环境
经皮肤和黏膜吸收中毒	①皮肤接触腐蚀性毒物：冲洗时间要求达 15～30 分钟；②眼内污染毒物必须立即用清水冲洗至少 5 分钟；③局部的药物中毒，要用止血带结扎
经消化道吸收中毒（最直接的方法是催吐、洗胃）	①催吐：阿朴吗啡（阿片类药物、磷化锌中毒禁用），催吐注意事项；②洗胃：口服毒物 4～6 小时之内应洗胃（吗啡中毒较久仍应洗胃）。每次灌入洗胃液为 300～400mL，最多不超过 500mL

8. 答案：E

解析：有机磷中毒应用阿托品的注意事项：①阿托品对烟碱样作用无效。②不能预防有机磷中毒。③轻度中毒者，可单用阿托品治疗；中度与重度中毒者，则必须与解磷定等胆碱酯酶复活剂同时应用。④用阿托品治疗重度中毒的原则："早期、足量、重复给药"，达到阿托品化而避免阿托品中毒。阿托品化的指征是瞳孔扩大、面部潮红、皮肤干燥、口干、心率加快。⑤如出现阿托品中毒可用毛果芸香碱解毒，但不宜使用毒扁豆碱。⑥伴有体温升高的中毒患者，应物理降温，并慎用阿托品。严重缺氧的中毒患者，使用阿托品时有发生室颤的危险，应同时给氧。

9. 答案：E

解析：常用药物中毒解救：

中毒物质	临床表现	救治措施	特效解毒药
巴比妥类急性中毒（——巴比妥）	中枢抑制、呼吸减慢或呼吸衰竭、血压下降、休克等	碱化尿液（异戊巴比妥效果差）	可酌情使用中枢兴奋剂如尼可刹米、戊四氮
苯二氮䓬类镇静催眠药中毒（——西泮、三唑仑）		血液透析和血液灌流法不能清除血液中的本类药品	氟马西尼

10. 答案：B

解析：中毒解救：加速毒物的排泄，减少吸收。①导泻：硫酸钠、硫酸镁，注意事项：a. 毒物引起严重腹泻，不能用导泻法；b. 腐蚀性毒物中毒或极度衰弱者禁用导泻法；c. 镇静药与催眠药中毒时，避免使用硫酸镁导泻。②洗肠：1%微温盐水、1%肥皂水或清水，或将药用炭加于洗肠液。③利尿：静脉注射呋塞米（注意电解质），肾衰竭者不宜采用强利尿剂。④血

液净化：血液透析、腹膜透析、血液灌注、血液滤过和血浆置换等。

11. 答案：A

解析：中毒解救：1%～2%氯化钠溶液或生理盐水洗胃常用于中毒药物不明的急性中毒，可用于砷化物、硝酸银等药物中毒，形成腐蚀性较小的氯化物，使用时应避免使用热溶液以防止血管扩张，促进中毒药物吸收。

12. 答案：B

解析：药用炭属于物理性拮抗剂，可吸附中毒物质。

13. 答案：E

解析：该题针对"不得有未溶解的颗粒的洗胃液"知识点进行考核。高锰酸钾为强氧化剂，可破坏生物碱及有机物，常用于巴比妥类、阿片类、士的宁、烟碱、奎宁、毒扁豆碱及砷化物、氰化物、无机磷等药物中毒解救。药用高锰酸钾呈结晶性粉粒，有很强的刺激性，未溶解的颗粒不得与胃黏膜或其他组织接触，常用浓度为1∶5000～1∶10000。

14. 答案：A

解析：亚甲蓝（美蓝）用于氰化物中毒，小剂量可治疗高铁血红蛋白血症（亚硝酸盐中毒等）。

15. 答案：A

解析：纳洛酮用于急性阿片类中毒（表现为中枢和呼吸抑制）及急性乙醇中毒。

16. 答案：B

解析：巴比妥类镇静催眠药急性中毒的确认方法：①有过量服用或误用巴比妥类药物史。②中毒表现以中枢神经系统抑制症状为主，如意识障碍、昏迷、呼吸抑制、血压下降。③血液、呕吐物及尿液的巴比妥测定有助于确定中毒物质。

17. 答案：E

解析：阿片类药物重度中毒时，昏迷、针尖样瞳孔和呼吸的极度抑制为吗啡中毒的三联症状。

18. 答案：E

解析：该题针对"应用胆碱酯酶复活剂解救有机磷的注意事项"知识点进行考核。①胆碱酯酶复活剂对解除有机磷中毒呈现的烟碱样作用有效，促使患者昏迷苏醒的作用也比较明显；可是对毒蕈碱样作用和防止呼吸中枢抑制的作用较差，故与阿托品合用可取得协同效果。②胆碱酯酶复活剂对内吸磷、对硫磷等中毒疗效较好，对敌敌畏、敌百虫、乐果、氧乐果、马拉硫磷、二嗪磷等中毒疗效较差或无效，应以阿托品治疗为主。③复活剂要尽早应用外，且应根据中毒程度，给予合理的剂量和应用时间。复活剂用量过大、注射过快或未经稀释直接注射，均可引起中毒。④此类药物在碱性溶液中水解生成剧毒的氰化物，故不能与碱性药物并用。

19. 答案：D

解析：对神志清醒的经消化道吸收中毒的患者，只要胃内尚有毒物，均应采取催吐、洗胃的方法以清除胃内毒物。

20. 答案：B

解析：依地酸钙钠（解铅乐、EDTA Na - Ca）用于铅、锰、铜、镉等中毒，尤以铅中毒疗效好。

21. 答案：D

解析：对于有机磷中毒用2%碳酸氢钠（敌百虫中毒者忌用）、清水或1∶5000高锰酸钾溶液（硫磷中毒者忌用）反复洗胃，然后给予硫酸镁导泻。

22. 答案：C

解析：磷化锌口服中毒者，立即用1%硫酸铜溶液催吐。禁用阿朴吗啡。然后用0.5%硫酸铜溶液或1∶2000高锰酸钾溶液洗胃，直至洗胃液无蒜味为止。洗胃后口服硫酸钠（忌用硫酸镁）30g导泻。禁用油类泻剂，也不宜用蛋清、牛奶、动植物油类，因磷能溶于脂肪中，可促进吸收而加重中毒。

23. 答案：D

解析：三环类抗抑郁药常用的有丙米嗪、阿米替林、多塞平、氯米帕明。本类药物中毒的清醒患者口服吐根糖浆15mL，饮水500mL催吐。大量吞服药物者，以1∶2000高锰酸钾溶液洗胃。催吐、洗胃后，再行药用炭吸附，硫酸钠导泻，促使药用炭和药物从肠道排出。

24. 答案：E

解析：阿托品不能破坏磷酸酯类物质；也不能使抑制的胆碱酯酶恢复活力或分解乙酰胆碱；更不能用来预防有机磷中毒。它的作用仅在于能拮抗乙酰胆碱的毒蕈碱样作用，提高机体对乙酰胆碱的耐受性。阿托品对烟碱样作用无效，故不能制止肌肉纤维震颤及抽搐，对呼吸肌麻痹也无效。轻度中毒者，可单用阿托品治疗；中度与重度中毒者，则必须与解磷定等胆碱酯酶复活剂同时应用。

25. 答案：C

解析：有机磷轻度中毒血胆碱酯酶活力降至50%～70%，中度中毒降至30%～50%，重度中毒降至30%以下。

26. 答案：C

解析：每次灌入洗胃液为300～400mL，最多不超过500mL，过多则易将毒物驱入肠中。

B 型题

[1～3]

答案：BAE

解析：铅中毒应立即用1%硫酸镁或硫酸钠洗胃，以形成难溶性铅盐，阻止铅吸收。苯丙胺类物质中毒用药用炭混悬液洗胃。三环类抗抑郁药阿米替林中毒，清醒患者口服吐根糖浆 15mL，饮水 500mL 催吐，大量吞服药物者，以 1∶2000 高锰酸钾溶液洗胃。

[4～6]

答案：AED

解析：该题针对"常用洗胃液的作用"知识点进行考核。淀粉溶液对中和碘有效，用于碘中毒洗胃，直至洗出液清晰，不显现蓝色为止。1∶5000～1∶10000 高锰酸钾溶液为氧化剂，可破坏生物碱及有机物。活性炭混悬液为强吸附剂，可阻止毒物吸收。

[7～9]

答案：ABE

解析：该题针对"特殊解毒剂"知识点进行考核。应重点掌握。二巯丙醇用于砷、汞、金、铋及酒石酸锑钾中毒。氟马西尼用于苯二氮䓬类药物过量或中毒。盐酸烯丙吗啡用于吗啡、哌替啶急性中毒。

[10～12]

答案：EBD

解析：有机磷中毒的解毒剂有阿托品、碘解磷定、氯解磷定。氟乙酰胺中毒特殊解毒剂为乙酰胺（解氟灵）肌内注射。香豆素类杀鼠药特效解毒剂为维生素 K_1。

[13～15]

答案：EBC

解析：常用药物中毒解救：

中毒物质	临床表现	救治措施	特效解毒药
阿片类药物中毒（阿片、吗啡、可待因、复方樟脑酊）	轻度中毒飘飘然，重度中毒三联征，剂量过大会休克，慢性中毒有戒断	催吐禁用阿朴吗啡，呼吸抑制用阿托品，禁用中枢兴奋士的宁	纳洛酮和烯丙吗啡

中毒物质	临床表现	救治措施	特效解毒药
三环类抗抑郁药中毒（1.5～2g 会中毒，2g 以上致死）	抗胆碱作用，心血管毒性，癫痫发作顽固持久（用苯妥英钠对症）	清醒者口服吐根糖浆 15mL，饮水 500mL 催吐	毒扁豆碱不常规应用
吩噻嗪类抗精神病药中毒（氯丙嗪、奋乃静）	①中枢神经系统症状，锥体外系症状、静坐不能、肌紧张不全；②心律失常、低血压等	低血压时用去甲肾上腺素（禁用肾上腺素）	无
苯丙胺类物质中毒（冰毒、摇头丸）	中枢兴奋	口服氯化铵或给予维生素 C 酸化尿液促进毒物排出	无
瘦肉精中毒（克仑特罗）属强效 β_2 受体激动剂	交感神经兴奋相关症状如心悸、心动过速、多汗、肌肉震颤等	①注意监测血钾，适量补钾；②口服或者静脉滴注 β 受体阻断剂（——洛尔）	无
急性乙醇中毒	①兴奋期；②共济失调期；③昏睡期	①催吐、洗胃和活性炭不适用于单纯酒精中毒患者；②50% 葡萄糖注射液、烟酸、维生素 B_1、B_6、C；③美他多辛促酒精代谢	纳洛酮

[16～19]

答案：DBAC

解析：肾衰竭者不宜采用强利尿剂。强腐蚀剂重度患者禁止洗胃，因可能引起食管及胃穿孔。患有食管静脉曲张、主动脉瘤、胃溃疡出血、严重心脏病等患者不宜催吐。若药物引起严重腹泻，不能用导泻法。

[20～22]

答案：DAC

解析：该题针对"特殊解毒剂"知识点进行考核。二巯丁二钠用于锑、铅、汞、砷的中毒，并预防镉、钴、镍的中毒。纳洛酮用于急性阿片类中毒及急性乙醇中毒。亚硝酸钠治疗氰化物中毒。

[23～25]

答案：DAB

解析：抗蛇毒血清有单价的和多价的两种，单价抗毒血清对已知的蛇类咬伤有较好的效果。汞中毒的治疗原则是驱汞治疗，常用二巯丙磺钠、二巯丙醇、青霉胺、二巯丁二钠。对中重度铅中毒患者使用驱铅治疗，方法是使用络合剂，给予喷替酸钙钠、依地酸钙钠、二巯丁二钠。

[26～29]

答案：ADBE

解析：阿片类药物中毒有呼吸抑制时，保持呼吸道畅通和积极有效吸氧，给予阿托品刺激呼吸中枢。苯二氮䓬类药物中毒血压下降时，选用升压药如去甲肾上腺素、间羟胺等。吩噻嗪类抗精神病药中毒癫痫发作应用地西泮、苯妥英钠。三环类抗抑郁药中毒发生心律失常时，可静脉滴注普鲁卡因胺 $0.5～1.0mg$ 或利多卡因 $50～100mg$。

[30～32]

答案：CAD

解析：苯丙胺类物质中毒以中枢神经系统表现为主。三环类抗抑郁药中毒有抗胆碱药作用症状、心血管毒性、癫痫发作等表现。吩噻嗪类抗精神病药中毒可出现明显的锥体外系症状、静坐不能、急性肌紧张不全，意识障碍，瞳孔缩小、对光反应迟钝，中枢性体温过低或过高等中枢神

经系统症状及心血管系统症状。

[33～35]

答案：DAB

解析：氰化物中毒非猝死患者呼出气体中可有苦杏仁气味。抽搐是氟乙酰胺中毒最突出的表现，反复发作并且进行性加重，常导致呼吸衰竭而死亡。香豆素类杀鼠药中毒可出现鼻出血、牙龈出血、咯血、便血、尿血及贫血，出血、凝血时间延长。

[36～38]

答案：BEA

解析：氟马西平用于苯二氮䓬类药物过量或中毒。巴比妥类镇静催眠药急性中毒以 5% 碳酸氢钠液静脉滴注以碱化尿液，加速排泄。急性乙醇中毒严重者，静脉注射 50% 葡萄糖注射液 $100mL$，胰岛素 $20U$，同时肌内注射维生素 B_1、维生素 B_6 及烟碱各 $100mg$，以加速乙醇在体内氧化，促进清醒。

[39～40]

答案：DC

解析：吐根糖浆用于催吐三环类抗抑郁药中毒，如丙米嗪、阿米替林、多塞平、氯米帕明。磷化锌口服中毒者，立即用 1% 硫酸铜溶液催吐，禁用阿朴吗啡。

[41～43]

答案：BEA

解析：氰化物吸入中毒者立即将亚硝酸异戊酯紧贴在患者口鼻前吸入。阿托品、碘解磷定为有机磷中毒解毒剂。苯丙胺类物质中毒口服氯化铵或给予维生素 C 酸化尿液促进毒物排出。

[44～46]

答案：EDA

解析：该题针对"几种毒物中毒的典型临床表现"知识点进行考核。该题的"难点"是容易混淆，需要根据毒物的理化性质或作用机制予以区分。吸入高浓度氰化氢气体中毒者"呼气中有苦杏仁气

味"，磷化锌经口中毒者"呕吐物有蒜臭味"，氟乙酰胺中毒出现抽搐最突出。铅中毒者"口内有金属味"，汞中毒者呈现"腐蚀性口腔炎"。

[47~48]

答案：BC

解析：该题针对"磷化锌中毒机制"知识点进行考核。该题的"难点"是"磷化锌自身不显示毒性"，其毒性是其分解产物的作用；即：磷化锌在胃内遇酸变为磷化氢和氯化锌，磷化氢抑制细胞色素氧化酶损害中枢神经系统，氯化锌强烈刺激作用致胃肠黏膜腐蚀性损伤。

[49~51]

答案：EAC

解析：该题针对"铅中毒解救"知识点进行考核。该题的"难点"是铅中毒的时间与中毒程度不同，施救的措施不同。急性铅中毒需要立即以硫酸钠（镁）洗胃、导泻，以迅速生成不溶性硫酸铅而减毒。对慢性中重度铅中毒患者采用静脉滴注络合剂"驱铅治疗"。对慢性重症铅性脑病应给予糖皮质激素、脱水剂降低颅内压等。轻度铅中毒患者进行卫生教育，儿童应补充蛋白质、维生素和微量元素。

C 型题

[1~4]

答案：CDEA

解析：皮肤接触腐蚀性毒物者，冲洗时间要求达 15~30 分钟，并用适当的中和液或解读液冲洗。对神志清醒的患者，只要胃内尚有毒物，均应采取催吐、洗胃的方法以清除胃内毒物。中毒药物进入人体内时间在 4~6 小时应洗胃，超过 4~6 小时毒物大多吸收，但是如果服毒量很大或者毒物过多，或所服药物存在胃-血-胃循环，尽管超过 6 小时，仍有洗胃的指征。此处应注意是进入人体内4~6小时，而不

是中毒后 4~6 小时。物理性拮抗剂如药用炭等可吸附中毒物质，蛋白、牛乳可沉淀重金属，并对黏膜起保护润滑作用。

[5~8]

答案：DAEE

解析：巴比妥类镇静催眠药急性中毒的救治措施：以 5% 碳酸氢钠液静脉滴注以碱化尿液，加速排泄。因异戊巴比妥主要经肝脏代谢，在异戊巴比妥中毒抢救过程中，碱化尿液的效果不及苯巴比妥。对乙酰氨基酚在肝脏代谢，它的一氧化代谢物对肝脏有毒性作用，同时该药在体内过量时，体内谷胱甘肽逐渐耗竭，可导致肝毒性。对乙酰氨基酚的中毒解救：催吐、洗胃、给予拮抗剂 N-乙酰半胱氨酸、进行血药浓度监测、对症进行支持疗法及给予利尿剂促进药物排泄。阿片类药物重度中毒时，昏迷、针尖样瞳孔和呼吸的极度抑制为吗啡中毒的三联症状。

[9~13]

答案：DEABD

解析：香豆素类杀鼠药的特效解毒剂为维生素 K_1。阿托品不能破坏磷酸酯类物质；也不能使抑制的胆碱酯酶恢复活力或分解乙酰胆碱；更不能用来预防有机磷中毒。它的作用仅在于能拮抗乙酰胆碱的毒蕈碱样作用，提高机体对乙酰胆碱的耐受性。经消化道引起的急性铅中毒应立即用 1% 硫酸镁或硫酸钠洗胃，以形成难溶性铅盐，阻止铅吸收。驱铅治疗的络合剂有喷替酸钙钠、依地酸钙钠、二巯丁二钠，青霉胺也可用于驱铅治疗，但由于毒性较大现已不推荐使用。胰蛋白酶 2000~6000U 加 0.05% 普鲁卡因或注射用水 10~20mL，可封闭蛇咬伤伤口外周或近侧。

X 型题

1. 答案：BCDE

解析：该题针对"有机磷中毒"知识

点进行考核。有机磷中毒应用解毒剂：①阿托品；②碘解磷定；③氯解磷定；④双复磷；⑤双解磷。

2. 答案：DE

解析：药物拮抗解毒：

物理性拮抗剂	药用炭等可吸附中毒物质，蛋白、牛乳可沉淀重金属
化学性拮抗剂	弱酸中和强碱，弱碱中和强酸，二巯丙醇夺取已与组织中酶系统结合的金属物等
生理性拮抗剂	阿托品拮抗有机磷中毒、毛果芸香碱拮抗颠茄碱类中毒
特殊解毒剂	18 种（略）

3. 答案：BCDE

解析：加速毒物的排泄，减少吸收。①导泻：硫酸钠、硫酸镁，注意事项：a. 毒物引起严重腹泻，不能用导泻法；b. 腐蚀性毒物中毒或极度衰弱者禁用导泻法；c. 镇静药与催眠药中毒时，避免使用硫酸镁导泻。②洗肠：1% 微温盐水、1% 肥皂水或清水，或将药用炭加于洗肠液。③利尿：静注呋塞米（注意电解质），肾衰竭者不宜采用

强利尿剂。④血液净化：血液透析、胺膜透析、血液灌注、血液滤过和血浆置换等。

4. 答案：DE

解析：中毒解救：

中毒物质	特殊解毒剂
汞中毒	二巯丙醇、二巯丁二钠、青霉胺、硫代硫酸钠、（二巯丙磺钠）
铅中毒	依地酸钙钠（解铅乐）、二巯丁二钠、青霉胺、硫代硫酸钠
氰化物	硫代硫酸钠、亚甲蓝（美蓝）、亚硝酸钠
亚硝酸盐	亚甲蓝（美蓝）
有机磷	碘解磷定、氯解磷定、双复磷、双解磷；盐酸戊乙奎醚用于有机磷农药中毒和中毒后期或胆碱酯酶（ChE）老化后治疗

5. 答案：ABDE

解析：该题针对"急性乙醇中毒的解救措施"知识点进行考核。吗啡及巴比妥类药可能加重呼吸抑制。